Neue Erkenntnisse zur Pathogenese sowie Fortschritte in Diagnose und Therapie gastroenterologischer Erkrankungen haben wieder ein verstärktes Interesse des Arztes an diesem Problemkreis ausgelöst. Unser Anliegen war es deshalb, ein ausgewähltes Thema — die Ulcus-Therapie — im Kreise führender Gastroenterologen zu diskutieren und das Ergebnis des interdisziplinären Gesprächs mit diesem Buch dem Arzt in Klinik und Praxis vorzulegen, um so einen Überblick über den aktuellen Stand auf diesem Gebiet zu geben.

SMITH KLINE DAUELSBERG

Interdisziplinäre Gastroenterologie

Herausgeber: J.R. SIEWERT und A.L. BLUM

Ulcus-Therapie

Ulcus ventriculi und duodeni:
Konservative und operative Therapie

Herausgegeben von

A. L. Blum und J. R. Siewert

Unter Mitarbeit von

R. Arnold, H. Bauer, H. D. Becker, J. Bivetti, A. L. Blum, H. H. Brändli, U. von Büren, K. Ewe, E. H. Farthmann, G. Feifel, G. E. Feurle, F. Fischer, M. Fischer, W.-P. Fritsch, F. Halter, M. L. Hefti, E. Hentschel, Ch. Herfarth, A. Hollinger, K. H. Holtermüller, F. Largiadér, W. Lorenz, S. Martinoli, N. Merkle, R. Ottenjann, H.-J. Reimann, W. Rösch, M. Rothmund, E. Seifert, J. R. Siewert, A. Sonnenberg, H. Troidl

Mit 104 Abbildungen

Springer-Verlag
Berlin Heidelberg New York 1978

Prof. Dr. ANDRÉ LOUIS BLUM
Medizinische Klinik, Stadtspital Triemli,
Birmendorfstraße 497, CH-8063 Zürich

Prof. Dr. JÖRG RÜDIGER SIEWERT
Klinik und Poliklinik für Allgemeinchirurgie,
Goßlerstraße 10, D-3400 Göttingen

ISBN 3-540-08742-7 Springer-Verlag Berlin Heidelberg New York
ISBN 0-387-08742-7 Springer-Verlag New York Heidelberg Berlin

CIP-Kurztitelaufnahme der Deutschen Bibliothek. *Ulcus-Therapie: Ulcus ventriculi und duodeni: Konservative und operative Therapie*/hrsg. von A. L. Blum und J. R. Siewert. Unter Mitarb. von R. Arnold .... — Berlin, Heidelberg, New York: Springer, 1978. (Interdisziplinäre Gastroenterologie) NE: Blum, André Louis [Hrsg.]; Arnold, R. [Mitarb.]

Reproduktion der Abbildungen: Gustav Dreher GmbH, Stuttgart

Satz, Druck und Bindearbeiten: Brühlsche Universitätsdruckerei, Lahn-Gießen
2121–3130/543210

Vorwort

Die Ulcuskrankheit stellt einen Modellfall für ein interdisziplinäres Gespräch dar, weil zwischen eindeutig chirurgischen und internistischen Indikationen eine sehr weite Grenzzone liegt – mehr noch, chirurgische und medizinische Prinzipien sind hier konkurrierende Verfahren mit vergleichbaren Erfolgsaussichten geworden. Dadurch besteht ein weites Feld zur Manipulation von Behandlungsergebnissen. Beispielsweise wird ein chirurgisches Behandlungsprinzip besonders günstige Ergebnisse zeitigen, wenn die Indikation bis weit ins internistische Lager vorgeschoben wird, auf der anderen Seite kann der Internist viele Erfolge verbuchen, wenn er ungünstige Fälle möglichst rasch an den Chirurgen überweist. Auch das Ergebnis randomisierter kontrollierter Studien wird weitgehend von der Indikationsstellung bestimmt. Beim Vergleich einer wirksamen mit einer weniger wirksamen Behandlung wird der Unterschied verwässert, wenn beide Gruppen entweder zuviel prognostisch günstige Patienten mit rascher Spontanheilung oder viele prognostisch schlechte, in jedem Fall therapierefraktäre Patienten enthalten. Kontrollierte Studien in der heute üblichen Form sind dennoch Voraussetzung für ein Gespräch, können aber dieses Gespräch nicht ersetzen.

Dem Aufbau dieses Buches sind die drei Schritte des interdisziplinären Gesprächs zugrunde gelegt worden. Zunächst werden durch klare Definitionen, epidemiologische Beobachtungen und pathogenetische Überlegungen die Grundlagen für eine Verständigung geschaffen. In einem zweiten Schritt erfolgt eine Bestandsaufnahme der therapeutischen Prinzipien. Da die chirurgische Therapie nur die Fortsetzung der internistischen Therapie mit anderen Mitteln ist, müssen beide Verfahren nach gemeinsamen Maßstäben beurteilt werden.

Optimales Ergebnis einer Behandlung ist eine Heilung ohne Nebenwirkungen. Der Wirkungsmechanismus eines therapeutischen Prinzips ist für seine Anwendung von sekundärer Bedeutung – seine Kenntnis ist beruhigend, aber nicht unabdingbar.

Im dritten Schritt werden die Indikationen zur Anwendung der verschiedenen therapeutischen Prinzipien festgelegt. Für diese Entscheidung müssen die Therapieergebnisse bezogen auf die Gesamtzahl aller Patienten mit einem Ulcus zugrunde gelegt werden. Ebenso wichtig wie das Beherrschen einer Behandlungstechnik ist die Kenntnis der Grenzen dieses Verfahrens und geeigneter Alternativen. Somit müssen sich bei der Ulcuskrankheit Chirurgen und Internisten darauf besinnen, daß sie Gastroenterologen sind, von gleichen Überlegungen zur Behandlung der Ulcuskrankheit ausgehen und sich nur in der Wahl der Mittel unterscheiden. Auf diese Weise kommt ein in der Praxis anwendbarer Therapieplan zustande.

Zürich, Göttingen

A. L. Blum
J. R. Siewert

Unser Dank gebührt Herrn A. Brouwer und der Firma Smith Kline Dauelsberg für die hervorragende Organisation des interdisziplinären Gespräches, aus dem dieses Buch erwuchs. Herrn Dr. G. Lepsien, Dr. G. Schattenmann und Dr. A. Sonnenberg danken wir für ihre Hilfe.

Inhaltsverzeichnis

Grundlagen

Prinzipien der konservativen Therapie

Prinzipien operativer Therapie

Kapitel 15

Kapitel 16

Kapitel 17

Praktische Therapie

Kapitel 22

Notwendige Diagnostik des peptischen Ulcus. R. OTTENJANN. Mit einem Anhang von M. L. HEFTI, H. H. BRÄNDLI, J. BIVETTI, U. VON BÜREN und A. L. BLUM 269

Anhang

Verfahren: Radiologie. M. L. HEFTI, H. H. BRÄNDLI, J. BIVETTI, U. VON BÜREN und A. L. BLUM 279

Kapitel 23

Praktische Therapie: Indikation und Plan der konservativen Therapie. A. L. BLUM 283

Teilnehmer am Seminar

ARNOLD, R., Priv.-Doz. Dr.
Medizinische Klinik und Poliklinik der Universität, Neues Klinikum, D-3400 Göttingen

BAUER, H., Priv.-Doz. Dr.
Chirurgische Poliklinik der Universität München, Pettenkoferstraße 8a, D-8000 München

BECKER, H. D., Priv.-Doz. Dr.
Klinik und Poliklinik für Allgemeinchirurgie, Goßlerstraße 10, D-3400 Göttingen

BLUM, A. L., Prof. Dr.
Medizinische Klinik, Stadtspital Triemli, Birmendorferstraße 497, CH-8063 Zürich

BROUWER, A., in Firma Smith-Kline Dauelsberg GmbH & Co., D-3400 Göttingen

EWE, K., Prof. Dr.
I. Medizinische Klinik und Poliklinik der Universität, Langenbeckstraße 1, D-6500 Mainz

FARTHMANN, E. H., Prof. Dr.
Chirurgische Universitätsklinik, D-6650 Homburg

FEIFEL, G., Priv.-Doz. Dr.
Chirurgische Universitätsklinik, Nußbaumstraße 20, D-8000 München 2

FEURLE, G., Priv.-Doz. Dr.
Klinikum der Universität, Medizinische Poliklinik, Hospitalstraße 3, D-6900 Heidelberg

FRITSCH, W.-P., Priv.-Doz. Dr.
I. Medizinische Klinik A, Moorenstraße 5, D-4000 Düsseldorf 1

FULFOROL, Norma, JU u. F Laboratory, Welwyn Garden City

HALTER, F., Priv.-Doz. Dr.
Inselspital Bern, Abteilung für Gastroenterologie, CH-3010 Bern

Hentschel, E., Dr.
I. Medizinische Klinik des Hanusch-Krankenhauses, Heinrich-Collin-Straße 40, A-1140 Wien

Herfarth, Ch., Prof. Dr.
Leiter der Abteilung für allgemeine Chirurgie der Universität Ulm, Steinhövelstraße 9, D-7900 Ulm-Safranberg

Hollinger, A., Dr.
Chirurgische Universitätsklinik A, Kantonspital, Rämistraße 100, CH-8091 Zürich

Holtermüller, K. H., Prof. Dr.
I. Medizinische Klinik und Poliklinik der Universität, Langenbeckstraße 1, D-6500 Mainz

Lepsien, G., Dr.
Klinik für Allgemeinchirurgie, Goßlerstraße 10, D-3400 Göttingen

Lorenz, W., Prof. Dr.
Abt. für experimentelle Chirurgie und pathologische Biochemie, Chirurgische Universität, Robert-Koch-Straße 8, D-3350 Marburg

Martinoli, S., Dr.
Department Chirurgie, Kantonspital Basel, CH-4004 Basel

Merkle, N., Dr.
Abt. Allgemeine Chirurgie, Universität Ulm, Steinhövelstraße 9, D-7900 Ulm

Mitarbeiter der Firma Smith-Kline Dauelsberg GmbH & Co., D-3400 Göttingen

Ottenjann, R., Prof. Dr.
Städt. Krankenhaus München-Neuperlach, I. Medizinische Abteilung, Oskar-Maria-Graf-Ring 51, D-8000 München 83

Rösch, W., Priv.-Doz. Dr.
Medizinische Klinik und Poliklinik, Krankenhausstraße 12, D-8520 Erlangen

Rothmund, M., Prof. Dr.
Chirurgische Universitätsklinik und Poliklinik, Langenbeckstraße 10, D-6500 Mainz

Schattenmann, G., Dr.
Klinik für Allgemeinchirurgie, Goßlerstraße 10, D-3400 Göttingen

Schütze, K., Dr.
I. Medizinische Klinik des Hanusch-Krankenhauses, Heinrich-Collin-Straße 40, A-1140 Wien

SCHUMPELICK, V., Dr.
Universitäts-Krankenhaus Eppendorf, Martinistraße 52, D-2000 Hamburg 20

SEIFERT, E., Prof. Dr.
Städt. Krankenhaus Kemperhof, I. Medizinische Klinik, D-5400 Koblenz

SIEWERT, J. R., Prof. Dr.
Klinik und Poliklinik für Allgemeinchirurgie, Goßlerstraße 10, D-3400 Göttingen

TROIDL, H., Priv.-Doz. Dr.
Chirurgische Universitätsklinik, Hospitalstraße 40, D-2300 Kiel

Grundlagen

Kapitel 1

Problemstellung

A. L. Blum und J. R. Siewert

Pathophysiologische Überlegungen sind für die praktische Medizin von Interesse, wenn sie therapeutisch nutzbar sind. Im Rahmen der Ulcustherapie ist jedoch erst ein einziges Prinzip, nämlich das der Säure, therapeutisch überzeugend ausgenützt worden. Ein Verharren auf diesem Prinzip allein wäre jedoch hinderlich. Es ist wichtig, auch andere pathogenetische Prinzipien auf ihre therapeutische Relevanz hin zu analysieren. Für einen potentiellen Nutzen muß mindestens bekannt sein, ob ein pathophysiologisches Prinzip auch beim Menschen schlüssig belegt ist, ob es eine Ursache und nicht etwa eine Folge der Erkrankung darstellt und ob es im Rahmen der Gesamtpathogenese von entscheidender oder eher untergeordneter Bedeutung ist. Im übrigen soll die Pathophysiologie immer gemeinsam mit der Epidemiologie und der Kenntnis des natürlichen Krankheitsverlaufes betrachtet werden, da alle drei Gesichtspunkte wichtige Hinweise auf eine mögliche neue Behandlung bieten können.

Kapitel 2

Epidemiologie und Genetik der Ulcuskrankheit

R. ARNOLD

1. Definitionen

1.1 Epidemiologie

Die Epidemiologie der Ulcuskrankheit gibt Auskunft über die Verbreitung des Ulcus duodeni und Ulcus ventriculi in einer Stadt, einem Land oder einem Erdteil. Der Begriff „Verbreitung" läßt sich noch exakter definieren durch Einführung der beiden Termini: Incidenz und Prävalenz. Unter Incidenz versteht man das Auftreten eines floriden Ulcus in einem definierten Teil einer Bevölkerung (Stadt, Land, Stamm) innerhalb eines bestimmten Zeitintervalls (z.B. innerhalb eines Jahres). Als Prävalenz bezeichnet man demgegenüber den Prozentsatz von Patienten mit einem floriden oder solchen mit einem zu einem früheren Zeitpunkt nachgewiesenen Ulcus in einem definierten Teil einer Bevölkerung. Darüberhinaus gibt die Epidemiologie Auskunft über die Mortalität sowie über die Umwelteinflüsse, welche das Auftreten eines Ulcus duodeni oder Ulcus ventriculi begünstigen (z.B. sozio-ökonomische Faktoren), und über chronologische Trends, inwieweit sich Incidenz, Prävalenz oder Mortalität, über einen längeren Zeitraum gesehen, verändern. Grundlage epidemiologischer Untersuchungen sind Krankenhausstatistiken, Obduktionsstatistiken, Fragebogenaktionen.

1.2 Genetik

Sowohl das Ulcus duodeni als auch das Ulcus ventriculi sind Erkrankungen, die nicht auf einen simplen ätiologischen Faktor zurückgeführt werden können. Untersuchungen zur Genetik der Ulcuskrankheit versuchen, den Vererbungsmodus des Ulcus duodeni und Ulcus ventriculi zu erklären, indem sie das Auftreten eines Ulcus duodeni oder ventriculi mit dem Vorhandensein oder Fehlen bestimmter genetisch determinierter Merkmale in Beziehung setzen. Zu diesen besonderen Merkmalen zählen u.a. die Zugehörigkeit zu einer bestimmten Blutgruppe, die Fähigkeit oder das Fehlen der Fähigkeit, diese Blutgruppenantigene in den Speichel zu sezernieren (sog. "secretor-status"), sowie das Vorhandensein bestimmter Lymphocytenoberflächenantigene.

2. Kritik an bisherigen epidemiologischen und genetischen Untersuchungen

Epidemiologische und genetische Untersuchungen zur Ulcuskrankheit setzen eine klare Unterscheidung zwischen Ulcus ventriculi und Ulcus duodeni voraus, da, wie in den folgenden Kapiteln dargestellt, beiden Krankheitsbildern verschiedene pathogenetische Mechanismen zugrunde liegen. Leider wurde in der Vergangenheit bei epidemiologischen Untersuchungen häufig auf eine sorgfältige Trennung in die beiden Ulcustypen verzichtet. In anderen Fällen erfolgte die Unterscheidung mit Methoden, deren Validität als fragwürdig bezeichnet werden muß. Die Einführung der Endoskopie in die Diagnostik von Oberbauchbeschwerden hat gezeigt, daß es unmöglich ist, aus einer bestimmten Beschwerdesymptomatik auf ein Ulcus duodeni oder Ulcus ventriculi zu schließen [13]. Epidemiologische Untersuchungen, die auf der Diagnose eines Ulcus ventriculi oder Ulcus duodeni allein auf Grund eines „typischen" Beschwerdebildes basieren, sind daher nur mit Einschränkung verwertbar. Die Deutung epidemiologischer Befunde beim Ulcus duodeni und Ulcus ventriculi wird jedoch noch durch eine Reihe weiterer Faktoren erschwert.

1. Nicht bei jedem Patienten, der einmal an einem Ulcus erkrankt war, entwickeln sich nachfolgend Ulcusrezidive. Im letzten Fall würde man von einer Ulcusdiathese oder einer chronischen Ulcuskrankheit sprechen. Es muß bezweifelt werden, ob für einen Patienten, der nur einmal in seinem Leben an einem Ulcus duodeni oder Ulcus ventriculi erkrankt, die gleichen pathogenetischen Überlegungen zutreffen wie für Patienten mit einer chronischen Ulcuskrankheit. Daran knüpft sich die Frage, wieweit es berechtigt ist, bei Untersuchungen zur Epidemiologie der Ulcuskrankheit Patienten mit einem einmal aufgetretenen Ulcus und solche mit einer chronischen Ulcuskrankheit als einheitliches Kollektiv zu betrachten.
2. Epidemiologische und genetische Untersuchungen an Ulcus-Patienten basieren häufig auf der Auswertung eines chirurgischen, also eines vorselektionierten Krankengutes. Nun sind aber das Ulcus duodeni wie auch das Ulcus ventriculi Erkrankungen, welche durch eine hohe Selbstheilungstendenz gekennzeichnet sind. Chirurgische Statistiken erfassen

jedoch überwiegend Patienten mit chronischer Ulcuskrankheit, bei denen die Ulcus-Symptome besonders ausgeprägt sind. Es ist daher zweifelhaft, ob epidemiologische Untersuchungen an einem ausschließlich chirurgischen Krankengut als repräsentativ für die Gesamtzahl der Ulcuserkrankungen gelten dürfen. Neuere, auf chirurgischen Statistiken basierende epidemiologische Untersuchungen weisen nun auf eine Abnahme der Zahl der Ulcuserkrankungen hin [6, 21]. Dies muß nicht notwendigerweise eine Abnahme der Gesamtzahl an Ulcuserkrankungen bedeuten, da sich die Manifestationsweise, d.h. der natürliche Verlauf des Ulcus duodeni und Ulcus ventriculi geändert haben könnte, so daß ein chirurgisches Eingreifen weniger häufig notwendig ist.

3. Ohne die Kenntnis und Berücksichtigung besonderer Umweltfaktoren bleibt jede epidemiologische Studie unvollständig. So wurde in Australien erstmals gegen Ende der dreißiger Jahre dieses Jahrhunderts eine auffallende Häufung von Ulcera ventriculi bei jüngeren Frauen beobachtet. Diese Zunahme an Ulcuserkrankungen konnte mit einem hohen Verbrauch Aspirin-haltiger Medikamente in Zusammenhang gebracht werden [10, 11]. Die Beobachtung, daß zur Zeit unter Gastarbeitern in Mitteleuropa und unter der werktätigen schwarzen Bevölkerung Südafrikas Ulcera duodeni zunehmend häufiger auftreten [8, 24], unterstreicht darüber hinaus die Bedeutung sozio-ökonomischer und psychosozialer Faktoren bei epidemiologischen Untersuchungen.

3. Epidemiologie des Ulcus duodeni und Ulcus ventriculi

3.1 Historische Entwicklung

Unter Berücksichtigung der unter 2. dargelegten Einschränkungen zeigen epidemiologische Untersuchungen der letzten hundert Jahre bemerkenswerte Änderungen in Incidenz, Prävalenz und geographischer Verteilung des Ulcus duodeni und Ulcus ventriculi.

Nach Autopsiebefunden zu urteilen, bildete bis in die Mitte des 19. Jahrhunderts das Ulcus ventriculi den Hauptanteil an peptischen Ulcuserkrankungen, die überwiegend Frauen betrafen [15]. Beginnend mit dem ausgehenden 19. Jahrhundert stieg die Zahl der peptischen Ulcuserkrankungen plötzlich sprunghaft an. Insbesondere nahm die Zahl der Ulcus-duodeni-Erkrankungen zu, überflügelte zahlenmäßig das Ulcus ventriculi und wurde in den dreißiger Jahren dieses Jahrhunderts als volkswirtschaftlich ernstzunehmende Erkrankung erkannt, da sie bevorzugt unter Arbeitern und Soldaten auftrat [17]. Im gleichen Zeitraum verschob sich das Verhältnis der an einem Ulcus duodeni oder Ulcus ventriculi erkrankten Männer und Frauen zugunsten der Männer. Tabelle 1

Tabelle 1. Anzahl der zum Zeitpunkt ihres Todes an einem Ulcus ventriculi leidenden Männer und Frauen in England und Wales am Ende des 19. und Beginn des 20. Jahrhunderts [15]

Alter	1867[a]	1912	1918	1924
Jünger als 35 Jahre				
Männer	18	182	167	151
Frauen	96	338	214	109
Männer/Frauen	0,2/1	0,5/1	0,8/1	1,4/1
Älter als 35 Jahre				
Männer	42	691	900	1219
Frauen	43	635	713	620
Männer/Frauen	1,0/1	1,1/1	1,3/1	2,0/1

[a] Ausschließlich Ulcusperforationen.

zeigt die Zunahme der Ulcuserkrankungen an einer aus England und Wales stammenden Aufstellung, in der die Zahl der Männer und Frauen dargestellt wurde, die im Jahre 1867 an einem perforierten Ulcus ventriculi verstarben bzw. in einem Zeitraum bis 1924 zum Zeitpunkt des Todes an einem Ulcus ventriculi litten. Von der Zunahme der Ulcus-ventriculi-Erkrankungen waren insbesondere die über 35jährigen betroffen, wobei auffällt, daß sich das Verhältnis Männer zu Frauen änderte. Betrug das Verhältnis von Männern zu Frauen 1867 noch 1:1, so war 1924 die Zahl der erkrankten Männer doppelt so hoch wie die der Frauen [15]. Auch das Ulcus duodeni wird bevorzugt bei Männern angetroffen und betrifft, wie das Ulcus ventriculi, bevorzugt Patienten jenseits des 45. Lebensjahres [5].

3.2 Gegenwärtiger Stand

Eine 1956 an Autopsiematerial vorgenommene multizentrische Studie aus England ergab, daß 2,5% der männlichen Bevölkerung zwischen dem 25. und 44. Lebensjahr und 3,5% zwischen dem 45. und 75. Lebensjahr zum Zeitpunkt ihres Todes an einem Ulcus duodeni litten [17]. Zu derselben Zeit wurde eine auf klinischen und radiologischen Befunden basierende Studie durchgeführt, nach der etwa 7% der arbeitenden männlichen Bevölkerung Englands Ulcera duodeni aufwiesen [17]. Frauen, die neben ihrer Berufstätigkeit noch den Haushalt zu versorgen hatten, erkrankten gegenüber solchen ohne häusliche Verpflichtungen 2,5mal häufiger an Ulcera duodeni. Weiter erkannte man, daß in den Vereinigten Staaten die Morbidität und Letalität an Ulcera duodeni bei der weißen Bevölkerung, in Großstädten und im Osten Amerikas größer

Tabelle 2. Anzahl der über 15jährigen Patienten, die zwischen den Jahren 1958 und 1972 wegen eines Ulcus ventriculi oder duodeni in England und Wales stationär aufgenommen wurden [6]

Zeitraum	Patienten mit einem nicht perforierenden		Patienten mit einem perforierenden	
	U. d.	U. v.	U. d.	U. v.
1958–1960	99082	73693	17060	7705
1961–1963	100335	67848	15905	7022
1964–1966	97733	57026	15425	5437
1967–1969	98261	54056	16344	5449
1970–1972	89916	47192	14370	4334
Prozentuale Abnahme	9	36	14	44

war als bei der schwarzen Bevölkerung, auf dem Land oder in den Südstaaten der USA.

Neueste epidemiologische Untersuchungen zeigen demgegenüber seit etwa zwei Jahrzehnten eine Abnahme der Ulcushäufigkeit, während gleichzeitig die Zahl entzündlicher Darmerkrankungen und das irritable Colonsyndrom zunehmen [17]. So wurde innerhalb einer Zeitspanne von 1960 bis 1972 unter amerikanischen Arbeitnehmern und Streitkräften ein Rückgang der Ulcera duodeni um etwa 50% beobachtet.

Zu ähnlichen Ergebnissen kam eine englische Studie, in der die Zahl der im Zeitraum von 1958 bis 1972 wegen eines Ulcus duodeni oder Ulcus ventriculi hospitalisierten Patienten analysiert wurde (Tabelle 2) [6]. Gegenüber 1958 nahm die Zahl der wegen eines nicht perforierenden Ulcus duodeni aufgenommenen Patienten um 9% und die Zahl der wegen eines perforierten Ulcus duodeni behandelten Patienten um 14% ab. Wesentlich eindrucksvoller sind die Zahlen für das Ulcus ventriculi. Hier betrug die Abnahme der nichtperforierten Ulcera 36%, die der perforierten Ulcera 44%.

Diesen Beobachtungen stehen Befunde aus Südafrika gegenüber, die eine deutliche Zunahme der Ulcus-duodeni-Erkrankungen ausschließlich unter der schwarzen Bevölkerung Südafrikas zeigen [8]. Noch in den zwanziger Jahren dieses Jahrhunderts war das Duodenalulcus unter der schwarzen Bevölkerung Südafrikas eine Seltenheit [3]. Eine erhöhte Anfälligkeit für ein Ulcus duodeni wurde des weiteren kürzlich bei jüngeren, ungelernten Gastarbeitern in der Schweiz nachgewiesen [24]. Die Deutung dieser Befunde ist schwierig; Susser hat spekuliert, daß die Zunahme der Ulcushäufigkeit gegen Ende des 19. und zu Beginn des 20. Jahrhunderts in Europa mit dem „Urbanisationsprozeß“ zusammenhinge [23]. Für diese These spricht, daß Ulcuserkrankungen häufiger in

Tabelle 3. Incidenz des Ulcus duodeni und des Ulcus ventriculi in einigen europäischen Ländern

Autor	Periode	Land	Zahl der Patienten	Incidenz pro 1000	Männer : Frauen
I. Ulcus duodeni					
ALSTEDT (1953)	1940	Dänemark	141	0,38	4,1:1
ALSTEDT (1953)	1948	Dänemark	407	1,00	2,6:1
SPONHEIM (1960)	1950–1952	Norwegen	458	1,50	4,2:1
PULVERTAFT (1959)	1952–1957	York	862	1,33	3,5:1
LITTON (1963)	1957–1959	Schottland	810	2,63	4.2:1
DUNLOP (1968)	1962	Schottland	259	2,70	3,4:1
BONNEVIE (1975)	1963–1968	Dänemark	1475	1.32	2,2:1
II. Ulcus ventriculi					
SCHANKE (1946)	1941–1944	Norwegen	119	1,14	3,2:1
ALSTEDT (1953)	1948	Dänemark	136	0,34	2.1:1
PULVERTAFT (1959)	1952–1957	York	257	0,40	1,7:1
SPONHEIM (1960)	1950–1952	Norwegen	139	0,45	1,9:1
LITTON (1963)	1957–1959	Schottland	134	0,34	1,2:1
DUNLOP (1968)	1962	Schottland	44	0,44	1,9:1
BONNEVIE (1975)	1963–1968	Dänemark	496	0,44	1,3:1

der Stadt als auf dem Lande anzutreffen waren. Dieser Prozeß der Urbanisation gilt jetzt als abgeschlossen. Die Bevölkerung dürfte sich an die Erfordernisse und den Streß einer Industrie- und Leistungsgesellschaft weitgehend adaptiert haben. Die Schwarzafrikaner Südafrikas und möglicherweise auch die Gastarbeiter in den hochindustrialisierten Staaten Westeuropas durchlaufen demgegenüber erst jetzt einen Prozeß, den die übrige Bevölkerung in den Großstädten bereits hinter sich hat. Die Hypothese Sussers läßt jedoch einige Fragen offen. So bleibt unklar, worin das pathogenetische Bindeglied zwischen Urbanisation, Streß und Ulcuserkrankung besteht und wie der Adaptationsprozeß vor sich gehen soll.

In Tabelle 3 sind Beobachtungen über die Incidenz des Ulcus duodeni in Mittel- und Nordeuropa aus den drei letzten Jahrzehnten zusammengefaßt und den Daten, die aus dem gleichen Zeitraum für das Ulcus ventriculi ermittelt wurden, gegenübergestellt [2, 4, 5, 12, 16, 18, 20, 22]. Danach steht das Ulcus duodeni gegenwärtig in der Häufigkeit deutlich vor dem Ulcus ventriculi und wird bei Männern zwei- bis dreifach häufiger als bei Frauen beobachtet. Demgegenüber ist der geschlechtsspezifische Unterschied bei Patienten mit Ulcera ventriculi weniger ausgeprägt. Die letzte größere epidemiologische Studie an Ulcus-duodeni-Patienten wurde in der Stadt Kopenhagen durchgeführt [5]. In einem Kollektiv von 1475 Patienten betrug das mittlere Erkrankungsalter 49 Jahre, die größte Ulcusincidenz lag in der Altersgruppe zwischen dem 35. und

55. Lebensjahr. Gleichwohl sind sowohl das Ulcus duodeni [5] als auch das Ulcus ventriculi [4] Erkrankungen des höheren Lebensalters. Bezieht man das Auftreten eines Ulcus duodeni nicht auf die Gesamtbevölkerung, sondern auf ein bestimmtes Lebensalter, so erkrankten in der Kopenhagener Studie in der Altersgruppe zwischen dem 70. und 75. Lebensjahr drei von 1000 Einwohnern, in der Altersgruppe zwischen dem 35. und 40. Lebensjahr dagegen nur 1,8 von 1000 Einwohnern an einem Ulcus duodeni. Das gleiche gilt für das Ulcus ventriculi [4].

3.3 Zusammenfassung

Die dargestellten epidemiologischen Befunde zur Ulcuskrankheit weisen viele ungelöste, zum größten Teil auf methodischen Unzulänglichkeiten basierende Unklarheiten auf. Insbesondere fehlen neuere systematische Untersuchungen zur Incidenz und zum Verlauf der Ulcuserkrankung in Deutschland, Österreich und der Schweiz. Lassen sich die vorläufigen Befunde, daß Gastarbeiter überproportional häufig an einem Ulcus duodeni erkranken, bestätigen? Tritt heute die Ulcuskrankheit in anderen sozialen Schichten auf als noch vor 30 oder 50 Jahren? Sind Krankheitsverlauf und Komplikationsrate der Ulcuskrankheit in den verschiedenen Ländern vergleichbar? Auf einen unterschiedlichen Krankheitsverlauf weisen Beobachtungen hin, nach denen beispielsweise in der Schweiz Ulcera duodeni schneller abheilen sollen als in anderen Ländern [zitiert nach 24]. Nach strengen Kriterien durchgeführte epidemiologische Untersuchungen könnten also einen wichtigen Beitrag zur noch immer ungelösten Ätiologie der Ulcuskrankheit leisten.

4. Genetik des Ulcus duodeni und Ulcus ventriculi

Ein familiär gehäuftes Auftreten von Ulcera duodeni und ventriculi – in besonderem Maße gilt dies für eineiige Zwillinge – beweist, daß genetische Faktoren eine ätiologische Rolle beim Entstehen einer Ulcuskrankheit spielen. Ebenso wie Verwandte von Patienten mit einem Ulcus ventriculi häufiger ebenfalls an einem Ulcus ventriculi erkranken, haben Angehörige von Trägern eines Ulcus duodeni eine um das 2- bis 3fache höhere Disposition zum Ulcus duodeni [9]. Daraus wurde geschlossen, daß die Anlagen zum Ulcus duodeni und zum Ulcus ventriculi unabhängig voneinander vererbt werden. Die beiden Ulcus-Typen lassen sich auch durch serologische Befunde voneinander abgrenzen. So haben Träger der Blutgruppe 0 ein um das 30- bis 50fache höhere Risiko, an einem Duodenalulcus zu erkranken als Träger anderer Blutgruppen [1], wäh-

rend sich eine genetische Prädisposition zum Ulcus ventriculi auf Grund der Zugehörigkeit zu einer bestimmten Blutgruppe bislang nicht genügend sichern läßt. Auch die Beobachtung, daß die Blutgruppenantigene von Ulcus-duodeni-Patienten seltener in den Speichel sezerniert werden ("non-secretor") als von Ulcus-ventriculi-Patienten, unterstützt die genetische Heterogenität der beiden Ulcuskrankheiten [7].
Neuere Befunde zur Häufigkeit bestimmter Lymphocytenoberflächenantigene (HLA) bei Ulcus-Patienten haben gezeigt, daß ein Ulcus duodeni signifikant häufiger bei Trägern des HLA-Antigens B5 auftritt. Das Vorhandensein dieses genetischen Merkmals bedeutet eine um das 2,9fache stärkere Prädisposition zum Ulcus duodeni als die Kombination: Blutgruppe 0 und non-secretor-status [19].
Darüber hinaus weisen verschiedene Befunde darauf hin, daß unter Zugrundelegung verschiedener Auswahlkriterien das Ulcus duodeni nicht als Symptom eines einheitlichen Krankheitsbildes anzusehen ist. Unter anderem konnten auf Grund klinischer Befunde Kubickova und Vesely zwei Gruppen von Patienten mit Ulcera duodeni unterscheiden [14]. In der Gruppe A überwogen Patienten mit der Blutgruppe 0. In der Familienanamnese dieser Gruppe fand sich eine deutliche Ulcusdisposition. In der Gruppe B fehlten dagegen die familiäre Belastung und die Zugehörigkeit zu einer bestimmten Blutgruppe.

4.1 Zusammenfassung

Eine familiäre Prädisposition zum Ulcus duodeni oder Ulcus ventriculi darf heute als gesichert gelten. Beide Anlagen werden jedoch getrennt voneinander vererbt. Für das Ulcus duodeni müssen darüber hinaus die Blutgruppe 0, der non-secretor-status und das Vorhandensein des HLA-Antigens B5 als prädisponierend gelten. Bei Patienten mit Ulcera ventriculi konnten dagegen solche genetischen Faktoren bislang nicht nachgewiesen werden. Die bisherigen genetischen Befunde zeigen damit, daß die Vererbung der Ulcuskrankheit nicht einem einfachen Modus folgt, sondern daß die Ulcusdisposition über verschiedene Gene vermittelt wird. Insbesondere für das Ulcus ventriculi sind diese genetischen Faktoren noch ungenügend definiert.

Literatur

1. Aird, I., Bentall, H. H., Mehigan, J. A., Roberts, J. A. F.: The blood groups in relation to peptic ulceration and carcinoma on colon, rectum, breast, and bronchus. Brit. med. J. *1954 II*, 315–321
2. Alstedt, G.: The indicence of peptic ulcer in Denmark. Kopenhagen: Danisch Sciences Press 1953

3. Beyers, C. F.: Incidence of surgical diseases among the Bantu races of South Africa. J. med. Ass. S. Afr. *1*, 606–612 (1927)
4. Bonnevie, O.: Incidence of gastric ulcer in Copenhagen county. Scand. J. Gastroent. *10*, 231–239 (1975)
5. Bonnevie, O.: Incidence of duodenal ulcer in Copenhagen county. Scand. J. Gastroent. *10*, 385–393 (1975)
6. Brown, R. C., Langman, M. J. S., Lambert, P. M.: Hospital admissions for peptic ulcer during 1958–1972. Brit. med. J. *1976 I*, 35–37
7. Clarke, C. A., Cowan, W. K., Edwards, J. W., Howel Evans, A. W., McConnel, R. B., Woodrow, J. C., Sheppard, P. M.: The relationship of the ABO blood groups to duodenal and gastric ulceration. Brit. med. J. *1955 II*, 643–646
8. Cooke, S. A. R.: Perforated duodenal ulcer in the Black population of Central Johannesburg. Brit. J. Surg. *64*, 791–794 (1977)
9. Doll, R., Kellock, T. D.: The separate inheritance of gastric and duodenal ulcers. Ann. Eugen. *16*, 231–240 (1951)
10. Douthwaite, A. H., Lintott, G. A. M.: Gastroscopic observations of the effect of aspirin and certain other substances on the stomach. Lancet *1938 II*, 122–124
11. Duggan, J. M.: Aspirin in chronic gastric ulcer: an Australian experience. Gut *17*, 378–384 (1976)
12. Dunlop, J. M.: Peptic ulcer in Central Scotland. Scot. med. J. *13*, 192–201 (1968)
13. Hess, H., Würsch, T. G., Walser, R., Koelz, H. R., Pelloni, S., Brändli, H., Sonnenberg, A., Blum, A. L.: Ulcer symptoms in peptic ulcer disease and other gastric disorders. Gastroenterology *74*, 1116 (1978)
14. Kubickova, Z., Vesely, K. T.: The value of investigation of the incidence of peptic ulcer in families of patients with duodenal ulcer. J. med. Genet. *9*, 38–42 (1972)
15. Langman, M. J. S.: Gastric ulcer: natural history and treatment. Aust. N.Z. J. Med. *6*, Suppl. 1, 22–25 (1976)
16. Litton, A., Murdoch, W. R.: Peptic ulcer in south-west Scotland. Gut *4*, 360–366 (1963)
17. Mendeloff, A. I.: What has been happening to duodenal ulcer. Gastroenterology *67*, 1020–1022 (1974)
18. Pulvertaft, C. N.: Comments on the incidence and natural history of gastric and duodenal ulcers. Postgrad. med. J. *44*, 597–602 (1968)
19. Rotter, J. I., Rimoin, D. L., Gursky, J. M., Terasaki, P., Sturdevant, R. A. L.: HLA-B5 associated with duodenal ulcer. Gastroenterology *73*, 438–440 (1977)
20. Schanke, K.: Behaviour of gastric and duodenal ulcer in fishing district in north of Norway. Acta chir. scand. *94*, Suppl. 115, 1–157 (1946)
21. Smith, M. P.: Decline in duodenal ulcer surgery. J. Amer. med. Ass. *237*, 987–993 (1977)
22. Sponheim, N.: Incidence and prevalence of peptic ulcer in a part of the country. Nord. Med. *63*, 377–385 (1960)
23. Susser, M.: Causes of peptic ulcer: a selective epidemiologic review. J. chron. Dis. *20*, 435–456 (1967)
24. Würsch, T. G., Hess, H., Walser, R., Koelz, H. R., Pelloni, S., Vogel, E., Schmidt, P., Blum, A. L.: Die Epidemiologie des Ulcus duodeni. Dtsch. med. Wschr. *103*, 613–619 (1978)

Kapitel 3

Pathogenese des Ulcus ventriculi und der chronischen Gastritis

F. HALTER

Unser Wissen über die Pathogenese des Ulcus ventriculi und der chronischen Gastritis ist trotz intensiver, weltweiter Forschung bis heute bruchstückhaft. Eine einfache, stichhaltige Theorie, welche die Ursache dieser häufigen Leiden klärt, gibt es nicht. Wir kennen jedoch viele

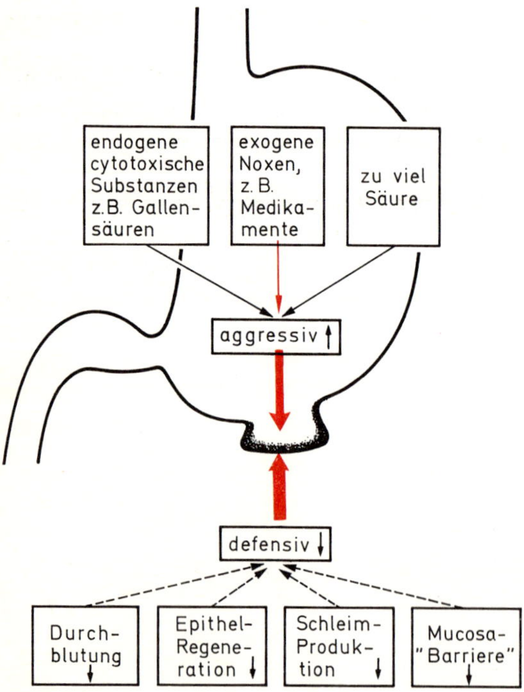

Abb. 1. Pathogenese des Ulcus ventriculi. Gesicherte Mechanismen sind rot, fragliche gestrichelt, mögliche schwarz ausgezogen

Tabelle 1. Einteilung des Ulcus ventriculi nach Johnson et al. [37]

Typ I	Lokalisation des Ulcus an kleiner Kurvatur und/oder hoch-sitzend Magensaft: oft hypacid
Typ II	Ulcus ventriculi + Ulcus duodeni Magensaft: oft hyperacid
Typ III	Präpylorisches Ulcus Magensaft: oft normacid-hyperacid

Einzelfaktoren aggressiver und defensiver Natur (Abb. 1), deren Bedeutung in der Folge kritisch geprüft werden soll.

1. Definitionen

Ulcus ventriculi: Defekt der Magenschleimhaut, der durch die Muscularis mucosae hindurch bis in die Submucosa reicht. Nach Johnson et al. [38] werden 3 Typen von Ulcus ventriculi unterschieden (Tabelle 1).
Erosion: Defekt der Magenschleimhaut, welcher die Muscularis mucosae nicht durchdringt.
Chronisches Ulcus, chronisch-callöses Ulcus ventriculi: Klinische, schlecht definierte Ausdrücke, mit denen die langsame Abheilung bzw. die entzündlich-bindegewebige Reaktion der Ulcusumgebung beschrieben werden soll.
Gastritis: Entzündliche Infiltration der Magenschleimhaut; je nach Ausdehnung der Entzündung und trophischen Reaktion des Epitels werden verschiedene Grade der Gastritis unterschieden (Oberflächengastritis, Gastritis mit subtotaler und totaler Atrophie des exkretorischen Epithels).

2. Pathogenetische Prinzipien

2.1 Prinzip I: Magensäure

2.1.1 Argumente pro Magensäure

Schwartz hat 1910 das Prinzip „ohne Säure kein Ulcus" aufgestellt [54]. Dieser Grundsatz hat den Test der Zeit bestanden.

2.1.2 Argumente contra Magensäure

Das Prinzip von Schwartz besagt nicht, daß eine vermehrte Säureproduktion die Ursache des Ulcus ventriculi darstellt. Vielmehr hat sich auf

Grund von Untersuchungen aus verschiedenen Ländern erwiesen, daß die Magensäureproduktion beim Ulcus ventriculi im Durchschnitt niedriger ist als beim Magengesunden und insbesondere als beim Ulcus duodeni [1, 37, 56, 63]. Wormsley u. Grossman [63] haben allerdings gezeigt, daß sich die individuellen Säurewerte in den drei erwähnten Gruppen stark überschneiden und daß es durchaus auch Ulcera im Bereich des Magencorpus gibt, die mit einer massiven Hyperacidität einhergehen können. Johnson u. Mitarb. [37] haben auf Grund von Untersuchungen der Magensäuresekretion an 5000 Patienten mit Ulcus ventriculi drei verschiedene Typen unterschieden (Tabelle 1). Typ I (57% aller Fälle) entspricht dem klassischen Ulcus ventriculi mit Lokalisation im Bereich der kleinen Kurvatur. Diese Patienten weisen im Mittel hypacide Werte auf, im Gegensatz zu den Ulcera von Typ II – Patienten mit kombiniertem Ulcus duodeni und Ulcus ventriculi – und Typ III – Patienten mit präpylorischem Ulcus.
Diskutiert wurde in den letzten Jahren, ob die Aciditätsverminderung als eine Folge der – auch im Tierexperiment nach Mucosaschädigung beobachteten – Rückdiffusion von Säure (s. Abschn. 2.2) – zu betrachten sei. Da jedoch die Patienten mit Ulcus ventriculi fast obligat an einer chronischen Gastritis leiden (s. Abschn. 2.3), ist eine Verminderung der Parietalzellen als Ursache der Hypacidität eine viel näherliegende Erklärung. Würde die Säurerückdiffusion bei der Pathogenese des Ulcus ventriculi eine wesentliche Rolle spielen, so wäre zu erwarten, daß die Acidität nach der Heilung des Ulcus gegenüber der Sekretion im Schub zunehmen würde. Boyle u. Mitarb. [7], welche dieser Frage kürzlich nachgegangen sind, fanden indessen keine Unterschiede in der Magensäuresekretion innerhalb und außerhalb des Schubes eines Ulcus ventriculi.

2.1.3 Synopsis

Wir nehmen an, daß der Magensäure bei der Ätiologie des Ulcus ventriculi keine primäre Rolle zukommt. Sie ist vielmehr eine notwendige Voraussetzung zur Ulcusentstehung und kann als permissiver Faktor gewertet werden.

2.1.4 Therapeutische Konsequenzen

Es wird immer wieder argumentiert, daß eine Reduktion der Magensäure beim Ulcus ventriculi kein sinnvolles Konzept darstelle, da die Acidität in dieser Patientengruppe sowieso erniedrigt sei. Man kann andererseits auch postulieren, daß die beim Magenulcus durch die chronische Gastritis besonders geschädigte Schleimhaut auf die Säurennoxe besonders anfällig und deshalb eine Säureausschaltung speziell besser sei. Die Beobachtungen von Scheurer u. Mitarb. [52], daß die Magenulcera dieselbe spontane Heilungsgeschwindigkeit aufweisen wie Duodenalgeschwüre, spricht jedenfalls dafür, daß zumindest die Spontanheilungsrate nicht in direkter Abhängigkeit zum Aciditätsgrad steht. Die Erfolge des Sekretionshemmers Cimetidin sind nach den bisherigen Erfahrungen beim Ulcus ventriculi etwa gleich gut wie beim Ulcus duodeni [5]. Die Cimetidintherapie erscheint beim Ulcus ventriculi somit sinnvoll, doch kann daraus nicht auf die pathogenetische Rolle der Magensäure geschlossen werden. Die Beseitigung eines permissiven Faktors kann sich therapeutisch ebenso günstig auswirken wie die Verminderung eines Faktors von primärer pathogenetischer Relevanz.

2.2 Prinzip II: Schleimhautbarriere – Rückdiffusion von Säure? (Abb. 2)

2.2.1 Argumente pro Schleimhautbarriere

Nebst dem Magenschleim, dessen Rolle als Schutzfaktor nach wie vor weitgehend ungeklärt ist [58], stellt die spezifische Struktur des Schleimhaut-Oberflächenepithels einen wichtigen antiaggressiven Schutzfaktor dar.

Die Zellen des Oberflächenepithels besitzen lumenwärts eine zu Mikrovilli aufgeworfene, für Wasserstoffionen kaum durchlässige Zellmembran, während die Membranen der Seitenwände, welche die intercellulä-

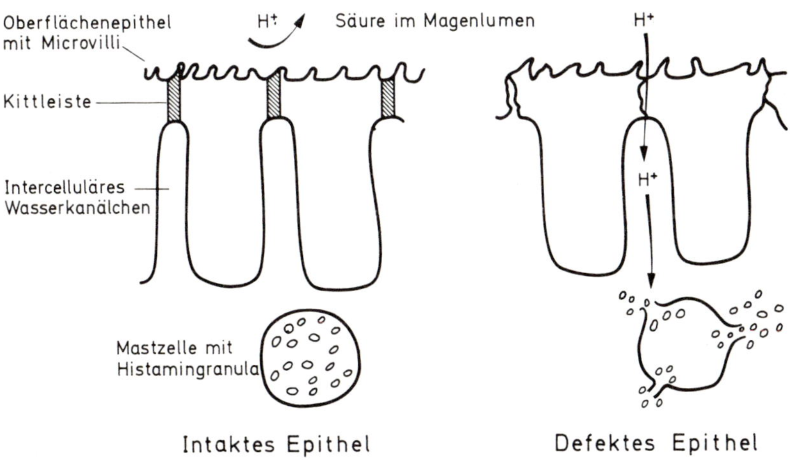

Abb. 2. Schematische Darstellung der Zellen des Oberflächenepithels im Magencorpus mit intakten bzw. defekten Kittleisten. Der Defekt bewirkt eine erhöhte Durchlässigkeit für Säure (H^+)

ren Wasserkanälchen umschließen, gut durchlässig sind. Zwischen Oberfläche und Seitenwänden liegen die Kittleisten, welche die Zellen miteinander verbinden und den Ort des passiven Ionenaustausches darstellen. Im Magencorpus sind die Kittleisten für Ionen geringgradig, im Antrum etwas stärker durchlässig (Abb.2). Die relative Undurchlässigkeit ist von großer Wichtigkeit, weil dadurch das Rückwandern von Säureionen aus dem Lumen in die Schleimhaut auf ein Minimum beschränkt wird. Dies ist beim Konzentrationsgradienten der Acidität von Magenlumen zum Blut von 1:1,000,000 von großer Wichtigkeit. Die kontinuierliche Schleimsekretion der Oberflächenzellen reduziert zudem die Schädigung der Zellen durch Reduktion der Kontaktzeit der Säure mit der Zelloberfläche [17]. Von großer Bedeutung ist auch die dauernde Erneuerung der Oberflächenzellen, deren Lebensdauer bloß 4 Tage beträgt [61].

Davenport [14, 15] zeigte am Hundemagen, daß Fettsäuren, Acetylsalicylsäure, Harnstoff und Gallensalze die Schleimhautbarriere schädigen und eine Rückdiffusion von Säure bewirken. Gleichzeitig ließen sich unter diesen experimentellen Bedingungen profuse Blutungen aus der Magenschleimhaut beobachten. Davenport nimmt an, daß die rückdiffundierte Säure die Mastzellen schädigt, was zu einer Histaminfreisetzung und in der Folge zu einem Ödem und zu Blutungen in der Schleimhaut führt. Infolge ihrer detergierenden Wirkung zerstören die Gallensäuren die lipidlösliche Schleimhautbarriere. Besonders mucosaschädigend ist als weiterer Bestandteil der Galle das Lysolecithin [16], das durch Hydrolyse aus Lecithin entsteht.

Overholt u. Pollard [49] fanden als erste Hinweise dafür, daß die Magensäure beim Ulcuspatienten im Gegensatz zum Gesunden durch die Magenschleimhaut rückresorbiert werden kann. Chapman u. Mitarb. [8] stellten eine leichte Abnahme des Grades der Rückdiffusion nach Heilung des Ulcus fest. Ivey u. Mitarb. [36] prüften die Frage der Mucosaschädigung als erste und so weit bekannt als einzige an gesunden Versuchspersonen. Sie instillierten 200 ml 5–5,5 mMol Lösungen von angesäuerter Galle in den Magen. Während die Kontrollen im Durchschnitt 1,4 mMol Säure produzierten, führte die Galleinstillation zu einer H-Ionen-Rückdiffusion von 3,12 mMol.

2.2.2 Argumente contra Schleimhautbarriere

Neuerdings wird die Rolle der Rückdiffusion von Säure beim Menschen stark angezweifelt. Thyodleifsson u. Wormsley [59] und auch Whitfield u. Hobsley [62] vermuten, daß der Säureverlust eher durch Reflux von Duodenalinhalt mit entsprechenden Dilutions- und Neutralisationseffekten zu erklären ist.

2.2.3 Synopsis

Die attraktive Hypothese einer Schleimhautschädigung durch verstärkte Säure-Rückdiffusion ist beim Menschen unbewiesen. Falls der Mechanismus überhaupt eine wichtige Rolle spielt, stellt er höchstens ein Glied in der Kette dar, welche mit dem Einwirken einer Noxe vom Magenlumen her beginnt. Die Hypothese der verstärkten Rückdiffusion hängt somit eng mit der Gallenrefluxhypothese zusammen (s. Abschn. 2.3). Eine andere Alternative wäre eine primäre Störung der Schleimproduktion und Zellteilung, wodurch eine minderwertige Barriere entstünde. Primäre Störungen dieser Art sind nicht bekannt.

2.2.4 Therapeutische Konsequenzen

Aus verschiedenen kontrollierten Studien geht hervor, daß das Liquiritium-Derivat Carbenoxolon Ulcera ventriculi beschleunigt zur Abheilung bringen kann [19, 20, 34]. Obwohl der Wirkungsmechanismus des Carbenoxolon noch nicht voll geklärt ist, konnte gezeigt werden, daß diese Substanz den bei der Ulcuskrankheit erhöhten Zell-turnover des Oberflächenepithels weitgehend normalisiert und daß die Schleimproduktion verbessert werden kann. Beide Faktoren sollen die Abwehr gegen die Säure und andere Noxen fördern [21, 22]. Offen ist allerdings die Frage, ob die Änderung des Zell-turnovers und der Schleimproduktion wirklich anti-ulcerogen ist oder ob es sich dabei um zufällige Nebeneffekte der Carbenoxolontherapie handelt. Jedenfalls gibt es auch unter der Carbenoxolontherapie viele Versager. Es wäre wünschenswert zu prüfen, ob sich die Heilungseffekte von Histamin H_2-Antagonisten und von Carbenoxolon beim Ulcus ventriculi potenzieren.
Medikamente, welche möglicherweise die Schutzfaktoren fördern, sind das – allerdings klinisch nicht verwendete – Amylopectinsulfat [64] und das Tri-kalium-bi-citrato-Wismutat [48]. Vor allem aus der Erforschung der Wirkungsweise von Wismutsalzen dürften sich neue Einsichten in die Ulcuspathogenese ergeben.

2.3 Prinzip III: Gallenreflux – Pylorusinsuffizienz – chronische Gastritis/Refluxtheorie nach Du Plessis (Tabelle 2)

2.3.1 Argumente pro Gallenreflux

Bei Patienten mit Ulcus ventriculi wird häufiger ein Reflux von Galle und Lysolecithin in den Magen angetroffen als beim Gesunden [3, 9, 10, 25, 38]. So fand Du Plessis [25] bei Kontrollpersonen im allgemeinen Gallenkonzentrationen unter 5 mg pro 100 ml, währenddem beim Ulcuspatienten Werte von 50 mg pro 100 ml z. T. überschritten werden. Ähn-

Tabelle 2. Reflux- und Rückdiffusionstheorie. Gesicherte Mechanismen sind rot, mögliche schwarz ausgezogen

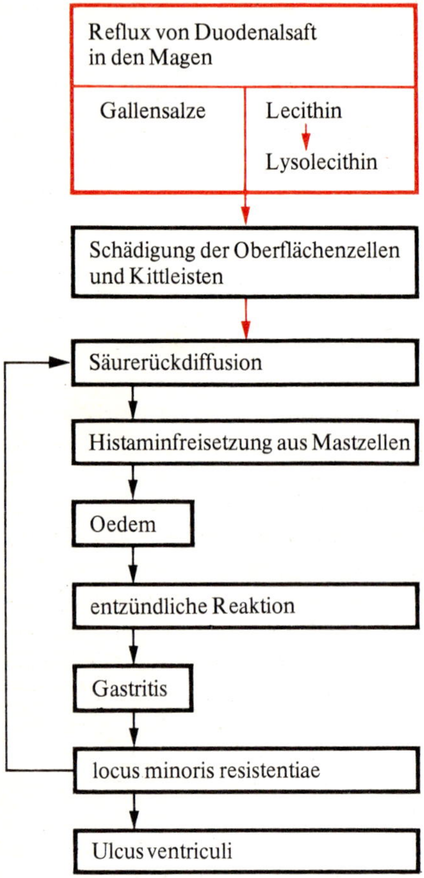

liche Resultate erzielten später verschiedene Arbeitsgruppen [3, 50]. Gallensäuren und das unter der Wirkung von Phospholipase aus Lecithin gebildete Lysolecithin sind cytotoxische Substanzen.

Für den Gallenreflux wurde verschiedentlich eine Inkompetenz des Pylorus verantwortlich gemacht. Valenzuela u. Mitarb. [60] fanden einen erniedrigten Basaldruck des Pylorussphincters bei Patienten mit Magenulcus. Fisher u. Mitarb. [26–28] machten ein vermindertes Ansprechen des Pylorus auf exogenes oder endogenes Secretin und Cholecystokinin für die Pylorusdysfunktion verantwortlich. Nach Heilung des Ulcus fanden sie eine partielle Normalisierung. Nach Acidifikation des Duodenums ließ sich der Pylorus durch intraduodenale Applikation von Ami-

nosäuren und Oleaten stimulieren, was im akuten Ulcusschub nicht möglich war [28]. Diese Autoren vermuten deshalb, daß das beim Ulcus ventriculi im allgemeinen erhöhte Serumgastrin im Duodenum die Freisetzung von Cholecystokinin und Secretin hemmt.
Die Folge des Gallenrefluxes ist möglicherweise eine vom Pylorus nach cranial aufsteigende Gastritis. Das Prädominieren einer Gastritis in Resektionspräparaten von Ulcusmägen war bereits in der ersten Hälfte dieses Jahrhunderts bekannt [40]. Es ist das spezielle Verdienst von Du Plessis [25], als erster die Frage eines möglichen Zusammenhangs zwischen Gallenreflux und chronischer Gastritis bei der Pathogenese des Ulcus ventriculi systematisch erforscht zu haben. In 55 von 75 Resektionsmägen fand er eine chronische Gastritis. Seine Beobachtungen ergaben, daß das Magenulcus nicht in normaler Schleimhaut vorkommt, sondern fast immer im Übergangsbereich Corpus-Antrummucosa bzw. unmittelbar distal dieser Zone. Die Gastritis war im Antrum stärker ausgeprägt als im Corpusbereich und erreicht den höchsten Grad bei kardianahen Ulcera. Entsprechend war die Magensekretion um so niedriger, je näher das Ulcus zur Kardia lokalisiert war. Da er bei diesen Patienten einen vermehrten Gallenreflux fand, äußerte er die Vermutung, daß die Gastritis mit der Regurgitation von Galle ursächlich im Zusammenhang stehe und sich vom Pylorus in Richtung Kardia ausbreite. Die Beobachtung von Du Plessis [25] wurde mittels endoskopischer Stufenbiopsien bei 200 Patienten mit Ulcus ventriculi von Stadelmann u. Mitarb. bestätigt [56]. Bei 176 Untersuchungen der Schleimhaut um das Ulcus fanden diese in keinem Fall Fundusmucosa. Bestätigt wurde auch die pylorokardiale Expansion der Gastritis. So wurde eine atrophische Gastritis beim Ulcus im Angulusbereich nur in 16% der Fälle angetroffen, beim Ulcus im mittleren Korpus betrug dieser Prozentsatz 64% und in der subkardialen Region 83%.
Diese Beobachtungen sind mit der bereits 1959 von Oi u. Mitarb. [47] gemachten Feststellung zu vereinbaren, daß die Lokalisation des Ulcus ventriculi nicht von Zufallskriterien abhängt, sondern stets im Bereich der Übergangszone zwischen Corpus und Antrumschleimhaut erfolgt, wobei diese Grenzlinie, je nach Ausmaß der Gastritis, relativ pylorusnahe oder bereits hoch oben in der Nähe der Kardia liegen kann. Oi u. Mitarb. schließen aus ihren Beobachtungen, daß die Übergangszone einem Locus minoris resistentiae entspricht. Dieselbe Arbeitsgruppe fand, daß der Magen in dieser Übergangszone durch das Überkreuzen von Muskelfasern vermehrt mechanisch belastet wird [48].
Alle diese Beobachtungen lassen sich mit der Gallenrefluxtheorie von Du Plessis in Einklang bringen.

2.3.2 Argumente contra Gallenreflux

Kein einziges Argument der Gallenrefluxhypothese ist unwidersprochen. Obwohl der Gallenreflux beim Patienten mit Ulcus ventriculi im Mittel höher liegt als bei Kontrollpersonen, wurden doch in allen Gruppen auch normale Werte bei einzelnen Ulcusträgern gefunden [3, 25, 50]. In einigen Studien ist beim Ulcus ventriculi keine erhöhte cytotoxische Aktivität im Magensaft gefunden worden [6]. Black u. Mitarb. [3] haben im übrigen festgestellt, daß die Menge des Gallenrefluxes nach der Ulcusheilung nicht abnimmt – ein gewichtiges Argument gegen die Bedeutung dieser Mechanismen.

Eine angebliche Pylorusinkompetenz wurde bisher entweder mit grobradiologischen Methoden oder mit manometrischen Techniken von fragwürdiger Zuverlässigkeit und klinischer Relevanz nachgewiesen [39]. Grundsätzlich ist die Frage, ob dem Pylorus beim Menschen eine eigentliche Pylorusfunktion zukommt, sicher noch offen. Ungeklärt ist ferner, ob Gallensäuren und Lysolecithin bei der Ulcuspathogenese bzw. bei der Entstehung der chronischen Gastritis kausal beteiligt sind. Beim Hund führt eine chronische Applikation von Galle zu wesentlich geringeren Schleimhautschädigungen als die akute Exposition. Dies bedeutet, daß wahrscheinlich Adaptionsmechanismen bestehen [53]. Trotz erfolgreicher Umkehr der Peristaltik durch Retropacing ist es der Arbeitsgruppe von C.F. Code [11] nicht gelungen, beim Hund Magenulcera zu erzeugen. Am Menschen ist die Produktion einer chronischen Gastritis durch duodenogastralen Reflux bisher nie schlüssig belegt worden. Gear u. Mitarb. [29] fanden zudem, daß die Gastritis nach Abheilung des Ulcus weiterbesteht bzw. auch zunehmen kann. Auch erklärt die Refluxtheorie nicht, warum Ulcera im Magencorpus bei Status nach Gastroenterostomie oder nach partieller Gastrektomie nur selten auftreten. Hoare u. Mitarb. [33] fanden bei solchen Patienten keine Korrelation zwischen dem Grad des Refluxes von Gallensäuren und der Ausdehnung der Gastritis. Sollte der Reflux wirklich für die Ulcuskrankheit verantwortlich sein, so wäre auch zu erwarten, daß die Ulcera eher multipel auftreten würden. Diese Hypothese ist schwer mit der, den Endoskopikern geläufigen Beobachtung [32, 57] zu vereinbaren, daß bei multiplen Magenulcera das eine abheilen und das andere an Größe zunehmen kann. Schließlich fehlt beim Ulcus ventriculi die Gastritis gelegentlich, so in 7 von 43 operierten Patienten in der Studie von MacDonald [45] und bei 5 Corpusulcera in einer endoskopischen Studie von Lechner u. Habrisch [41]. Es gilt auch zu bedenken, daß die Incidenz der chronischen Gastritis im Alter zunimmt [55] und daß Magengeschwüre vor allem bei älteren Patienten gefunden werden. Die Gastritis könnte somit auf Grund ihrer altersbedingten Häufigkeit ein bei Ulcuskranken scheinbar typischer Befund sein. Möglicherweise verursacht der Reflux keine Gastritis, sondern ein Schleimhauterythem [33].

2.3.3 Synopsis

So interessant die Gallenrefluxtheorie ist und so viele Argumente auch immer für sie aufgeführt werden können, so läßt sie doch viele Fragen offen, so daß zum jetzigen Zeitpunkt nur der Schluß zulässig ist, daß diese Hypothese letztlich als unbewiesen zu betrachten ist.

2.3.4 Therapeutische Konsequenzen

Ein therapeutischer Angriffspunkt ergibt sich durch Inaktivierung der Galle mittels des Cholatbildners Colestyramin. Ein kontrollierter klinischer Versuch mit dieser Substanz fiel indessen negativ aus, möglicherweise deshalb, weil Colestyramin im sauren pH nicht voll wirksam ist [4]. Metoclopramid vermindert den Gallenreflux. Diese Substanz hat sich beim Ulcus ventriculi in einigen kontrollierten Studien als wirkungsvoll erwiesen [35]. Angesichts der zahlreichen Angriffspunkte von Metoclopramid ist es jedoch nicht bekannt, ob seine Antirefluxwirkung von therapeutischem Nutzen ist.

2.4 Prinzip IV: Gastrale Stase

2.4.1 Stasetheorie nach Dragstedt (Tabelle 3)

Eine der ältesten Theorien der Pathogenese des Ulcus ventriculi ist die Stasetheorie nach Dragstedt u. Mitarb. [23, 24]. Diese Autoren vermuten eine gestörte Magenentleerung mit konsekutiver Hypergastrinämie und Hyperacidität als Ursache des Magenulcus (Tabelle 2). Dieser Hypothese liegen Beobachtungen nach trunculärer Vagotomie ohne Pyloroplastik zugrunde, wobei 23 von 148 Patienten eine gestörte Magenentleerung aufwiesen. In 7 Fällen entwickelte sich ein Ulcus ventriculi [24]. Es ist möglich, daß diese Mechanismen unter besonderen Umständen so beim Vorliegen einer Pylorusstenose als Folge eines Ulcus duodeni (Typ II nach Johnson), sekundär am Auftreten eines Ulcus ventriculi beteiligt sind. Vieles spricht jedoch dafür, daß ein gewöhnliches Ulcus nicht auf dieser Grundlage entsteht. Es sei erinnert (s. Abschn. 1.1), daß die Acidität des Ulcus ventriculi im allgemeinen eher vermindert ist. Zwar sind die Serumgastrinwerte erhöht, doch ist die Hypergastrinämie eine Folge der verminderten Säuresekretion, die ihrerseits mit einer Abnahme der Parietalzellen als Folge der chronischen Gastritis im Zusammenhang steht. Auch ist die Magenentleerung beim unkomplizierten Ulcus ventriculi kaum gestört [31, 36, 51].

Tabelle 3. Gastrale Stase-Theorie. Gesicherte Mechanismen sind rot, fragliche gestrichelt, mögliche schwarz ausgezogen

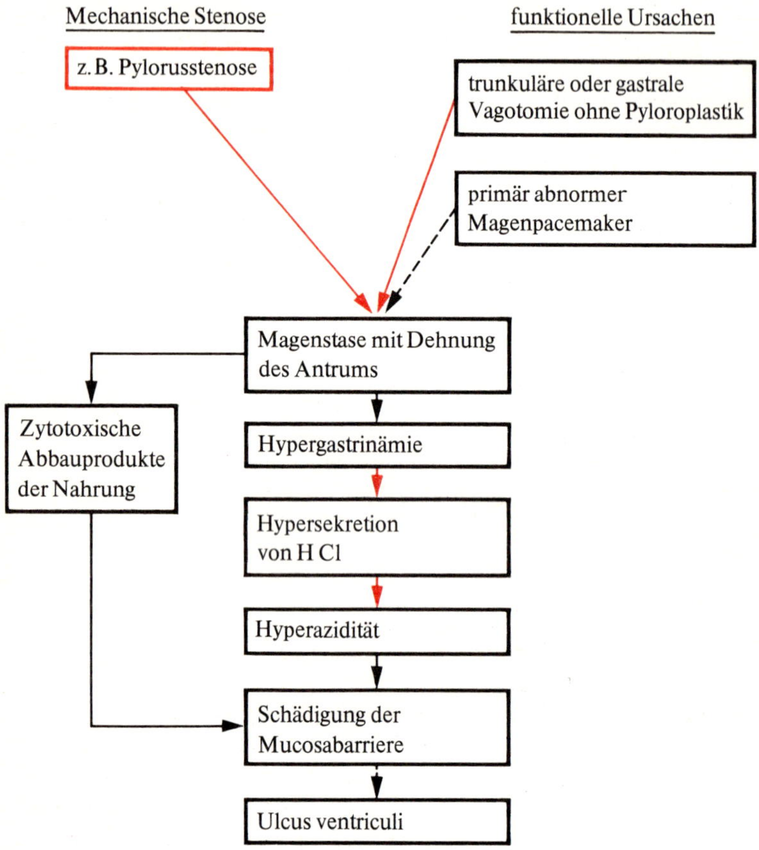

2.4.2 Pyloroantrale Wandabnormität als Ulcusursache (Hypothese nach Liebermann-Meffert u. Allgöwer) (Tabelle 4)

Diese Arbeitsgruppe beobachtete bei systematischer anatomischer Untersuchung der Magenwand an 77 Resektionspräparaten von Patienten mit Ulcus ventriculi im Antrum und Pylorusbereich eine unregelmäßig ausgebildete Verdickung aller Wandschichten (Tabelle 4). Diese Veränderungen betreffen vor allem das Muskelgewebe, wobei zudem herdförmige Narben gefunden wurden, bei denen die Autoren annehmen, daß es sich um ein ischämisches Geschehen als Folge zu starker Muskelkontraktionen handle. Gleichzeitig wurden degenerative Veränderungen an den intramuralen Ganglienzellen mit Reduktion der Zahl bis zur Hälfte festgestellt [42, 43].

Tabelle 4. Gestörte Motilität und pyloroantrale Wandabnormität als Ulcusursachen. Gesicherte Mechanismen sind rot, fragliche gestrichelt, mögliche schwarz ausgezogen

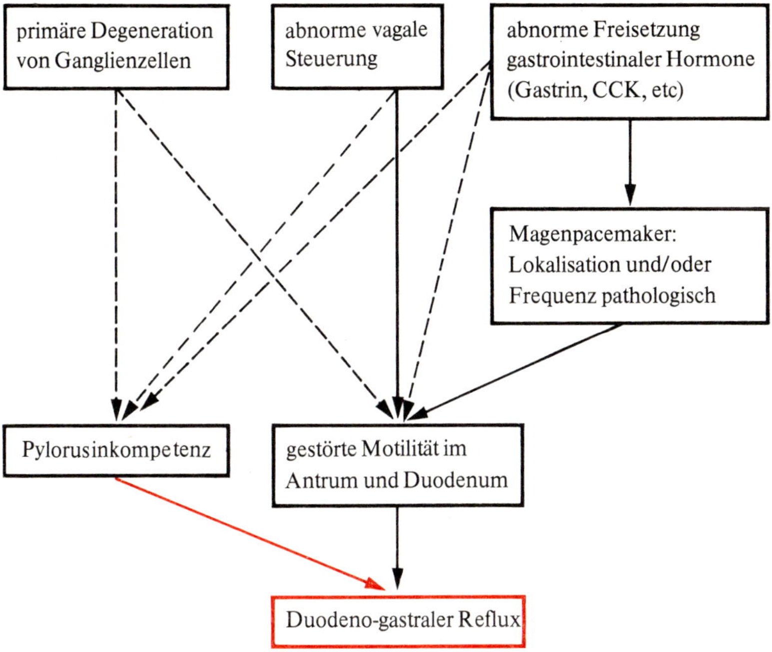

Da die Verdickung der Antralwand im allgemeinen herdförmig und bei Patienten mit einer eigentlichen Pylorussklerose weniger ausgeprägt war, lassen sich die Befunde nicht zur Stützung der Dragstedtschen Hypothese verwenden. Ob sie überhaupt mit einer Motilitätsstörung vergesellschaftet sind und nicht einfach die organische Folge der Ulcuskrankheit darstellen, ist vorderhand unbekannt.

2.5 Prinzip V: Medikamente und andere exogene Noxen (Tabelle 5)

2.5.1 Medikamente

Einer Vielzahl von Medikamenten wird nachgesagt, für die Entstehung peptischer Geschwüre verantwortlich zu sein. Die wichtigsten sind Corticosteroide, Indometacin, Phenylbutazon und Salicylate. Es gilt aber zu bedenken, daß das Ulcusleiden eine besondere häufige Erkrankung darstellt, so daß es schwierig ist, den Beweis zu erbringen, daß eine Assoziation kausal und nicht zufällig ist. Für die Salicylate ist ein kausaler Zusammenhang am wahrscheinlichsten. Aspirin wurde für die Entstehung eines speziellen Ulcustyps verantwortlich gemacht. Die von Mac-

Tabelle 5. Ulcerogene Medikamente

Medikament	Art der Schädigung	Klinische Relevanz
1) Acetylsalicylsäure	Hemmung der Prostaglandinsynthese, Zerstörung der Kittleisten und Zellmembranen, Störung der Schleimzusammensetzung	Wichtig bei akuten hämorrhagischen Erosionen
2) Indometacin	Grundsätzlich ähnlich wie bei 1)	Umstritten
3) Corticosteroide	Hemmung der Zellregeneration, ev. Störung der Schleimzusammensetzung?	Umstritten
4) Phenylbutzon	Unbekannt, ähnlich wie 1)?	Umstritten
5) Reserpin	Unbekannt; Mastzelldegranulation?	Umstritten

Donald [45] beschriebenen Magenulcera bei Patienten ohne Antrumgastritis (s. Abschn. 1.3.4) wurden bei Patienten mit Aspirinabusus gefunden. An der Ostküste Australiens, wo besonders viele Salicylate konsumiert werden, ist die Ulcusincidenz bei den Aspirin-konsumierenden Frauen besonders hoch [2, 30].

Bei den anderen oben erwähnten Medikamenten scheint eine Assoziation zwischen Auftreten von Magenulcera und dem betreffenden Pharmakon eher zufällig zu sein [13]. Insbesondere gilt dies für die Corticosteroide, die während langer Zeit als besonders ulcerogen betrachtet wurden [12].

2.5.2 Rolle des Rauchens

Doll u. Mitarb. [18] fanden eine signifikante Assoziation zwischen Ulcus ventriculi und Nicotinabusus mit verzögerter Heilungstendenz. Es ist deshalb anzunehmen, daß das Rauchen als ein zusätzlicher Risikofaktor beim Ulcus ventriculi zu betrachten ist.

3. Schlußfolgerungen

Hypacidität, Gallenreflux und chronische Gastritis sind wohldokumentierte Phänomene beim Ulcus ventriculi. Vieles spricht dafür, daß es sich dabei um Begleiterscheinungen der Ulcuskrankheit handelt, die zwar interessante Aspekte zur Ulcuspathogenese aufzeigen, ohne daß sie erklären, warum das Ulcus letztlich entsteht und warum es häufig ohne Therapie abheilt, um später fast obligat zu rezidivieren. Bei diesem bruchstückhaften Wissen erstaunt es nicht, daß wir heute noch weit

entfernt sind von einer definitiven Lösung der therapeutischen Probleme des Ulcus ventriculi.
Mögliche therapeutische Angriffspunkte aus unserem Wissen über die Ulcuspathogenese ergeben sich in der Kontrolle der Säuresekretion, der Beeinflussung der Schutzfaktoren der Magenmucosa und der Kontrolle des Gallenrefluxes.

Literatur

1. Aukee, S.: Gastritis and acid secretion in patients with gastric ulcers and duodenal ulcers. Scand. J. Gastroent. *7*, 567–574 (1972)
2. Billington, B. P.: Gastric ulcer, age, sex and a curious retrogression. Aust. Ann. Med. *9*, 111–112 (1960)
3. Black, R. B., Roberts, G., Rhodes, J.: The effect of healing on bile reflux in gastric ulcer. Gut *12*, 552–558 (1971)
4. Black, R. B., Rhodes, J., Davies, G., Gravelle, H., Sweetman, P.: A controlled clinical trial of cholestyramine in the treatment of gastric ulcers. Gastroenterology *61*, 821–825 (1971)
5. Blum, A. L., Siewert, J.-R., Halter, F.: Ulcustherapie mit Cimetidin. Deutsch. med. Wschr. *103*, 135–139 (1978)
6. Blum, A. L.: Persönliche Mitteilung
7. Boyle, J. M., Hurwitz, A. L., Jones, R. S., Mansbach, Ch. M. II.: Gastric ulcer effect of healing on gastric acid secretion and fasting serum gastrin levels. Amer. J. dig. Dis. *22*, 1037–1039 (1977)
8. Chapman, W. M., Werther, J. L., Rudick, Y., Janowitz, H.: Pentagastrin infusion – glycine instillation as a measure of acid absorption in the human stomach: comparison to an instilled acid load. Gastroenterology *63*, 962–972 (1972)
9. Clémençon, G., Bürgi, W., Kaufmann, H.: Lysolecithin im Mageninhalt. Z. Gastroent. *75*, 1–4 (1975)
10. Clémençon, G., Bürgi, W.: Hämolysierende Substanzen im Magensekret, Häufigkeit des Lysolecithin-Nachweises. Schweiz. med. Wschr. *107*, 952–956 (1977)
11. Code, C. F.: Persönliche Mitteilung (1977)
12. Conn, H., Blitzer, B.: Non-association of adrenocorticosteroid therapy and peptic ulcer. N. Engl. J. Med. *294* (1976)
13. Cooke, A. R.: Drugs and peptic ulceration. In: Gastrointestinal disease. Sleisenger, M., Fordtran, J. (eds.), pp. 642–656. Philadelphia, London, Toronto: Saunders 1973
14. Davenport, H. W.: Gastric mucosal injury by fatty and acetylsalicylic acids. Gastroenterology *46*, 245–253 (1964)
15. Davenport, H. W.: Destruction of the gastric mucosal barrier by detergents and urea. Gastroenterology *54*, 175–181 (1968)
16. Davenport, H. W.: Effect of lysolecithin, digitonin, and phospholypase A upon the dog's gastric mucosal barrier. Gastroenterology *59*, 505–509 (1970)
17. Davenport, H. W.: Why the stomach does not digest itself. Sci. Amer. *226*, 54–93 (1972)
18. Doll, R., Jones, S. A., Pygott, F.: Effect of smoking on the production and maintenance of gastric and duodenal ulcers. Lancet *1958 I*, 657–662
19. Doll, R., Hill, I. D., Hutton, T., Underwood, D. J. II: Clinical trial of triterpenoid liquorice compound in gastric and duodenal ulcer. Lancet *1962 II*, 793–796
20. Doll, R., Hill, I. D., Hutton, C. F.: Treatment of gastric ulcer with carbenoxolone sodium and estrogenes. Gut *6*, 19–24 (1965)

21. Domschke, W., Domschke, S., Hagel, J., Demling, L., Croft, D. N.: Gastric epithelial cell turnover, mucus production and healing of gastric ulcers with carbenoxolone. Gut *18*, 817–820 (1977)
22. Domschke, W., Domschke, S., Demling, L.: "Defective lines of defense" in gastric ulceration. Acta hepato-Gastroent. *24*, 129–130 (1977)
23. Dragstedt, L. L.: Pathogenesis of gastroduodenal ulcer. Arch. Surg. *44*, 438–451 (1942)
24. Dragstedt, L. L., Woodward, E. R.: Gastric stasis a cause of gastric ulcers. Scand. J. Gastroent. (Suppl. 6), 243–252 (1970)
25. Du Plessis, D. J.: Pathogenesis of gastric ulceration. Lancet *1965 I*, 974–978
26. Fisher, R. S., Cohen, S.: Plyoric-sphincter dysfunction in patients with gastric ulcer. New Engl. J. Med. *288*, 273–276 (1973)
27. Fisher, R. S., Lipshutz, W., Cohen, S.: The hormonal regulation of pyloric-sphincter function. J. clin. Invest. *52*, 1289–1296 (1973)
28. Fisher, R. S., Boden, G.: Reversibility of pyloric-sphincter dysfunction in gastric ulcer. Gastroenterology *69*, 591–597 (1975)
29. Gear, M. W. L., Truelove, S. C., Whitehead, R.: Gastric ulcer and gastritis. Gut *12*, 639–645 (1971)
30. Gillies, M., Skyring, A.: Gastric and duodenal ulcer. The association between aspirin ingestion, smoking and family history of ulcers. Med. J. Aust. *2*, 280–285 (1969)
31. Grossman, M. I.: Physiology and pathophysiology of gastrin. Clin. Gastroent. *3*, 533–538 (1974)
32. Halter, F.: Unpublizierte Beobachtung (1978)
33. Hoare, A. M., Chapel, H. M., Alexander-Williams, J.: Aetiology of gastritis occurring after surgery for peptic ulcer. Gut *8*, A 955 (1977)
34. Horwich, L., Galloway, R.: Treatment of gastric ulceration with carbenoxolone sodium; clinical, and radiological evaluation. Brit. med. J. *1965 II*, 1274–1277
35. Hoskins, E. O. L.: Metoclopramide in benign gastric ulceration. Postgrad. Med. J. July Suppl. *1973*, 95–98
36. Ivey, K. J., DenBesten, L., Clifton, J. A.: Effect of bile salts on ionic movement across the human gastric mucosa. Gastroenterology *59*, 683–690 (1970)
37. Johnson, H. D., Love, A. H. G., Rogers, N. C., Wyatt, A. B.: Gastric ulcer blood groups and acid secretion. Gut *5*, 402–411 (1964)
38. Johnson, A. G., McDermott, S. J.: Lysolecithin: a factor in the pathogenesis of gastric ulceration? Gut *15*, 710–713 (1974)
39. Kaye, M. D., Mehta, S. J., Showalter, J. Ph.: Manometric studies of the human pylorus. Gastroenterology *70*, 477–480 (1976)
40. Konetzny, G. E.: Chronische Gastritis und Duodenitis als Ursache des Magen-Duodenalgeschwürs. Beitr. path. Anat. *71*, 595–618 (1923)
41. Lechner, H. G., Harbisch, E.: Untersuchungen über die Beziehung zwischen Magengeschwür und Gastritis. Z. Gastroent. *15*, 670–675 (1977)
42. Liebermann-Meffert, D., Allgöwer, M.: Zur Pathogenese des Magenulkus: Die pyloroantrale Wandabnormität. In: Ulkus ventriculi. Chirurgisch-Gastroenterologisches Symposium Göttingen. Becker, H. E., Peiper, H. J. (Hrsg.). Stuttgart; Thieme 1977
43. Liebermann-Meffert, D., Allgöwer, M.: The morphology of the antrum and pylorus in gastric ulcer disease. Prog. Surg. *15*, 109–139 (1977)
44. Lipkin, M.: Carbenoxolone sodium and the rate of extrusion of gastric epithelial cells. In: Carbenoxolone Sodium. Baron, J. H., Sullivan, F. M. (eds.). London: Butterworths 1970
45. MacDonald, W.: Correlation of mucosal histology and aspirin intake in chronic gastric ulcer. Gastroenterology *65*, 381–389 (1973)
46. Moshal, M. G.: A double-blind gastroscopic study of a bismuth-peptide complex in gastric ulceration. S. Afr. med. J. *48*, 1610 (1974)

47. Oi, M., Yoshida, K., Shugimura, S.: The location of gastric ulcer. Gastroenterology *36*, 45–56 (1959)
48. Oi, M., Ito, Y., Kumagi, F., Yoshida, Y., Tanaka, K., Yoshikawa, K., Miho, O., Kijima, M.: A possible dual control mechanism in the origin of peptic ulcer. A study on ulcer location as affected by mucosa and musculature. Gastroenterology *57*, 280–293 (1969)
49. Overholt, B. F., Pollard, H. M.: Acid diffusion into the human gastric mucosa. Gastroenterology *54*, 182–189 (1968)
50. Rhodes, J., Barnardo, D. S., Philips, S. F., Rovelstad, R. A., Hofmann, A. F.: Increased reflux of bile into the stomach in patients with gastric ulcer. Gastroenterology *57*, 241–252 (1969)
51. Rhodes, J.: Etiology of gastric ulcers. Gastroenterology *63*, 171–182 (1972)
52. Scheurer, U., Witzel, L., Halter, F., Keller, H. M., Huber, R., Galeazzi, R.: Gastric and duodenal ulcer healing under placebo treatment. Gastroenterology *72*, 838–841 (1977)
53. Scheurer, U., Schlegel, J., Kelly, D., Code, C. F.: Bile exposure increases resistence of gastric mucosal barrier to rupture. Gastroenterology *72*, A 104 (1977)
54. Schwartz, K.: Über penetrierende Magen- und Jejunalgeschwüre. Beitr. klin. Chir. *67*, 96–128 (1910)
55. Siurala, M.: Gastritis. In: Klinische Gastroenterologie. Demling, L. (Hrsg.). Stuttgart: Thieme 1972
56. Stadelmann, O., Elster, K., Stolte, M., Miederer, S. E., Dehyle, P., Demling, L., Siegenthaler, W.: The peptic gastric ulcer – Histotopographic and functional investigations. Scand. J. Gastroent. *6*, 613–623 (1971)
57. Stadelmann, O.: Persönliche Mitteilung (1978)
58. Symposium on mucus. Gut *12*, 417–420 (1971)
59. Thjodleifsson, B., Wormsely, K. G.: Back-diffusion – fact or fiction? Digestion *15*, 53–72 (1977)
60. Valenzuela, Y., Defilippi, C., Csendes, A.: Manometric studies of the human pyloric sphincter: effect of cigarette smoking metoclopramide and atrophine. Gastroenterology *70*, 481–483 (1976)
61. Walsh, J.: Control of gastric secretion. In: Gastrointestinal disease. Sleisenger, M., Fordtran, J. (eds.), pp. 144–162. Philadelphia, London, Toronto: Saunders 1973
62. Whitfield, P. F., Hobsley, M.: Failure to detect back-diffusion in human gastric aspirate. Gut *18*, A 947 (1977)
63. Wormsely, K. G., Grossman, M. I.: Maximal histalog test in control subjects and patients with peptic ulcer. Gut *6*, 427–435 (1965)
64. Zimmon, D. S., Mazzola, V.: Amylopectin sulphate (SN 263) coats the gastric mucosal surface. Gut *14*, 847–849 (1973)

Kapitel 4

Pathogenese des Ulcus duodeni

R. ARNOLD

1. Definitionen

Unter einem Ulcus duodeni versteht man einen runden, ovalen oder elliptischen Schleimhautdefekt, der kraterförmig über die Lamina muscularis mucosae hinaus in die Duodenalwand penetrieren kann. Im Gegensatz dazu besteht eine Erosion aus einer umschriebenen oberflächlichen, die Lamina muscularis mucosae nicht überschreitenden Nekrose.

Erosionen und Ulcera können im Duodenum *akut* nach großen Operationen und Verbrennungen, im Zusammenhang mit schweren internistischen und neurologischen Krankheitsbildern, im Rahmen einer Schocksymptomatik (sgn. Streßulcera) sowie während einer Therapie mit Analgetica auftreten. Von diesen sind die rezidivierenden Ulcera der *chronischen Ulcuskrankheit* zu unterscheiden, die in Abhängigkeit von der Rezidivhäufigkeit und der Größe der Ulcera zu einer Deformierung des Bulbus duodeni führen. Akute und chronisch rezidivierende Duodenalulcera werden in der Regel von einer diffusen, unspezifischen *entzündlichen Infiltration* der oberflächlichen Schleimhautschichten des Bulbus mit Rundzellen, neutrophilen und eosinophilen Leukocyten („Duodenitis") begleitet.
Das Ulcus duodeni ist eine gutartige Erkrankung mit hoher Selbstheilungstendenz. In der Regel heilt jedes Ulcus innerhalb von 2 bis 8 Wochen ab.

2. Die drei pathogenetischen Prinzipien

Nach unseren heutigen Vorstellungen ist ein Ulcus duodeni auf eine zu hohe Säure- und Pepsinkonzentration im Bulbus (Prinzip I) und auf eine verminderte Resistenz der Duodenalschleimhaut gegenüber diesen „aggressiven" Faktoren (Prinzip II) zurückzuführen (Abb. 1). Während der

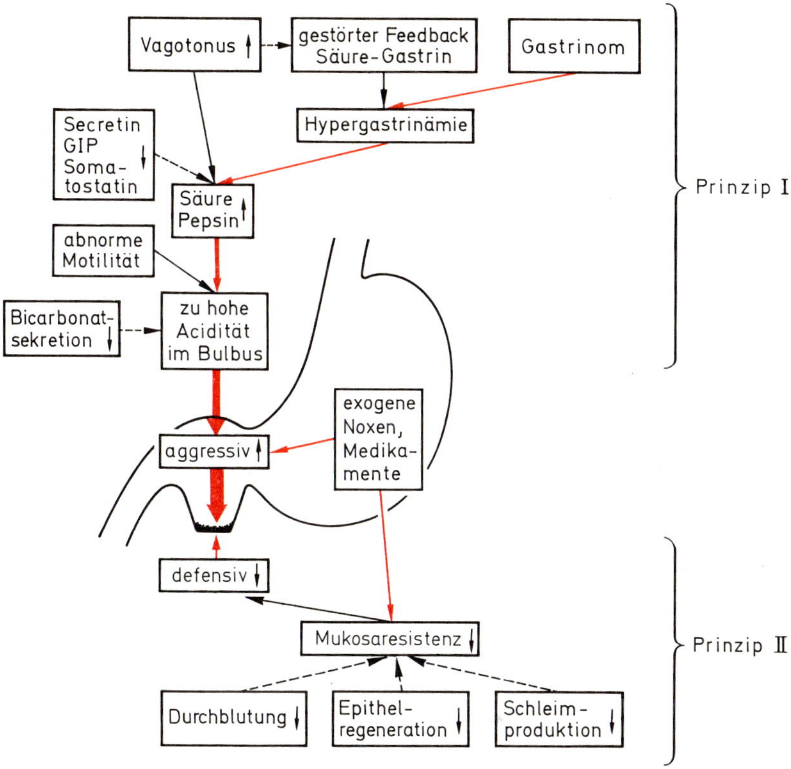

Abb. 1. Pathogenese des Ulcus duodeni. Zuordnung des Prinzips I (zuviel Säure und Pepsin im Bulbus duodeni) und des Prinzips II (Resistenzschwäche der Duodenalschleimhaut). Einzelheiten im Text. Exogene Noxen wirken über Prinzip I und II. Die gesicherten Mechanismen sind rot, die möglichen schwarz und die fraglichen gestrichelt gekennzeichnet

Begriff der verminderten Mucosaresistenz, der als die Summe der Faktoren aufzufassen ist, welche die Duodenalschleimhaut vor der aggressiven Wirkung von Säure und Pepsin schützen, schlecht definiert ist, ist seit langem unbestritten, daß entsprechend dem von Schwartz im Jahre 1910 formulierten Axiom *„ohne sauren Magensaft kein peptisches Geschwür"* entstehen kann [34]. Diese These wird durch zwei Schlüsselexperimente der Natur gestützt. So ist die Säurehypersekretion beim Zollinger-Ellison-Syndrom in über 90% der Fälle mit dem Auftreten peptischer Ulcera verbunden. Andererseits werden bei Krankheitsbildern mit Achlorhydrie wie beispielsweise der perniziösen Anämie niemals Ulcera duodeni beobachtet.

Die Rolle, die das zentrale Nervensystem in der Pathogenese der Ulcuskrankheit spielt, ist nur unvollständig bekannt und läßt sich nicht ohne

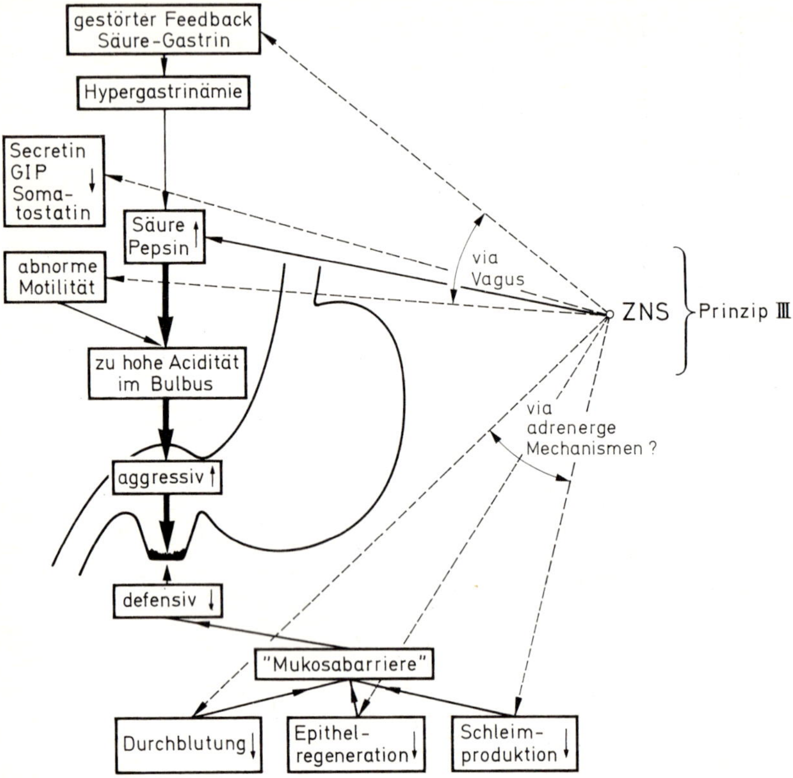

Abb. 2. Pathogenese des Ulcus duodeni. Zuordnung des Prinzips III (Störungen des Zentralnervensystems). Wichtige Mechanismen sind schwarz ausgezogen, untergeordnete Mechanismen gestrichelt, die drei pathogenetischen Faktoren sind rot dargestellt

weiteres den genannten Prinzipien I und II zuordnen (Abb. 2). Das zentrale Nervensystem als mitverantwortlicher Faktor in der Ulcus-Pathogenese soll daher gesondert (Prinzip III) besprochen werden.

2.1 Prinzip I: Zuviel Säure und Pepsin im Bulbus duodeni

Seit über 100 Jahren steht dieses Prinzip im Mittelpunkt aller pathophysiologischen Überlegungen und wurde nie ernsthaft in Frage gestellt (Abb. 3). Verschiedene Arbeitsgruppen haben versucht, dieses Prinzip zu objektivieren und haben den Säure- und Pepsingehalt im Bulbus duodeni bei Patienten mit Ulcera duodeni und Kontrollpersonen bestimmt. Hierbei wurden z. T. widersprüchliche Befunde erhoben [43].

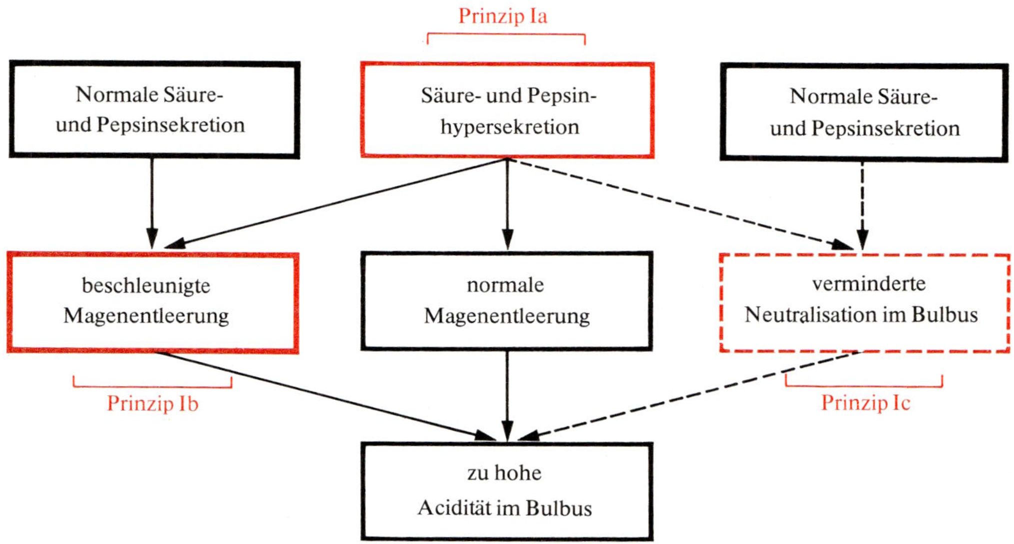

Abb. 3. Pathogenese der Hyperacidität im Bulbus duodeni (Prinzip I)

2.1.1 Argumente pro

Archambault u. Mitarb. beschrieben bei nüchternen magengesunden Probanden im Bulbus duodeni ein pH von 4,5, bei Patienten mit Ulcus duodeni dagegen ein mit 2,5 wesentlich niedrigeres pH [1]. Postprandial fanden Atkinson u. Henley intraduodenal bei Ulcus-Patienten ein pH von 1,8, welches von dem bei Kontrollpersonen gemessenen Wert von 2,5 deutlich abweicht [3]. Rhodes u. Prestwich [30] sowie Malagelada u. Mitarb. [24] konnten darüber hinaus zeigen, daß bei Ulcus-duodeni-Patienten die Säuerung im Bulbus duodeni nach einer Mahlzeit länger als bei Magengesunden anhält. Für diese basale und postprandiale Übersäuerung des Bulbus wurden folgende Ursachen verantwortlich gemacht (Abb. 3), die gesondert besprochen werden sollen: eine Hypersekretion von Säure und Pepsin im Magen (Prinzip I a; Abschn. 2.2); eine beschleunigte Magenentleerung (Prinzip I b; Abschn. 2.3); eine gestörte Säureneutralisation im Duodenum (Prinzip I c; Abschn. 2.4).

2.1.2 Argumente contra

Atkinson u. Henley fanden, verglichen mit Magengesunden, bei Ulcus-Patienten im Nüchternzustand kein erniedrigtes duodenales pH [3]. Des weiteren konnten Rhodes und Prestwich auch postprandial bei Magengesunden und Ulcus-Patienten keine pH-Unterschiede nachweisen, wenn auch bei ihren Ulcus-duodeni-Patienten das postprandiale pH länger im sauren Bereich blieb [30].

2.1.3 Synthese

Die widersprüchlichen Angaben über die Acidität im Bulbus duodeni sind in erster Linie auf methodische Schwierigkeiten zurückzuführen. Dies gilt insbesondere für die Erfassung des postprandialen pH und für die Bestimmung der Pepsinkonzentration.

Angenommen, daß sich die von einigen Autoren beschriebenen Befunde, nach denen im Bulbus von Ulcus-Patienten postprandial und nüchtern kein niedrigeres pH vorliegt, durch technische Mängel erklären ließen, daß also bei Ulcus-Patienten tatsächlich eine erhöhte Säure- und Pepsinkonzentration im Bulbus oder eine verlängerte Kontaktzeit mit diesen „aggressiven Faktoren“ bestünde, bliebe die Bedeutung des erhöhten duodenalen Säure- bzw. Pepsingehaltes für die Ulcusentstehung immer noch strittig. Zu beantworten wäre nämlich zunächst die entscheidende Frage, ob das basale und postprandiale pH im Bulbus duodeni im Stadium des Ulcus von dem im ulcusfreien Intervall abweicht. Denkbar ist, daß die Hyperacidität im Bulbus Folge und nicht Ursache der Ulcuskrankheit ist. Das Ulcus könnte selbst Motilitätsveränderungen bewirken, die zu einer beschleunigten Entleerung von Säure und Pepsin in das Duodenum oder über eine veränderte Duodenalmotorik zu einer mangelhaften postprandialen Säureneutralisation im Bulbus führen. Vorstellbar wäre aber auch, daß eine normale basale und postprandiale Säure- und Pepsinkonzentration bei nicht verlängerter Kontaktzeit dann ihre „aggressiven“ Qualitäten entfalten könnte, wenn die Duodenalschleimhaut eine „Resistenzschwäche“ aufweist (Prinzip II; Kapitel 2.5).

2.1.4 Therapeutische Konsequenzen

Unabhängig von der Beantwortung dieser offenen Fragen ist die Säureneutralisation bzw. die Reduktion der Acidität im Bulbus das entscheidende therapeutische Prinzip in der Behandlung des Duodenalulcus und die logische Konsequenz der Beobachtung, daß ohne Säure kein peptisches Geschwür entstehen kann. Der Befund, daß zur Aktivierung von Pepsinogen Säure notwendig ist, ein pH-Wert von über 5 Pepsin inaktiviert, ein pH-Wert von 7 Pepsin irreversibel zerstört, ist ein weiteres wichtiges Argument für dieses Therapiekonzept. Allerdings war bis vor kurzem strittig, ob medikamentös die Magensäure wirksam neutralisiert bzw. ihre Sekretion gehemmt werden kann. Durch die Entdeckung der H_2-Receptor-Antagonisten ist nun eine zuverlässige Hemmung der Säurebildung möglich.

2.2 Prinzip I a: Hypersekretion von Säure und Pepsin

2.2.1 Argumente pro

Über die basale und stimulierte Säure- und Pepsinsekretion von Ulcus-Patienten liegt eine Vielzahl von Untersuchungen vor. Diese stimmen darin überein, daß Ulcus-Patienten im Kollektiv gesehen sowohl basal als auch nach Stimulation signifikant mehr Säure und Pepsin sezernieren als magengesunde Kontrollen (Lit. bei [43]).

In einer kürzlich publizierten, an 144 gesunden Medizinstudenten durchgeführten prospektiven Studie konnten Fiddian-Green u. Mitarb. zeigen, daß das Risiko, an einem peptischen Ulcus zu erkranken, mit der Höhe der stimulierten Säuresekretion eng korreliert [11]. Für den einzelnen gilt auf Grund dieser Untersuchungen, daß die Wahrscheinlichkeit, einmal im Leben ein Duodenalulcus zu erwerben, mit der Höhe der Säuresekretion zunimmt und daß andererseits eine sehr niedrige stimulierte Säuresekretion vor einem Duodenalulcus schützt.

Einige Studien haben sich darüber hinaus mit der Sekretion im akuten Ulcusschub und in der Remission befaßt. So sollen Patienten mit einem floriden Ulcus mehr Pepsin als solche in der Remission sezernieren [10].

Diese Beobachtung ist ein wichtiges Argument für die These, daß ein Ulcusrezidiv durch eine vermehrte Bildung aggressiver Faktoren ausgelöst wird.

2.2.2 Argumente contra

Im Einzelfall erlaubt es die Kenntnis der Säuresekretion nicht, auf einen potentiellen Ulcusträger zu schließen, da die Einzelwerte für die basale und stimulierte Säuresekretion in den verschiedenen Kollektiven sich zu

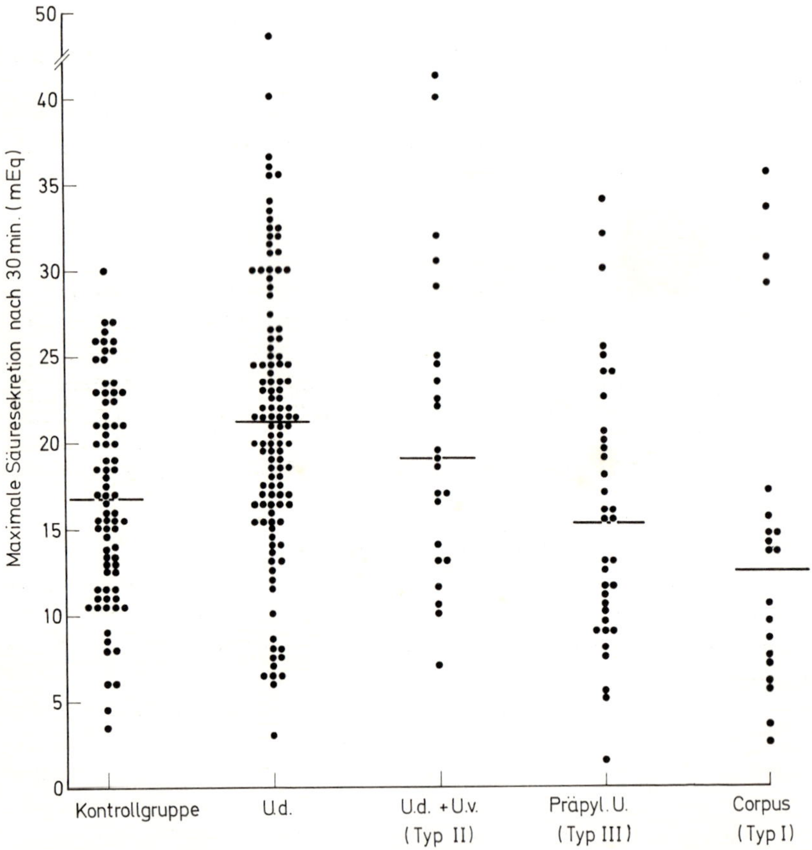

Abb. 4. Maximale Säuresekretion nach Stimulation mit Histalog bei Magengesunden und Patienten mit Ulcus duodeni (U.d.); Ulcus duodeni + Ulcus ventriculi (U.d. + U.v.); präpylorischem Ulcus und Ulcus im Corpus ventriculi. Ulcus-duodeni-Patienten sezernieren nach Stimulation mit Histalog *im Mittel* mehr, Patienten mit einem Ulcus im Corpus ventriculi weniger Säure als Magengesunde. Im Einzelfall ist aber eine Zuordnung nach dem Ausmaß der Säuresekretion zu einem der verschiedenen Ulcusgruppen nicht möglich (nach Wormsley u. Grossman [42])

sehr überlappen. Dies belegt eindrucksvoll u.a. eine Studie von Wormsley, aus der die Abb. 4 entnommen wurde [42].
Falls die Aussage, daß die Ulcusanfälligkeit mit der Höhe der Säuresekretion parallel geht, in jedem Fall stimmen würde, müßte auch die umgekehrte Aussage zutreffen, daß nämlich die Normalisierung der Sekretion die erhöhte Ulcusanfälligkeit beseitigt. Dies ist jedoch nicht der Fall. Bei Ulcus-Patienten bleibt eine gewisse Rezidivneigung auch dann bestehen, wenn die Sekretion medikamentös oder chirurgisch auf subnormale Werte vermindert wird. Sogar nach Vagotomie und Antrektomie, also nach Eingriffen, welche die Säuresekretion maximal supprimieren, treten unabhängig vom Ausmaß der postoperativen Säurereduktion in 5–10% der Fälle Rezidive auf [11]. Diese Beobachtung zeigt deutlich, daß mindestens bei einem Teil der Kranken das Ausmaß der Säure- und Pepsinsekretion eine eher untergeordnete Bedeutung besitzt, und unterstreicht die Bedeutung anderer, durch Vagotomie und Antrektomie nicht beeinflußbarer Faktoren der Ulcus-Pathogenese.

2.2.3 Synthese

Die Hypersekretion von Säure und Pepsin als entscheidender pathogenetischer Faktor ist in den letzten Jahren nicht widerlegt worden. Die Beobachtungen, daß Ulcus-Patienten im Kollektiv mehr Säure und Pepsin produzieren, daß die Ulcus-Inzidenz mit der Höhe der stimulierten Säuresekretion eng korreliert und daß die Pepsinsekretion im Ulcusschub erhöht ist, müssen zum Anlaß genommen werden, die Regulation der Säure- und Pepsinsekretion beim Ulcus duodeni ausführlich zu besprechen.

2.2.3.1 Pathogenese der Hypersekretion beim Ulcus duodeni (Abb. 5)
Durch viele Befunde ist belegt, daß Ulcus-duodeni-Patienten eine größere Parietalzellmasse und eine höhere Parietalzelldichte als Magengesunde und Ulcus-ventriculi-Patienten aufweisen [7, 23, 33]. Diese Parietalzellen sezernieren nach einer Stimulation mit Pentagastrin oder einer Testmahlzeit mehr Säure als die Parietalzellen von Magengesunden. Die zur Erreichung einer halbmaximalen Stimulation erforderliche Pentagastrin-Dosis ist bei Ulcus-duodeni-Patienten signifikant niedriger als bei Magengesunden (Abb. 6). Dies wird mit einer erhöhten Empfindlichkeit der Parietalzellen des Ulcus-Kranken gegenüber Gastrin erklärt [22]. Die säurebildenden Parietalzellen werden nerval durch den Vagus, humoral durch das antrale Hormon Gastrin und lokal durch das Gewebshormon Histamin stimuliert. Bestehen über die Bedeutung dieser drei Faktoren für die Steuerung der Säuresekretion heute keine Zweifel mehr, so ist die physiologische Rolle einer Reihe von gastrointestinalen Hormonen wie Secretin, GIP, VIP und des ebenfalls als Gewebshor-

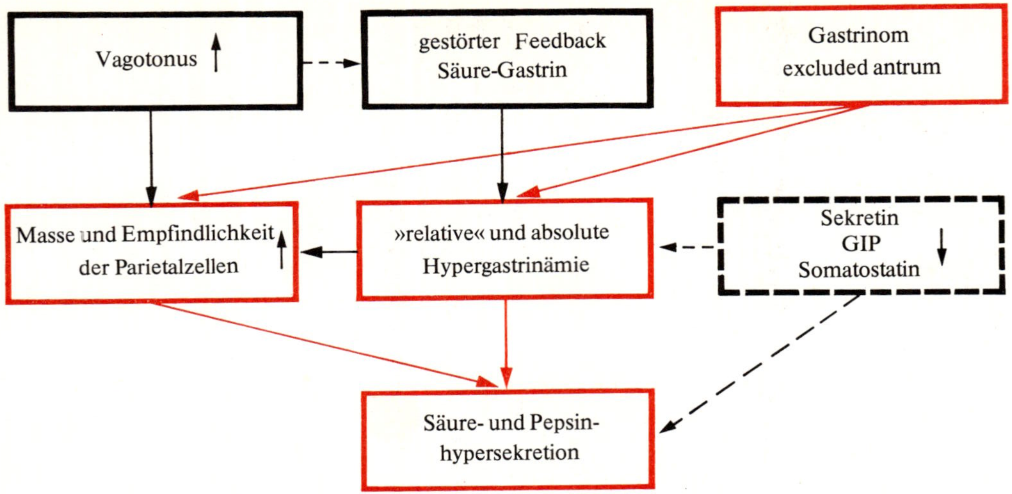

Abb. 5. Pathogenese der Säurehypersekretion (Prinzip Ia). Wichtige Mechanismen sind schwarz ausgezogen, untergeordnete Mechanismen gestrichelt dargestellt. Die drei pathogenetischen Faktoren sind rot

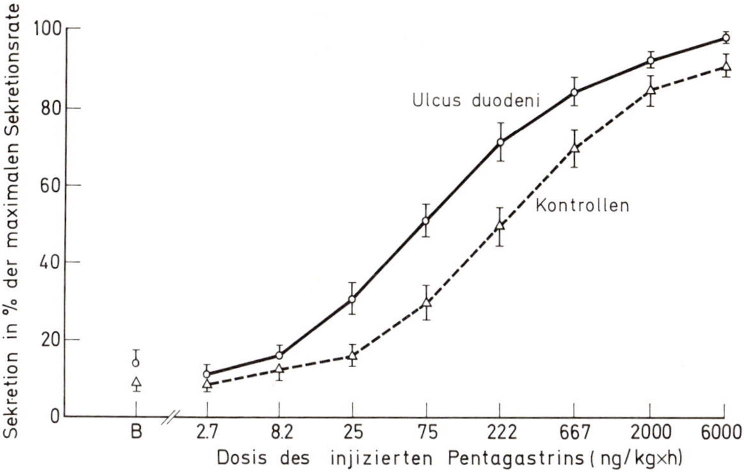

Abb. 6. Nach Injektion von verschiedenen Pentagastrindosen (8,2–2000 ng/kg × Std) sezernieren Ulcus-duodeni-Patienten mehr Säure als Magengesunde. Dies reflektiert einmal die größere Parietalzellmasse beim Ulcus duodeni und weist darüber hinaus auf eine erhöhte Empfindlichkeit der Parietalzellen gegenüber Pentagastrin hin [22]

mon wirkenden Somatostatin, welche exogen verabfolgt die Säurebildung hemmen, für die Regulation der Magensekretion ungeklärt. Es ist denkbar, daß sie die stimulierenden Eigenschaften des Vagus, Gastrin und Histamin modulieren. Die Mehrzahl der Untersuchungen zur Regulation der Säuresekretion beim Ulcus duodeni hat sich mit dem Vagus und dem Gastrin beschäftigt. Bedingt durch methodische Schwierigkeiten liegen dagegen verläßliche Befunde über einen veränderten Histamin-Stoffwechsel oder eine abnorme Sekretion der genannten gastrointestinalen Hormone GIP, VIP, Secretin und Somatostatin bei Ulcus-duodeni-Patienten nicht vor. Eine Analyse der Säuresekretion des Ulcus-Patienten unter Berücksichtigung aller die Funktion der Parietalzellen beeinflussenden Faktoren ist daher auch heute noch nicht möglich. Im folgenden sollen nur weitgehend gesicherte Ergebnisse zur Hypersekretion beim Ulcus duodeni referiert werden.

2.2.3.1.1 Humorale Regulation der Parietalzellen beim Ulcus duodeni. Die basalen Serumgastrin-Spiegel von Ulcus-duodeni-Patienten, sind verglichen mit denen bei Magengesunden, nicht erniedrigt, obgleich das in Anbetracht der Säurehypersekretion eigentlich zu erwarten wäre. Die meisten Autoren berichten über normale oder sogar erhöhte Serumgastrin-Spiegel (Lit. bei [25]). Man nimmt an, daß die erhöhten basalen Serumgastrin-Spiegel Ausdruck eines fehlerhaften feed-back zwischen Säure und Gastrin sind (Abb. 5). Auch nach einer Nahrungsaufnahme wurden bei Ulcus-Patienten höhere Gastrin-Spiegel beobachtet als bei Gesunden [25]. Da Gastrin eine gut belegte trophische Wirkung auf die Parietalzellen besitzt, ist es denkbar, daß die größere Parietalzellmasse des Ulcus-Patienten eine Folge dieser erhöhten basalen und postprandialen Serumgastrin-Spiegel ist. Die größere Parietalzellmasse des Ulcus-Patienten wird infolge ihrer höheren Empfindlichkeit gegenüber Gastrin durch normale und verstärkt durch erhöhte Gastrin-Spiegel zu einer höheren Säureleistung stimuliert. Die Säurehypersekretion könnte auch dadurch mitverursacht werden, daß Hormone, von denen bekannt ist, daß sie die Säuresekretion hemmen, bei der Ulcuskrankheit fehlen oder vermindert gebildet werden. Eine andere Möglichkeit wäre, daß die Parietalzellen auf den inhibitorischen Stimulus dieser Hormone weniger empfindlich reagieren. Zu diesen zählen Secretin, GIP, Somatostatin und VIP. Von keinem dieser Hormone sind bislang allerdings verminderte basale und postprandiale Hormon-Spiegel bei Ulcus-Patienten nachgewiesen worden [2, 36]. Die GIP-Spiegel sind beim Ulcus duodeni postprandial sogar erhöht [2, 27].

2.2.3.1.2 Nervale Regulation der Parietalzellen beim Ulcus duodeni. Auf einen erhöhten Vagotonus als Ursache der Säurehypersekretion hat bereits Günzburg im Jahre 1852 aufmerksam gemacht [17]. Die Vorstellung, daß eine erhöhte Aktivität des Vagus für die gesteigerte Magensekretion verantwortlich ist, basiert einmal auf der Beobachtung, daß Ulcus-duodeni-Patienten nachts mehr sauren Magensaft produzieren als Magengesunde [20, 40]. Auch die erhöhte Säuresekretion während einer Scheinfütterung, einer besonderen Form der vagalen Stimulation, ist ein wichtiges Argument für einen erhöhten Vagotonus [25, 26]. Während einer Scheinfütterung wird bei Ulcus-duodeni-Patienten im Unterschied zu Gesunden vermehrt Gastrin freigesetzt. Somit könnte die erhöhte Säuresekretion die Folge einer direkten Vaguswirkung auf die Parietalzellen sein, die durch die vermehrte Gastrinfreisetzung potenziert wird. Die erhöhte Empfindlichkeit der Parietalzellen gegenüber Gastrin und Nahrung ließe sich ebenfalls am besten damit erklären, daß die Parietalzellen unter einem erhöhten „Vagotonus" stehen und daß sie „konditioniert" sind und somit auf einen zweiten Stimulus (Gastrin, Nahrung) besser ansprechen. Diese These ist bislang experimentell nicht belegt. Es liegen aber indirekt Hinweise vor, die für einen erhöhten Vagotonus sprechen, der nicht nur die Parietalzellen, sondern auch andere Zielorgane des Gastrointestinaltraktes, u. a. die Gastrinzellen (G-Zellen), latent stimuliert. Elektronenoptisch zeichnen sich nämlich die antralen Gastrinzellen von Ulcus-Patienten durch eine hohe Aktivität aus: Sie sind „leer" [8]. Dies spricht dafür, daß sie ihr Hormon nicht speichern, sondern in das Blut abgeben. In Gegenwart von saurem Magensaft würde man eigentlich „ruhende" und „volle" Sekretgranula erwarten, die Gastrin nicht sezernieren, um die Parietalzellen nicht noch zusätzlich zu stimulieren. Die natürliche Bremse der Gastrinfreisetzung ist nämlich die Säure, ihr stärkster Stimulus das neutrale pH. „Volle", ruhende Granula besitzen die Gastrinzellen von Magengesunden. Die hochaktiven antralen Gastrinzellen des Ulcus-Patienten könnten deren normale bis erhöhte Serumgastrin-Spiegel erklären, sie würden auch den vermehrten postprandialen Anstieg von Ulcus-Kranken verständlich machen. Eine naheliegende Erklärung für den abnormen Aktivitätszustand der G-Zellen von Ulcus-Patienten ist die Annahme eines den hemmenden Säureeffekt überspielenden übergeordneten stimulierenden Zentrums. Hierfür käme eigentlich nur der Vagus in Betracht.

2.2.4 Therapeutische Konsequenzen

Die Prinzipien der heute üblichen konservativen und chirurgischen Ulcusbehandlung basieren weniger auf den dargestellten Überlegungen zum Mechanismus der Säurehypersekretion, sondern darauf, daß für die Säurebildung die stimulierenden Einflüsse des Vagus, des Gastrins und des Histamins erforderlich sind. Ausfall einer dieser drei Komponenten oder Blockierung der Histamin- und Acetylcholin-Receptoren an der Parietalzelle (Lit. bei [35]) führen zu einer drastischen Reduktion der Säuresekretion. Dies kann alternativ durch Ausschaltung des Vagus (Vagotomie, Anticholinergica), des Histamins (H_2-Receptorantagonisten) oder des Gastrins (Antrumresektion) erreicht werden. Die resezierenden Verfahren entfernen darüber hinaus noch einen Teil der bei der chronischen Ulcus-Krankheit erhöhten Parietalzellmasse und führen dadurch zu einer weiteren Reduktion der Säurebildung.

2.3 Prinzip Ib: Abnorme Magenentleerung

Eine erhöhte Säure- und Pepsinkonzentration im Bulbus duodeni setzt nicht notwendigerweise eine erhöhte Sekretion dieser Faktoren im Magen voraus (Abb. 3). Denkbar wäre auch, daß die aufgenommene Nahrung beim Ulcus-Kranken beschleunigt in den Bulbus entleert wird. Dadurch, daß Säure und Pepsin infolge zu kurzer Verweildauer des Speisebreis im Magen nur ungenügend durch diesen neutralisiert bzw. inaktiviert werden, könnte im Duodenum postprandial eine erhöhte und sogar länger andauernde Säuerung entstehen. Abbildung 7 verdeutlicht, wie eine beschleunigte Magenentleerung zur vorzeitigen Verarmung an abpuffernder Nahrung und zur Übersäuerung des Bulbus duodeni führen kann. Allerdings wird in der Literatur die Frage, ob beim Ulcus duodeni die Magenentleerung tatsächlich beschleunigt ist, unterschiedlich beurteilt.

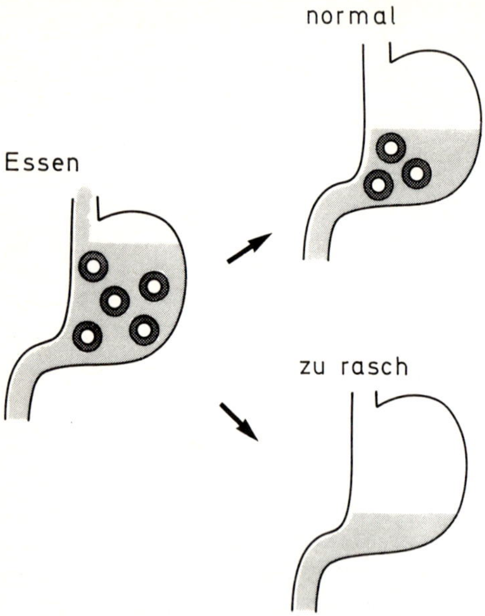

Abb. 7. Eine erhöhte Säure- und Pepsinkonzentration könnte im Bulbus duodeni dadurch entstehen, daß Säure und Pepsin bei zu kurzer Verweildauer des Speisebreis infolge einer beschleunigten Magenentleerung nur ungenügend mit diesem im Magen durchmischt werden. Nicht neutralisierte Säure und aktives Pepsin befinden sich noch im Magen, wenn der „Nahrungspuffer" bereits den Pylorus passiert hat und führen dementsprechend postprandial zu einer inadäquat langen Säuerung des Bulbus. Weiße Scheiben symbolisieren die Nahrung, schraffierte Höfe den nahrungsgepufferten Magensaft

2.3.1 Argumente pro

Unter Verwendung sublimer Techniken wurde in den letzten Jahren mehrfach über eine beschleunigte Entleerung von Nahrung und Magensaft in den Bulbus duodeni berichtet [5, 12, 15, 24]. Besonders bemerkenswert sind in diesem Zusammenhang die bereits zitierten Befunde von Malagelada u. Mitarb., die zeigen, daß Ulcus-duodeni-Patienten ihren Mageninhalt nicht nur schneller entleeren, sondern daß postprandial das duodenale pH auch länger im sauren Bereich bleibt [24]. Diesen Vorgang spiegelt das in Abb. 7 dargestellte Schema wider.

2.3.2 Argumente contra

Andere Autoren haben allerdings mit unterschiedlicher Registrierung der Magenentleerung und einer anderen Testmahlzeit keine beschleunigte Magenentleerung festgestellt [14, 21].

2.3.3 Synthese

Gerade die neuesten Befunde scheinen die These einer beschleunigten Magenentleerung beim Duodenalulcus zu bestätigen. Es ist zu hoffen, daß die verbesserten Techniken, die uns heute zur Bestimmung der Magenentleerung zur Verfügung stehen, bald eine endgültige Antwort auf die Frage geben, inwieweit der quantitative Effekt einer Verarmung an Nahrungspuffer infolge beschleunigter Magenentleerung tatsächlich zur verstärkten und verlängerten Säuerung des Duodenums führt. Jedenfalls stellt dieses Modell ein einleuchtendes Konzept zur Erklärung der Hyperacidität im Duodenum beim Ulcus duodeni dar und setzt nicht notwendigerweise auch eine Hypersekretion von Säure und Pepsin im Magen voraus (Abb. 3).

2.3.4 Therapeutische Konsequenzen

Angenommen, beim Ulcus-duodeni-Kranken besteht tatsächlich eine beschleunigte Entleerung von Nahrungspuffer, so würde eine Therapie mit Pharmaka, welche die Magenentleerung beschleunigen, diesen Mechanismus zusätzlich verstärken. Vielleicht beruht darauf das Versagen der Therapie mit Metoclopramid. Dagegen sollten Substanzen, welche die Magenentleerung verzögern, die Ulcusheilung beschleunigen. Hier würde sich in erster Linie eine fettreiche Kost und der Einsatz von Anticholinergica anbieten. Beide beschleunigen aber die Ulcusabheilung nicht signifikant. Dies liegt daran, daß Fette schlechtere Nahrungspuffer sind und die verfügbaren Anticholinergica immer unterdosiert werden. Eine realistische therapeutische Konsequenz ist jedoch die Gabe eines Antacidums eine Stunde nach dem Essen, weil dann die Pufferkapazität des Nahrungsbreis verstärkt und verlängert wird.

2.4 Prinzip Ic: Gestörte Säureneutralisation im Bulbus duodeni

Die aus dem Magen über den Bulbus in das Duodenum gelangende Säure und das Pepsin werden durch den bicarbonatreichen Saft des Pankreas neutralisiert bzw. inaktiviert. Distal der Einmündung des Pankreasganges liegt das duodenale pH nüchtern sowie postprandial etwa bei pH 6 [31]. Die Bicarbonatsekretion wird, wie durch neueste radioimmunologische Befunde bestätigt werden konnte, durch das Hormon Secretin reguliert [18]. Das stärkste Stimulans für die Secretinsekretion ist der in den Bulbus und das anschließende Duodenum gelangende Magensaft. Eine fehlerhafte Säureneutralisation im Bulbus duodeni könnte also Folge einer verminderten Bicarbonatsekretion und diese wiederum Folge einer verminderten Secretinfreisetzung sein. Desgleichen könnte aber auch eine Störung der Motilität durch zu langsamen Weitertransport der Säure dazu führen, daß die Schleimhaut im Bulbus duodeni inadäquat lange der Säure ausgesetzt ist.

2.4.1 Argumente pro

Experimentell ins Duodenum verabfolgte Salzsäure soll bei Ulcus-Patienten zu einer geringeren Bicarbonatsekretion führen als bei Kontrollpersonen [39, 44]. Aus diesen Befunden wurde gefolgert, daß die hormonale und nervale Steuerung der Bicarbonatsekretion beim Ulcus-Patienten fehlerhaft sein müsse [43].

2.4.2 Argumente contra

Alle bislang radioimmunologisch erfaßbaren Hormone des Duodenums werden bei Ulcus-Kranken sogar vermehrt freigesetzt. Die höchsten basalen Secretinspiegel sind bei Patienten mit Zollinger-Ellison-Syndrom und Ulcus-Patienten mit besonders hoher Säuresekretion beschrieben worden [36]. Auch das gastric inhibitory polypeptid (GIP) wird bei Patienten mit Ulcera duodeni sowohl basal als auch postprandial vermehrt freigesetzt [2]. Es müßte daher zunächst erst bewiesen werden, daß das bereits unter basalen Bedingungen bei hyperaciden Ulcus-Patienten vermehrt gebildete endogene Secretin nicht zur entsprechenden Bicarbonatstimulation in der Lage ist. Dies scheint aber nicht der Fall zu sein. Petersen konnte zeigen, daß Ulcus-Patienten nach Stimulation mit exogen verabfolgtem Secretin eher vermehrt Bicarbonat produzieren [29]. Gegen eine verminderte Bicarbonatsekretion als Ursache der Hyperacidität im Bulbus spricht zudem das „Naturexperiment" der chronischen Pankreasinsuffizienz. Hier ist die Ulcushäufigkeit trotz drastischer Reduktion der Bicarbonatsekretion offenbar nicht erhöht.
Eine verminderte Motilität des Bulbus als Ursache einer längeren Verweildauer von Säure ist bislang nicht belegt. Der gelegentlich beim Ulcus duodeni zu beobachtende duodeno-gastrische Reflux sollte die Säureneutralisation und Pepsininaktivierung im Bulbus aber eher fördern als vermindern.

2.4.3 Synthese

Somit ist die gestörte Säureneutralisation als pathogenetisch für die Ulcusentstehung wichtiger Faktor zwar ein attraktives, praktisch aber wenig fundiertes Denkmodell. Die Mehrzahl der Befunde spricht gegen diese Hypothese.

2.4.4 Therapeutische Konsequenzen

Ursprünglich in der Vorstellung, einen endogenen Secretinmangel zu substituieren, wurde von verschiedenen Seiten vorgeschlagen, Secretin in die Behandlung der Ulcuskrankheit einzuführen [16]. Neben der durch die Bicarbonatstimulation bewirkten Säureneutralisation und Pepsininaktivierung spricht für Secretin dessen direkt hemmender Effekt auf die Säurebildung der Parietalzelle. Der entscheidende Nachteil des Secretins ist aber, daß es bisher nur parenteral applizierbar ist und eine ausreichend langwirkende Depotform nicht zur Verfügung steht. Bislang ließ sich ein die Ulcusabheilung beschleunigender Effekt des Secretins nicht nachweisen [19]. Secretin als Infusion wird derzeit in der Behandlung der hämorrhagischen Gastritis und in der Prophylaxe des akuten („Streß"-)Ulcus auf Intensivstationen erprobt. Hier scheint es dem Cimetidin ebenbürtig zu sein.

2.5 Prinzip II: Resistenzschwäche der Duodenalschleimhaut

2.5.1 Argumente pro

Daß bei der chronischen Ulcuskrankheit Rezidive häufig an der gleichen Stelle entstehen, ist nur mit der Vorstellung vereinbar, daß ein lokaler Faktor die Ulcusentstehung begünstigt. So könnten eine ungenügende Schleimhautdurchblutung, eine verminderte oder fehlerhafte Regeneration des Schleimhautepithels und eine verminderte oder fehlerhafte Schleimsekretion die Schleimhaut im Bulbus duodeni ihrer Schutzfunktion gegenüber den „aggressiven Faktoren" Säure und Pepsin (einschließlich exogenen Stoffen wie Medikamente) berauben.

2.5.2 Argumente contra

Fundierte Untersuchungen, welche eine Resistenzschwäche der Duodenalschleimhaut bei der Ulcuskrankheit bewiesen oder ihre Ursache aufgezeigt hätten, liegen wohl bedingt durch methodische Schwierigkeiten, diese Faktoren qualitativ und quantitativ zu erfassen, bislang nicht vor. Auch die von verschiedenen Autoren geäußerte Ansicht, daß Medikamente, denen ein unbewiesener schleimhautprotektiver Effekt nachgesagt wird (Carbenoxolon-Na und Wismut-Salze), einen günstigen therapeutischen Effekt besitzen, ist nicht als schlüssiges Argument für eine Resistenzschwäche der Duodenalschleimhaut bei der Ulcuskrankheit anzusehen. Diese Untersuchungen sind mehrheitlich kontrolliert durchgeführt worden und stützen sich zudem auf Patientenkollektive.

Selbst das Argument, daß in Gegenwart eines Ulcus häufig eine Duodenitis zu finden ist, spricht nicht für die Resistenzschwäche. Es ist nämlich offen, ob die Duodenitis dem Ulcus vorausgeht oder eine Folge des Ulcus ist [6, 28, 37, 38, 43]. Ähnliches gilt für die Beschaffenheit des Schleims, für die Schleimhautdurchblutung und für die sogenannte Mucosabarriere, jenen aus der Pathogenese des Ulcus ventriculi bekannten Begriff, mit dem man die Fähigkeit der Schleimhaut umschreibt, sich vor aggressiven, mit der Schleimhaut im ständigen Kontakt stehenden Substanzen wie Salzsäure, Pepsin, Gallensäuren und Lysolecithin zu schützen [9].

2.5.3 Synthese

Zusammenfassend sind unsere Kenntnisse über jenen Lokalfaktor, der dazu führt, daß ein Ulcus rezidivierend entweder an der gleichen oder an verschiedenen Stellen der Schleimhaut des Bulbus duodeni auftritt, äußerst mangelhaft. Daran sollte man sich stets erinnern, wenn man die Rolle der übrigen Faktoren in der Ulcuspathogenese, d.h. im wesentlichen den Stellenwert der Säure- und Pepsinsekretion diskutiert.

2.5.4 Therapeutische Konsequenzen

Therapeutische Implikationen sind infolge unserer Unkenntnis der Pathogenese der Resistenzschwäche der Duodenalschleimhaut nur begrenzt möglich. Auf den unbewiesenen Effekt von Carbenoxolon-Na und Wismut-Salzen auf die Schleimhautregeneration wurde bereits hingewiesen. Selbstverständlich sollten potentiell ulcerogene Substanzen während der Ulcusabheilung gemieden werden. Das Rauchverbot hat für Ulcus-Kranke insofern Bedeutung, als Nicotin zu einem vermehrten duodenogastrischen Reflux führt, wodurch „aggressive" Stoffe wie Lysolecithin und Gallensäuren in den Ulcusgrund gelangen. Des weiteren soll es die Bicarbonatsekretion des Pankreas hemmen.

2.6 Prinzip III: Störungen des zentralen Nervensystems

Der Stellenwert des zentralen Nervensystems in der Ulcuspathogenese wird besonders in paramedizinischen Kreisen hoch angesetzt. Es ist üblich, als selbstverständlich anzuerkennen, daß „Streß", „Aufregung", „berufliche Überbelastung", also Attribute unserer Leistungsgesellschaft, „ulcerogen" sind. Diese populäre Vorstellung einem der beiden Prinzipien I und II zuzuordnen, ist nicht ohne weiteres möglich. Es hat sich nämlich gezeigt, daß das Zentralnervensystem die Magensekretion und die Ulcusentstehung noch über andere Mechanismen als allein über den Vagus beeinflussen kann (Abb. 2).

2.6.1 Argumente pro

Tierexperimentell ließ sich zeigen, daß speciesabhängig die Stimulation der anterioren Hypothalamusabschnitte zu einem Anstieg der Säuresekretion führt. Chronische Stimulation des anterioren Hypothalamus bewirkt beim Hund darüber hinaus eine Verdoppelung der Parietal- und Hauptzellmasse [4]. Auch Ulcera und Erosionen im Gastrointestinaltrakt wurden nach Stimulation des Hypothalamus beobachtet. Das Auftreten dieser Ulcera korreliert jedoch nicht mit einem Anstieg der Säuresekretion [4]. Dieser letzte Befund zeigt, daß die ulcerogene Wirkung des Zentralnervensystems nicht allein über den Vagus vermittelt wird. Weiter lassen sich bei Ratten und Affen durch Immobilisation oder Kälteexposition, also durch besonders wirksame Arten der Streßprovokation, Erosionen und Ulcerationen im Gastrointestinaltrakt erzeugen. Die Säuresekretion ist hierbei sogar vermindert. Die Befunde weisen damit ebenfalls auf eine Dissoziation zwischen einer Ulcusentstehung im Gefolge einer Alteration des Zentralnervensystems und dem Ausmaß der Säuresekretion hin. Es ist möglich, daß in diesem Fall, vielleicht über adrenerge Mechanismen, die „Resistenz" der Schleimhaut durch eine verminderte Schleimhautdurchblutung, eine verzögerte Epithelregeneration oder fehlerhafte Schleimproduktion herabgesetzt wird (Abb. 2).
Beim Menschen wurde der Einfluß des Zentralnervensystems auf das Verhalten der Magensekretion vielfach untersucht. Erwähnt werden sollen hier nur die Studien von Wolf und Wolff, die an einem mit einer Magenfistel versehenen Probanden den Einfluß verschieden gefärbter Emotionen auf die Magensekretion überprüfen konnten. Sie fanden, daß beispielsweise eine aggressive Gemütslage zu einem Anstieg der Magensekretion führte, während andererseits Angst oder eine depressive Stimmungslage die Sekretion hemmten [41]. Hypnose kann die Säuresekretion zum Versiegen bringen. Szasz u. Mitarb. machten die interessante Beobachtung, daß durch Vagotomie der Einfluß einer spychischen Erregung auf die Magensaftsekretion aufgehoben werden kann [32]. An Ulcus-Patienten durchgeführte psycho-pathologische Untersuchungen haben mehrfach gezeigt, daß einem neu auftretenden Ulcus oder einem Ulcusrezidiv in einem hohen Prozentsatz Streßsituationen verschiedener Ursachen oder besondere emotionale Erregungen vorausgingen (Lit. bei [13]).

2.6.2 Argumente contra

Gegen das Zentralnervensystem als wesentliches Prinzip der Ulcuspathogenese spricht die Tatsache, daß nicht jeder Streß oder andere längergehende Alteration des vegetativen Nervensystems zum Ulcus führen. Auch liegt bislang keine Studie vor, die zeigen konnte, daß Ulcus-

Kranke unter allen Formen des Streß mehr Säure als Gesunde sezernieren. Es ist unmöglich, bei Ulcus-Patienten ein Rezidiv allein auf Grund einer bestimmten Konfliktsituation vorherzusagen. Ein weiteres Argument gegen das Zentralnervensystem als für die Ulcusentstehung wesentliches Prinzip ist die Erfahrung, daß es bislang nicht gelang, eine typische Ulcus-Persönlichkeitsstruktur zu charakterisieren.

2.6.3 Synthese

Auf Grund einer Reihe von experimentellen Befunden am Tier und Menschen besteht kein Zweifel, daß das Zentralnervensystem die Magensäuresekretion sowohl zu stimulieren als auch zu hemmen vermag und daß es unabhängig davon unter bestimmten Umständen Ulcera und Erosionen hervorrufen kann. Die im Tierexperiment offensichtliche Dissoziation zwischen Säureverhalten und Ulcusentstehung überrascht nicht, da die Säure nur ein Prinzip der Ulcusentstehung darstellt. Es ist wahrscheinlich, daß die ulcerogene Potenz des Zentralnervensystems beim Menschen nicht allein über den Vagus, sondern über andere, methodisch bislang nicht erfaßbare Wege vermittelt wird, die beispielsweise die Schleimhautdurchblutung, Schleimbildung und Motilität beeinflussen. Ob hierbei adrenerge Mechanismen eine Rolle spielen, wie in Abb. 2 postuliert, ist allerdings noch hypothetisch.

2.6.4 Therapeutische Konsequenzen

Es überrascht daher nicht, wenn Versuche unternommen worden sind, Ulcus-Patienten über eine Beeinflussung des Zentralnervensystems zu behandeln. Tatsächlich konnte gezeigt werden, daß Psychopharmaka aus der Gruppe der Benzodiazepin-Derivate die Nüchtern- und die nächtliche Magensekretion zu hemmen vermögen [4]. Darüberhinaus haben Pharmaka aus dieser Stoffgruppe einen günstigen Einfluß auf die Schmerzsymptomatik des Ulcus-Patienten [4]. In einer kontrollierten Studie mit allerdings kleiner Fallzahl beschleunigte ein tricyclisches Antidepressivum die Ulcusheilung (vgl. Kap. Fritsch).

3. Schlußfolgerungen

Unser heutiges Konzept der Ulcuspathogenese lastet zweifellos, in erster Linie aus methodischen Gründen, übermäßig und unangemessen stark auf dem Prinzip Säure. Damit soll der Stellenwert der Säure keinesfalls geschmälert werden. Die Bedeutung anderer, schwerer definierbarer

Faktoren der Ulcusentstehung wie die Schleimhautresistenz oder die Rolle des Zentralnervensystems dürfen deshalb jedoch nicht unterbewertet werden. Die Säurelastigkeit unseres heutigen Ulcus-Konzeptes spiegelt sich eindrucksvoll in dem gegenwärtigen Therapiekonzept wider, das ausschließlich die Reduktion der Säure (Sekretionshemmer, Neutralisation, Resektion) zum obersten Primat hat. Es ist klar, daß es pathophysiologisch ebenso sinnvoll wäre, die Resistenz der Duodenalschleimhaut zu stärken oder die ulcerogene Potenz des Zentralnervensystems zu hemmen. Die Lückenhaftigkeit unseres Verständnisses der Ulcuspathogenese zeigt sich auch darin, daß über die Pathophysiologie der Rezidivauslösung so gut wie nichts bekannt ist. Die heute geübte Praxis der Rezidivprophylaxe (Cimetidin, Vagotomie, Resektion) fußt daher auf vergleichsweise primitiven, keineswegs idealen Maßnahmen.

Literatur

1. Archambault, A. P., Rovelstad, R. A., Carlson, H. C.: In situ pH of duodenal bulb contents in normal and duodenal ulcer subjects. Gastroenterology *52*, 940–947 (1967)
2. Arnold, R., Creutzfeldt, W., Ebert, R., Becker, H. D., Börger, H. W., Schafmeyer, A.: Serum gastric inhibitory polypeptide (GIP) in duodenal ulcer disease; relationship to glucose tolerance, insulin and gastrin release. Scand. J. Gastroent. *13*, 41–49 (1978)
3. Atkinson, M., Henley, K. S.: Levels of intragastric and intraduodenal acidity. Clin. Sci. *14*, 1–14 (1955)
4. Birnbaum, D.: Peptic ulcer and the central nervous system-aetiology and management. Clin. Gastroent. *2*, 245–257 (1973)
5. Cano, R., Isenberg, J.: Demonstration of increased duodenal acid load in duodenal ulcer patients. Clin. Res. *23*, 97 (A) (1975)
6. Classen, M., Koch, H., Demling, L.: Duodenitis. Significance and frequency. Bibl. Gastroent. *9*, 48–69 (1970)
7. Cox, A. J.: Stomach size and its relation to chronic peptic ulcer. Arch. Path. *54*, 407–422 (1952)
8. Creutzfeldt, W., Arnold, R., Creutzfeldt, C., Track, N. S.: Mucosal gastrin concentration, molecular forms of gastrin, number, and ultrastructure of G-cells in patients with duodenal ulcer. Gut *17*, 745–754 (1976)
9. Davenport, H. W.: The gastric mucosal barrier. Digestion 5, 162–165 (1972)
10. Elder, J., Smith, I.: Gastric acid output, pepsin output and lean body mass in normal and duodenal ulcer subjects. Lancet *1975 I*, 1000–1003
11. Fiddian-Green, R. G., Bank, S., Marks, I. N., Louw, J. H.: Maximum acid output and risk of peptic ulcer. Lancet *1976 II*, 1367–1369
12. Fordtran, J., Walsh, J.: Gastric acid secretion rate and buffer content of the stomach after eating. J. clin. Invest. *52*, 645–657 (1973)
13. Fordtran, J. S.: The psychosomatic theory of peptic ulcer. In: Gastrointestinal disease. Sleisenger, M. H., Fordtran, J. S. (eds.), pp. 163–172. Philadelphia, London: Saunders 1973
14. George, J. D.: New clinical method for measuring the rate of gastric emptying: the double sampling test meal. Gut *9*, 237–242 (1968)
15. Griffith, G., Owen, G., Campbell, H., Shields, R.: Gastric emptying in health and gastroduodenal disease. Gastroenterology *54*, 1–7 (1968)

16. Grossman, M. I.: Treatment of duodenal ulcer with secretin: A speculative proposal. Gastroenterology *50*, 912 (1966)
17. Günzburg, F.: Zur Kritik des Magengeschwürs, insbesondere des perforierenden. Arch. physiol. Heilk. *11*, 516–527 (1852)
18. Haecki, W. H., Bloom, S. R., Mitznegg, P., Domschke, W., Domschke, S., Belohlavek, D., Demling, L., Wunsch, E.: Plasma secretin and pancreatic bicarbonate response to exogenous secretin in man. Gut *18*, 191–195 (1977)
19. Henn, R., Selcon, S., Denberg, J., Sturdevant, R., Cano, R., Grossman, M.: Experience with synthetic secretin in treatment of duodenal ulcer. Clin. Res. *23*, 98 A (1975)
20. Henning, N., Norpoth, L.: Untersuchungen über die sekretorische Funktion des Magens während des nächtlichen Schlafes. Arch. Verdau.-Kr. *53*, 64–87 (1933)
21. Hunt, J. N.: Influence of hydrochloric acid on gastric secretion and emptying in patients with duodenal ulcer. Brit. med. J. *1957 I*, 681–684
22. Isenberg, J., Grossman, M., Maxwell, V., Walsh, J.: Increased sensitivity to stimulation of acid secretion by pentagastrin in duodenal ulcer. J. clin. Invest. *55*, 330–337 (1975)
23. Lam, S. K., Sircus, W.: Vagal hyperactivity in duodenal ulcer: with and without excessive acid secretion. Rendic. Gastroenterology *7*, 5–9 (1975)
24. Malagelada, J. R., Longstreth, G. F., Deering, T. B., Summerskill, W. H. J., Go, V. L. W.: Gastric secretion and emptying after ordinary meals in duodenal ulcer. Gastroenterology *73*, 989–994 (1977)
25. Mayer, G., Arnold, R., Feurle, G., Fuchs, K., Ketterer, H., Track, N. S., Creutzfeldt, W.: Influence of feeding and sham feeding upon serum gastrin and gastric acid secretion on control subjects and duodenal ulcer patients. Scand. J. Gastroent. *9*, 703–710 (1974)
26. Noring, O.: Studies on the cephalic phase of gastric secretion in normal subjects and ulcer patients. Gastroenterology *18*, 413–418 (1951)
27. O'Dorisio, T. M., Mekhjian, H. S., Crockett, S., Cataland, S.: Abnormal gastric inhibitory polypeptide (GIP) and insulin release in duodenal ulcer patients. Gastroenterology. Im Druck 1978
28. Palmer, E. D.: Common duodenitis – of any clinical import? J. Amer. med. Ass. *230*, 599 (1974)
29. Petersen, H.: Relationship between gastric and pancreatic secretion in patients with duodenal ulcer. Scand. J. Gastroent. *5*, 321–326 (1970)
30. Rhodes, J., Prestwich, C. V.: Acidity at different sites in the proximal duodenum of normal subjects and patients with duodenal ulcer. Gut *7*, 509–514 (1966)
31. Rune, S. J.: pH in the human duodenum. Its physiological and pathophysiological significance. Digestion *8*, 261–268 (1973)
32. Szasz, T. S., Kirsner, J. B., Levin, E., Palmer, W. L.: The role of hostility in the pathogenesis of peptic ulcer: theoretical considerations with the report of a case. Psychosom. Med. *9*, 331 (1947)
33. Schmidt-Wilcke, H. A., Haake, U., Riecken, E. O.: Investigations on the relationship between maximal acid output and parietal cells in gastric mucosal biopsies with special reference to duodenal ulcer. Acta hepato-Gastroent. *21*, 297–302 (1974)
34. Schwartz, K.: Über penetrierende Magen- und Jejunalgeschwüre. Bruns Beitr. klin. Chir. *67*, 96–128 (1910)
35. Soll, A. H.: The interaction of histamine with gastrin and carbamylcholine on oxygen uptake by isolated mammalian parietal cells. J. clin. Invest. *61*, 381–389 (1978)
36. Straus, E., Yalow, R. S.: Hypersecretinemia associated with marked basal hyperchlorhydria in man and dog. Gastroenterology *72*, 992–994 (1977)
37. Thompson, H., Holme, G.: The diagnosis of duodenitis. Gut *15*, 842–844 (1974)
38. Thomson, W. O., Joffe, S. N., Robertson, A. G., Lee, F. D., Imrie, C. W., Blumgart, L. H.: Is duodenitis a peptic myth? Lancet *1977 I*, 1197–1198

39. Wilhelmj, C. M., Sachs, A., Slutzky, B., Barak, A.: The acid reducing mechanisms of the normal human duodenum and an observation on duodenal ulcer. Gastroenterology *16*, 731–742 (1950)
40. Winkelstein, A.: One hundred and sixty-nine studies in gastric secretion during the night. Amer. J. dig. Dis. *1*, 778–782 (1935)
41. Wolf, S., Wolff, H. G.: Human gastric function. New York: Oxford University Press 1943
42. Wormsley, K. G., Grossman, M.: Maximal histalog test in control subjects and patients with peptic ulcer. Gut *6*, 427–435 (1965)
43. Wormsley, K. G.: The pathophysiology of duodenal ulceration. Gut *15*, 59–81 (1974)
44. Wormsley, K. G.: Response to duodenal acidification in man. III. Comparison with the effects of secretin and pancreozymin. Scand. J. Gastroent. *5*, 353–360 (1970)

Kapitel 5

Pathogenese der akuten gastroduodenalen Läsion („Streßulcus")

W. LORENZ, H.-J. REIMANN und M. FISCHER

1. Definitionen

1.1 Stressor

Nach Hensel [15] ist ein Stressor ein äußerer oder innerer Faktor, der langfristig kontinuierlich oder diskontinuierlich auf den Organismus einwirkt, wobei dieser mit Adaptaten reagiert, die dem Effekt des Stressors entgegenwirken. Dadurch kommt es zur Kompensation einer zunächst unter der Wirkung des Stressors abgewichenen physiologischen Größe (Abb. 1) [15]. Oft erfolgt die Kompensation nicht aperiodisch, sondern in Form einer gedämpften Schwingung. Diese wird durch das Ausmaß der sogenannten unspezifischen Begleitreaktionen im Vorgang der Adaptation entscheidend mitbestimmt.

1.2 Streß

Dieser Begriff ist in der Physiologie weniger exakt definiert. Teilweise wird unter ihm eine durchschnittliche Belastung im Leben verstanden, teilweise aber auch eine übermächtige Belastung, die zu Adaptationskrankheiten führt [40]. Adaptationskrankheiten sind nach Selye z.B. Herz-Kreislauferkrankungen, gehäufte Infektionen sowie die Entstehung von akuten Läsionen der Magenduodenalschleimhaut.

1.3 Streßulcus

Unter einem „Streßulcus" im weitesten Sinne versteht man eine akute gastroduodenale Läsion, die eine verschiedene Tiefe in der Magenwand erreicht. Hierzu gehören die Erosion, die die Muscularis mucosae nicht

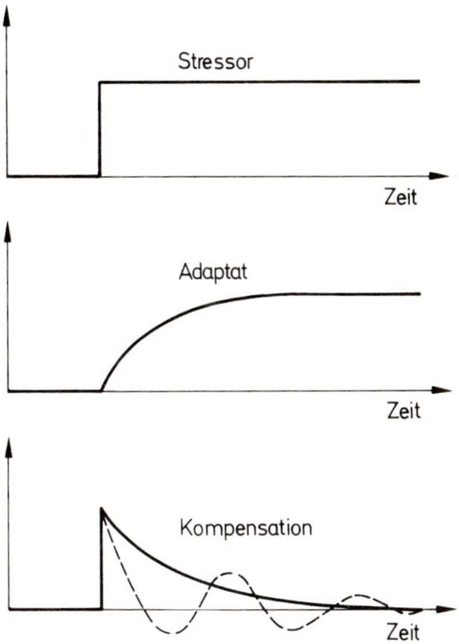

Abb. 1. Stressor, Adaptat und Kompensation (nach Hensel [15]). Die Pfeile am Ende der jeweiligen Ordinate bedeuten eine kontinuierliche Zunahme von Stressorintensität, von sich adaptierender und von zur Norm zurückkehrender physiologischer Größe. Als einfaches Beispiel sei die Höhenanpassung genannt: Der Stressor ist der plötzliche Höhenunterschied, wenn ein Flachlandbewohner ins Gebirge kommt. Dieser Stressor dauert während der ganzen Urlaubszeit an. Das Adaptat ist die Zunahme der roten Blutkörperchen, die nach etwa 3 Wochen einen optimalen Wert erreicht hat. Die zu Beginn der Stressorwirkung sich verändernde Größe ist die Pulsfrequenz, die in der Höhe schlagartig zunimmt. Sie kehrt im Verlauf des Urlaubs zur Norm, d.h. zum Ausgangswert zurück. Leider geschieht dies nicht in gleichmäßiger Form, sondern mit „Hochs" und „Tiefs". Diese Schwingungen sind aber nicht nur für den Urlaub, sondern auch für die Verweilzeit in einer Intensivstation nach Operationen charakteristisch

überschreitet, wie auch das echte akute Ulcus bis hin zur Ulcusperforation.

Das Streßulcus tritt bei schweren Belastungen des Organismus auf, so bei Verbrennungen von über 15% der Körperoberfläche (Curling-Ulcus, nur im Duodenum), nach schweren Traumen und Blutverlusten, nach ausgedehnten chirurgischen Eingriffen, besonders bei Carcinomkranken, sowie bei respiratorischer und kardialer Insuffizienz. Ferner treten Streßulcera bei septischen Krankheitsbildern auf, bei Tetanus, Typhus und Pneumonien. Schließlich wird eine weitere Form des perakuten Ulcus auch als Cushing-Ulcus bezeichnet. Es tritt bei Hirntumoren, Poliomyelitis, nach Schädeltraumen und nach neurochirurgischen Eingriffen auf. Auch in der Transplantationschirurgie ist das Auftreten von Streßulcera eine gefürchtete Komplikation [23].

2. Pathogenetische Prinzipien

2.1 Magensäure, Hypersekretion

2.1.1 Erhöhter Vagustonus

Ein erhöhter Vagustonus kommt bei Eingriffen am Gehirn oder bei Erkrankungen des zentralen Nervensystems durch Reizung vom Vaguszentrum im Hypothalamus zustande. Er stimuliert die Säure- und Pepsinsekretion des Magens. Durch anticholinerge Substanzen ließen sich im Tierexperiment Streßulcera zum größten Teil verhindern [1, 3, 36]. Auch die Vagotomie erwies sich in der Vermeidung von Streßulcera im Tierexperiment als erfolgreich [23] und wird inzwischen auch bei Nierentransplantationen prophylaktisch angewendet.

2.1.2 Gesteigerte Histaminfreisetzung oder Histaminbildung

Für eine Beteiligung des Histamins bei der Streßulcuspathogenese sprechen verschiedene Argumente (1) Histamininjektion beim "augmented histamine test" verursacht akute Läsionen beim Menschen [16]. (2) Intra- und postoperativ treten beim Menschen Histaminspiegel im Plasma auf, die denen beim Histamintest entsprechen [27, 39]. Erst in jüngster Zeit gelang es durch Entwicklung einer empfindlichen Bestimmungsmethode für Histamin im menschlichen Plasma [24], erhöhte Plasmahistaminspiegel bei streßulcusgefährdeten Patienten nachzuweisen [11]. Hierzu gehören vor allen Dingen Patienten mit Polytrauma und Sepsis [11]. Im Verlauf von abdominellen Operationen, so nach Laparotomie wegen Cholelithiasis, wird in das Pfortaderblut ebenfalls vermehrt Histamin abgegeben [47]. Dieses erreicht allerdings unter Normalbedingungen, d.h. bei einer gesunden Leber, nicht die periphere Zirkula-

Tabelle 1. Histaminfreisetzung unter klinischen Bedingungen. Anordnung nach drei Gruppen zueinander gehörender Krankheitsbilder. Die intestinale Ischämie* und die Lebertransplantation** konnten bisher nicht beim Menschen untersucht werden, sondern nur beim Schwein, Hund und Kaninchen [19–21] bzw. allein am Schwein [26, 27]. Unter Arzneimitteln in Chirurgie und Anaesthesie werden Narkotica, Muskelrelaxantien, Blutersatzmittel usw. verstanden [30, 31]

Sepsis	Bauchchirurgische Eingriffe
Polytrauma	Nierentransplantation
Ileus	Lebertransplantation**
Intestinale Ischämie*	Extracorporale Zirkulation
Pankreatitis	
Mastocytose	Arzneimittel in Chirurgie und Anaesthesie
Kälteurticaria	

tion [47]. Klinische Bedingungen, unter denen Histaminfreisetzungen beobachtet werden konnten, sind in Tabelle 1 zusammengefaßt. (3) H_2-Receptorantagonisten, wie Cimetidin, hemmen die Ausbildung von Streßulcera [11]. Sie verhindern die Wirkung von Histamin am Receptor und beschleunigen seine Inaktivierung [30]. Hemmstoffe der Histaminbildung, wie das (+)-Catechin und das NSD 1055, verhindern ebenfalls die Bildung von hämorrhagischen Erosionen beim Tier [22, 29, 32]. Auch die Streßulcusprophylaxe durch Kälteadaptation, wie sie in einem weiteren Abschnitt dieser Arbeit berichtet wird, läßt sich mit Histamin als wesentlichem Faktor gut erklären. (1) Histaminfreisetzung erzeugt bei der Ratte Streßulcera, was mit 48/80 und Polymyxin B bereits nachgewiesen wurde [9]. (2) Kälteexposition führt bei der Ratte zur Histaminfreisetzung, was im Plasma nachgewiesen werden konnte [8]. (3) Wiederholter Kältereiz führt zur Tachyphylaxie, wie dies auch bei anderen Histaminliberatoren, z. B. 48/80, beobachtet wurde [25]. (4) Die Kinetik für die Ausbildung von Tachyphylaxie umfaßt dabei mehrere Tage, was mit der Kinetik der Kälteadaptation gut übereinstimmt.

Daß auch die Histaminbildung in der Magenschleimhaut bei starken Belastungen des Organismus beeinträchtigt wird, zeigen verschiedene Untersuchungen. Nach Reimann et al. [34] kommt es während verschiedener Phasen eines Immobilisationsstresses zu erhöhten Histaminspiegeln in der Magenschleimhaut. Diese Erhöhung folgt einer gesteigerten Aktivität der Histidindecarboxylase, wie dies von Schauer et al. [37] gefunden wurde.

Histaminfreisetzung beim Menschen stellt vor und nach Operationen sowie bei Trauma und respiratorischer Insuffizienz ein häufiges Ereignis dar. Nach Narkotica wird z. B. eine Incidenz von mehr als 60% erreicht, nach Blutersatzmitteln eine Inzidenz von mehr als 20% [28, 31]. Histamin entfaltet dabei am Magen verschiedene Reaktionen, wie sie aus Untersuchungen am Menschen bereits bekannt wurden [30]. Es führt in der Mikrozirkulation zur Vasodilatation und damit zum Versacken von Blut. Außerdem erhöht es die Gefäßpermeabilität und stimuliert es die Säuresekretion des Magens.

2.1.3 Andere Mechanismen der Hyperacidität beim Streßulcus

Nicht nur der Vagus und Histamin, sondern auch verschiedene andere Mechanismen werden als Ursache der Hyperacidität beim Streßulcus diskutiert. Hierzu gehören die gesteigert freigesetzten Steroide, die zu einer erhöhten Magensaft- und Säuresekretion führen könnten. Dies wurde bei verschiedenen Säugetieren nachgewiesen, ist allerdings beim Menschen nicht gesichert [4]. Ferner werden vermehrt Katecholamine freigesetzt. Adrenalin wirkt einerseits sekretionshemmend und führt an-

dererseits über eine Stimulierung von β_2-Receptoren im Antrum zu einer Gastrinfreisetzung, die zur Stimulierung der Säuresekretion führen kann [10].
Da sich akute gastroduodenale Läsionen überwiegend im Corpus- und Antrumbereich nachweisen lassen, ist es nicht wahrscheinlich, daß eine gestörte Motilität und Entleerung des Magens einen wesentlichen Anteil an der Entstehung dieser Läsionen hat (zu schnelle Entleerung von Säure in das Duodenum, wie z. B. beim Ulcus duodeni!).

2.1.4 Synthese

Bei akuten gastroduodenalen Läsionen ist eine gesteigerte Magensaft- und Säuresekretion nicht immer nachweisbar. Im Gegenteil, bei Sepsis und bei Polytrauma wird oft eine Hemmung der basalen Säuresekretion entdeckt. Säure ist aber zur Ausbildung von peptischen Läsionen in der Magenschleimhaut unbedingt von Nöten. Der Satz „ohne Säure kein Ulcus" gilt auch in überragender Weise beim Streßulcus. Aus diesem Grunde ist es auch nicht verwunderlich, daß alle Maßnahmen, die zu einer Verminderung der Säuresekretion oder zu einer nahezu vollständigen Trockenlegung der Magenschleimhaut führen, auch als Prophylaxe beim Streßulcus eine bisher günstige Wirkung aufwiesen. Hierzu gehört beispielsweise die Antacida- und Cimetidintherapie bei Tetanuskranken auf der Intensivstation und eine prophylaktische Vagotomie bei Nierentransplantationen.

2.2 Duodenogastraler Reflux

Bei der Pathogenese des Streßulcus wird in jüngster Zeit auch dem Reflux von Duodenalinhalt in den Magen besondere Bedeutung zugemessen [2, 14]. Bei Patienten einer chirurgischen Intensivstation wurde der duodenogastrale Reflux von Schumpelick u. Rauchenberger [38] untersucht. Schwerkranke Intensivpatienten zeigten einen gegenüber gesunden Normalpersonen vielfach gesteigerten Reflux. Sein Ausmaß korrelierte mit der Häufigkeit von Erosionen oder Streßulcera. Nach den Autoren ist der Reflux offenbar einer von drei Faktoren (neben Ischämie und Säuresekretion), deren Synergismus zur Entstehung streßbedingter Magenschleimhautläsionen führt.

2.3 Zellregeneration, „Schleimhautbarriere"

Eine vermehrte Freisetzung von adrenocorticotropem Hormon unter Streßbedingungen bedingt eine erhöhte Glucocorticoidkonzentration im

Blut. Sie erreicht so hohe Werte, daß sie den Konzentrationen nach Verabreichung von Steroiden entspricht.

Eine Folge einer erhöhten Sekretion von Corticosteroiden ist eine verminderte Zellregeneration der Magenschleimhaut. So wurde in der Mucosa des Hundes nach Zufuhr von Cortison eine Verminderung der Zellregeneration nachgewiesen [12]. Bei der Maus und beim Meerschweinchen wurde sie nach Streß durch Immobilisation beobachtet [17, 32]. Auch beim Curling-Ulcus wurde sie von Kirksey et al. [18] beschrieben.

Eine entscheidende Rolle spielt möglicherweise die Struktur der Zellmembran. Gewebshormone, beispielsweise Prostaglandine, könnten Eiweiße und andere Membranbestandteile in eine „Abwehr"-Konfiguration überführen, während der Mangel von Gewebehormonen die Zellmembran in eine offene, „verletzliche" Konfiguration umwandelt. Eine von der Säuresekretion unabhängige „cytoprotektive" Wirkung der Prostaglandine unter Streß ist mehrfach beobachtet worden (André Robert, Kalamazoo, persönliche Mitteilung). Die Corticosteroide könnten zu einer Hemmung der Prostaglandinsynthese und dadurch zur erhöhten Verletzlichkeit der Zellmembran führen. Gewebehormone und Membrankonfiguration könnten auch bei der Adaptation eine wichtige Rolle spielen (vgl. Abschn. 2.6).

Eine Verminderung der Schleimproduktion der Magenschleimhaut und Veränderungen in der Zusammensetzung der Mucoproteide des Magensaftes wurden ebenfalls unter dem Einfluß von ACTH beobachtet. Unter erhöhten Spiegeln von Glucocorticoiden wird weniger Schleim gebildet, so daß die Schleimbarriere der Magenwand an einzelnen Stellen, vor allem im Antrum, Defekte aufweist [33]. An diesen Orten kommt es dann zur Andauung durch das peptische Gemisch.

Auch die Qualität der Mucoproteide ist unter Glucocorticoidspiegelerhöhung verändert. Es kommt zu einer Verschiebung des Verhältnisses von Zuckeranteil zu Proteinanteil zugunsten des letzteren [5]. Weiterhin ist der Gehalt an Sialinsäure in den Mucoproteiden vermindert [33]. Nach Gottschalk [13] ist z.B. das Rindersubmandibularismucin nur so lange durch Trypsin nicht angreifbar, wie es Sialinsäure enthält. Es scheint deshalb möglich, daß eine Abnahme des Sialinsäuregehaltes in Mucoproteiden der Schleimbarriere einen Angriff auf den Proteinanteil der Mucoproteide durch die proteolytischen Enzyme des Magensaftes erleichtert. Der Schleim spielt jedoch eher eine untergeordnete Rolle.

2.4 Schleimhautischämie

Neben der vermehrten Säuresekretion wird eine Störung der Schleimbarriere und der Schleimhautischämie als Ursache der Streßulcuspathogenese diskutiert. Vorstellungen über die Schleimhautischämie wurden vor allen Dingen aus der Tatsache entwickelt, daß bei Schockzuständen eine gestörte Mikrozirkulation beobachtet wird [44]. Eine entsprechende Therapie ist das Auffüllen des Blutvolumens, speziell mit Blutersatzmitteln, die einer Gerinnungsneigung entgegenwirken, z. B. mit Dextran. Die Vasotransmitter, die bei Schleimhautischämie in besonderem Maße diskutiert werden, sind die Kinine und das Serotonin. In Anwesenheit von Kininen oder Histamin kann es zur Dilatation im Bereich der Arteriolen und Capillaren kommen, während das Serotonin im Venolenbereich zur Vasoconstriction führt. Die Folge ist das Platzen von Blutgefäßen und der Austritt von Erythrocyten in das umgebende Gewebe. Dieses ertrinkt gewissermaßen in einem Blutsee [43, 44]. Die Folgen der Hypoxie bzw. Anoxie im Gewebe sind dann eine irreversible Stoffwechselstörung, die zum Zelltod innerhalb der Mucosa führt. In einem derartigen nekrotischen Bereich führt das Säure-Pepsingemisch zur Andauung und damit zur hämorrhagischen Erosion.

2.5 Erhöhter Sympathicotonus

Hinweise auf die Bedeutung eines erhöhten Sympathicotonus bei der Pathogenese des Streßulcus ergeben Befunde, nach denen α-Methyldopa und Guanethidin die Entstehung von Streßulcera weitgehend verhindern können [6, 7]. Auch Salbutamol, ein β_2-adrenerger Antagonist kann Versuchstiere gegenüber Streßulcera vollständig schützen [10] (vgl. Abschn. 2.1.3).

2.6 Adaptative Vorgänge bei der Streßulcuspathogenese

Im Rahmen der Adaptationsforschung kann das Streßulcus auf drei Arten interpretiert werden. (1) Man kann es als Folge überschießender Begleitreaktionen auf einen übermächtig wirkenden Stressor bei Adaptationsvorgängen auffassen. Dies bedeutet, daß ein mäßig wirkender Stressor zu Anpassungsreaktionen führt. In dem Moment aber, wo die Stressorintensität so groß wird, daß Begleitreaktionen, wie Catecholaminfreisetzung, ein so hohes Maß annehmen, daß Schädigungen entstehen, resultiert anstelle der Adaptation die Adaptationskrankheit. (2) Das Streßulcus kann als Folge einer Fehladaptation aufgefaßt werden. In diesem Falle versucht sich der Organismus an den übermächtig wirkenden Stressor anzupassen, allerdings um den Preis einer Fehlregulation, die wiederum zur Krankheit führt. (3) Das Streßulcus kann die Folge einer qualitativ ungenügenden oder quantitativ nicht ausreichenden Adaptation sein. Ob diese Vorstellungen tatsächlich zutreffen und welche im

einzelnen den verschiedenen Streßulceraformen zugrunde liegen, wurde experimentell untersucht.
Bei weiblichen Sprague-Dowley-Ratten wurden akute hämorrhagische gastroduodenale Läsionen durch Immobilisation oder Hypothermie erzeugt [35]. In parallelen Serien wurde versucht, Tiere durch kurzfristige Exposition so an den Stressor zu gewöhnen, daß nach etwa 14 Tagen eine langdauernde Belastung toleriert wurde, ohne daß sich mehr Streßulcera entwickeln konnten. Wie die Abb. 2 u. 3 zeigen, war sowohl eine Adaptation an eine maximale Immobilisation möglich, wie auch eine Adaptation an eine maximale Hypothermie. Nach dem 5. bzw. 4. Minimalstreß traten auch bei maximaler Exposition keine Streßulcera bei den Ratten mehr auf [35]. Am bemerkenswertesten war es aber, daß auch eine Kreuzadaptation gegenüber beiden Stressoren bestand. Die Tiere, die an Immobilisation adaptiert waren, entwickelten auch bei maximaler Hypothermie kaum mehr Streßulcera, wie auch die Tiere, die an Hypothermie adaptiert waren, kaum mehr Ulcera nach Immobilisation ausbildeten [35]. Damit war der adaptive Charakter der Streßulcus-

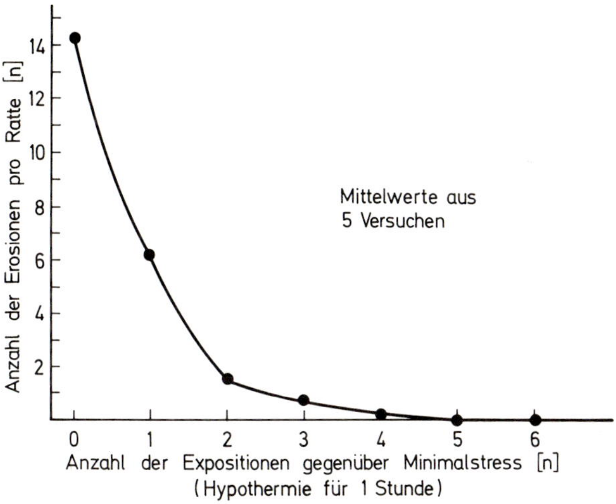

Abb. 2. Adaptation der Ratte an maximale Immobilisation durch wiederholten Minimalstreß. Sprague-Dawley-Ratten (Hannover) wurden durch einen Gipspanzer immobilisiert. Es wurden jeweils pro Versuch 2 Kontroll- und 6 Adaptationsgruppen zu je 5 Tieren gebildet. Die Kontrolle 1 erhielt nur einen Futterentzug für 20 Std, die Kontrollgruppe 2 (Maximalstreß) wurde für 20 Std immobilisiert. Die Adaptationsgruppen 1–6 wurden 1–6 mal einem Minimalstreß von 2 Std Immobilisation im 2-Tage-Rhythmus vor dem Maximalstreß am 13. Tag unterzogen. Die Ermittlung der Läsionen erfolgte nach Entnahme des Magens unmittelbar nach dem Töten der Tiere, Betupfen der Schleimhaut mit 1 M Perchlorsäure und Zählen der Läsionen mit der Lupe durch zwei voneinander unabhängige Beobachter. Jeder einzelne Wert ist das arithmetische Mittel aus Läsionen von 5 Tieren in dem selben Käfig. Weitere Details siehe Reimann et al. [34, 35]

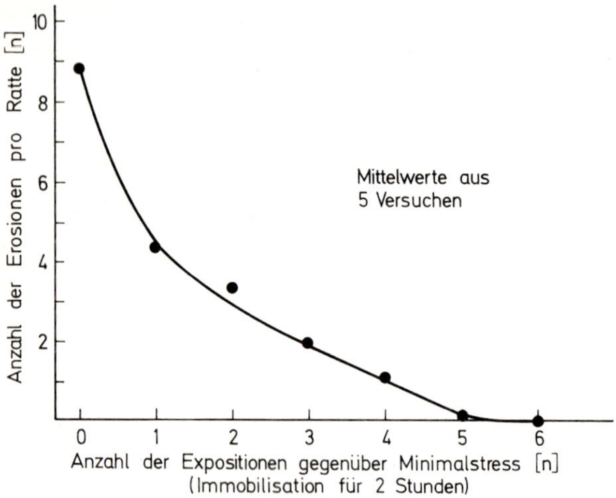

Abb. 3. Adaptation der Ratte an maximale Hypothermie durch wiederholten Minimalstreß. Die Tiere wurden bei – 10 °C Kühlraumtemperatur einzeln in jeweils 5 aneinandergebundenen Käfigen gehalten. Der Maximalstreß betrug 5 Std Hypothermie, während der Minimalstreß nur 1 Std Hypothermie ausmachte. Für Kontroll- und Adaptationsgruppen gelten dieselben Bedingungen wie in Abb. 2. Beachte den längeren Zeitraum bis zur Adaptation. Weitere Details siehe Reimann et al. [34, 35]

pathogenese wenigstens bei Ratten eindeutig nachzuweisen. Für die Kliniker ergeben sich daraus insoweit Konsequenzen, als durch minimale Exposition von Patienten vor größeren chirurgischen Eingriffen eine Adaptation an einen Operationsstreß möglich sein müßte, so daß auf diesem Wege eine wirksame Streßulcusprophylaxe durchgeführt werden kann.

2.7 Pathophysiologische Rückschlüsse aus der Epidemiologie der Streßulcera

Für die Streßulcuspathogenese gibt es bestimmte Risikofaktoren, die bereits bei der Darstellung und Definition des Streßulcus zu Beginn dieser Arbeit dargestellt wurden. Dagegen konnten in einer prospektiven Studie keine besonderen epidemiologischen Gesichtspunkte für die Streßulcuspathogenese entdeckt werden [42]. So war eine jahreszeitliche Häufung oder eine bestimmte Verteilung in einem Krankengut verschiedener Hospitäler in Zürich nicht zu finden. Auch zwischen den Geschlechtern und der entsprechenden Ulcusvorgeschichte oder der Therapie mit Anticoagulantien konnte keine Beziehung hinsichtlich der Streßulcusentstehung hergestellt werden. Dagegen bestand eine erhöhtes Risiko besonders im hohen Alter, bei multiplen Verletzungen, bei Operationen am zentralen Nervensystem und im besonderen Maße postoperativ bei Hypovolämie, Sepsis, Fettembolie, Antirheumatikertherapie sowie einer Reoperation innerhalb von 72 Std. Welche Faktoren speziell in diesen Risikogruppen zu einer erhöhten Streßulcushäufigkeit führen, sind nicht bekannt. Im Sinne der Adaptationsforschung ist allerdings bei Risikopatienten jede Belastung leicht als eine übermächtige Belastung aufzufassen.

3. Schlußfolgerungen

Die derzeitige Vorstellung vom Mechanismus der Streßulcusentstehung ist nach der Abb. 4 von Schumpelick u. Rauchenberger folgendermaßen

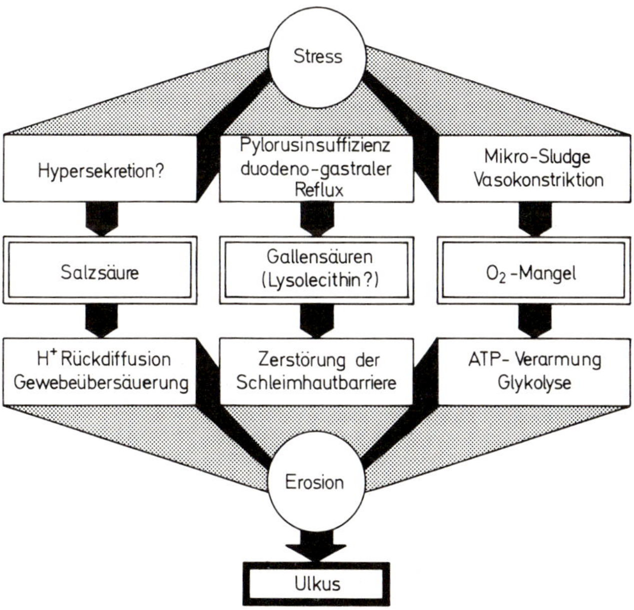

Abb. 4. Schematische Darstellung der derzeitigen Vorstellungen vom Mechanismus der Streßulcusentstehung (nach Schumpelick u. Rauchenberger [38]). Bei der Hypersekretion, die bei verschiedenen Streßulcusformen nach wie vor sehr hypothetisch ist, wirkt die Salzsäure nicht nur im peptischen Gemisch, sondern auch durch Rückdiffusion und damit bedingte Gewebsübersäuerung. Die bei Gewebsübersäuerung wirksam werdenden Kathepsine oder auch das Pepsin selbst können aus dem im Interstitium befindlichen Kininogen Kinine freisetzen. Der Sauerstoffmangel wirkt sich in erster Linie nicht auf die Schleimhautbarriere, sondern auf die tieferen Gewebsschichten aus, wo ja die Ischämie durch Einbluten zustande kommt. Die ATP-Verarmung führt schließlich zum Zelltod, wodurch eine umschriebene Nekrose erklärlich wird

zu erklären: Hypersekretion oder Magensaftsekretion sowie der duodenogastrale Reflux und die Gewebeischämie führen zusammen zu einer H^+-Ionenrückdiffusion, Zerstörung der Schleimhautbarriere und einer ischämischen Zellschädigung. Diese führt über die Erosion der Magenschleimhaut zum Streßulcus. Die Rolle des Vagus, der Catecholamine, des Cortison und des Histamins ist dabei überwiegend in den Mikrozirkulationsveränderungen zu suchen. Dem Vagus und dem Histamin kommt zusätzlich eine Bedeutung in der Stimulierung der Magensaftsekretion zu. Die zahlreichen Argumente, die für eine entscheidende Beteiligung des Histamins bei der Streßulcuspathogenese sprechen, erklären auch in kausaler Weise die Wirksamkeit der H_2-Receptorantagonisten in der Prophylaxe dieser lebensbedrohlichen Komplikation.

Literatur

1. Bonfils, S., Lambling, A.: Psychological factors and psychopharmacological actions in the restraint-induced gastric ulcer. In: Pathophysiology of peptic ulcer. Skoryna, St. C., Bockus, H. L. (eds.), p. 153. Philadelphia: Lippincott 1963
2. Braun, S. A., Samson, R. H., Norton, L., Eiseman, B.: Bile reflux in experimental stress ulcer. Surgery *73*, 521 (1973)
3. Brodie, D. A., Hanson, H. M.: A study of the factors involved in the production of gastric ulcer by the restraint technic. Gastroenterology *38*, 353 (1960)
4. Cooke, A. R.: Role of adrenocortical steroids in the regulation of gastric secretion. Gastroenterology *52*, 272 (1967)
5. Desbaillets, L., Menguy, R.: Inhibition of gastric mucosa secretion by ACTH. Amer. J. dig. Dis. *12*, 582 (1967)
6. Djahanguiri, B., Hemmati, S., Sadeghi, D., Firouzabadi, A.: The prevention of acute gastric ulcer in the rat by α-methyldopa. Med. Pharmacol. Exp. *17*, 427 (1967)
7. Emås, S.: Gastric acid secretion in sympathectomized gastric fistula cats, before and after reserpine treatment, and in gastric fistula cats during guanethidine treatment. Acta physiol. scand. *60*, 57 (1964)
8. Feifel, G., Lorenz, W., Huhnd, A., Zboralski, B.: Die Bedeutung von Histamin bei der Pathogenese akuter Erosionen im Rattenmagen. Res. ges. exp. Med. *157*, 206–207 (1972)
9. Feifel, G.: Gastro-duodenale Ulzera und Erosionen. In: Chirurgie der Gegenwart, Bd. II, S. 1–84. 1976
10. Fielding, L. P., Raute, M., Curwain, B. P.: Effect of salbumatol on acute gastric ulceration induced by indomethacin in the rat. Europ. surg. Res. *9*, 252–257 (1977)
11. Fischer, M., Lorenz, W., Reimann, H.-J., Troidl, H., Rohde, H., Schwarz, B., Hamelmann, H.: Cimetidine prophylaxis of acute gastroduodenal lesions in patients at risk. Amsterdam: Excerpta Medica, pp. 280–289 (1978)
12. Gerard, A.: Histochemical studies of the fundic mucosa of the stomacid in dogs treated by ulcerogenic drugs. C.R. Soc. Biol. (Paris) *159*, 1473 (1965)
13. Gottschalk, A.: Sialic acids: their molecular structure and biological function in mucoproteins. Bull. Soc. Chim. biol. (Paris) *42*, 1387 (1960)
14. Guilbert, J., Bonnous, G., Gurd, F. N.: Role of the intestinal chyme in the pathogenesis of gastric ulceration following experimental hemorrhagic shock. J. Trauma *9*, 723 (1969)

15. Hensel, H.: Grundbegriffe und neuere Aspekte der physiologischen Adaptation. In: Kolloquien des Sonderforschungsbereiches Adaptation und Rehabilitation (SFB 122), Bd. II, S. 1–8. 1974

16. Katz, D., Siegel, H. J.: Erosive gastritis and acute gastrointestinal mucosal lesions. Progr. Gastroent. *1*, 67 (1968)

17. Kim, Y. S., Kerr, R., Lipkin, M.: Cell proliferation during the development of stress erosions in mouse stomach. Nature *215*, 1180 (1967)

18. Kirksey, C. Th., Moncrief, J. A., Pruitt, B. A., O'Neill, J. A.: Gastrointestinal complications in burns. Amer. J. Surg. *116*, 627 (196)

19. Kusche, J., Richter, H., Schmidt, J., Hesterberg, R., Friedrich, A., Lorenz, W.: Diamine oxidase in rabbit small intestine: separation from a soluble monoamine oxidase, properties, and pathophysiological significance in intestinal ischemia. Agents and Actions *5*, 431 (1975)

20. Kusche, J., Stahlknecht, C.-D., Lorenz, W., Reichert, G., Richter, H.: Diamine oxidase activity and histamine release in dogs following acute mesenteric artery occlusion. Agents and Actions 7, 81–84 (1977)

21. Kusche, J., Stahlknecht, C.-D., Lorenz, W., Jostarndt, L., Dietz, W.: Involvement of the histamine-diamine oxidase system in acute intestinal ischemia. Fed. Proc. *37*, 392 (1978)

22. Levine, R. J., Senay, E. C.: Histamine in the pathogenesis of stress ulcer in the rat. Amer. J. Physiol. *214*, 892 (1968)

23. Lorenz, W., Feifel, G.: Neue Gesichtspunkte zur Pathogenese des Streß- und Steroidulkus. Dtsch. med. Wschr. *95*, 1848–1850 (1970)

24. Lorenz, W., Benesch, L., Barth, H., Matejka, E., Meyer, R., Kusche, J., Hutzel, M., Werle, E.: Fluorometric assay of histamine in tissues and body fluids: Choice of the purification procedure and identification in the monogram range. Z. analyt. Chem. *252*, 94–98 (1970)

25. Lorenz, W., Barth, H., Kusche, J., Reimann, H.-J., Schmal, A., Matejka, E., Mathias, Ch., Hutzel, M., Werle, E.: Histamine in the pig. Determination, distribution, release and pharmacological actions. Europ. J. Pharmacol. *14*, 155–175 (1971)

26. Lorenz, W., Hell, E., Boeckl, O., Reimann, H.-J., Zimmermann, G., Seidel, W., Laszcz, M., Uhlig, R.: Hitamine release during orthotopic homologous liver transplantation in pigs. Europ. Surg. Res. *5*, 11–20 (1973)

27. Lorenz, W., Boeckl, O., Struck, E., Hell, E., Zimmermann, G., Reimann, H.-J., Tauber, R., Scheffer, B.: Significance and causes of histamine release during orthotopic homologous liver transplantation in the pig. Agents and Actions *3*, 2–11 (1973)

28. Lorenz, W., Seidel, W., Doenicke, A., Tauber, R., Reimann, H.-J., Uhlig, R., Mann, G., Dormann, P., Schmal, A., Häfner, G., Hamelmann, H.: Elevated plasma histamine concentrations in surgery: Causes and clinical significance. Klin. Wschr. *52*, 419–425 (1974)

29. Lorenz, W., Reimann, H.-J., Kusche, J., Barth, H., Schmal, A., Nusime, H., Schülle, G., Froelich, R., Schmidt, J., Raabe, R.: Effects of (+)-catechin on several enzymes of histamine metabolism and on stress ulcer formation in the female rat. Naunyn-Schmiedebergs Arch. Pharmacol. Suppl. *287*, 62 (1976)

30. Lorenz, W.: Histamin H_2-Rezeptorantagonisten. Dtsch. Ärztebl. *75*, 173 (1978)

31. Lorenz, W., Doenicke, A.: Histamine release in clinical conditions. M. Sinai J. Med. *45*, 357–386 (1978)

32. Ludwig, W. M., Lipkin, M.: Biochemical and cytological alterations in gastric mucosa of guinea pigs under restraint stress. Gastroenterology *56*, 895 (1969)

33. Menguy, R., Masters, Y. F.: Effect of cortisone on mucoprotein secretion by gastric antrum of dogs: pathogenesis of steroid ulcer. Surgery *54*, 19 (1963)

34. Reimann, H.-J., Lorenz, W., Fischer, M., Frölich, R., Meyer, H.-J., Schmal, A.: Histamine and acute haemorrhagic lesions in rat gastric mucosa: prevention of stress ulcer formation by (+)-catechin, an inhibitor of specific histidine decarboxylase in vitro. Agents and Actions 7, 69–73 (1977)
35. Reimann, H.-J., Meyer, H.-J., Schmal, A., Fischer, M., Lorenz, W.: Adaptation und Kreuzadaptation an Kälte und Restraint zur Vermeidung von Streßulkusbildung bei der weiblichen Ratte. Z. phys. Med. *6*, 22–23 (1977)
36. Rosenberg, A.: Production of gastric lesions in rats by combined cold and electrostress. Amer. J. dig. Dis. *12*, 1140 (1967)
37. Schauer, A., Kunze, E., Feifel, G., Permanetter, W., Fraps, P.: Increased histidine and dopa decarboxylase activity in the rat stomach during restraint ulcer formation. Digestion *11*, 12 (1974)
38. Schumpelick, V., Rauchenberger, B.: Duodenogastraler Reflux und Streßulkus. Dtsch. med. Wschr. *101*, 1647–1649 (1976)
39. Seidel, W., Lorenz, W., Doenicke, A., Mann, G., Uhlig, R., Rohde, H.: Histaminfreisetzung beim Menschen und Streßulcuspathogenese. Z. Gastroent. *11*, 297–300 (1973)
40. Selye, H.: The alarm reaction and the diseases of adaptation. Ann. intern. Med. *29*, 403 (1948)
41. Thermann, M., Lorenz, W., Jostarndt, L.: Anaesthesist (in Vorbereitung)
42. Weber, E., Akovbiantz, A., Landolt, M., Koeltz, H. R., Nussbaumer, U., Peter, P., Blum, A. L.: Prospektive Studien über die postoperative Streßblutung. I. Epidemiologie. Dtsch. med. Wschr. *102*, 152–155 (1977)
43. Weiner, R., Altura, B. M.: Serotonin-bradykinin synergism in the mammalian capillary bed. Proc. Soc. exp. Biol. Med. (N.Y.) *124*, 494 (1967)
44. Zweifach, B. W.: The behavior of the vascular barrier during tissue injury. Bibl. anat. (Basel) *4*, 21 (1964)

Kapitel 6

Natürlicher Verlauf der Ulcuskrankheit

K. H. HOLTERMÜLLER

1. Einleitung

Die peptische Ulcuskrankheit ist eine häufige Erkrankung. Die Prävalenz wird im Mittel für das Ulcus ventriculi mit 0,86% und für das Ulcus duodeni mit 7,7% angegeben [20]. Die Incidenzrate liegt für das Ulcus ventriculi bei 0,3/1000 pro Jahr und für das Ulcus duodeni bei 2,89/1000 pro Jahr [20]. Die Häufigkeit dieser Erkrankungen macht es wahrscheinlich, daß jeder praktizierende Arzt Patienten mit einem Ulcusleiden betreuen wird. Die Kenntnis des natürlichen Krankheitsverlaufes ist die Voraussetzung für die Entscheidung, ob eine Erkrankung therapiert werden soll.

2. Verlauf der Ulcuskrankheit

2.1 „Spontanheilung"

Die Ulcuserkrankung ist charakterisiert durch die hohe Spontanheilungsquote und die Rezidivneigung. Scheurer u. Mitarb. [24] haben gezeigt, daß unter Placebo-Therapie 83,3% der Magenulcera und 73,3% der Duodenalulcera „spontan" in sechs Wochen abheilten. Die Halbwertszeit für die Abheilung betrug für das Ulcus ventriculi 1,7 Wochen und für das Ulcus duodeni 1,9 Wochen. Diese und andere Untersuchungen [5, 10, 12, 13, 18, 19, 22–24, 26] belegen übereinstimmend die große Tendenz des Ulcusleidens zur Spontanremission. Die Spontanheilungsquote schwankt in den verschiedenen geographischen Regionen außerordentlich stark. Die Heilung unter Placebo-Therapie, die in den zitierten, kontrollierten Studien immer eine Behandlung mit Antacida einschloß, wird in diesem Kapitel als Spontanheilung bezeichnet, wobei wir uns bewußt sind, daß die Begleitbehandlung mit Antacida in den verschiedenen Ländern unterschiedlich durchgeführt wird [1, 6–8, 11, 12, 18, 19, 21, 22, 25, 26]. Die Analyse der Spontanheilungsrate muß berücksichtigen, daß den Antacida ein therapeutischer Nutzen zugesprochen wird [13, 14, 23]. Da auch in neueren Studien eine Standardisierung der adjuvanten Therapie mit Antacida nicht vorgenommen wurde, können eine Reihe von Variablen, die nicht erfaßt wurden, die sogenannte Spontanheilung beeinflußt haben. Unter Berücksichtigung dieser Einschränkungen zeigt die Auswertung der Spontanheilung des Ulcus, basierend auf zahlreichen Doppelblindstudien aus verschiedenen Ländern, eine Abheilungsrate zwischen 5 und 83%. Berücksichtigt man nur die endoskopisch kontrollierten Abheilungen, so schwankt die Spontanheilungsrate des Ulcus duodeni innerhalb von 4 Wochen immerhin noch zwischen 29 und 83 % [7, 21, 24]. Die mittlere Spontanheilungsrate liegt in Deutschland, Norwegen, der Schweiz und in den Vereinigten Staaten von Amerika bei etwa 50 % [1, 10, 12, 13, 18, 19, 22, 25, 26]. In England dagegen liegt die Abheilungsrate um 20–30 % [6–8, 21]. In Deutschland und in der Schweiz konnte von verschiedenen Untersuchern an unterschiedlichen Patientengruppen eine große Tendenz zur Spontanheilung sowohl unter ambulanter wie auch unter stationärer Therapie für das Ulcus ventriculi wie auch für das Ulcus duodeni belegt werden [10, 12, 18, 19, 22, 26]. Die Konkordanz dieser Ergebnisse ist vereinbar mit der Annahme einer Heterogenität der Ulcuserkrankung, die wesentlich von geographischen Faktoren mitbestimmt wird. Auch Unterschiede in der adjuvanten Therapie und vom Gesundheitswesen abhängige Faktoren, beispielsweise eine unterschiedlich lange Wartefrist bis zur ärztlichen Untersuchung, sind denkbar.

2.2 Zeitpunkt der Komplikationen

Krause [16] und Littman [17] konnten bei einem Krankengut von stationären Ulcuspatienten nachweisen, daß nur etwa 6–7% aller Ulcuspatienten während des ersten Ulcusschubes oder während eines zunächst unkomplizierten Rezidives einer chirurgischen Behandlung zugeführt werden mußten. Diese Ergebnisse scheinen den allgemeinen Eindruck zu belegen, daß beim primär unkomplizierten Verlauf des Ulcusschubes das Auftreten von Ulcuskomplikationen selten ist. Beide Patientengruppen in den genannten Studien [16, 17] wurden jedoch über 3–6 Wochen medikamentös behandelt. Somit läßt sich aus diesen Ergebnissen nicht schließen, daß bei Ulcuspatienten eine Therapie zur Verhütung von Ulcuskomplikationen während eines primär gutartig verlaufenden Ulcusschubes überflüssig ist. Eine verbindliche Aussage über den natürlichen Verlauf des Ulcusschubes wäre erst nach Durchführung von Langzeit-Placebo-Untersuchungsreihen möglich. Eine solche Studie kann aber wegen der Risiken für den Patienten und der Verfügbarkeit wirksamer Ulcustherapeutica heute ethisch nicht mehr gerechtfertigt werden.

2.3 Rezidive

Charakteristisch für das peptische Ulcusleiden ist die Neigung zum Rezidiv. Da in den retrospektiv angelegten Untersuchungen der röntgenologische Nachweis des Rezidivulcus nicht immer geführt werden konnte, wurden folgende klinische Kriterien für die Auswertung in Tabelle 1 und 2 als vereinbar mit einem Rezidivulcus bewertet: Arbeitsunfähigkeit wegen der Ulcuserkrankung, Rehospitalisierung wegen der Ulcuserkrankung und manifeste, obere gastrointestinale Blutung. Basierend auf diesen Faktoren und der Rate röntgenologisch nachgewiesener Rezidivulcera wurde die in den beiden Tabellen angegebene Rezidivhäufigkeit ermittelt. Krause [16] verfolgte 620 Patienten mit peptischen Ulcera

Tabelle 1. Natürlicher Verlauf der Ulcuskrankheit (Ulcus ventriculi). Die in Klammern angegebenen Jahre entsprechen der Dauer der Nachuntersuchungsperiode

Autor	Zahl		Rezidive	Operationen	Mortalität
KRAUSE (25 Jahre)	247	M 134	M 67,9%	M 38,1%	M 3,7%
		W 113	W 61,9%	W 27,4%	W 8,9%
FRY (15 Jahre)	53	M 28	M 68%	M 18%	M 0%
		W 25	W 74%	W 20%	W 0%
KRAG (17–27 Jahre)	58	M 38	M 76%	M, W 22%	M, W 8%[a]
		W 20	W 50%		
LITTMAN (2 Jahre)	638	M 638	M 42%	M 11%	M 0%

[a] Die Mortalitätsrate schließt die operative Mortalität ein (M = Männlich, W = Weiblich).

Tabelle 2. Natürlicher Verlauf der Ulcuskrankheit (Ulcus duodeni). Die in Klammern angegebenen Jahre entsprechen der Dauer der Nachuntersuchungsperiode

Autor	Zahl		Rezidive	Operationen	Mortalität
KRAUSE (25 Jahre)	349	M 258	M 88,7%	M 57,4%	M 3,9%
		W 91	W 83,5%	W 53,8%	W 4,4%
FRY (15 Jahre)	212	M 176	M 45%	M 16%	M 0,4%
		W 36	W 41%	W 14%	W 0%
KRAG (17–27) Jahre)	251	M 190	M 74%	M, W 39%	M, W 8%[a]
		W 61	W 57%		

[a] Die Mortalitätsrate schließt die operative Mortalität ein (M = Männlich, W = Weiblich).

über einen Zeitraum von 25 Jahren. Davon hatten 247 ein Magengeschwür, 349 ein Zwölffingerdarmgeschwür und 24 ein Ulcus ventriculi et duodeni. Bei allen Patienten wurde unter stationären Bedingungen die zwischen 1925 und 1934 übliche konservative Ulcustherapie durchgeführt. Die Nachuntersuchung zeigte, daß die Häufigkeit eines röntgenologisch nachgewiesenen Rezidivulcus bei vorbestehendem Ulcus ventriculi bei Männern 67,9% und bei Frauen 61,9% betrug. Für das Ulcus duodeni lagen diese Zahlen bei 88,7% bzw. 83,5% (Tabelle 1 u. 2). Etwa 40% der Patienten hatten ihr erstes Rezidivulcus im ersten Jahr der Nachbeobachtung. Bei 70% der Patienten trat mindestens ein Rezidivulcus bis zum 5. Jahr der Nachbeobachtung auf. Während jedes darauffolgenden Jahres hatten immer noch 5% der verbleibenden Patienten ein Rezidivulcus [16]. Erst nach einer Beobachtungszeit von 20 Jahren fiel die Neigung zu Rezidiven bei der von Krause untersuchten Patientengruppe deutlich ab. Diese Untersuchungen belegen die hohe Rezidivneigung bei Patienten mit peptischem Ulcus, die während des ersten Ulcusschubes stationär behandelt wurden [16] (Tabelle 1 u. 2). Fry [9] untersuchte über einen Zeitraum von 15 Jahren Patienten mit einem peptischen Ulcus nach, die in einer Allgemeinpraxis gesehen wurden. Über die Beobachtungsperiode wurde die klinische Symptomatik der Patienten erfaßt und ausgewertet. Bei etwa 70% der Patienten mit Ulcus ventriculi traten innerhalb der ersten 10 Jahre klinische Symptome auf, die vereinbar waren mit einem Rezidivulcus. Bei Patienten mit Ulcus duodeni ließ sich eine Rezidivrate von 43% errechnen (Tabelle 1 u. 2). Nach 10 Jahren waren 90% der Patienten, die während des ersten Ulcusschubes ambulant behandelt wurden, beschwerdefrei. Neben diesen Untersuchungen belegt auch die Langzeitbeobachtung von Krag [15] die hohe Neigung zu Rezidivulcera beim peptischen Ulcusleiden (Tabelle 1 u. 2). Die einzige, größere, bisher publizierte prospektive Untersuchung zur Feststellung des natürlichen Krankheitsablaufes [17], die 638 Patienten mit einem Ulcus ventriculi einschloß, die alle über drei Wochen stationär behandelt wurden, zeigte eine röntgenologisch nachgewiesene Rezidivrate von 42% (Tabelle 1). Mehr als die Hälfte dieser Rezidivulcera trat bereits in den ersten sechs Monaten der zweijährigen Nachuntersuchungsperiode auf.

Sowohl die retrospektiven als auch die prospektiven Untersuchungen belegen ein wesentliches Charakteristikum des peptischen Ulcusleidens, seine hohe Rezidivneigung. Erste endoskopische Untersuchungen zur Rezidivneigung des peptischen Ulcus zeigen eine Häufigkeit von 83%, wobei ein Viertel der Rezidivulcera keine oder kaum Symptome verursacht hatte [3]. Wie häufig schmerzlose Rezidivulcera sind, wird erst die Analyse zahlreicher noch nicht abgeschlossener, prospektiver Studien zum Langzeitverlauf der peptischen Ulcuserkrankung zeigen müssen. Es

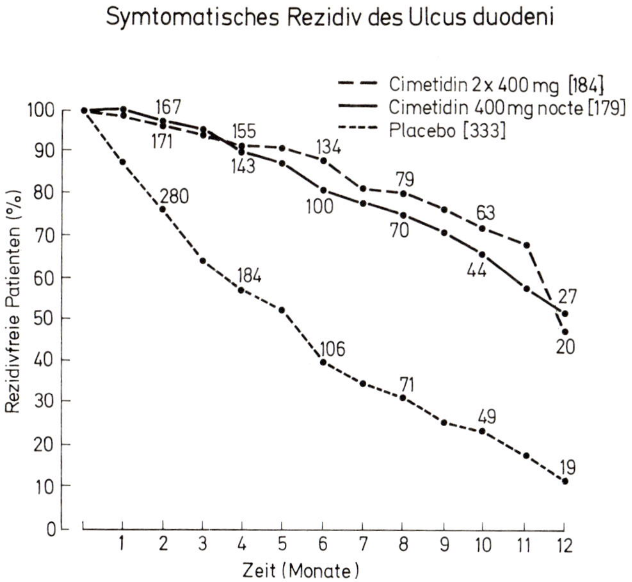

Abb. 1. Symptomatisches Rezidiv nach einem endoskopisch verifrierten und vollständig abgeheilten Ulcus duodeni. Sammelstatistik der prospektiven Studien mit Cimetiden und Placebo (Proc. Westminster Hospital Symposium on Cimetidine [Burland et al. (Eds.), 1978])

wird interessant sein, auch hier zu prüfen, ob sich wiederum geographische Unterschiede auch in der Häufigkeit des Auftretens von Rezidivulcera manifestieren. Solche Unterschiede würden ebenfalls wiederum die Annahme der Heterogenität der Ulcuserkrankung, die von geographischen Faktoren wesentlich mitbestimmt wird, bestätigen.

Von besonderer Bedeutung ist weiterhin, daß 11% und bis zu 38%, im Mittel 22%, der Patienten mit gastrischem Ulcus wegen des Versagens der medikamentösen Therapie operiert werden mußten. Beim Ulcus duodeni lagen diese Zahlen je nach den verschiedenen Untersuchern zwischen 14 und 57%, im Mittel bei 39% (Tabelle 1 u. 2). Die Mortalität der Ulcuserkrankung einschließlich der operativen Mortalität schwankte in den verschiedenen Untersuchungen zwischen 0 bzw. 8,9% bei Patienten mit Ulcus ventriculi und zwischen 0 und 8% bei Patienten mit Ulcus duodeni (Tabelle 1 u. 2, s. a. Abschnitt 3).

Retrospektive wie prospektive Untersuchungen des natürlichen Krankheitsverlaufes belegen, daß die peptische Ulcuserkrankung einen langfristigen Verlauf von mindestens 10–15 Jahren nimmt. Etwa 70% aller Patienten erkranken mindestens einmal an einem Rezidivulcus. Bei 39%

der Patienten mit Ulcus duodeni und bei 22% der Patienten mit Ulcus ventriculi wurde eine Operation wegen eines Versagens der medikamentösen Therapie notwendig [15].

3. Ulcuskrankheit als Todesursache

Neuere epidemiologische Untersuchungen aus Kopenhagen [4] haben gezeigt, daß bei 11% der Patienten mit peptischem Ulcus die Ulcuskrankheit die primäre Todesursache war (Tabelle 3). Im Gegensatz dazu war die Ulcuserkrankung nur bei 0,7% der Gesamtbevölkerung die Todesursache. 50% der ulcusspezifischen Todesfälle traten nach chirurgischer Behandlung im Zusammenhang mit Komplikationen der Ulcuserkrankung oder nach elektiven Operationen wegen Versagens der medikamentösen Therapie ein. Die chirurgische Behandlung bestand bei allen Patienten in einer Magenresektion. Diese Zahlen unterstreichen die Notwendigkeit einer wirksamen, medikamentösen Behandlung des peptischen Ulcusleidens, um die Letalität zu senken.

4. Sozioökonomische Bedeutung der Ulcuskrankheit

Bei einer Prävalenz von 10/1000 pro Jahr und 6 Todesfällen pro 100,000 pro Jahr muß die Ulcuserkrankung erhebliche sozioökonomische Rückwirkungen haben. Die wirtschaftlichen Kosten einer Erkrankung lassen sich an drei Parametern ablesen: Minderung des Sozialproduktes durch Todesfälle und durch Arbeitsausfall sowie Belastung der Volkswirtschaft

Tabelle 3. Zwischen 1963–1972 verstarben in Kopenhagen von 1905 Patienten mit peptischem Ulcus 235 Patienten. Bei 26 Patienten (=11%) war die Ulcuserkrankung die unmittelbare Todesursache [abgeändert nach BONNEVIE, O., Gastroenterology **73**, 1000–1004 (1977)]

Klinisches Bild	Gesamtzahl	Ulcus ventriculi	Ulcus duodeni	Ulcus ventriculi et duodeni
Perforation	5	1	2	2
Starke Blutung	8	0	8	0
Postoperative Komplikationen nach elektiver Chirurgie	9	2	6	1
Magenausgangsstenose/ Emaciation	4	2	2	0
Summe	26	5	18	3

durch Ausgaben für die medizinische Versorgung der Patienten. Blumenthal [2] errechnete für 1963 einen wirtschaftlichen Verlust von einer Milliarde Dollar in den Vereinigten Staaten durch die Ulcuserkrankung. Etwa 80% dieser Summe entfielen je zur Hälfte auf volkswirtschaftliche Verluste, die durch Todesfälle oder Arbeitsunfähigkeit bedingt waren. Der Rest wurde durch die Kosten für die medizinische Versorgung der Patienten verursacht. Die gastrointestinalen Erkrankungen verursachten insgesamt 8,1% der gesamtwirtschaftlichen Kosten, die durch Erkrankungen ganz allgemein hervorgerufen wurden. Mit 13% der durch Erkrankungen des Verdauungssystems verursachten Kosten nahm das peptische Ulcusleiden als heilbare Erkrankung einen erheblichen Anteil am gesamtwirtschaftlichen Verlust ein, der durch *eine* Erkrankung hervorgerufen wurde.

5. Schlußfolgerungen

Die peptische Ulcuserkrankung ist eine chronische Erkrankung mit hoher Rezidivneigung. Etwa 22% der Patienten mit Ulcus ventriculi und 39% der Patienten mit Ulcus duodeni müssen wegen Versagens der medikamentösen Therapie operiert werden. Bei 11% der Ulcuspatienten ist die Ulcuserkrankung die primäre Todesursache. Die Kenntnis des natürlichen Krankheitsverlaufes und die große sozioökonomische Bedeutung der Ulcuserkrankung belegen die Notwendigkeit einer wirksamen, medikamentösen Therapie des peptischen Ulcusleidens.

Literatur

1. Binder, H. J., Cocco, A., Crossley, R. J., Finkelstein, W., Front, R., Friedman, G., Groarke, J., Hughes, W., Johnson, A. F., McGuigan, J. E., Summers, R., Vlahcevic, R., Wilson, E. C., Winship, D. H.: Cimetidine in the treatment of duodenal ulcer. A multicenter double blind study. Gastroenterology *74*, 380–388 (1978)
2. Blumenthal, I. S.: Digestive disease as a national problem. III. Social cost of peptic ulcer. Gastroenterology *54*, 86–93 (1968)
3. Bodemar, G., Walan, A.: Maintenance treatment of recurrent peptic ulcer by cimetidine. Lancet *1978 I*, 403–407
4. Bonnevie, O.: Causes of death in duodenal and gastric ulcer. Gastroenterology *73*, 1000–1004 (1977)
5. Bowers, J., Forbes, J., Freston, J.: Effect of nighttime anisotropine methyl bromide (AMB) on duodenal ulcer (DU) healing: a controlled trial. Gastroenterology *72*, 1032 (1977) (abstract)
6. Davies, W. A., Reed, P. I.: Controlled trial of Duogastrone in duodenal ulcer. Gut *18*, 78–83 (1977)
7. Doll, R., Hill, I. D., Hutton, C., Underwood, D. J.: Clinical trial of a triterpenoid liquorice compound in gastric and duodenal ulcer. Lancet *1962 II*, 793–796

8. Doll, R., Hill, I. D., Hutton, F. C.: Treatment of gastric ulcer with carbenoxolone sodium and oestrogens. Gut *6*, 19–24 (1965)
9. Fry, J.: Peptic ulcer: A profile. Brit. med. J. *1964 II*, 809–812
10. Gheorghiu, Th., Frotz, H., Dole, A.: The therapeutic effect of carbenoxolone in duodenal ulcer. Preliminary analysis of a multi-centre double-blind trial. Fourth Symposion on Carbenoxolone, Mexico, pp. 257–265. London: Butterworth 1975
11. Gillespie, G., Gray, G. R., Smith, I. S., Mackenzie, I., Crean, G. P.: Short-term and maintenance cimetidine treatment in severe duodenal ulceration. In: Cimetidine. Burland, W. L., Simkins, M. A. (eds.), pp. 240–247. Amsterdam, Oxford: Excerpta Media 1977
12. Hampel, K. E., Billich, C., Dannenmeier, H. D., Fintelmann, V., Fischer, R., Schmid, E., Treske, U., Walz, A.: Therapie des Ulcus ventriculi et duodeni mit Carbenoxolon-Natrium (Doppelblindversuch). Münch. med. Wschr. *114*, 925–929 (1972)
13. Hollander, D., Harlan, J.: Antacids vs Placebo in peptic ulcer therapy. J. Amer. med. Ass. *226*, 1181–1185 (1973)
14. Ippoliti, A. F., Sturdevant, R. A. L., Isenberg, J. I., Binder, M., Camacho, R., Cano, R., Cooney, C., Kline, M. M., Koretz, R. L., Meyer, J. H., Samloff, I. M., Schwabe, A. D., Strom, E. A., Valenzuela, J. E., Wintroub, R. H.: Cimetidine versus intensive Antacid therapy for duodenal ulcer. A multicentre trial. Gastroenterology *74*, 393–395 (1978)
15. Krag, E.: Long-term prognosis in medically treated peptic ulcer. Acta med. scand. *180*, 657–670 (1966)
16. Krause, U.: Long term results of medical and surgical treatment of peptic ulcer. Acta chir. scand. Supplementum *310*, 1–111 (1963)
17. Littman, A.: The veterans administration cooperative study on gastric ulcer. Gastroenterology *61*, 567–654 (1971)
18. Ludwig, H.: Behandlung von Ulcus ventriculi und Ulcus duodeni mit LS 519 – eine Doppelblindstudie. Therapiewoche *27*, 1664–1670 (1977)
19. Malchow, H., Sewing, K. F., Albinus, M., Horn, B., Schomerus, H., Dölle, W.: Cimetidin in der stationären Behandlung des peptischen Ulcus. I. Wirkung auf die Heilung des Ulcus duodeni. Dtsch. med. Wschr. *103*, 149–152 (1978)
20. Monson, R. R., MacMahon, B.: Peptic ulcer in Massachusetts physicians. New Engl. J. Med. *281*, 11–15 (1969)
21. Multicentre Trial: The effect of cimetidine on duodenal ulceration. In: Cimetidine. Burland, W. L., Simkins, M. A. (eds.), pp. 260–271. Amsterdam, Oxford: Excerpta Medica 1977
22. Peter, P., Gonvers, J. J., Pelloni, S., Weber, K., Sonnenberg, A., Strohmeyer, G., Hofstetter, J. R., Blum, A. L.: Cimetidine in the treatment of duodenal ulcer. In: International symposium on histamine-H_2-receptor antagonists. Creutzfeldt, W. (ed.), pp. 190–199. Amsterdam, Oxford: Excerpta Medica 1978
23. Peterson, W. L., Sturdevant, R. A. L., Frankl, H. D., Richardson, C. T., Isenberg, J. I., Elashoff, J. D., Sones, J. Q., Gross, R. A., McCallum, R. W., Fordtran, J. W.: Healing of duodenal ulcer with an antacid regimen. New Engl. J. Med. *297*, 341–345 (1977)
24. Scheurer, U., Witzel, L., Halter, F., Keller, H. M., Huber, R., Galeazzi, R.: Gastric and duodenal ulcer healing and placebo treatment. Gastroenterology *72*, 838–841 (1977)
25. Semb, L. S., Berstad, A., Myren, J., Foss, J. Chr., Carlsen, E., Kruse-Jensen, A.: A double blind multicentre comparative study of cimetidine and placebo in short-term treatment of active duodenal ulceration. In: Cimetidine. Burland, W. L., Simkins, M. A. (eds.), pp. 248–253. Amsterdam, Oxford: Excerpta Medica 1977
26. Sewing, K. F., Malchow, H., Albinus, M., Horn, B., Schomerus, H., Dölle, W.: Cimetidin in der stationären Behandlung des peptischen Ulkus. II. Doppelblindstudie bei Ulcus ventriculi. Dtsch. med. Wschr. *103*, 152–154 (1978)

Kapitel 7

Konsequenzen

A. L. Blum und J. R. Siewert

Der Satz „ohne Säure kein Ulcus" erscheint aus folgendem Grund von besonderem Interesse: Die Ulcusforschung ist zu lange dadurch aufgehalten worden, den Satz in sein Gegenteil zu verkehren: „Zuviel Säure führt zum Ulcus." Eine normale Säuremenge kann für eine pathologisch veränderte Schleimhaut ebenso schädlich sein, wie ein Übermaß an Säure für eine primär gesunde. Daraus ergibt sich, daß eine säurepuffernde oder säuresekretionshemmende Therapie bei jeder Ulcusart gleichermaßen angezeigt ist, ob nun eine Hypersekretion besteht oder nicht. Anzufügen wäre noch, daß der Begriff Hypersekretion zu den am meisten mißbrauchten Ausdrücken der Gastroenterologie gehört. Eine verbindliche Definition existiert nicht.

Abgesehen von den Prinzipien „Säurehemmung" bzw. „Neutralisation" führen Ulcuspathogenese und Ulcustherapie je ein Eigenleben. Von den zahlreichen anderen postulierten pathogenetischen Prinzipien hat keines eine eindeutige therapeutische Relevanz erlangt. Von den nicht am Säuremechanismus angreifenden therapeutischen Prinzipien wie beispielsweise Carbenoxolon-Na und Wismut ist keines in seiner Wirkung eindeutig geklärt. Angesichts der vielen tausend Publikationen kann diese Diskrepanz nur bedeuten, daß die Wahrheit entweder kompliziert ist oder an einem Ort liegt, wo man sie bisher nicht gesucht hat.

Schade, daß man sich angesichts der geringen praktischen Konsequenz pathogenetischer Überlegungen nicht schon frühzeitig mit Studien über den natürlichen Krankheitsverlauf befaßt hat. Falls der Therapeut im Einzelfall die Prognose bezüglich Abheilung des Schubes, Neigung zu Komplikationen und Rezidiven abschätzen kann, ist dies für seine therapeutische Entscheidung mindestens ebenso wichtig wie die Kenntnis der Pathophysiologie.

Prinzipien der konservativen Therapie

Kapitel 8

Problemstellung

A. L. Blum und J. R. Siewert

Je besser die Prognose einer Erkrankung, desto wirkungsvoller und nebenwirkungsfreier muß ein Medikament sein, damit es für eine Behandlung in Frage kommt. Von untergeordneter Bedeutung ist die Kenntnis des Wirkungsmechanismus eines Medikamentes. Sie ist bestenfalls für den Therapeuten beruhigend, keinesfalls aber für seine Entscheidung ausschlaggebend. Nach diesen Grundsätzen sind die folgenden Kapitel über Prinzipien der konservativen Therapie ausgerichtet. Wir bekennen uns dabei ausdrücklich zur randomisierten kontrollierten Studie, deren Resultate sich zwar nicht immer auf die klinische Praxis übertragen lassen, deren Fehlen jedoch eine Kenntnis der Wirksamkeit einer Behandlung der Ulcuskrankheit verunmöglicht. Die Effektivität einer Therapie wird von der Indikationsstellung entscheidend geprägt. Trotzdem erscheint es wichtig, die einzelnen konservativen therapeutischen Prinzipien zunächst losgelöst von Fragen der Indikationsstellung zu prüfen, wie dies im folgenden geschieht.

Kapitel 9

Allgemeine Maßnahmen

K. Ewe

1. Mythen, Glaubenssätze, Gebote

Allgemeine Maßnahmen beim Gastroduodenalulcus sind für den Arzt und besonders auch für den Patienten ein so fester Bestandteil der Ulcustherapie, daß sie kaum noch in Frage gestellt werden. Bestimmte Diäten gelten als günstig, andere als schädlich. Eine schädliche Wirkung wird ferner manchen Drogen, Genußmitteln und psychischen Faktoren wie dem Streß und seelischen Belastungen zugeschrieben. Viele dieser Anschauungen beruhen auf alten Überlieferungen, Einzelbeobachtungen und auch auf unbewiesenen Zusammenhängen. Sollte einmal ein solches allgemein akzeptiertes Urteil durch kontrollierte Studien widerlegt werden, ist es sehr schwierig, diese Vorurteile zu revidieren.

1.1 Ursprung der überlieferten Vorstellungen

Die Wurzeln dieser Mythen und Glaubenssätze reichen weit zurück (zitiert nach [41]). Celsus [15] schrieb im 1. nachchristlichen Jahrhundert über die Magendiät: „Wenn der Magen mit einem Geschwür behaftet ist … soll leichte und gleitfähige Nahrung verwendet werden, alles Scharfe und Saure soll man meiden.“

Diese Lehren wurden von den Mönchsschulen des frühen Mittelalters übernommen, und Aeginata [1] schreibt Ende des 6. Jahrhunderts ähnliches wie Celsus vor ihm. Die Erben und Bewahrer dieses Wissensschatzes ist die arabische Schule des 10. bis 12. Jahrhunderts, und ihr bekanntester Repräsentant, Avicenna [2], empfiehlt, den Magen zu schonen: „Die bloße Nahrungsaufnahme ist eine Belastung der Verdauungsfähigkeit, deswegen bedeutet ein Entzug von gewissen Mengen von Nahrung eine entsprechende Erleichterung.“

Bereits Hunter [30] empfahl 1784 bei Patienten mit schwachem Magen häufige kleine Mengen von Milch.
Im letzten Jahrhundert erfreute sich die Milch besonderer Beliebtheit in der Behandlung von peptischen Ulcera, und 1915 führte Sippy [58] sein Schema mit häufigen kleinen Milchgaben zum Binden von Magensäure ein. Diese Diät wurde wenig später von Hurst u. Steward [31] um Sahne und Pürree erweitert, und noch 1963 empfiehlt Bockus [9] in seinem Lehrbuch für Gastroenterologie dieses Vorgehen.
In Deutschland war die allgemein anerkannte Ulcusbehandlung zum Anfang des 20. Jahrhunderts die Leubesche Hungerkur. 1901 führte Lenharts [40] das Konzept der häufigen kleinen Mahlzeiten ein, für das er 1904 einige Daten vorlegte. Es handelte sich jedoch um Fälle mit Hämatemesis und Melaena, das Röntgenverfahren war noch nicht erfunden. Weitere Namen, die sich mit der diätetischen Ulcusbehandlung verbinden, sind die von Katsch und von Kalk [33].

1.2 Die „10 Gebote"

Die allgemeinen Maßnahmen, die es jetzt zu besprechen gilt, stehen in der Nähe der Mythen, der Dogmen und der Glaubenssätze. Die wichtigsten Punkte seien deshalb in Anlehnung an das Alte Testament in Form von 10 Geboten aufgeführt (Tabelle 1). In der Besprechung werden jeweils einige Gebote zusammengefaßt: Diätetische Gebote [1, 2], diätetische Verbote [3–5], Meiden von Noxen [6, 7], Berücksichtigung psychischer Faktoren [8–10].

Tabelle 1. Allgemeine Maßnahmen bei Gastro-Duodenalulcus. Die 10 Gebote

1. Du sollst viele kleine Mahlzeiten zu dir nehmen
2. Du sollst reichlich Milch und Sahne trinken
3. Du sollst nicht begehren Pfeffer, Paprika und alles, was würzt, sondern eine blande Diät einhalten
4. Du sollst keinen Kaffee trinken
5. Du sollst den Alkohol meiden
6. Du sollst nicht rauchen
7. Du sollst vermeiden Corticosteroide, Salicylate, Indometacin, Phenylbutazon und alles, was als ulcerogen gilt
8. Du sollst dich nicht ärgern, ängstigen oder erregen
9. Du sollst den Streß meiden
10. Du sollst dich einer vierwöchigen stationären Ulcuskur unterziehen

Die weit verbreiteten allgemeinen Maßnahmen beim peptischen Ulcus, wie sie in den 10 Geboten zusammengefaßt sind, bedeuten eine große Zumutung für den Patienten: Sie sind schwierig durchzuführen, verlangen mannigfaltige Opfer, bedeuten einen Verlust an Lebensqualität und beinhalten ein soziales Handikap. Dies mag in Kauf genommen werden, wenn derlei Maßnahmen einen sicheren Effekt und Heilung des Ulcus und Besserung der Beschwerde haben, sie sind aber unzumutbar, wenn ihre Effizienz nicht nachweisbar ist.
Es ist das Ziel dieses Beitrages, die Effizienz allgemeiner Maßnahmen bei der Behandlung des peptischen Ulcus kritisch zu untersuchen und eine Antwort zu finden, die Erwiesenes berücksichtigt, Widerlegtes verurteilt und Unsicheres pragmatisch ordnet.

2. Diätetische Empfehlungen

Das Konzept, das der Diättherapie beim Ulcus zugrunde liegt, umfaßt zum einen das Puffern der Magensäure und damit des aggressiven Prinzips und soll zum anderen die Stimulation von Magensaft möglichst vermeiden.

2.1 Puffern von Magensäure

Das Puffern von Magensäure durch Nahrungsmittel, insbesondere Eiweiß, ist seit langem bekannt und erwiesen (Abb. 1–3).
Besonders der Milch wurde ein hoher Stellenwert in der Pufferkapazität wegen ihrer flüssigen Konsistenz mit der Möglichkeit der Aufnahme vieler kleiner, über den Tag verteilter Portionen zugeschrieben. Auf diesem Konzept beruht die bereits 1915 von Sippy [58] eingeführte Diät, die dann später zu dem erweitert wurde, was auch heute noch vielerorts als Basis der Ulcustherapie gilt.
Bereits kontrollierte Studien aus dem Jahre 1939 [39, 48] widerlegen das Konzept der höheren Pufferkapazität häufiger Milchmahlzeiten, bei dem dieses Therapieschema nicht etwa besser, sondern eher schlechter abschnitt als weniger häufige oder drei normale Mahlzeiten täglich. In neuerer Zeit konnte wahrscheinlich gemacht werden, daß der Calciumgehalt der Milch für eine höhere reaktive Säurebildung verantwortlich ist, da bei calciumarmer Milch, zumindest bei Normalpersonen, dieser Effekt nicht beobachtet wurde (Abb. 4).
In Abb. 1 u. 2 ist deutlich erkennbar, daß die Pufferkapazität von Milch auch in vielen kleinen Portionen über den Tag verteilt drei normalen Mahlzeiten unterlegen ist. Die Pufferkapazität verschieden strenger Ma-

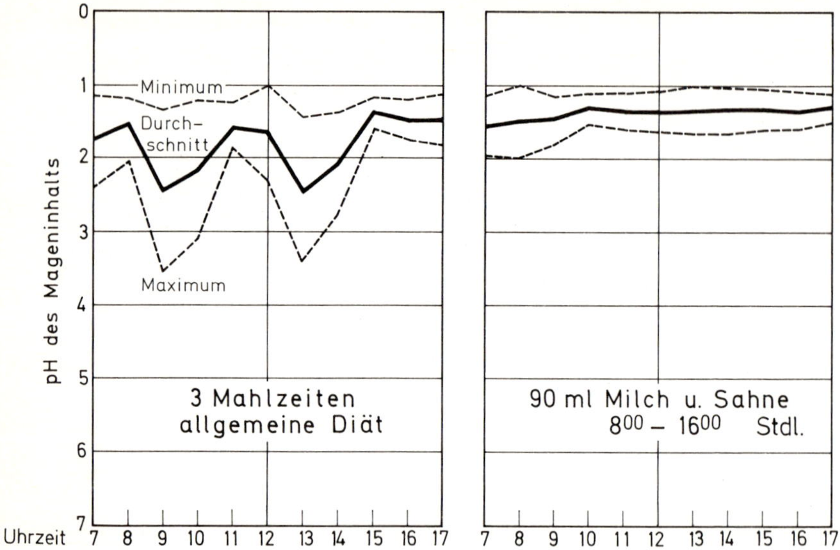

Abb. 1. Die Wirkung einer allgemeinen Diät (17 Untersuchungen) und von Milch und Sahne (20 Untersuchungen) auf den pH des Mageninhaltes (nach Kirsner u. Palmer [34])

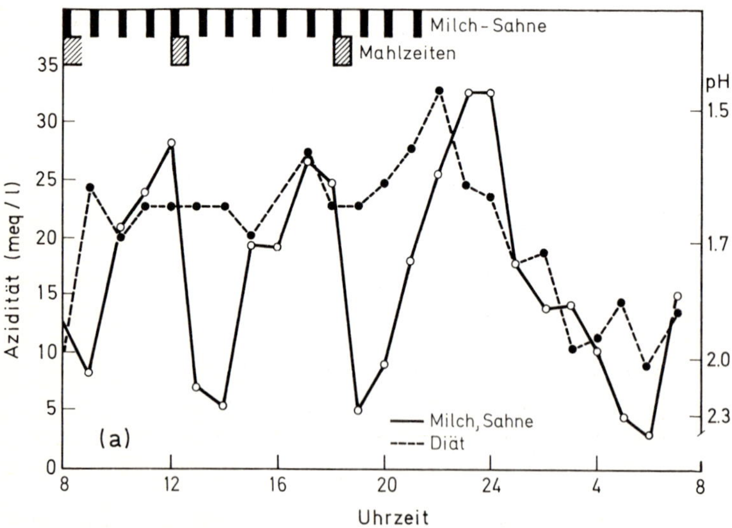

Abb. 2. Einfluß von stündlicher Gabe von Milch und Sahne und von drei Hauptmahlzeiten auf die Magenazidität (nach Bingle u. Lennard-Jones [5])

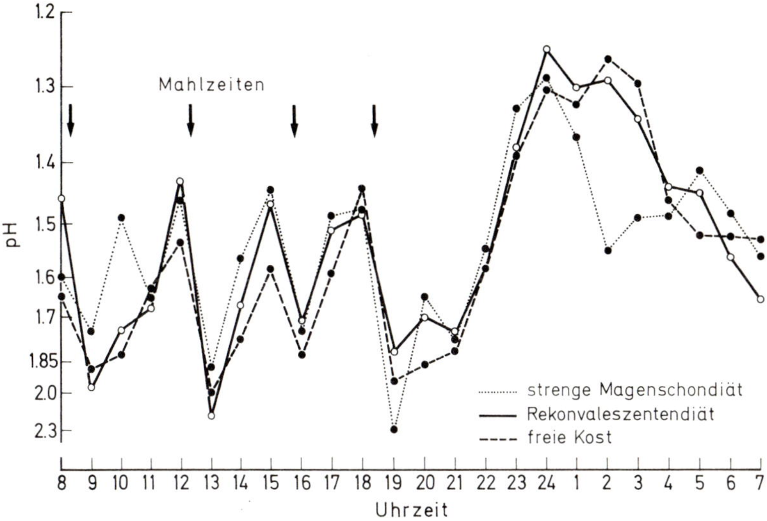

Abb. 3. Durchschnittliche Säurewerte zu verschiedenen Tageszeiten unter normaler Diät und „Magenschonkost" (nach Lennard-Jones u. Barbouris [41])

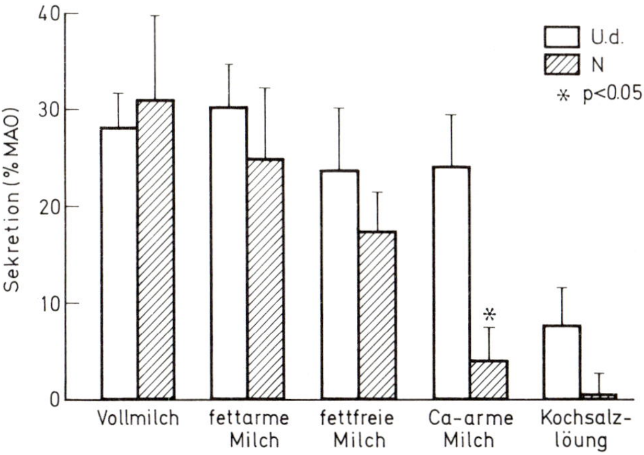

Abb. 4. Einfluß von verschiedenen Milchformen (Vollmilch, fettarme, fettfreie und calciumarme Milch) auf die Säurebildung bei Normalpersonen (N) und Patienten mit Ulcus duodeni (U.d.) [Prozent der Säurestimulation durch Milch verglichen mit der maximal stimulierten Säureproduktion (MAO)] (nach Ippoliti et al. [32])

Tabelle 2. (Un-)Sinn der Verwendung bestimmter Hauptnahrungsmittel in der Ulcustherapie

Calorienträger	Zur Ulcustherapie empfohlene Nahrungsmittel	Für Ulcustherapie		Ergebnisse klinischer Studien
		günstige Eigenschaften	ungünstige Eigenschaften	
Eiweiß	Milch	Puffer	Säurelocker	Wirkungslos
	Ca-arme Milch	Puffer	Säurelocker (geringer als mit Vollmilch) Preis, Geschmack	Keine Studien
	„Blande" Fleischsorten (Geflügel, Fisch)	Puffer	Säurelocker	Wirkungslos
Fett	Sahne, Olivenöl	Verzögern Magenentleerung, verlängern dadurch die Kontaktzeit der Puffer; keine Säurelocker	keine Pufferwirkung	Wirkungslos
Kohlenhydrate	Weißbrot	Schwache Säurelocker	Keine Pufferwirkung	Wahrscheinlich wirkungslos

gendiäten war nicht größer als die einer Normalkost (Abb. 3). Tabelle 2 verdeutlicht, daß die Verwendung bestimmter Nahrungsmittel in der Ulcustherapie nicht sinnvoll ist.

2.2 Bedeutung bei der Abheilung von Ulcera

Die Bedeutung der Diät bei der Abheilung von Ulcera entsprach in etwa den Ergebnissen, die die Säurebindung betreffen: Es konnte auch hier kein Unterschied in der Heilungsrate und in der Schmerzdauer zwischen Patienten gefunden werden, die häufige kleine Mahlzeiten mit viel Milch zu sich nahmen und solchen, die eine normale Krankenhauskost bekamen [13, 39, 62].

Nach diesen Überlegungen nimmt es nicht wunder, daß verschiedene Autoren insbesondere bei Ulcus duodeni, das mit einer gesteigerten Säurebildung nach den Mahlzeiten einhergeht [25], nur drei Mahlzeiten am Tag empfehlen. Insbesondere sollte die Spätmahlzeit vor dem Zubettgehen vermieden werden, da beispielsweise eine Mahlzeit um 22 Uhr von hohen Säurewerten bis nachts um 2 Uhr gefolgt ist [47, 63].

Es ist andererseits jedoch nicht unlogisch, einem Patienten beim Auftreten von Nüchternschmerz zwischen den Mahlzeiten zu erlauben, eine Kleinigkeit zu sich zu nehmen, falls man in diesem Falle nicht Antacida empfehlen möchte. Eine Spätmahlzeit jedoch ist aus den bereits erwähnten Erwägungen ungünstig und sollte vermieden werden.
Trotz dieser Befunde und Erwägungen sieht die Praxis anders aus. Die Ulcusdiät und die Milch erfreut sich in der Behandlung von Ulcera nach wie vor großer Beliebtheit. Eine Umfrage bei Diätassistentinnen von 326 Krankenhäusern in den USA ergab, daß 55% Milch als wesentliches Therapeuticum beim peptischen Ulcus einsetzten und in 54% mehr als 6 Mahlzeiten gegeben wurden, wobei immer eine zur Bettgehzeit verabreicht wurde [63].

Abschließende Betrachtung über Abschnitt 2
Milch sollte in der Ulcusbehandlung keinen bevorzugten Platz einnehmen. Viele kleine Mahlzeiten haben keinen Einfluß auf den Ulcusverlauf. Zwischenmahlzeiten bei Auftreten von Nüchternschmerz sind jedoch vertretbar, wenn man nicht vorzieht, Antacida zu geben, welche dann ca. 1 Std., evtl. auch 3 Std., nach dem Essen genommen werden sollten [25]. Eine Spätmahlzeit zur Bettgehzeit sollte jedoch vermieden werden.

3. Diätetische Restriktionen

Neben den Puffereigenschaften sollte die Diät eines Ulcuskranken nach allgemeiner Auffassung die Magensekretion möglichst wenig stimulieren, sie soll die Magenschleimhaut nicht „irritieren“. Dies ist das Rationale, das der blanden Diät, dem Verbot von Gewürzen, Kaffee und Alkohol zugrunde liegt.

3.1 Blande Diät, Meiden von Gewürzen

Es gibt keinen sicheren Beweis dafür, daß *Gewürze*, ob in geringen oder in großen Mengen in den Magen gebracht oder im Mund gehalten, die Säureproduktion stimulieren [56]. Der Nachweis einer Säurestimulation durch verschiedene Gewürze [35] konnte später nicht reproduziert werden [53]. Der Genuß von großen Mengen an Gewürzen änderte die Heilungsrate von peptischen Ulcera nicht [57].
Das Eliminieren von Gewürzen zusammen mit blähenden, gebackenen oder gerösteten Bestandteilen ist das wesentliche Prinzip der „*blanden Diät*“. Ohne Gewürze und Röstprodukte handelt es sich also um eine monotone, geschmacklose und einseitige Diät. Auch für die blande Diät lassen sich keinerlei Beweise für ihre heilende oder prophylaktische Wir-

kung beim Gastroduodenalulcus erbringen, nicht einmal die Säurebildung wird verringert (Abb. 3).
In zwei kontrollierten Studien [19, 39] schnitten die Patienten, die eine normale oder fast normale Kost bekamen, hinsichtlich der Abheilung der Ulcera eher besser ab als die mit blander Diät. Die einjährige Fortführung der blanden Diät änderte die Rezidivrate nicht [19, 38].
Trotzdem wird dieses therapeutische Prinzip ganz allgemein weitergeschleppt, so tief verwurzelt ist es. Patienten aus der oben angeführten Studie [39] zweifelten zunächst an der Fachkenntnis des Untersuchers, als sie statt der erwarteten und gewohnten diätetischen Einschränkungen eine praktisch normale Kost erhielten. In der bereits zitierten Arbeit über die Diäten an 326 amerikanischen Krankenhäusern [63] führten 250, d.h. 77%, eine blande Diät für Ulcuspatienten, die meisten von ihnen (73%) unterschieden noch drei bis vier Grade von „Blandheit".

3.2 Kaffee

Ähnlich unbewiesen wie die ungünstige Wirkung einer Normalkost auf den Ulcusverlauf ist auch die schädliche Wirkung von Kaffee und Alkohol.

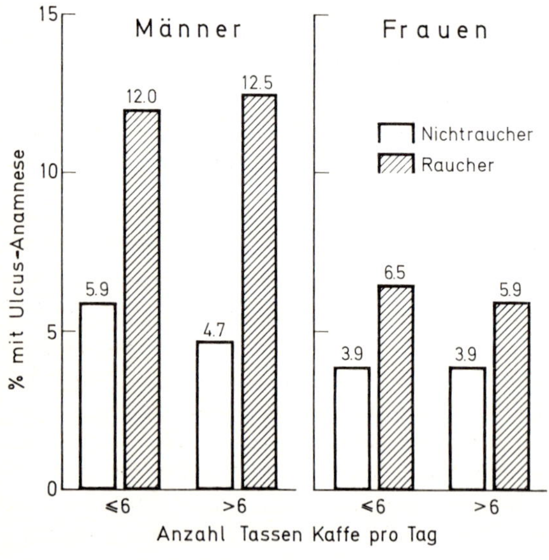

Abb. 5. Ulcusanamnese in Abhängigkeit vom Zigarettenrauchen und vom Kaffeekonsum (nach Friedman et al. [24])

Beide Substanzen sind schwache Säurelocker, die jedoch bei weitem nicht zu einer maximalen oder fast maximalen Säurestimulation führen, wie es eine normale Mahlzeit tut. Sie sind als Säurestimulantien bei der Magensäureanalyse daher längst verlassen worden.
Beim *Kaffee* wird die Säurestimulation offenbar nicht nur durch das Coffein, sondern auch durch die Röstprodukte hervorgerufen: Die Magensäureproduktion stieg sowohl nach Instillieren von Kaffee, coffeinfreiem Kaffee wie auch Coffein an, der Gastrinspiegel aber nur nach Kaffee mit und ohne Coffein, während Coffein selbst die Gastrinwerte nicht beeinflußte [10].
In einer großen epidemiologischen Studie über fast 40,000 Personen untersuchten Friedman et al. [24] den Konsum an Kaffee, ferner auch Alkohol und Rauchen bei 2597 Patienten mit Ulcusanamnese aus diesem Kollektiv (Abb. 5). Im Gegensatz zu der Prävalenz der Raucher für peptische Ulcera (s. u.) bestand zwischen hohem und niedrigem Kaffeekonsum und Ulcus kein Zusammenhang. Es ist keine Arbeit darüber bekannt, daß Coffein oder Kaffee ulcerogen wirkt oder die Ulcusheilung verzögert.

3.3 Alkohol

Alkohol, in großen Mengen genossen, verursacht eine akute Gastritis und Schleimhauterosionen. Alkohol bricht im Gegensatz zu Coffein die Mucosaschranke und führt zum vermehrten Austreten von Na^+ und Rückstrom von H^+ (Abb. 6) [27]. Der Nachweis, daß Alkohol ulcerogen wirkt oder die Ulcusheilung verzögert, steht jedoch aus. Die Prävalenz von peptischen Ulcera in der epidemiologischen Studie von Friedman [24] war jedenfalls unabhängig vom Alkoholkonsum (Abb. 7), bei den Männern fiel sie sogar mit zunehmendem Alkoholgenuß.

Abschließende Betrachtung über Abschnitt 3

Der Wert einer gewürzarmen oder blanden Diät auf die Abheilung oder Rezidivprophylaxe von Ulcera ist nicht erwiesen, die wenigen kontrollierten Studien zu diesem Thema weisen eher in die entgegengesetzte Richtung. Es ist daher nicht gerechtfertigt, dem Ulcuspatienten strenge diätetische Restriktionen, Gebote oder Verbote aufzuerlegen.
Da aber bei vielen Ulcuspatienten eine Erwartungshaltung besteht, sollte man auf die individuellen Unverträglichkeiten eingehen, z. B. in Form des „Haftertricks[1]“: In der Anamnese werden die individuellen Nahrungsmittelunverträglichkeiten erfragt und nach Abschluß der Un-

---

[1] Ernst Hafter: Schweizer Gastroenterologe.

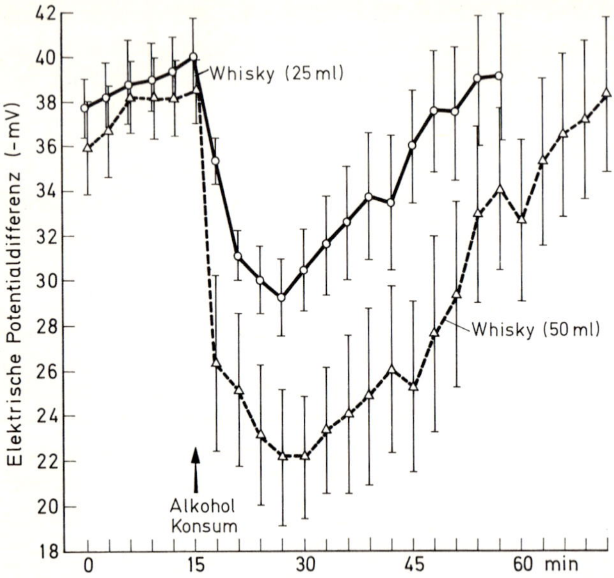

Abb.6. Einfluß von Alkohol auf die elektrische Potentialdifferenz (PD) der menschlichen Magenschleimhaut unter dem Einfluß von Alkohol (nach Geal et al. [27])

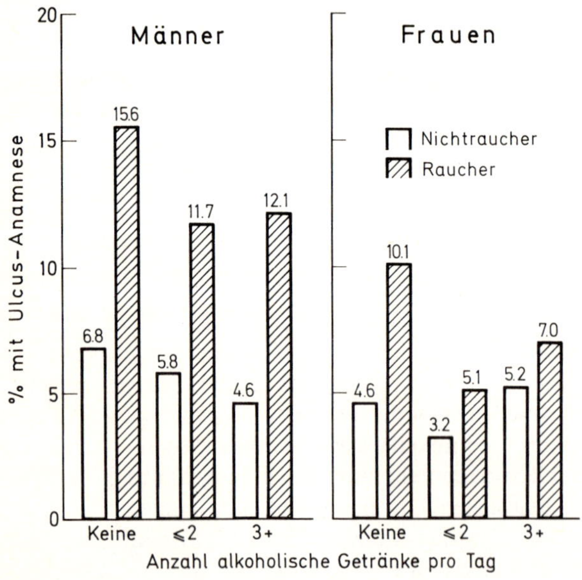

Abb. 7. Ulcushäufigkeit in Abhängigkeit vom Zigarettenrauchen und vom Alkoholkonsum (nach Friedman et al. [24])

tersuchungen dem beeindruckten Patienten als ungünstig oder schädlich verboten.
Alkohol und Kaffee: Da die Ulcerogenität dieser beiden Genußmittel nicht erwiesen ist, besteht kein Anlaß, sie gänzlich zu verbieten. Da aber eine gewisse Säurestimulation und im Falle des Alkohols eine Schädigung der Magenschleimhaut einem peptischen Ulcus kaum förderlich sein dürften, erscheint es sinnvoll zu empfehlen, sie zum oder nach dem Essen zu nehmen (Verdünnungseffekt, Pufferung) und Exzesse zu meiden.

4. Meiden von Noxen

Verschiedene Drogen gelten als ulcerogen. Eine Ulcusanamnese gilt als relative Kontraindikation für ihre Anwendung, bei einem bestehenden Ulcus werden sie in der Regel abgesetzt. Für das Rauchen gelten ähnliche Vorstellungen. Da dieses zumindest teilweise zuzutreffen scheint, soll ausführlicher auf diese Probleme eingegangen werden.

4.1 Pathophysiologie

4.1.1 Nicotin

Die pathophysiologischen Zusammenhänge für die Ulcusentstehung oder Verzögerung der Ulcusheilung unter dem Einfluß von *Nicotin* sind schwierig zu erstellen. Zwar macht Nicotin die Ganglienzellen zunächst sensitiver und dann resistenter gegenüber Acethycholin, d.h. eine vorübergehende Stimulation ist gefolgt von einer anhaltenden Depression der autonomen Ganglien. In welchem Zusammenhang diese Phänomene jedoch mit dem Ulcus stehen, ist nicht bekannt. Eine vermehrte Magensekretion als pathogenetisches Prinzip ist unwahrscheinlich, da das Rauchen die Magensekretion eher einschränkt [36, 65].
Man hat die Einschränkung der Säureneutralisierung im Duodenum durch das Herabsetzen der Bicarbonatsekretion des Pankreas in Betracht gezogen [59], diskutiert werden ferner Motilitätsstörungen, die einen erhöhten Gallereflux zur Folge haben könnte, wie er von Rhodes et al. [51] zumindest bei Rauchern mit Magenulcus beschrieben wurde.

4.1.2 Ulcerogene Drogen

Die sog. *ulcerogenen Drogen* reduzieren die Schleimproduktion und erhöhen die Abstoßungsrate des Oberflächenepithels, die Corticosteroide erniedrigen dagegen die Zellneubildungsrate [45]. Ungepuffertes Aspirin und Indometazin unterbrechen die Mucosaschranke des Magens [14], was auch beim Menschen durch einen Abfall der transmucösen Potentialdifferenz gezeigt werden kann, ähnlich wie es in Abb. 6 dargestellt ist [27]. Butazolidin und Corticosteroide beeinflußten die Potentialdifferenz nicht.

4.2 Rauchen

Der ungünstige Einfluß des *Rauchens* auf die Ulcusentstehung und abheilung ist insbesondere für das Ulcus ventriculi durch kontrollierte Studien und epidemiologische Untersuchungen belegt. In der Studie von Doll et al. [18], in der die Rauchgewohnheiten von 327 Patienten mit Magenulcus und 338 Patienten mit Ulcus duodeni einer vergleichbaren ulcusfreien Kontrollgruppe gegenübergestellt wurde, war die Anzahl der Raucher unter den Ulcusträgern signifikant höher. In der gleichen Arbeit war die Abheilungsrate und die Verkleinerung des Ulcuskraters signifikant günstiger bei den Patienten, die das Rauchen einstellten, als bei denen, die weiterrauchten. Beim Ulcus duodeni fanden Peterson et al. [50], daß das Rauchen die Ulcusheilung unter der Placebotherapie, allerdings nicht unter der Antacidatherapie verzögerte. Diese Studie ist ein weiterer Hinweis auf den ungünstigen Einfluß des Rauchens auf die Ulcusheilung, zumindest unter Kontrollbedingungen.
In der bereits erwähnten epidemiologischen Studie von Friedman et al. [24] war die Prävalenz von Rauchern mit Ulcusanamnese 2,1 mal höher als die von Nichtrauchern (Abb. 5, 7). In dieser Studie korrelierte auch der Zigarettenkonsum (mehr als 1 Schachtel täglich) und die Dauer (länger als 10 Jahre) und das Inhalieren mit einer höheren Ulcusrate ($p<0{,}01$). Ähnliche Zusammenhänge fand auch Monson [46] in einer Untersuchung an ca. 9000 Ärzten. Auf eine Abhängigkeit der Ulcusprävalenz von der inhalierten Zigarettenmenge wies auch Brown et al. [12] hin mit 6,6% Ulcuspatienten bei Nichtrauchern, 8,3% beim Zigarettenkonsum bis zu 9/Tag, 9,2% bis 19/Tag und 13% bei 20 und mehr Zigaretten täglich.
Eine Häufung von Ulcera, besonders von Magengeschwüren bei Rauchern, wurde auch noch in anderen Untersuchungen gefunden [28, 49].

4.3 Ulcerogene Drogen

Die äußerst geringe Zahl von kontrollierten Studien, die einen Zusammenhang zwischen Ulcusentstehung und verzögerter Abheilung und *ulcerogenen Drogen* wirklich belegen, stehen in deutlichem Widerspruch zu der Lehrmeinung und der allgemein geübten Praxis, nach der diesen Medikamenten eine wesentliche Bedeutung in der Ulcuspathologie beigemessen wird. Viele Arbeiten zu diesen Fragen, die eine Kausalität zwischen Ulcus und Drogen nachweisen wollen, beruhen auf Fallberichten, sind unkontrolliert oder betreffen ein selektioniertes Krankengut.

4.3.1 Salicylate

Salicylate durchbrechen die Mucosaschranke [14, 27], man kann Erosionen und Blutungen der Magenschleimhaut nach ihrer Einnahme endoskopisch nachweisen, sie können subjektive Magenbeschwerden wie Druck und Schmerzen hervorrufen. Es gibt aber nur wenige klinische Studien, die eine erhöhte Ulcusincidenz unter Salicylaten belegen.
Vor allem australische Arbeitsgruppen haben sich mit dieser Frage besonders befaßt. Die Mehrzahl der untersuchten Ulcuspatienten von Douglas u. Jonston [21] hatten ein Kombinationspräparat aus Aspirin, Phenacetin und Coffein (APC) eingenommen. Dieser Zusammenhang bestätigte sich auch, wenn "matched controls" zum Vergleich mit herangezogen wurden [28]. In diesen Kollektiven bestand zusätzlich eine positive Korrelation zwischen Ulcus und Rauchen (s. o.) sowie psychischen Faktoren wie Eheschwierigkeiten, nicht aber anderen „ulcerogenen" Substanzen wie Indometacin, Phenylbutazon und Steroiden und auch nicht für Alkohol.
Auch bei Patienten mit Ulcusperforation war der Anteil an Patienten, insbesondere Patientinnen, die APC nahmen relativ hoch (45% bei den Männern und 75% bei den Frauen) [23].

4.3.2 Indometacin

Mehrere, wenig aufschlußreiche Studien befassen sich mit dem Zusammenhang von Ulcus und *Indometacin.* In 5 Studien mit insgesamt 334 Patienten unter Indometacintherapie war die Ulcushäufigkeit 5,5%, es bestand also keine erhöhte Incidenz. In einer prospektiven Studie von Rothermich [55] betrug die Ulcusincidenz nur 2,7%. Es bleibt aber anzumerken, daß Indometacin die Mucosaschranke unterbricht [14].

4.3.3 Phenylbutazon

In einem Review über 3934 Patienten aus 23 Publikationen wurden nur ca. 1% peptische Ulcera beschrieben [44]. In einer späteren Arbeit über 562 Patienten vorwiegend mit rheumatoider Arthritis entwickelten nur drei ein Ulcus [60]. (*Phenylbutazon* steigert weder die Magensäuresekretion [11], noch durchbricht es die Mucosaschranke [14].)

4.3.4 Reserpin

Für *Reserpin* ist statistisch nicht gesichert, daß es die Ulcusheilung verzögert [22] oder häufiger Blutungen unter Ulcera verursacht [3].

4.3.5 Corticosteroide

Besondere Aufmerksamkeit haben die Corticosteroide seit ihrer Einführung in den 50er Jahren im bezug auf das peptische Ulcus erfahren. Dem „Steroidulcus“ werden verschiedene Eigenschaften zugeschrieben: Es mache wenig oder keine subjektiven Symptome, es entstehe schnell, es führe häufig zu Komplikationen, es trete oft multipel auf, im Röntgenbild stelle sich die Ulcusnische nur flach dar. Alle diese Postulate ließen sich aber in einer sorgfältigen Vergleichsstudie aus der Mayo Clinic nicht bestätigen (26). Unter 1084 Patienten, die wegen Ulcera reseziert worden waren, hatten 57 Patienten (5,6%) Steroide erhalten, bei 23 von ihnen war das Ulcus der Steroidgabe zugeordnet worden. Dieser Gruppe wurden 23 vergleichbare Fälle ohne Steroideinnahme gegenübergestellt. Der Vergleich ergab weder in den klinischen, den röntgenologischen noch den histologischen Kriterien einen Unterschied zwischen beiden Gruppen.

Nicht nur die Sonderform des „Steroidulcus“, sondern auch den Zusammenhang zwischen Steroidgabe und Ulcusentstehung wurde in den letzten Jahren immer wieder angezweifelt und kürzlich in einer Arbeit von Conn u. Blitzer (16) energisch bestritten. In dieser Arbeit wird die Ulcushäufigkeit bei 5331 Patienten aus 42 prospektiven kontrollierten doppelblinden Studien (27) bzw. nicht doppelblinden (16) Studien auf diesen Zusammenhang hin geprüft. Es fand sich keine höhere Ulcushäufigkeit bei den Steroidbehandelten als bei den Kontrollen. Die Komplikationsrate war in dem Gesamtkollektiv unter den steroidbehandelten Patienten eher niedriger als in der Kontrollgruppe. Lediglich unter zwei Bedingungen war die Ulcushäufigkeit erhöht: Einmal wenn mehr als insgesamt 1000 mg Prednison verabreicht wurden und zum zweiten in 2 Studien mit Erkrankungen, die mit einer Hypalbuminämie einhergingen [Cirrhose (37), nephrotisches Syndrom (8)]. In diesen Fällen wird diskutiert, daß wegen der fehlenden Eiweißbindung der Spiegel des freien Prednison höher sei, als der Dosis sonst zukommt. Der Arbeit von Conn u. Blitzer folgten zwar eine Reihe von Leserbriefen, die die Aussagekraft dieser Sammelstatistik anzweifelten, es bleibt aber festzuhalten, daß die Zusammenhänge zwischen Steroiden und Ulcus längst nicht so gesichert sind, wie sie allgemein angenommen werden.

Abschließende Betrachtung über Abschnitt 4

Rauchen hat einen ungünstigen Effekt auf die Ulcusheilung und fördert die Entstehung von Ulcera. Es sollte verboten werden. Der Zusammenhang zwischen Ulcusentstehung und verzögerter Abheilung ist lediglich für Aspirin einigermaßen wahrscheinlich gemacht, bei den Corticosteroiden ist dieser Zusammenhang fraglich und, wenn überhaupt, nur bei höheren Dosen zu diskutieren. Der Kausalzusammenhang zwischen an-

deren sog. ulcerogenen Drogen wie Phenylbutazon, Indometacin und Reserpin ist für den Menschen nicht belegt.
Die Möglichkeit, daß diese Substanzen in hohen Dosen das peptische Ulcus ungünstig beeinflussen, ist jedoch nicht ganz zu widerlegen. Dies sollte zu folgendem pragmatischem Vorgehen führen. Wenn möglich, sollten die genannten Substanzen bei Ulcusdiathese oder floridem Ulcus abgesetzt oder zumindest reduziert werden. Ist die Therapie mit einem dieser Medikamente aber erforderlich, stellt ein Ulcus *keine* absolute Kontraindikation dar.

5. Beeinflussung psychischer Faktoren

Im Kapitel 4 wird versucht, die Rolle psychischer Faktoren auf die Ulcusentstehung näher zu definieren, Vorstellungen, die auf Rokitanski (1842) [54], von Bergmann (1918) [4] und Cushing (1932) [17] zurückgehen.
Es wird zwar angenommen, daß langanhaltende seelische Konflikte und Emotionen, Angst- oder Spannungszustände zur Ulcusentstehung prädisponieren, indem die Magensekretion stimuliert, die Motilität beeinflußt und die Mucosaresistenz erniedrigt wird. Ein auslösendes Ereignis kann zum Ausgangspunkt der Ulcusentstehung werden. Der sichere Beweis hierfür ist jedoch nur schwer zu erbringen. Einzelbeobachtungen an Patienten mit Magenfisteln machen die Beobachtung der Wirkung von seelischen Einflüssen auf Sekretion und Durchblutung direkt sichtbar [66]. Magensäureuntersuchungen im Streß lassen keine eindeutige Wirkung erkennen. Der akute schwere Streß, der bei schweren Traumen, Blutverlusten, nach ausgedehnten chirurgischen Eingriffen, bei respiratorischer und cardialer Insuffizienz, bei septischen Krankheitsbildern und Schädel-Hirnläsionen zur akuten gastroduodenalen Läsion führt (vergl. Kap. 5), hat mit dem hier angesprochenen psychologischen „Streß", der chronisch-rezidivierende Ulcera erzeugen und verzögert abheilen lassen soll, nichts zu tun.

5.1 Allgemeine Maßnahmen beim akuten Streßulcus

Spezifische Maßnahmen bei *Streßulcus*, insbesondere die Sekretionshemmung, werden in Kapitel 5 behandelt. An allgemeinen Maßnahmen scheint der ausreichenden Ernährung und dem Ausgleich metabolischer Störungen besondere Bedeutung zuzukommen. Hyperalimentation bis zur Beendigung der Streßsituation senkt die Ulcushäufigkeit [29, 52]. Den allgemeinen Maßnahmen zuzurechnen ist ferner noch die empirisch gefundene günstige Wirkung von Vitamin A zum Verhindern des Streßulcus.

5.2 Behandlung psychischer Störungen

Sehr viel komplexer in der Entstehung, Wertigkeit und Beeinflußbarkeit ist die *Behandlung psychischer Störungen*, der chronische Streß und die Behandlung der sog. „Ulcuspersönlichkeit". Die Psychosomatik hat der Ulcusdiathese folgende psychische Konstellation zugeordnet: Die basale Anomalie des Ulcuspatienten besteht in seiner Abhängigkeit, seinem Infantilismus, in dem er beharren möchte, geliebt und umsorgt, und in Konflikt gerät mit den Anforderungen der Umwelt und des Über-Ich. Die individuelle Reaktion auf diesen Konflikt variiert in weiten Grenzen. Die Änderung dieser Persönlichkeitsstruktur, falls überhaupt für den Ulcuspatienten zutreffend, ist jedoch sehr problematisch, weshalb auch die Psychotherapie in der Behandlung des peptischen Ulcus und seiner Prophylaxe keinen wesentlichen Stellenwert einnimmt. Dies schließt jedoch nicht aus, daß in besonders gelagerten Fällen ein Ulcuspatient von einer solchen Behandlung profitieren kann. Von Interesse ist ebenfalls, daß durch Hypnose eine starke Reduktion der basalen und stimulierten Säuresekretion möglich ist [61].

Im Zusammenhang mit psychischen Faktoren und Erhöhung der Säureproduktion ist propagiert worden, durch Sedativa und Psychopharmaka die Hypersekretion zu senken. Birnbaum et al. [7] fanden, daß oral gegebenes Diazepam und Mesoridazin die Basalsekretion deutlich senkten, daß besonders die beim Ulcuspatienten auf das zwei- bis dreifache gesteigerte nächtliche Sekretion signifikant gesenkt (Abb. 8) [6] und der Ulcusschmerz deutlich gebessert wurde, ebenfalls besonders nachts.

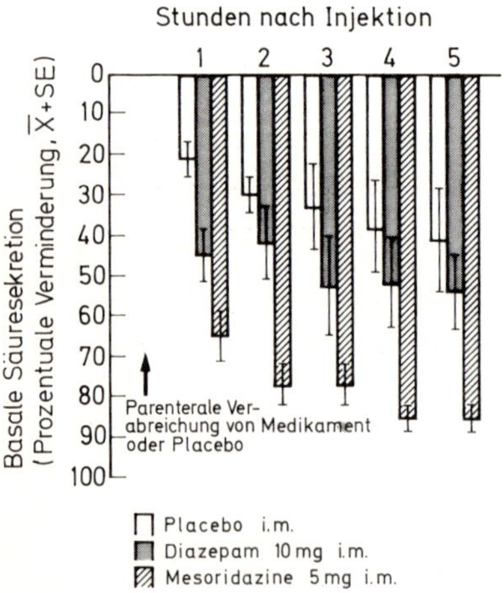

Abb. 8. Prozentuale Abnahme der nächtlichen Magensäuresekretion nach parenteraler Gabe von Placebo, 10 mg Diazepam oder 5 mg Mesoridazine (nach Birnbaum [6])

In einer doppelblind durchgeführten Multizenterstudie wurde ein günstiger Effekt eines Psychopharmakons auf Beschwerden und Abheilung von Ulcera duodeni beschrieben [64]. Die günstige Wirkung der Psychopharmaka ist möglicherweise auf ihre anticholinerge Wirkung zurückzuführen (s. Kap. 12, S. 151 ff.).

5.3 Wert der stationären Ulcuskur

Während einer stationären Ulcuskur heilen insbesondere die Ulcera ventriculi schneller ab, als wenn sie ambulant behandelt würden. Die Heilungsrate nach 4 Wochen betrug in einer Studie von Doll u. Rygott [20] 41% gegenüber 13%.
Auch in einer kürzlich erschienenen Arbeit über die Ulcustherapie mit Cimetidin war die Abheilungsrate in der stationär behandelten Placebogruppe gegenüber der für die ambulant angegebene Heilungsrate beschleunigt [43]. Da nach den vorangegangenen Erörterungen die im Krankenhaus durchgeführten allgemeinen Maßnahmen wie Diät und Antacida in den üblichen niedrigen Dosen die Ulcusheilung nicht beschleunigt, muß dieser Effekt am ehesten der psychischen Komponente zugeschrieben werden. Hierbei kann das Herausnehmen aus dem gewohnten Milieu und aus der Streßsituation als der wesentliche Faktor angesehen werden. Insgesamt sollte jedoch bedacht werden, daß die um ein paar Tage schnellere Abheilung, welche die stationäre Behandlung bewirkt, kaum den Aufwand und die Kosten rechtfertigt. Es ist weder erwiesen, daß die Komplikationsrate dadurch gesenkt, noch ungünstige Verläufe wie eine narbige Schrumpfung verhütet werden. Damit entbehrt auch die früher von chirurgischer Seite propagierte stationäre Ulcuskur – bis zu 3 Kuren wurden gefordert – bevor ein chirurgischer Eingriff am Magen vorgenommen wird, der gesicherten Grundlage.

Abschließende Betrachtung über Abschnitt 5
Die Beeinflussung psychischer Faktoren durch Sedativa und Psychopharmaka erscheint sinnvoll; besonders die nächtliche Hypersekretion wird günstig dadurch beeinflußt.
Die stationäre Ulcuskur verkürzt zwar die Heilungsdauer, Aufwand und Kosten rechtfertigen sie aber nicht wegen der großen spontanen Heilungstendenz dieser benignen Erkrankung.

6. Schlußbemerkung (Tabelle 3)

Der objektierbare Wert allgemeiner Maßnahmen für die Ulcustherapie und -prophylaxe ist begrenzt. Lediglich für das Rauchen und die Einnahme von Salicylaten ist der schädliche Einfluß auf die Ulcusheilung

Tabelle 3. Die modifizierten 10 Gebote

1. Du sollst Deine Mahlzeiten wie gewohnt einnehmen, aber am späten Abend nichts mehr essen
2. Du brauchst nicht reichlich Milch und Sahne zu trinken
3. Du darfst Dein Essen normal würzen und alles essen, was Dir bekommt
4. Du kannst ruhig Kaffee trinken
5. Du kannst auch Alkohol trinken, vielleicht nicht zu konzentrierten, nicht auf leeren Magen und nicht zu viel
6. Du sollst nicht rauchen
7. Du sollst Medikamente meiden, die ulcerogen sind (und das sind nicht alle, die dafür gelten)
8. Du sollst Dich nicht ärgern, ängstigen oder erregen. Versuch es einmal mit einem Psychopharmakon, wenn es sehr schlimm ist
9. Du sollst den Streß meiden (das ist leichter gesagt als getan)
10. Du kannst Dich einer stationären Ulcuskur unterziehen, einen entscheidenden Vorteil bringt es aber nicht

mit ausreichender Sicherheit erwiesen, aber auch hierbei heilen die Ulcera, wenn auch verzögert, ab.
Für die meisten der anderen, oft tief verwurzelten und überall praktizierten diätetischen Maßnahmen und die zahlreichen angeschuldigten Noxen fehlt der Beweis ihrer Wirksamkeit bzw. ihrer Schädlichkeit.
Es ist daher nicht gerechtfertigt, einem Ulcuspatienten eine Diät aufzuzwingen, die einseitig ist, die nicht hilft und die ihm zuwider ist. Auf der anderen Seite sollten ihm Medikamente, die als „ulcerogen" gelten, deren Ulcerogenität aber unsicher ist, nicht vorenthalten werden, wenn die Indikation dafür gegeben ist. Dies gilt besonders für die Corticosteroide.
Es empfiehlt sich, eine pragmatische Haltung in der Handhabung der „allgemeinen Maßnahmen" in der Therapie des Gastroduodenalulcus einzunehmen, die der Erwartungshaltung des Patienten gerecht wird, ihm nicht schadet und die das Wenige, was gesichert ist, berücksichtigt.

Literatur

1. Aeginata, Paulus: The seven books; Übersetzt von F. Adams, Vol. 1, Book III, Chap. 37. London: Sydenham Soc. 1844
2. Avicenna: A treatise on the Canon of Medicine of Avicenna. Übersetzt von O. C. Gruner. London: Luzac 1930
3. Bachrach, W. H.: Reserpine, gastric secretion, and peptic ulcer. Amer. J. dig. Dis. *4*, 117–124 (1959)
4. Bergmann, G., v.: Ulcus duodeni und vegetatives Nervensystem. Berl. klin. Wschr. *50*, 2374 (1913)

5. Bingle, J. P., Lennard-Jones, J. E.: Some factors in the assessment of gastric antisecretory drugs by a sampling technique. Gut *1*, 337–344 (1960)
6. Birnbaum, D.: Peptic ulcer and the central nervous system – aetiology and management. Clinics Gastroent. *2*, 245–257 (1973)
7. Birnbaum, D., Karmeli, F., Makonen, Tefera: The effect of diazepam on human gastric secretion. Gut *12*, 616–618 (1971)
8. Black, D. A. K., Rose, G. O., Brewer, D. D.: Controlled trial of prednisone in adult patients with the nephrotic syndrome. Brit. med. J. *3*, 421–426 (1970)
9. Bockus, H. L.: Management of uncomplicated peptic ulcer. In: Gastroenterology, part I. Bockus, H. L. (ed.), pp. 674–709. Philadelphia: Saunders 1974
10. Boerger, H. W., Schafmayer, A., Arnold, R., Becker, H. D., Creutzfeldt, W.: Der Einfluß von Kaffee und Coffein of den Serumgastrinspiegel und die Säuresekretion beim Menschen. Dtsch. med. Wschr. *101*, 455–457 (1976)
11. Bonfils, S., Hardouin, J. P., Richir, C., Delbarré, F.: Considerations cliniques et experimentales sur la genèse des lesions gastriques (ulceres, hémorrhagies) provoqués par la phenylbutazone. Bull. Soc. Med. Hop. Paris *71*, 114–123 (1955)
12. Brown, R. G., McKeown, T., Whitfield, A. G. W.: A note on the association between smoking and disease in man in the seventh decade. Brit. J. Prev. Soc. Med. *11*, 162–164 (1976)
13. Buchman, E., Kaung, D. T., Dolan, K., Knapp, R. N.: Unrestricted diet in the treatment of duodenal ulcer. Gastroenterology *56*, 1016–1020 (1969)
14. Chvasta, T. E., Cooke, R. R.: The effect of several ulcerogenic drugs on the canine gastric mucosal barrier. J. Lab. clin. Invest. *79*, 302–315 (1972)
15. Celsus: Of Medicine: Übersetzt von J. Greive, Book IV, Chap. V. London: Wilson and Durham 1956
16. Conn, H. O., Blitzer, B. L.: Non association of adrenocorticosteroid therapy and peptic ulcer. New. Engl. J. Med. *294*, 473–479 (1977)
17. Cushing, H.: Peptic ulcers and the interbrain. Surg. Gynec. Obstet. *55*, 1–34 (1932)
18. Doll, R., Avery-Jones, F., Pygott, F.: Effect of smoking on the production and maintenance of gastric and duodenal ulcers. Lancet *1958 I*, 657–662
19. Doll, R., Friedlander, P., Pygott, F.: Dietetic treatment of peptic ulcer. Lancet *1956 I*, 5–9
20. Doll, R., Pygott, F.: Factors influencing the rate of healing of gastric ulcers. Admission to hospital, phenobarbitone, and ascorbic acid. Lancet *1952 I*, 171–175
21. Douglas, R. A., Johnston, E. D.: Aspirin and chronic gastric ulcer. Med. J. Aust. *2*, 893–897 (1961)
22. Drenick, E. J.: Reserpine in peptic ulcer. Amer. J. dig. Dis. *1*, 521–525 (1956)
23. Duggan, J. M.: Aspirin ingestion and perforated peptic ulcer. Gut *13*, 631–633 (1972)
24. Friedman, G. D., Siegelaub, A. B., Seltzer, C. C.: Cigarettes, alcohol, coffee, and peptic ulcer. New. Engl. J. Med. *290*, 469–473 (1974)
25. Fordtran, J. S., Walsh, J. H.: Gastric acid secretion rate and buffer content in the stomach after eating. J. clin. Invest. *52*, 645–657 (1973)
26. Garb, A. E., Soule, E. H., Bartholomew, L. G., Cain, J. C.: Steroid-induced gastric ulcer. Arch. intern. Med. *116*, 899–906 (1965)
27. Geall, M. G., Phillips, S. F., Summerskill, W. H. J.: Profile of gastric potential difference in man; effects of aspirine, alcohol, bile, and endogenous acid. Gastroenterology *58*, 437–443 (1970)
28. Gillies, M., Skyring, A.: Gastric ulcer, duodenal ulcer, and gastric carcinoma: a case controll study of certain social and environmental factors. Med. J. Aust. *2*, 1132–1136 (1968)
29. Gurd, F. N., McClelland, R. N.: Trauma workshop report: the gastric intestinal tract in trauma. J. Trauma *11*, 1089 (1970)

30. Hunter, W.: The successful cure of a severe disorder of the stomach by milk taken in small quantities at once. Med. Obs. Soc. Phys. London *6*, 310–318 (1784)
31, Hurst, A. F., Steward, M. J.: Gastric and duodenal ulcer. London: Oxford Univ. Press 1929
32. Ippoliti, A. F., Maxwell, V., Isenberg, J. I.: The effect of various forms of milk on gastric-acid secretion. Ann. intern. Med. *84*, 286–289 (1976)
33. Kalk, H.: In: Handbuch innere Med. Katsch, G., Pickert, H. (Hrsg.), Bd. III, S. 680f. Berlin, Göttingen, Heidelberg: Springer 1953
34. Kirsner, J. B., Palmer, W. L.: The effect of various antacids on the hydrogen – ion concentration of the gastric contents. Amer. J. dig. Dis. 7, 85 (1940)
35. Koch, H., Demling, L.: "Condiments" acta hepato-gastroent. *21*, 377–379 (1974)
36. Konturek, S. J., Salomon, T. E., McGreight, W. G., Johnson, L. R., Jacobson, E. D.: Effects of nicotine on gastrointestinal secretions. Gastroenterology *60*, 1098–1105 (1971)
37. Kopenhagen Study Group for liver disease: Effect of prednisone on the survival of patients with cirrhosis of the liver. Lancet *1969 I*, 119–121
38. Langman, M. J. S.: The medical treatment of gastric and duodenal ulcer. Postgrad. med. J. *44*, 603–607 (1968)
39. Lawrence, J. S.: Dietetic and other methods in the treatment of peptic ulcer. Lancet *1952 I*, 482–485
40. Lenhartz, H. A. D.: Eine neue Behandlung des Ulcus ventriculi. Dtsch. med. Wschr. *30*, 412–413 (1904)
41. Lennard-Jones, J. E., Barbouris, N.: Effect of different foods on the acidity of the gastric contents in patients with duodenal ulcer. Part I: A comparison between two "therapeutic" diets an freely-chosen meals. Gut *6*, 113–117 (1965)
42. Mahl, G. F.: Anxiety, HCL secretion, and peptic ulcer etiology. Psychosom. Med. *12*, 159–169 (1950)
43. Malchow, H., Sewing, K.-F., Albinus, M., Born, H., Schomerus, H., Dölle, W.: Cimetidine in der Behandlung des peptischen Ulcus. Dtsch. med. Wschr. *103*, 149–152 (1978)
44. Mauer, E. F.: The toxic effects of phenylbutazone (Butazolidin). New. Engl. J. Med. *253*, 404–410 (1955)
45. Max, M., Menguy, R.: Influence of aspirin and phenylbutazone on rate of turnover of gastric mucosal cells. Digestion *2*, 67–72 (1969)
46. Manson, R. R.: Cigarette smoking and body form in peptic ulcer. Gastroenterology *58*, 337–344 (1970)
47. Moore, J. G., Englert, E.: Circadian rhythm of gastric acid secretion in man. Nature *226*, 1261–1262 (1970)
48. Nikol, B. M.: Control of gastric acidity in peptic ulcer. Lancet *1939 II*, 881–884
49. Packard, R. S.: Smoking and the alimentary tract: a review. Gut *1*, 171–174 (1960)
50. Peterson, W. L., Sturdevant, A. L. R., Frankl, H. D., Richardson, C. T., Isenberg, J. I., Elashoff, J. D., Sones, J. Q., Gross, R. A., McCallum, R. W., Fordtran, J. S.: Healing of duodenal ulcer with an antacid regimen. New Engl. J. Med. *297*, 341–345 (1977)
51. Rhodes, J., Barnado, D. E., Phillips, S. F., Rovelstad, R. K., Hofman, A. F.: Increased reflux of bile into stomach in patients with gastric ulcer. Gastroenterology *56*, 241–252 (1969)
52. Robbins, R., Idjadi, F., Stahl, W. M., Essiet, G.: Studies of gastric secretion in stressed patients. Ann. Surg. *175*, 555–562 (1972)
53. Rösch, W.: Diskussionsbemerkung
54. Rokitansky, K.: Handbuch der speziellen pathologischen Anatomie, II. Band. Wien: Braunmüller und Seidel 1842
55. Rothermich, N. O.: An extended study of indomethacin in clinical pharmacology. J. Amer. med. Ass. *195*, 531–536 (1966)

56. Sanchez-Palomera, E.: The action of spices on the acid gastric secretion, on the apetite and on the caloric intake. Gastroenterology *18*, 254–286 (1951)
57. Schneider, M. A., Luca, V., de, Gray, S. J.: The effect of spice ingestion upon the stomach. Amer. J. Gastroent. *26*, 722–732 (1956)
58. Sippy, B. W.: Gastric and duodenal ulcer: medical cure by an efficient removal of gastric juice corrosion. J. Amer. med. Ass. *64*, 1625–1630 (1915)
59. Solomon, T. E., Jacobson, E. D.: Cigarette smoking and duodenal ulcer disease. New. Engl. J. Med. *286*, 1212–1213 (1972)
60. Sperling, I. L.: Adverse reactions with long-term use of phenylbutazone and oxyphenbutazone. Lancet *1969 II*, 535–537
61. Stacher, G., Berner, P., Naske, R., Schuster, P., Bauer, P., Starkes, H., Schulze, D.: Effect of hypnotic suggestion of relaxation on basal and betazole stimulated gastric acid secretion. Gastroenterology *68*, 656–659 (1975)
62. Truelove, S. C.: Stilboestrol phenobarbitone and diet in chronical duodenal ulcer. Brit. med. J. *1960 II*, 559–566
63. Welsh, J. D.: Diet therapie of peptic ulcer disease. Gastroenterology *72*, 740–745 (1977)
64. Wetterhus, S., Aubert, E., Berg, C. E., Bjerkset, T., Halvoorsen, L., Hovdenak, N., Myren, J., Roland, M., Sigstad, H., Guldahl, M.: The effect of trimipramine (Surmontil) on symptoms and healing of peptic ulcer. A double blind study. Scand. J. Gastroent. *12*, Suppl. 43, 33–38 (1976)
65. Wilkinson, A. R., Johnston, D.: Inhibitory effect of cigarette smoking on gastric secretion stimulated by pentagastrin in man. Lancet *1971 II*, 628–638
66. Wolf, S., Wolff, H. G.: Human gastric function. New York: Oxford Univ. Press 1943

Kapitel 10

Antacida

W. Rösch

1. Definitionen

1.1 Antacida

Basen, die therapeutisch zur Neutralisierung der Salzsäure des Magens eingesetzt werden.

1.2 Acidität

Säurekonzentration, im allgemeinen angegeben in Milliäquivalent pro Liter (mÄq/l) oder Millimol pro Liter (mmol/l oder mM). Die höchstmögliche Acidität des Magensaftes beträgt 160 mäq/l. Die überwiegende Mehrzahl der Säureäquivalente einer solchen Salzsäurelösung sind freie Ionen. Der negative Logarithmus der Konzentration freier Ionen (Wasserstoffionenaktivität) gibt den pH-Wert an. Das pH einer 160 millimolaren Lösung beträgt 0,8.

2. Grundlagen der Wirkung

2.1 Wirkungsprinzip

Die entscheidende chemische Reaktion aller Antacida ist die Neutralisation eines Säureions (H^+) durch ein Hydroxydion (OH^-) des Antacidums: $H^+ + OH^- = H_2O$.

2.2 Historische Entwicklung

Die Antacidatherapie hat offensichtlich ihre Wurzeln in der Antike, wobei die erdessenden Naturvölker (Geophagen) sich die neutralisierende

Wirkung von Magnesiumhydrosilikaten zunutze machten. Anfangs des 20. Jahrhunderts entdeckte Petri die säuresekretionshemmende Wirkung des Wasserstoffperoxids, das wegen seines unangenehmen Geschmacks vom Magnesiumperhydrol bald abgelöst wurde. Mitte der dreißiger Jahre rückten die Magnesiumsilicate in den Vordergrund. Heute stehen uns 95 verschiedene Antacidapräparationen unterschiedlichster Zusammensetzung zur Verfügung (Rote Liste, 1977), von den mineralischen Monosubstanzen und rezeptfreien Spezialitäten ganz abgesehen.

2.3 Chemie

Tabelle 1 zeigt die chemische Struktur einiger gebräuchlicher Antacida und deren Reaktion mit der Salzsäure des Magensaftes.

2.4 Pharmakokinetik

2.4.1 Verweildauer im Magen, Zeitpunkt der Antacidagabe

Antacida, auf nüchternen Magen eingenommen, sind nach 30 min nur noch in geringer Menge im Magen nachweisbar [28], was ihre Konzentration bzw. Neutralisationskapazität anlangt, auch wenn endoskopisch noch nach 90 min Reste nachweisbar sein sollten [49].
Die in vielen gastroenterologischen Lehrbüchern unterschiedlich beantwortete Frage, ob Antacida vor, zu, nach oder zwischen den Mahlzeiten eingenommen werden sollen, kann nach den Untersuchungen von Fordtran u. Mitarb. [22] heute wohl dahingehend beantwortet werden, daß eine Einnahme eine und drei Stunden nach einer Mahlzeit eine ideale Kombination zwischen Pufferkapazität des Speisebreis und der des Antacidums ermöglicht (Abb. 1). Bei 6 über den Tag verteilten Mahlzeiten wird in jüngster Zeit anstelle einer 7. Dosis vor dem Zubettgehen die Gabe von 400 mg Cimetidin diskutiert.

2.4.2 Resorption

Resorbierbare Antacida, vor allem Natriumbicarbonat, werden wegen ihrer systemischen Nebenwirkungen – Alkalose und Natriumüberlastung bei Patienten mit Herzinsuffizienz – heute kaum mehr angewandt. Wichtig ist jedoch der Umstand, daß auch die sogenannten nichtresorbierbaren Antacida in kleinen Mengen resorbiert werden. Je nach Zusammensetzung des Antacidums gelangen auf diese Weise Ca, Mg oder Al in den Kreislauf und können bei Patienten mit Niereninsuffizienz gefährliche Nebenwirkungen verursachen. Näheres s. Abschn. 3.5.

Tabelle 1. Chemische Struktur der gebräuchlichen Antacida und ihre Reaktion mit Salzsäure. Die unterstrichenen Ionen bilden unlösliche Salze mit Cl^-. Ebenso ist $CaCO_3$ unlöslich

Bezeichnung des Antacidums	Chemische Struktur	Reaktion mit Salzsäure
Natriumbicarbonat	$NaHCO_3$	$Na^+ + HCO_3^- + H^+ \rightarrow Na^+ + CO_2 + H_2O$
Aluminiumhydroxid	$Al(OH)_3$	$Al^{3+} + 3OH^- + 3H^+ \rightarrow \underline{Al^{3+}} + 3H_2O$
Calciumcarbonat	$CaCO_3$	$Ca^{2+} + CO_3^{2-} + 2H^+ \rightarrow Ca^{2+} + H_2O + CO_2$ im Magen $Ca^{2+} + CO_3^{2-} \rightarrow CaCO_3$ im Dünndarm
Aluminiumphosphat	$AlPO_4$	$Al^{3+} + PO_4^{3-} + 2H^+ \rightarrow \underline{Al^{3+}} + H_2PO_4^-$
Magnesiumhydroxid	$Mg(OH)_2$	$Mg^{2+} + 2OH^- + 2H^+ \rightarrow \underline{Mg^{2+}} + 2H_2O$
Magnesiumtrisilikat	$Mg_2Si_3O_8 \cdot {}_nH_2O$	$Mg_2Si_3O_8 + 4H^+ \rightarrow \underline{2Mg^{2+}} + 3SiO_2 + 2H_2O$
Magnesiumcarbonat	$MgCO_3$	$MgCO_3 + 2H^+ \rightarrow \underline{Mg^{2+}} + CO_2 + H_2O$
Aluminiummagnesiumhydroxid-carbonat-hydrat (TALCID)®	$Mg_6Al_2(OH)_{16}CO_3 \cdot 4H_2O$	$Mg_6Al_2(OH)_{16} \cdot 4H_2O + 18H^+ \rightarrow \underline{6Mg^{2+}} + \underline{2Al^{3+}} + 21H_2O + CO_2$

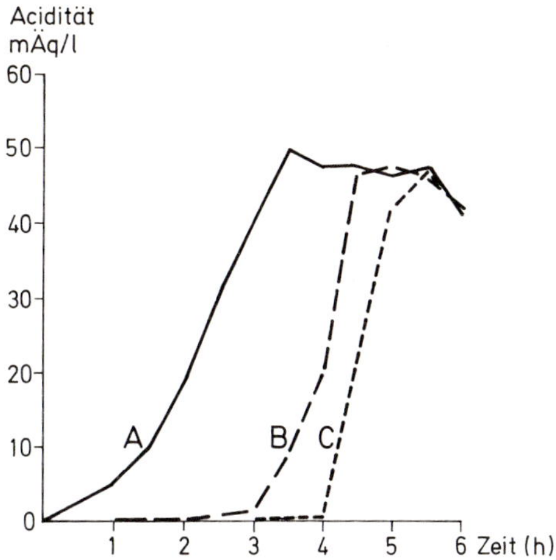

Abb. 1. Acidität des Mageninhalts nach einer Proteinmahlzeit. *A* ohne Antacidum. *B* 1 Std p.c. Gabe von 80 mÄq eines Antacidums. *C* Gabe des Antacidums 1 und 3 Std nach Nahrungsaufnahme

2.4.3 Darreichungsform fest oder flüssig?

Antacida in Tablettenform bewirken im Vergleich zur Pulver- oder Gelform einen nur kurzfristigen pH-Anstieg [52]. Aus diesem Grund wird heute, zumindest im Klinikbereich, den Antacidagelen der Vorzug gegeben. Untersuchungen von Barreras u. Mitarb. [4] haben jedoch gezeigt, daß die längste Wirkung bei äquimolarer Dosierung mit Lutschtabletten ("lozenges") zu erzielen ist, so daß für die ambulante Therapie eine andere Darreichungsform als in der Klinik zu diskutieren ist (vgl. Tabelle 3).
Die Geschwindigkeit der chemischen Umsetzung der Antacida mit Säure spielt bei der Frage der therapeutischen Wirksamkeit keine Rolle.

2.4.4 Wirksamkeit in Abhängigkeit von der Dosierung

Zwischen den von Myhill u. Piper [39] errechneten und den von Fordtran u. Mitarb. [21] bei in vivo Untersuchungen ermittelten Richtzahlen einer Neutralisationskapazität zwischen 50 und 150 mval und der von den Herstellern empfohlenen Dosis bestehen erhebliche Diskrepanzen, wie Holtermüller u. Mitarb. [28] zeigen konnten (Tabelle 2).
Die Frage der individuell optimalen Dosis ist von Fordtran u. Mitarb. [22] näher untersucht worden. Demnach ist bei den sog. Hypersekretoren (PAO über 25 mÄq HCl/Std) zur Erzielung des gleichen Effekts wie bei den Hyposekretoren (PAO unter 17 mÄq HCl/Std) eine etwa

Tabelle 2. Erforderliche Dosis in Gramm verschiedener Antacida zur Neutralisation von 50 mval Salzsäure im Vergleich zu der vom Hersteller empfohlenen Einzeldosis

Handelsname	Erforderliche Dosis (g) zur Neutralisation von 50 mÄq HCl	Vom Hersteller empfohlene Dosis (g)
Aludrox®	27,9	5,2–10,4
Gelusil®	31,8	5,4–10,8
Kompensan®	33,6	5,0–10,0
Locid®	15,3	12,5
Maaloxan®	18,6	10,0–20,0
Phosphalugel®	324,6	10,0–20,0
Solugastril®	12,6	10,0

8fach höhere Dosis erforderlich (Abb. 2). Bei unzureichender Schmerzfreiheit empfehlen die Autoren an 4 aufeinanderfolgenden Tagen bei diesen Patienten 1 Std nach einer Standardmahlzeit verschiedene Dosen eines Antacidums (entsprechend einer Neutralisationskapazität zwischen 0 und 150 mval) zu geben und 2 Std später die Säurekonzentration zu bestimmen. Diese umständliche Maßnahme ist für den klinischen Alltag jedoch nicht geeignet.

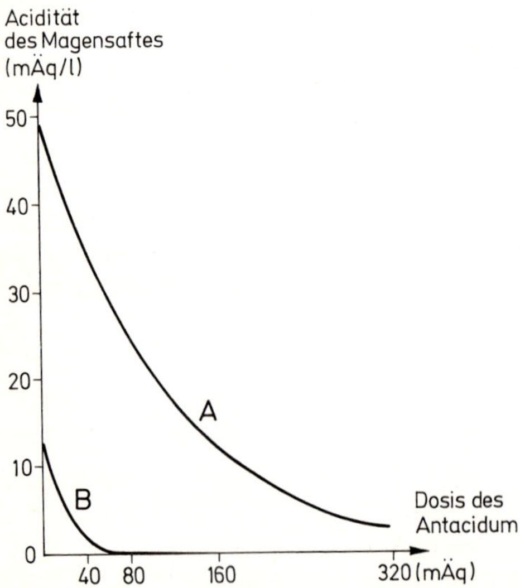

Abb. 2. Acidität des Mageninhalts 3 Std nach Proteinmahlzeit und 2 Std nach Antacidumgabe in Abhängigkeit von der Dosis des Anazidums. *A* = Hypersekretoren (PAO über 25 mÄq/Std). *B* = Hyposekretoren (PAO unter 17 mÄq/Std)

2.5 Wirkungsmechanismus

Ziel der Antacidatherapie ist die Verminderung der intragastralen Wasserstoffionenkonzentration, wobei eine Anhebung des intragastrischen pH auf 3,5 einer „Neutralisation" von 99% der Wasserstoffionen einer 0,1 *n* Salzsäure oder des Magennüchternsekrets entspricht [37]. Die Anhebung des pH führt oberhalb von pH 3,5 zu einer deutlichen Aktivitätsminderung von Pepsin, bei pH 6,0 ist praktisch keine peptische Aktivität mehr nachweisbar, bei pH 7,5 wird das Enzym irreversibel denaturiert. Theoretisch käme eine Inaktivierung von Pepsin auch durch Adsorption in Frage, doch ist dieser Wirkungsmechanismus umstritten. Andererseits spielt das Adsorptionsvermögen von Aluminiumhydroxid- und Magnesiumtrisilikatgelen bei der Kombinationstherapie mit anderen Pharmaka eine Rolle. Ferner wird zur Zeit der Einsatz von Aluminiumhydroxid wegen der starken Bindung von Gallensäuren [13] beim operierten Magen, dem Ulcus ventriculi, der chologenen Diarrhoe [46] und der alkalischen Refluxgastritis diskutiert, auch wenn ein Effekt auf die klinischen Symptomen nach den mit Colestyramin gemachten ungünstigen Erfahrungen [36] zweifelhaft erscheint.
Die Prüfung der „Potenz" eines Antacidums, die früher vorwiegend in vitro, z.B. nach dem pH-stat-Verfahren [21, 29] erfolgte, wird heute entweder durch fortlaufende pH-Messungen mittels eines Heidelberger Senders [52] oder durch fortlaufende intragastrale Titration nach einer flüssigen Probemahlzeit durchgeführt [43, 57], die den physiologischen Verhältnissen eher gerecht werden. Das modernste Verfahren scheint die direkte Messung der postprandial ins Duodenum transportierten Säure zu sein, ein relativ aufwendiges Verfahren, das jedoch der Situation des Ulcus-duodeni-Patienten am nächsten kommt [15, 35]. Dabei hat sich gezeigt, daß der Effekt der Antacida von der „Neutralisationskapazität" des Antacidums, dem Zeitpunkt der Einnahme, dem Sekretor-Status des Patienten und der Darreichungsform abhängt. Auf diese Punkte ist in Abschn. 2.4 eingegangen worden.

3. Therapeutischer Effekt

3.1 Ulcusschmerz

1952 konnte Lawrence [30] zeigen, daß nach Gabe von Natriumbicarbonat die Ulcussymptome innerhalb von 10 min abklangen, während in einer mit Placebo behandelten Gruppe die Beschwerden erst nach durchschnittlich 35 min abklangen und vollständige Beschwerdefreiheit nur bei 13% der Patienten zu erzielen war. Der schmerzlindernde Effekt

der Antacida, zumindest auf die Ulcus-duodeni-Symptomatik, ist in jüngster Zeit von einigen Autoren auf Grund von Doppelblindstudien in Frage gestellt worden [11, 54], die gegenüber einer Placebomedikation keinen Unterschied nach einer Einzelgabe bzw. nach einer 4wöchigen Therapie in bezug auf den Schmerzcharakter fanden. Littman u. Mitarb. [33] sahen zwar in einer kontrollierten Studie einen positiven Effekt von Aluminiumhydroxid auf spontane Schmerzepisoden des Ulcus duodeni, nicht jedoch auf den durch intragastrale Säureinstillation ausgelösten Schmerz.
Die Studien, in denen den Antacida ein Effekt auf die Ulcussymptomatik abgesprochen wird, widersprechen der klinischen Erfahrung, daß ein nicht unerheblicher Prozentsatz von Patienten bei entsprechenden Beschwerden nach einem Antacidum verlangt und nach Einnahme passager beschwerdefrei wird. Offen ist vorderhand die Frage, ob die Besserung durch einen Placeboeffekt zustande kommt. Was die kontrollierten Studien betrifft, in denen die schmerzlindernde Wirkung der Antacida angezweifelt wird, ist Vorsicht bei der Beurteilung der Resultate am Platze. Eine wissenschaftlich einwandfreie Quantifizierung von Ulcusschmerzen ist außerordentlich problematisch. Sie sollte, wenn möglich, von drei Interviewern vorgenommen werden, deren „observer variation" nur etwa 15% ausmacht. Schwierigkeiten ergeben sich zudem in der individuellen Schmerzschwelle, die von Patient zu Patient recht unterschiedlich ausgeprägt sein kann. Vielen der in jüngster Zeit publizierten Studien gemeinsam ist die Beobachtung, daß eine Korrelation zwischen klinischer Symptomatik und Vorhandensein bzw. Verschwinden einer Ulcusnische nicht besteht.

3.2 Ulcusheilung

Der Effekt einer konsequenten Antacidatherapie auf die Ulcusheilung im Sinne einer beschleunigten Abheilung wird unterschiedlich beurteilt. Während Baume u. Mitarb. [5] unter einer $CaCO_3$-Medikation sogar eine verzögerte Abheilung beobachtet haben wollen, sahen Hollander u. Harlan [27] unter stündlicher Gabe von 840 mg $CaCO_3$ einen positiven Effekt beim Ulcus ventriculi und Ulcus duodeni, ein Ergebnis, das Butler u. Gersh [11] mit einer anderen Antacidapräparation (Magnesium-Aluminiumhydroxid) nicht zu reproduzieren vermochten. In einer unlängst von Peterson u. Mitarb. [42] vorgelegten Studie ließ sich durch eine hochdosierte Antazidatherapie entsprechend den Fordtranschen Empfehlungen bei Ulcus-duodeni-Patienten ein hoch signifikanter Unterschied gegenüber einer Placebomedikation nachweisen. Der Effekt entsprach in etwa dem von anerkannt potenten Ulcustherapeutica wie H_2-Receptorantagonisten, kolloidalem Wismut und Carbenoxolon.

Die hochdosierte Antacidadauermedikation, mit der Peterson u. Mitarb. eine signifikante Beschleunigung der Abheilung von Zwölffingerdarmgeschwüren erzielen konnten, erscheint wegen der dabei beobachteten Nebenwirkungen (66% Durchfälle) nicht praktikabel. Da zudem, wie die Untersuchungen von Roth u. Berger [45] gezeigt haben, Ulcuspatienten nur etwa 50% der verordneten Medikamente bzw. Dosen einnehmen, ergeben sich ernste Bedenken gegen die Antacidatherapie mit 7 hohen Dosen pro Tag.

3.3 Rezidivprophylaxe

In den Vereinigten Staaten wird bei Hypersekretoren mit einer Neigung zu rezidivierenden Ulcera duodeni von einigen Autoren [22, 37] eine Antacidadauermedikation, einer Dosierung von 80–160 mÄq HCl entsprechend, eine Stunde nach den Mahlzeiten und vor dem Zubettgehen empfohlen. Ergebnisse, ob sich dadurch wirklich Ulcusrezidive verhindern lassen, liegen ebensowenig vor wie Berichte darüber, wie viele Patienten dieses Schema wirklich praktizieren.
Gesicherte Daten über eine Verhütung von Ulcuskomplikationen unter einer Antacidamedikation liegen in der Literatur nicht vor. Vom klinischen Alltag her hat man den Eindruck, daß unter einer symptomatischen Antacidatherapie Blutungen und Perforationen vorkommen können.

3.4 Streßulcusprophylaxe

Während im Tierexperiment Antacida eher einen negativen Einfluß auf Streß-induzierte Schleimhautläsionen zeigten [16], konnte beim Menschen die Entwicklung von Streßulcera durch die stündliche Gabe von Antacida bei entsprechender Disposition (Verbrennungen, Schädel-Hirn-Trauma) weitgehend vermieden werden [51]. Da jedoch eine tagelang liegende Magenverweilsonde fast immer zu einer erosiven Oesophagitis mit Blutungsneigung führt, wird man heute einer parenteralen Cimetidin-Therapie bei der Streßulcusprophylaxe den Vorzug geben.

3.5 Nebenwirkungen der Antacidatherapie

Ein nebenwirkungsfreies Antacidum gibt es nicht, doch ist bei der Beachtung von Kontraindikationen und bestimmten Vorsorgemaßnahmen ein weitgehend risikofreies Therapieren möglich.

Aluminiumhydroxid hemmt die Phosphatresorption und kann bei geringer diätetischer Zufuhr zum Syndrom der akuten Phosphatverarmung (Appetitlosigkeit, Muskelschwäche, Osteomalacie) führen [34]. Es wird auch als Ursache der Dialyseencephalopathie angeschuldigt, der letztlich eine Aluminiumintoxikation zugrunde liegt [1]. Die obstipierende Wirkung kann bei partieller Lumenobstruktion bis zum kompletten Ileus führen [56]. Wichtig ist die eingeschränkte Resorption von Tetracyclinen und Digoxin durch Adsorption bzw. Komplexbildung [10].
Calciumcarbonat führt in einer Dosierung von 30–40 g/d zu einer Hypercalcämie, die in Verbindung mit reichlichem Milchgenuß bis zum Milch-Alkalisyndrom (Hypercalcämie, Alkalose, Niereninsuffizienz) gehen kann. Der obstipierende Effekt ist neuerdings wieder in Frage gestellt worden [14].
Magnesiumhydroxid darf bei eingeschränkter Nierenfunktion wegen der Gefahr einer lebensbedrohlichen Hypermagnesiämie nicht gegeben werden. Im Dünndarm setzt die Substanz Cholecystokinin-Pankreozymin frei, das für die unter Magnesiumpräparaten zu beobachtenden Durchfälle verantwortlich zu machen ist.
Unter einer Langzeitmedikation mit **Magnesiumtrisilikaten** kann es zur Bildung von Silikatnierensteinen kommen, eine Niereninsuffizienz gilt als Kontraindikation.
Natriumbicarbonat als Reinsubstanz ist wegen der Gefahr einer metabolischen Alkalose kaum noch im Gebrauch. Wegen des hohen Natriumgehalts ist bei einer Herzinsuffizienz Vorsicht geboten (2 g $NaHCO_3 = 1{,}4$ g NaCl). Im allgemeinen ist jedoch bei den im Handel befindlichen „Mischpräparaten" in der üblichen Dosierung mit Nebenwirkungen nicht zu rechnen.
Auf die bei einer Reihe von Antacida nachweisbare Säurerückkoppelung ("acid rebound") soll noch etwas ausführlicher eingegangen werden. An der Tatsache, daß nach Calciumcarbonat, Magnesiumhydroxid und möglicherweise auch noch anderen Antacida eine reaktive Säuresekretion zu beobachten ist, besteht heute kein Zweifel mehr [2, 3, 8, 9, 20, 32, 44, 55]. Die Bedeutung des Gastrinanstiegs nach Antacidagabe (Aluminiumhydroxid, $CaCO_3$, $Mg(OH)_2$, $NaHCO_3$), die vorwiegend bei Ulcus-duodeni-Patienten beobachtet wird [18], ist hingegen umstritten [55]. Der von Paul u. Mitarb. [41] gefundene Antagonismus von $CaCO_3$ und $Mg(OH)_2$ hinsichtlich Gastrin und Säuresekretion konnte von Holtermüller u. Mitarb. [29] nicht bestätigt werden. Dabei scheinen sowohl pH-Verschiebungen wie auch die Ionen direkt eine stimulierende Wirkung auszuüben [19]. Die Säurerückkoppelung, die bereits bei Dosen zwischen 0,5 und 3 g $CaCO_3$ beobachtet wurde, und die nach Holtermüller u. Mitarb. [28] etwa das Doppelte der Basalsekretion betragen soll, scheint jedoch in der in den gängigen Handelspräparaten üblichen

Dosierung bei Einnahme nach einer Mahlzeit keine Rolle zu spielen. Zumindest konnten mehrere Autoren bei intragastraler Titration keinen Effekt auf den Serumgastrinspiegel und die Säuresekretion nachweisen [17, 43, 57, 58]. Weder nach einer 14tägigen Dauertherapie [40], noch nach einer 6wöchigen Behandlung mit einem calciumhaltigen Antacidum ließ sich ein Effekt auf das Serumgastrin oder die säuresekretorische Leistung des Magens nachweisen [12]. Da Calciumcarbonat zu den billigsten und potentesten Antacida gehört, wird man auf seinen Einsatz so lange nicht verzichten können, bis ein nachteiliger Effekt eines möglichen Rebound-Phänomens auf die Ulcussymptome bzw. die Ulcusabheilung nachgewiesen wurde, auch wenn heute eine Reihe hochwirksamer calciumfreier Antacida zur Verfügung stehen.

3.6 Cost-Benefit-Rechnung

Antacida gehören zu den billigsten Ulcustherapeutica, vor allem wenn man sich mit einem in einer Apotheke angefertigten Mischpulver, z.B. auf Calciumcarbonat und Magnesiumhydroxid, begnügt. Legt man ausschließlich handelsübliche Präparate zugrunde und berücksichtigt man die in Tabelle 2 wiedergegebene Neutralisationskapazität, so ergeben sich bei den heute bevorzugten Gelpräparationen erhebliche Preisdifferenzen. Während sich diese in den kleinsten empfohlenen Einzeldosen noch zwischen DM 0,11 und DM 0,62 bewegen, steigen die Kosten einer einmaligen Therapie, die zur Neutralisation von 50 mval HCL erforderliche Dosis zugrunde gelegt ist, auf DM 0,50 bis DM 8,50 an (Tabelle 3). Akzeptiert man ferner die Fordtranschen Empfehlungen und legt eine 4wöchige Therapie mit 7 Einzeldosen pro Tag zugrunde [26], so ergeben sich nicht unerhebliche Kosten, die die Frage berechtigt erscheinen lassen, ob man sich nicht mit einer symptomatischen Therapie in der Form begnügen sollte, daß man den Patienten die Einnahme eines Antacidums dann empfiehlt, wenn Ulcussymptome sich bemerkbar machen.

Tabelle 3. Preis einer Antacidatherapie bei Neutralisation von 50 mÄq HCl

Gelusil-Lac Pulver	DM	2,64
Kompensan Liquid	DM	1,87
Locid	DM	0,47
Maaloxan	DM	0,69
Phosphalugel	DM	8,54
Solugastril	DM	0,55

Berechnet unter Zugrundelegung der größten OP lt. Roter Liste und der Apothekerverkaufspreise (1. 1. 1978)

Tabelle 4. Indikationsbereich der Antacida

Substanz	Indiziert bei	Kontraindiziert bei
Natriumbicarbonat	—	Niereninsuffizienz Herzinsuffizienz
Calciumcarbonat	Durchfallsneigung	Niereninsuffizienz
Aluminiumhydroxid	Durchfallsneigung Niereninsuffizienz	Dialysepatienten? Gleichzeitiger Gabe von Tetracyclin, Digitalis
Magnesiumhydroxid	Obstipation	Niereninsuffizienz
Magnesiumtrisilikat	Obstipation	Niereninsuffizienz

4. Praktische Antacidatherapie

4.1 Indikationsbereich der Antacida

In Tabelle 4 ist für einige Antacida eine Indikationsliste wiedergegeben, die sich auf die Monosubstanzen bezieht. Bei Kombinationspräparaten ist der z.T. antagonistische Effekt der Teilsubstanzen zu berücksichtigen. Ist ein therapeutischer Einsatz von Antacida im Gespräch, sollte man sich an den in Tabelle 2 wiedergegebenen Fakten orientieren.

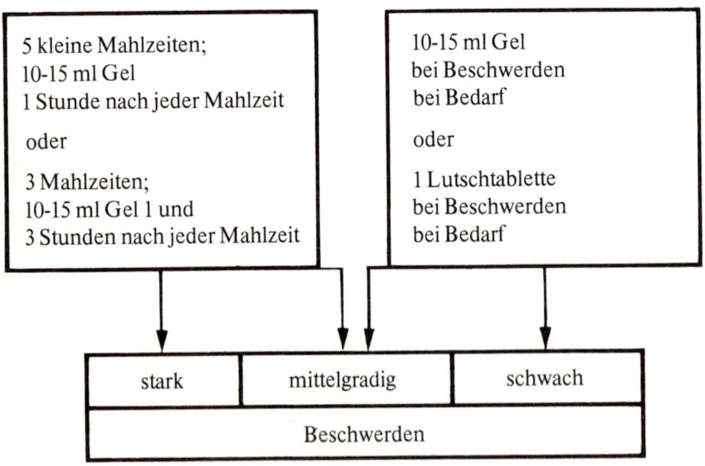

Abb. 3. Antacidatherapie

4.2 Therapieempfehlungen (Abb. 3)

Wir selbst verwenden im klinischen Bereich nur noch zwei Antacida, nämlich Maaloxan und Solugastril. Dabei erhalten die Patienten 10–15 ml/Std nach den in der Ulcustherapie üblichen sechs kleinen Mahlzeiten mit der Empfehlung, bei zwischen den Mahlzeiten auftretenden Symptomen erneut zum Antacidum zu greifen. Zu der oben erwähnten Antacidagabe in der „therapeutischen" Dosis von 7 × 30 ml haben wir uns nicht entschließen können. Die Einnahme des Antacidums wird solange empfohlen, wie Beschwerden bestehen. Treten Ulcusschmerzen sporadisch auf, wird nur noch rein symptomatisch beim Auftreten „dyspeptischer" Beschwerden behandelt.
Ähnliches gilt für die Therapie akuter Magenerosionen, wo meist nur für wenige Tage eine klinische Symptomatik besteht. Eine prophylaktische Antacidatherapie im Sinne der Streßulcusprophylaxe führen wir nicht durch, da hier Cimetidin sinnvoller und einfacher zu handhaben scheint.

5. Schlußfolgerungen

Die Antacida stellen unverändert die Basistherapie des peptischen Ulcus dar, ausgehend von der Vorstellung, daß „ohne Säure kein Ulcus" entsteht [48]. Unterhalb eines stimulierten Säureoutputs von 14 mÄq HCl/Std ist eine Geschwürsbildung im Duodenum praktisch unmöglich [25]. Ferner besteht möglicherweise eine Korrelation zwischen der Präsenz von Säure und dem Auftreten ulcusbedingter Schmerzen. Während die symptomatische Wirkung der Antacida weitestgehend anerkannt ist, bleibt der Einsatz hoher Antacidadosen als echtes Therapeuticum des Ulcusleidens ebenso wie die prophylaktische Gabe umstritten, zumal sich die Einnahme durch den Patienten nur schwer kontrollieren läßt. Eine prophylaktische Einnahme zur Rezidivprophylaxe erscheint nicht gerechtfertigt.

Anhang: Wismutsalze und Filmbildner

Wismut aus der Gruppe der Filmbildner wird seit 200 Jahren bei verschiedenen gastroenterologischen Erkrankungen eingesetzt. Für die Therapie des peptischen Ulcus wird es seit 1850 von Chandler in Großbritannien und Kussmaul in Deutschland empfohlen. Das in dem „berühmten" Hafterschen Pulver enthaltende Wismut (Calcii carbonici 80,0, Magnesii peroxydati, Bismuti subnitrici ā 20,0) ist wegen seltener cerebraler Nebenwirkungen wieder etwas in den Hintergrund getreten, im

Ausland gewinnt jedoch das Trikalium-dicitrat-Dismutat (TDB) zunehmend an Bedeutung.
Kontrollierte Studien sind erst in den letzten 5 Jahren durchgeführt worden und zeigten überraschenderweise einen ausgezeichneten Effekt auf die Heilung sowohl des Ulcus duodeni als auch das Ulcus ventriculi (Tabelle 5).
Bei beiden Ulcusformen führte Wismut zu einer Beschleunigung der Heilung, allerdings in Kollektiven mit geringer Spontanheilungstendenz. Da Wismut nur eine minimale antacide und keine antisekretorische Wirkung entfaltet, ist die pathophysiologische Deutung schwierig. Angeblich soll Wismut einen Schutzfilm über die erkrankte Schleimhaut bilden und die protektiven Faktoren durch Einlagerung ins Granulationsgewebe stärken. Ein Nachteil der bislang, vor allem in England doppelblind geprüften Wismutlösung DeNol (TDB) ist der penetrante Geruch nach Ammoniak und ein unangenehmes Brennen und Hitzegefühl nach dem Schlucken. In hohen Dosen bewirkt Wismut Encephalopathien.
Auch dem Zinksulfat wird ein positiver Effekt auf die Heilung des Ulcus ventriculi nachgesagt [24], der jedoch nicht allgemein akzeptiert ist [23]. Auch hier steht weniger das antiaggressive Potential als vielmehr eine

Tabelle 5. Endoskopisch verifizierte Ulcusheilung nach einer 4wöchigen (bei Moshal, 1975, 4- bis 6wöchigen) Therapie mit Placebo oder TDB (Trikaliumdicitratowismutat) in kontrollierten Doppelblindstudien. Es wird die Anzahl geheilter Patienten und die Gesamtzahl der Behandelten angegeben. Da Wismut den Stuhl schwarz verfärbt, ist es fraglich, ob Doppelblindstudien mit dieser Substanz korrekt durchgeführt werden können.

	Heilung	
Autor, Jahr	Placebo	TDB
Ulcus duodeni		
Salmon (1974)	3/10	9/10
Moshal (1975)	5/31	24/27
Shreeve (1975)	4/19	14/19
Lee (1977)	2/10	8/ 9
Total	14/70 (20%)	55/67 (82%)
Ulcus ventriculi		
Boyes (1974)	2/10	7/10
Moshal (1974)	6/16	19/24
Lee (1977)	6/17	17/20
Total	14/43 (33%)	43/54 (80%)

protektive Wirkung im Vordergrund, wie sie auch dem im Handel nicht erhältlichen Amylopectinsulfat nachgesagt wird.

Der Zusatz von Alginsäure bietet nach Untersuchungen von Stanciu et al. [53] signifikante Vorteile gegenüber einem Natriumbicarbonat-Aluminiumhydroxidgemisch bei der Behandlung der schweren Refluxkrankheit, ist jedoch hinsichtlich der Langzeitwirkung der Fundoplicatio unterlegen [6]. Der Einsatz von Alginsäure, z.B. in dem Kombinationspräparat Gaviscon, ist bei Erkrankungen des Magens und Duodenums nicht indiziert.

Siliciumhaltige Entschäumer und Attapulgiterde, eine geschmacklich indiskutable Substanz, sind nicht kontrolliert geprüft und deshalb bei der Behandlung des peptischen Ulcus mit einem großen Fragezeichen zu versehen.

Literatur

1. Alfrey, A. C., Legendre, G. R., Kaehny, W. D.: The dialysis encephalopathy syndrome. N. Engl. J. Med. *294*, 184 (1976)
2. Barreras, R. F.: Acid secretion after calcium carbonate in patients with duodenal ulcer. N. Engl. J. Med. *282*, 1402 (1970)
3. Barreras, R. F.: The carbonate affair – is calcium indictable? N. Engl. J. Med. *287*, 587 (1973)
4. Barreras, R. F., Allen, J. L., Thoreson, C. M.: Another look at large infrequent doses of antacid. Gastroenterology *72*, 1027 (1977)
5. Baume, P. E., Hunt, J. H.: Failure of potent antacid therapy to hasten healing in chronic gastric ulcers. Aust. Ann. Med. *18*, 113 (1969)
6. Behar, J., Sheahan, D. G., Giancani, P., Spiro, H. M., Storer, E. H.: Medical and surgical management of reflux esophagitis. N. Engl. J. Med. *293*, 263 (1975)
7. Boyes, B. E., Woolf, I. L., Wilson, R. Y., Cowley, D. J., Dymcock, I. W.: Treatment of gastric ulcer with a wismut preparation. Postgrad. med. J. *51* Suppl. 5, 29 (1975)
8. Breuhaus, H. C., Akre, O. H., Eyerly, J. B.: Nocturnal gastric secretion in normal and duodenal ulcer patients on various forms of therapy. Gastroenterology *16*, 172 (1950)
9. Brodie, M. J., Ganguli, P. C., Fine, A., Thomson, T. J.: Effects of oral calcium gluconate on gastric acid secretion and serum gastrin concentration in man. Gut *18*, 111 (1977)
10. Brown, D. D., Juhl, R. P.: Decreased bioavailability of digoxin due to antacids and kaolin-pectin. N. Engl. J. Med. *295*, 1034 (1976)
11. Butler, M. L., Gersh, H.: Antacid vs placebo in hospitalized gastric ulcer patients: a controlled therapeutic study. Amer. J. dig. Dis. *20*, 803 (1975)
12. Caldwell, J. H., Cline, C. T., Fox, A. W., Cataland, S.: Effect of chronic antacid ingestion on serum gastrin and gastric secretion. Amer. J. dig. Dis. *21*, 863 (1976)
13. Clain, J. E., Malagelada, J. R., Chadwick, V. S., Hofmann, A. F.: Binding properties in vitro of antacids for conjugated bile acids. Gastroenterology *73*, 556 (1977)
14. Clemens, J. D., Feinstein, A. R.: Calcium carbonate and constipation: a historical review of medical mythopoeia. Gastroenterology *72*, 957 (1977)
15. Deering, T. B., Malagelada, J. R.: Comparison of an H_2 receptor antagonist and a neutralizing antacid on postprandial acid delivery into the duodenum in patients with duodenal ulcer. Gastroenterology *73*, 11 (1977)

16. Doertenbach, J. G., Hottenrott, Ch., Büsing, M., Gerstenberg, L., v., Ruf. W.: Über den Einfluß von Antazida auf streßinduzierte Magenschleimhautläsionen beim Ferkel. Münch. med. Wschr. *119*, 151 (1977)
17. Dollinger, H. C., Berz, R., Raptis, S., Uexküll, Th., v., Goebell, H.: Über den Einfluß kalziumhaltiger Antazide auf die aktuelle Magenacidität und Gastrinfreisetzung. Med. Welt (Stuttg.) *27*, 1195 (1976)
18. Feurle, G. E.: Effect of rising intragastric pH induced by several antacids on serum gastrin concentration in duodenal ulcer patients and in a control group. Gastroenterology *68*, 1 (1975)
19. Feurle, G. E.: The action of antacids on serum gastrin concentrations in man. Klin. Wschr. *55*, 1039 (1977)
20. Fordtran, J. S.: Acid rebound. New Engl. J. Med. *279*, 900 (1968)
21. Fordtran, J. S., Morawski, S. G., Richardson, C. T.: In vivo and in vitro evaluation of liquid antacids. N. Engl. J. Med. *288*, 923 (1973)
22. Fordtran, J. S.: Reduction of acidity by diet, antacids, and anticholinergic agents. In: Gastrointestinal disease. Sleisenger, M. H., Fordtran, J. S. (eds.). Philadelphia, London, Toronto: Saunders 1973
23. Fraser, P. M., Doll, R., Langman, M. J. S., Misiewicz, J. J., Shawdon, H. H.: Clinical trial of a new carbenoxolone analogue (BX 24), zinc sulphate, and vitamin A in the treatment of gastric ulcer. Gut *13*, 459 (1972)
24. Frommer, G. J.: The healing of gastric ulcers by zinc sulphate. Med. J. Aust. *2*, 793 (1975)
25. Goldberg, H. I., Dodds, W. J., Gee, S., Montgomery, C., Zboralske, F. F.: Role of acid and pepsin in acute experimental esophagitis. Gastroenterology *56*, 223 (1969)
26. Güller, R.: Pufferkapazität und Kosten der flüssigen Antazida 1977. Schweiz. med. Wschr. *107*, 807 (1977)
27. Hollander, D., Harlan, J.: Antacids vs placebos in peptic ulcer therapy. J. Amer. med. Ass. *226*, 1181 (1973)
28. Holtermüller, K. H., Goldsmith, R. S., Sizemore, G. W., Go, V. L. W.: Dissociation of gastric acid and serum gastrin responses to intraluminal calcium in man: influence of calcitonin and parathyroid hormone. Gastroenterology *67*, 1101 (1974)
29. Holtermüller, K. H., Bohlen, E., Castro, M., Weis, H.-J.: Überlegungen zur Therapie mit Antazida. Med. Klin. *72*, 1229 (1977)
30. Lawrence, J. S.: Dietetic and other methods in the treatment of peptic ulcer. Lancet *1952 I*, 482
31. Lee, S. P., Nicholson, G. I.: Increased healing of gastric and duodenal ulcers in a controlled trial using tripotassium dicitrato bismuthate. Med. J. Aust. *1*, 808–812 (1977)
32. Levant, J. A., Walsh, J. H., Isenberg, J. I.: Stimulation of gastric secretion and gastrin release by single oral doses of calcium carbonate in man. N. Engl. J. Med. *289*, 555 (1973)
33. Littmann, A., Welch, R. W., Fruin, R. C., Aronson, A. R.: Controlled trials of aluminium hydroxide gels for peptic ulcer. Gastroenterology *73*, 6 (1977)
34. Lotz, M. E., Zisman, E., Barter, F. C.: Evidence of a phosphorous depletion syndrome in man. N. Engl. J. Med. *278*, 409 (1968)
35. Malagelada, J. R., Longstrenth, G. F., Summerskill, W. H. J.: Measurement of gastric functions during digestion of ordinary solid meals in man. Gastroenterology *70*, 203 (1976)
36. Meshkinpour, H., Elashoff, J., Stewart, III, H., Sturdevant, R. A. L.: Effect of cholestyramine on the symptoms of reflux gastritis. A randomized, double blind, crossover study. Gastroenterology *73*, 441 (1977)
37. Morrisey, J. F., Barreras, R. F.: Antacid therapy. N. Engl. J. Med. *290*, 550 (1974)

38. Moshal, M. G.: The treatment of duodenal ulcers with TDB: a duodenoscopic double blind cross-over investigation. Postgrad. med. J. *51*, (Suppl. 5), 36 (1975)
39. Myhill, J., Piper, D. W.: Antacid therapy of peptic ulcer. A mathematical definition of an adequate dose. Gut *5*, 581 (1964)
40. Noelle, H., Ziegler, W. J.: Reboundphänomen nach Antazida? Med. Klin. *68*, 815 (1973)
41. Paul, F., Deyhle, P., Ottenjann, R.: Über den Effekt von oralem Ca und Mg auf die HCl-Sekretion des Magens. Münch. med. Wschr. *113*, 422 (1971)
42. Peterson, W. L., Sturdevant, R. A. L., Frankl, H. D., Richardson, C. T., Isenberg, J. I., Elashoff, J. D., Sones, J. Q., Gross, R. A., McCallum, R. W., Fordtran, J. S.: Healing of duodenal ulcer with an antacid regimen. N. Engl. J. Med. *297*, 341 (1977)
43. Phillip, J., Lux, G., Rösch, W., Koch, H., Reiss, M., Waldherr, A., Neeb, S.: Peptonestimulierte Magensäure-Sekretion und Antazida. Fortschr. Med. *95*, 1883 (1977)
44. Reeder, D. D., Conlee, J. L., Thompson, J. C.: Calcium carbonate antacid and serum gastrin concentration in duodenal ulcer. Surg. Forum *22*, 308 (1971)
45. Roth, H. P., Berger, D. G.: Studies in patient cooperation in ulcer treatment. Gastroenterology *38*, 630 (1960)
46. Sali, A., Murray, W. R., MacKay, C.: Aluminium hydroxide in bile-salt diarrhea. Lancet *1977 II*, 1051
47. Salmon, P. R., Brown, P., Williams, R., Read, E. A.: Evaluation of a colloidal bismuth (De-Nol) in the treatment of duodenal ulcer employing endoscopic selection and follow-up. Gut *15*, 189 (1974)
48. Schwarz, K.: Über penetrierende Magen- und Jejunalgeschwüre. Bruns Beitr. klin. Chir. *67*, 96 (1910)
49. Semler, P.: Verweildauer eines Antazidums im Magen. Endoskopische Beobachtung. Münch. med. Wschr. *118*, 1251 (1976)
50. Shreeve, D. R.: A double-blind study of tripotassium dicitrato bismuth in duodenal ulcer. Postgrad. med. J. *51* (Suppl. 5), 33 (1975)
51. Silen, W., Skillman, J. J.: Stress ulcer, gastritis, and the mucosal barrier. Advanc. intern. Med. *191*, 195 (1974)
52. Sommer, H., Kasper, H., Herzberger, U.: Fortlaufende intragastrale pH-Messungen nach Gabe von Antazida. Med. Klin. *68*, 1500 (1973)
53. Stanciu, C., Bennett, J. R.: Alginate/antacid in the reduction of gastro-oesophageal reflux. Lancet *1974 I*, 109
54. Sturdevant, R. A. L., Isenberg, J. I., Secrist, D., Ansfield, J.: Antacid and placebo produce similar pain relief in duodenal ulcer patients. Gastroenterology *72*, 1 (1977)
55. Texter, R. C., Jr., Chou, C. C.: Effect of oral calcium carbonate on gastric acidity, blood calcium, and gastrin. Clin. Res. *26*, 91 (1971)
56. Townsend, C. M., Remmers, A. R., Sarles, H. E., Fish, J. C.: Intestinal obstruction from medication bezoar in patients with renal failure. N. Engl. J. Med. *288*, 1058 (1973)
57. Weingart, J., Ottenjann, R.: Kalziumhaltiges Antazidum und Acid-Rebound Testung mit der intragastralen Titration bei extragastraler pH Metrie. Fortschr. Med. *95*, 1987 (1977)
58. Weingart, J., Haase, W., Ottenjann, R.: Wirkungsdauer eines kalzium-haltigen und eines kalzium-freien Antazidums. Fortschr. Med. *95*, 2681 (1977)

Kapitel 11

Histamin-H_2-Receptor-Antagonismus

E. HENTSCHEL

1. Definitionen

Receptoren sind als hypothetische Orte an der Zelloberfläche aufzufassen, deren Verbindung mit einem *Agonisten* (physiologischer Wirkstoff oder Pharmakon) von einer spezifischen Leistung der Zelle gefolgt ist. *Antagonisten* besitzen ebenfalls eine Affinität zum Receptor, können aber die spezifische Wirkung in der Zelle nicht hervorrufen. Sie konkurrieren mit den Agonisten um die Bindung am Receptor und können diese, wenn sie in höherer Konzentration vorhanden sind, vom Receptor verdrängen (kompetitive und dosisabhängige Hemmung).

Für Histamin wurden bisher zwei verschiedene Receptoren festgestellt. H_1-Receptoren vermitteln beispielsweise die Wirkung des Histamin im Rahmen des allergischen Formenkreises und können durch die klassischen Antihistaminica, die H_1-Receptor-Antagonisten, blockiert werden. Die Histaminreceptoren an den Belegzellen des Magens werden als H_2-Receptoren bezeichnet. Histaminantagonismus als therapeutisches Prinzip beruht auf der Belegung dieser Histaminreceptoren durch Antagonisten.

2. Grundlagen der Wirkung

2.1 Wirkungsprinzip (Abb. 1)

Histamin wird in den Mastzellen der Magenschleimhaut gebildet, gespeichert und sowohl durch vagale Stimuli als auch durch Gastrin freigesetzt. Durch Reaktion mit den H_2-Receptoren an der Parietalzelle, möglicherweise auch durch einen aktiven Transport von Histamin ins Zellinnere, wird die Säureproduktion in Gang gesetzt. Cimetidin und die anderen Histamin-H_2-Receptor-Antagonisten entfalten ihre sekretionshem-

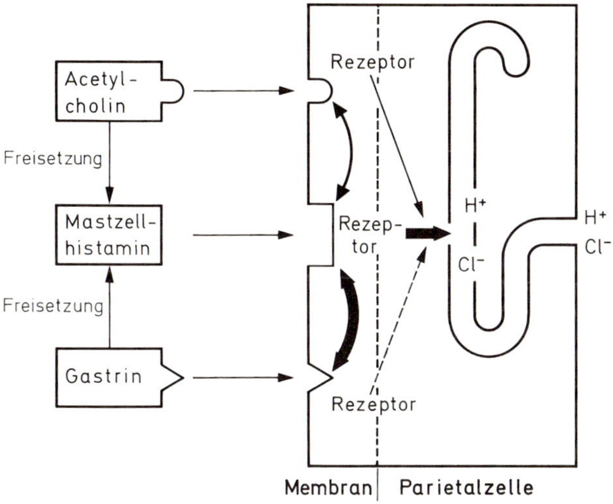

Abb. 1. Einfaches Drei-Receptoren-Modell der Parietalzelle. Es wird eine starke und obligate Interaktion zwischen Histamin- und Gastrinreceptor und eine schwächere, fakultative Interaktion zwischen Histamin- und Acetylcholinreceptor angenommen. H_2-Antagonisten blockieren den Histaminreceptor. Das Modell ist eine Übervereinfachung der mutmaßlichen Vorgänge. Ein erweitertes Modell wird in Kapitel 10 gezeigt

mende Wirkung durch kompetitive und dosisabhängige Verdrängung des Histamins von diesen Receptoren.

H_2-Antagonisten hemmen nicht nur die Histamin-, sondern auch die Gastrin- und Vagus-stimulierte Säuresekretion [54, 58] (s. a. S. 142). Somit werden alle drei klassischen sekretionsfördernden Prinzipien durch H_2-Antagonisten gehemmt. Die Hemmung der Gastrin-stimulierten Sekretion ist ebenso ausgeprägt wie die Hemmung der Histamin-stimulierten. Das Ausmaß der Hemmung der vagalen bzw. cholinergen Stimulation beim Menschen ist noch nicht genügend bekannt. Es wird eine relativ geringe Hemmung postuliert. Beispielsweise hat Cimetidin einen relativ geringen Effekt auf die intra-operative Säuresekretion bei elektrischer Vagusreizung (vgl. Kapitel 10). Zudem wirkt die Kombination von H_2-Antagonisten und Anticholinergica stärker als H_2-Antagonisten allein.

Die Tatsache, daß H_2-Antagonisten neben Histamin auch Gastrin und Vagus in ihrer Wirkung hemmen, ist von praktischer Bedeutung und theoretischem Interesse. Folgendes Modell wäre denkbar. Die säuresezernierenden Parietalzellen tragen an ihrer Oberfläche neben den H_2-Receptoren auch Gastrin- und Acetylcholin-Receptoren. Eine Aktivierung der Gastrinreceptoren führt nur dann zur Säuresekretion, wenn die Histamin-Receptoren mindestens zum Teil auch aktiviert sind. Die Aktivierung der Acetylcholin-Receptoren kann für sich allein zur Säuresekretion führen, doch wird die Wirkung durch die gleichzeitige Aktivierung der H_2-Receptoren verstärkt. Dieses Modell erklärt die bisherigen Beobachtungen nur zum Teil. Schon heute steht fest, daß ein einfaches 3-Receptorenmodell den komplexen Vorgängen an und in der Parietalzelle nicht gerecht wird [58, 76].

2.2 Historische Entwicklung

1910 wurde Histamin von Ackermann in Deutschland [2] und von Sir Henry Dale in London [31] erstmals als Gewebshormon beschrieben. 1920 erkannte Popielski in Krakau [69] im Histamin einen „mächtigen Erreger der Magendrüsen", und 1938 bezeichnete McIntosh Histamin als "local common mediator for physiological stimulation of gastric acid secretion" [64], eine Ansicht, die vorübergehend durch vielbeachtete Ergebnisse der Gastrinforschung in den Hintergrund gedrängt wurde. Von den seit 1940 bei allergischen Erkrankungen eingesetzten Antihistaminica (Antergan u. Benadryl waren die ersten Präparate) war bekannt, daß sie mit dem Histamin um spezifische Receptoren konkurrieren. Ash u. Schild [4] bezeichneten diese von ihnen näher definierten Receptoren 1966 als Histamin-H_1-Receptoren.
Eine Steigerung der Magensäureproduktion war durch die Agonisten der H_1-Receptoren ebensowenig möglich wie die Hemmung der Säuresekretion durch die konventionellen Antihistaminica. Es war daher ein logischer Schritt, nach weiteren Histaminreceptoren zu suchen. Mit der Entwicklung spezifischer Agonisten und Antagonisten konnten Black u. Mitarb. [13] 1972 die Histamin-H_2-Receptoren im Magen charakterisieren. Der einzige zur Zeit zugelassene Histaminantagonist ist das Cimetidin (Tagamet).

2.3 Chemie (Abb. 2)

Histamin-H_1-Receptor-Antagonisten, wie Diphenhydramin (Benadryl) sind im Vergleich zum Histamin vor allem am Ringsystem verändert, während Histamin-H_2-Receptor-Antagonisten, wie Cimetidin (Tagamet), einen nur geringen veränderten Imidazolring bei wesentlich abgewandelter Seitenkette aufweisen.

2.4 Pharmakokinetik

Cimetidin wird nach oraler Gabe nahezu vollständig resorbiert. Die Halbwertszeit im Plasma beträgt rund 2 Std. Wünschenswert wäre eine längere Halbwertszeit. H_2-Antagonisten mit längerer Halbwertszeit be-

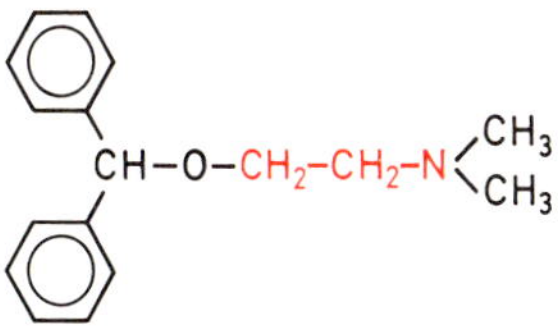

Diphenhydramin

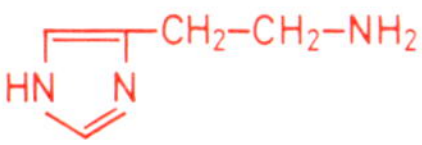

Histamin

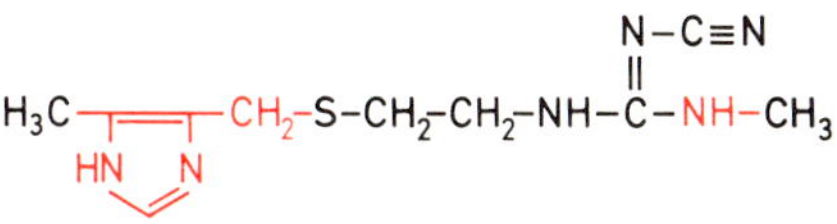

Cimetidin

Abb. 2. Chemische Struktur von Diphenhydramin (Histamin H_1-Receptor-Antagonist), Histamin und Cimetidin (Histamin H_2-Receptor-Antagonist). Die rote Signalfarbe zeigt die Ähnlichkeit der drei Moleküle

finden sich zur Zeit in Erprobung, sind aber klinisch noch nicht verfügbar.

Eine Serumkonzentration von 0,5 µg/ml Cimetidin bewirkt eine 50prozentige Hemmung der maximalen Säuresekretion. Eine solche Konzentration tritt schon in der ersten Stunde nach 250 mg Cimetidin per os auf und wird während insgesamt 4 Std. überschritten (Abb. 3).

Die Ausscheidung erfolgt zum größten Teil unverändert über die Nieren, in geringerem Ausmaß auch über die Galle. Nur etwa 10% der aufgenommenen Menge wird zu Cimetidin-Sulfoxyd metabolisiert.

2.5 Wirkungsmechanismus

2.5.1 Säuresekretion unter Cimetidin

Cimetidin hemmt die durch Histamin, Pentagastrin und Insulin stimulierte Magensäuresekretion [1, 22, 24]. Die Basalsekretion wird nach oraler Einnahme in den folgenden 4 Std um 87% vermindert [7]. 400 mg Cimetidin, spät abends eingenommen, reduzieren die nächtliche Säuresekretion um 95% und bewirken ein pH zwischen 6 und 7 bis in die Morgenstunden (Abb.4). Unter physiologischen Bedingungen von

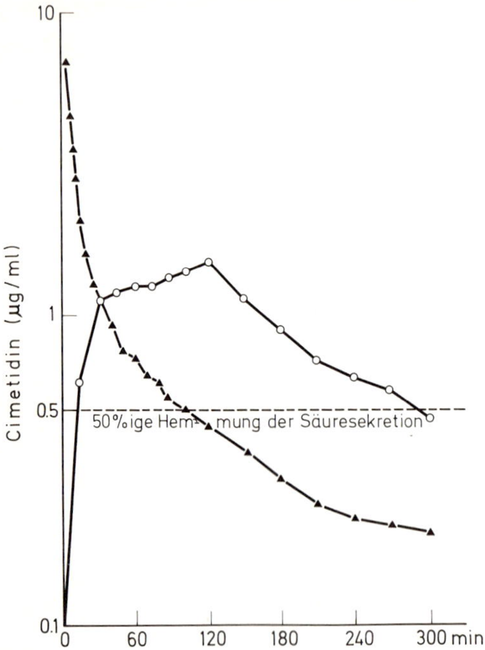

Abb. 3. Cimetidin-Blutspiegel nach oraler Gabe von 200 mg Cimetidin (Kreise) und nach i.v. Injektion von 100 mg Cimetidin (gefüllte Dreiecke) bei vier Probanden (nach [44])

6 Mahlzeiten in 24 Std führen 4 × 200 mg Cimetidin zu einer deutlichen Kupierung der nahrungsstimulierten Sekretionsspitzen (Abb. 5).
Durch die intensive Reduktion der nächtlichen und nahrungsstimulierten Säuresekretion schwächt Cimetidin ein wesentliches aggresives Element in der Pathogenese des Ulcus und verschiebt das Gleichgewicht zugunsten der defensiven Faktoren (Abb. 6a, b).

2.5.2 Säuresekretion nach Absetzen von Cimetidin

Die ausgeprägte und anhaltende Reduktion der Säureproduktion während einer Cimetidin-Therapie ließ die Befürchtung entstehen, daß nach Absetzen des Präparates durch eine überschießende Säuresekretion frühe und häufige Ulcusrezidive entstehen könnten. Experimentelle Hinweise dafür ergaben sich aus einer Arbeit von Halter u. Witzel [47], die bei der Ratte nach langdauernder und extrem hochdosierter Gabe von Metiamid, einem Vorläufer von Cimetidin, eine Vergrößerung der Parietalzellmasse und damit eine gesteigerte Säuresekretionskapazität beobachten konnten. Diese Befunde konnten am Menschen, auch bei Verab-

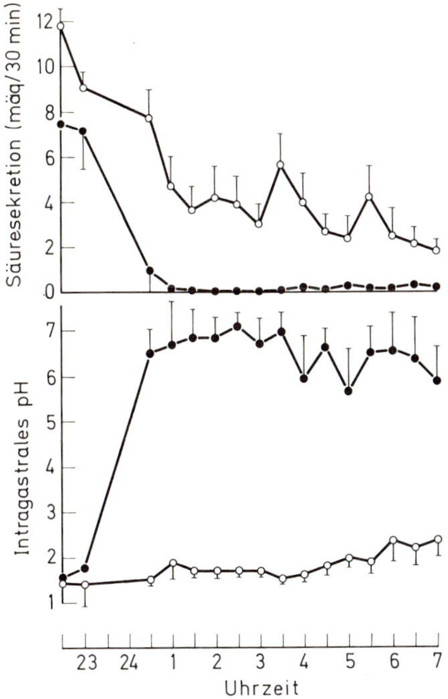

Abb. 4. Wirkung einer oralen Dosis von 400 mg Cimetidin (●) oder Placebo (○), eingenommen um 22 Uhr, auf die nächtliche Säuresekretion und das intragastrale pH bei Patienten mit Ulcus duodeni. Angaben nach [59], Mittelwerte ± S.E.M.

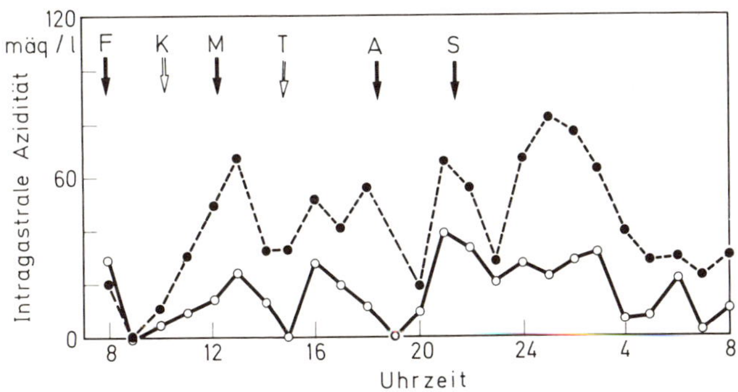

Abb. 5. Wirkung von 4 mal 200 mg Cimetidin (○) auf die nahrungsstimulierte und nächtliche intragastrale Acidität. F = Frühstück, K = Kaffee, M = Mittagessen, T = Tee, A = Abendessen, S = Spätimbiß. Schwarze Pfeile geben die Mahlzeiten an, nach denen Cimetidin eingenommen wurde (F, M, A und S). Volle Kreise stellen die Resultate mit Placebotabletten dar. Die Experimente wurden an je 3 Patienten mit Ulcus duodeni durchgeführt (nach [70])

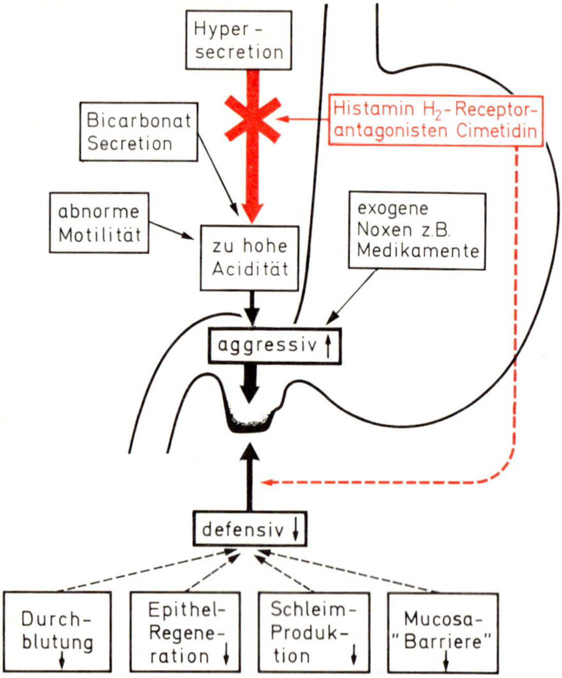

Abb. 6a. Schema der Pathogenese des Ulcus duodeni mit Angriffspunkt der Histamin H_2-Receptor-Antagonisten

reichung erhöhter Dosen von Cimetidin, nicht bestätigt werden. Auf Grund sekretionsanalytischer Studien kommt Spence [77, 78] zum Schluß, daß beim Menschen nach einjähriger Gabe von 1600 mg Cimetidin täglich eher mit einer Verminderung der Parietalzellmasse zu rechnen ist. In Übereinstimmung damit fand Arnold [3] nach 6monatiger Cimetidintherapie keine Veränderung der basalen und der stimulierten Säuresekretion. Auch nach kurzfristiger Verabreichung durch 4–6 Wochen im Rahmen therapeutischer Studien rief Cimetidin keine gesteigerte Säureproduktion hervor [33, 42, 50].

Nüchterngastrinspiegel sind nach 6wöchiger Cimetidin-Behandlung nicht erhöht, wohl aber waren bei einzelnen Patienten erhöhte Gastrinwerte im Rahmen einer Eiweißtestmahlzeit nach 3monatiger Cimetidin-Gabe festzustellen. Aber auch bei diesen Patienten konnte eine gesteigerte Säureproduktion nicht festgestellt werden [79]. Bemerkenswert ist, daß eine Auszählung von Gastrin-produzierenden G-Zellen des Antrums nach 6monatiger Cimetidin-Therapie keine Zunahme erkennen ließ [3].

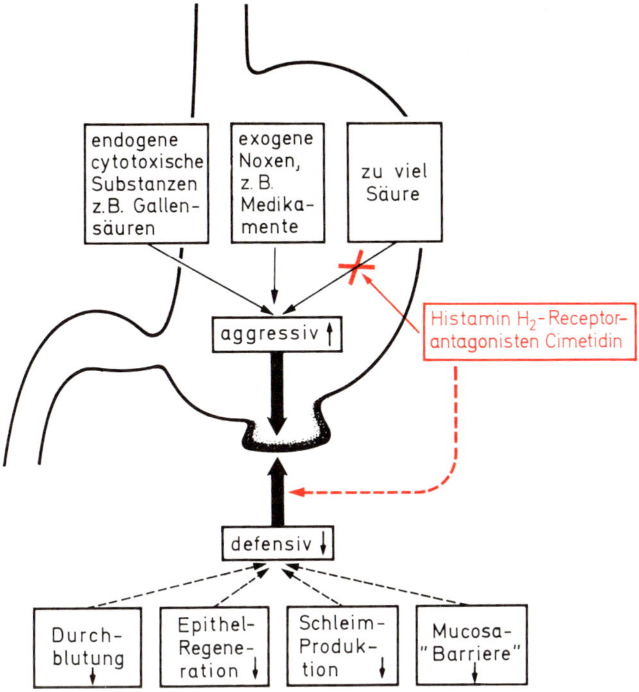

Abb. 6b. Pathogenese des Ulcus ventriculi mit Angriffspunkt des Histamin H_2-Receptor-Antagonisten

Tabelle 1. Heilungsquoten für Cimetidin und Placebo von 10 Doppelblindstudien bei Patienten mit Ulcus duodeni und präpylorischem Ulcus ventriculi. Behandlungsdauer 4–6 Wochen. Mit Ausnahme von Malchow [62] erfolgt die Behandlung ambulant

Autor	Patienten	Heilungsquoten in %		
	n	Cimetidin	Placebo	*p*
Bardhan et al. [8]	209	61	28	<0,005
Blackwood et al. [14]	23	82	25	<0,02
Bodemar et al. [19]	44	90	36	<0,001
Gray et al. [42]	38	85	28	<0,001
Hentschel et al. [49]	100	73	32	<0,001
Hetzel et al. [50]	67	82	39	<0,001
Lambert et al. [57]	140	76	59	<0,04
Malchow et al. [62]	67	88	79	n. s.
Peter et al. [68]	78	76	58	n. s.
Semb et al. [73]	39	85	60	n. s.

Wenn auch das Verhalten der Gastrinspiegel nach Cimetidin-Verabreichung nicht einheitlich erscheint und einer näheren Abklärung bedarf, konnte insgesamt bisher ein Säurereboundphänomen nach Absetzen von Cimetidin nicht nachgewiesen werden.

2.5.3 Pepsin- und Intrinsic-Faktor-Sekretion unter Cimetidin

Cimetidin hemmt die Histamin-stimulierte Pepsin- und Intrinsicfaktor-Sekretion. Die basale Sekretion dieser Makromoleküle wird dagegen – im Gegensatz zur Säuresekretion – nicht beeinflußt [12].

3. Therapeutischer Effekt

3.1 Ulcus duodeni

3.1.1 Heilungsquoten (Tabelle 1)

In 10 randomisierten, doppel-blindgeführten und endoskopisch kontrollierten Studien mit ambulanten Patienten lagen die Heilungsquoten nach 4- bis 6wöchiger Behandlung bei den Cimetidin-Patienten zwischen 61% und 93%, bei den Placebo-behandelten zwischen 25% und 79% [8, 14, 19, 42, 49, 50, 57, 62, 73].
Eine kürzlich erschienene amerikanische Studie zeigt nur nach 2 Wochen Behandlungsdauer signifikant mehr Ulcusheilungen unter Cimetidin als unter Placebo, während nach 4 und nach 6 Wochen die Cimetidinbehandlung nicht mehr signifikant überlegen ist [11].
Ein doppelblinder Vergleich einer Cimetidintherapie und einer hochdosierten Antacidagabe brachte keine signifikant unterschiedlichen Heilungsquoten zwischen beiden Therapieformen [53].

3.1.2 Schmerzbeeinflußung (Abb. 7)

In den meisten Studien wurden unter Cimetidin zumindest während einzelner Behandlungswochen mehr schmerzfreie Tage und Nächte registriert als unter einer Placebogabe.
Die Wirkung von Cimetidin auf den Ulcusschmerz scheint bei niedriger Placeboheilungsquote ausgeprägter zu sein, während bei hohen Spontanheilungsquoten der Gewinn für den Patienten auch in bezug auf die subjektiven Beschwerden geringer ist (vgl. Tabelle 1).
Von einigen Autoren wurde der Zusammenhang zwischen einer Ulcusheilung und Beschwerdefreiheit geprüft. In 3 Studien waren die weitaus meisten jener Patienten, deren Ulcera während der Behandlungsperiode abheilten, am Ende der Studie auch schmerzfrei [8, 42, 53]. Diese Ergebnisse konnten in einer deutsch-schweizerischen Gemeinschaftsstudie nicht bestätigt werden [68]. In einer eigenen Studie war die Hälfte der

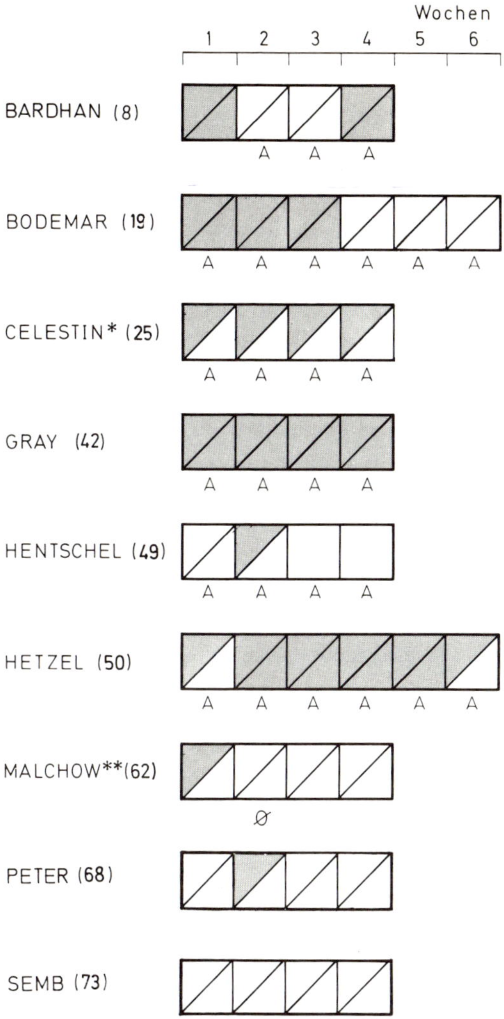

Abb. 7. Wirkung einer Behandlung mit H_2-Antagonisten auf Beschwerden und Antacidumkonsum beim Ulcus duodeni. A: weniger Antacida unter Cimetidin. Ein Quadrat entspricht einer Studienwoche. Obere Quadrathälfte: Tage; untere Quadrathälfte: Nächte. Graue Flächen: signifikant weniger Schmerzen unter Cimetidin als unter Placebo

* Metiamid gegen Placebo, in allen anderen Studien Cimetidin gegen Placebo.
** 6 mal 5 ml Al-Mg-Gel pro Tag; in allen anderen Studien Antacida nach Bedarf.

mit Placebo behandelten Patienten am Ende der Behandlung schmerzfrei, gleichgültig, ob das Ulcus abgeheilt war oder nicht. Von den Cimetidin-behandelten Patienten, deren Ulcera zur Abheilung kamen, waren zwei Drittel am Ende der Behandlung schmerzfrei. Es besteht somit kein eindeutiger Zusammenhang zwischen einer Ulcusheilung und dem Verschwinden der Ulcussymptome. Das Persistieren der Symptome nach der Ulcusheilung wird durch Cimetidin nicht beeinflußt.

3.1.3 **Antacidaverbrauch** (Abb. 7)

In den meisten der erwähnten Studien erhielt jeder Patient, gleichgültig, ob einer Cimetidingruppe oder einer Placebogruppe angehörend, einen ausreichenden Vorrat eines Antacidums, welches bei Schmerzen je nach Bedarf genommen werden sollte. Die Patienten wurden aufgefordert, die Zahl der pro 24 Std verbrauchten Antacidatabletten auf einer Tagebuchkarte ebenso einzutragen, wie die allenfalls bei Tag oder Nacht auftretenden Ulcusschmerzen. Die Menge der verbrauchten Antacidatabletten stellt somit einen weiteren, indirekten Parameter für die Beeinflussung des Ulcusschmerzes durch Cimetidin und Placebo dar. In der Mehrzahl der Studien wurden unter Cimetidinbehandlung statistisch signifikant weniger Antacida verbraucht. Der geringere Antacidumverbrauch ist ein indirekter Hinweis auf eine geringere Schmerzintensität.

Tabelle 2. Rezidivhäufigkeit bei kontrollierter, doppelblinder Langzeitbehandlung des Ulcus duodeni mit 400 mg Cimetidin abends oder Placebo

Autor	Patienten	Rezidive in % und Beobachtungszeitraum		
	n	Cimetidin	Placebo	*p*
Bardhan et al. [9]	377	5,6% 3,7 Monate	42,1% 2,9 Monate	<0,001
Blackwood et al. [15]	14	2 von 7 Patienten 6 Monate	7 von 7 Patienten 6 Monate	<0,05
Blum et al. [17]	38	15% 12 Monate	61% 12 Monate	<0,001
Bodemar et al. [20]	68	18,7% 10,5 Monate	83,3% 9,5 Monate	<0,001
Gray et al. [43]	56	27% 6 Monate	80% 6 Monate	<0,001
Hetzel et al. [51]	67	0% 80 Tage	45% 80 Tage	<0,001

3.1.4 Ulcusrezidive bei Langzeitbehandlung (Tabelle 2)

Die abendliche Einnahme von 400 mg Cimetidin unterdrückt nicht nur weitgehend die nächtliche Säureproduktion, sondern erleichtert dem Patienten auch das Einhalten des Therapieschemas. Ulcusrezidive treten bei einer Beobachtungszeit von 6–12 Monaten bei 15–30% der Cimetidinpatienten auf, während die Rezidivquoten der Placebo-behandelten Patienten mit 60–100% statistisch hochsignifikant höher liegen [15, 17, 20, 43]. Bei kürzerer Beobachtungsdauer sind die Rezidivquoten erwartungsgemäß niedriger [9, 51], die prophylaktische Wirkung von Cimetidin tritt aber auch hier deutlich hervor.
Den bisherigen Studien über die Langzeitprophylaxe des Ulcusrezidivs lastet allerdings ein großer Mangel an. In keiner Studie wird klar unterschieden zwischen Patienten, die rasch, d.h. innerhalb von 4 Wochen, mit Placebo abgeheilt sind, solchen, welche zunächst unter Placebo nicht abheilen und anschließend unter Cimetidintherapie heilen, solchen, die innerhalb von 4 Wochen unter Cimetidin heilen und solchen, welche sogar unter Cimetidin erst nach über 4 Wochen heilen. In manchen Studien läßt sich die Rezidivneigung ebensogut dadurch erklären, daß langsam heilende Ulcera eine große Rezidivneigung besitzen, als daß Rezidive durch Cimetidin verhütet werden [17]. Solange solche schwerwiegenden Zweifel bestehen, ist die statistisch scheinbar eindeutige Rezidivprophylaxe mit Cimetidin vorsichtig zu interpretieren.

3.1.5 Ulcusrezidive nach Absetzen von Cimetidin

Klinische Daten zur Rezidivneigung nach Absetzen von Cimetidin liegen derzeit nur in geringer Zahl vor. Nach Hawkins [48] treten Rezidivulcera in etwas mehr als 50%, durchschnittlich knapp 5 Monate nach Beendigung der Behandlung auf, gleichgültig, ob die Abheilung unter Cimetidin oder Placebo erfolgte. Eine weitere Mitteilung von Hetzel stimmt mit diesen Zahlen gut überein [51]: 43% der Cimetidin-geheilten Patienten rezidivierten zwischen 14 und 360 Tagen nach Ende der Therapie, im Vergleich zu 37% Rezidiven zwischen 56 und 242 Tagen nach Ende der Placebobehandlung. Der Unterschied zwischen diesen Rezidivhäufigkeiten ist statistisch nicht signifikant. Eine sorgfältige Nachbeobachtung Cimetidin-behandelter Patienten und gezielte klinische Studien werden diese Zahlen überprüfen müssen.

3.2 Ulcus ventriculi (Tabelle 3)

Die Wirksamkeit von Cimetidin beim Ulcus ventriculi wurde bisher in 7 randomisierten Doppelblindstudien geprüft [26, 27, 34, 36, 40, 57, 74]. Im Vergleich zu Placebo und Carbenoxolon ergaben sich für Cimetidin

Tabelle 3. Heilungsquoten von Cimetidin- im Vergleich zu Carbenoxolon-, Antacidum- und Placebobehandlung in 7 Doppelblindstudien bei Patienten mit Ulcus ventriculi. Mit Ausnahme der Studie von Sewing et al. [74] wurden die Patienten ambulant behandelt

Autor	Patienten	Cimetidin-dosis	Behandlungs-dauer	Heilungs-quote	*p*
Ciclitira et al. [26]	15	1000 mg	4 Wochen	80%	
	10	Placebo		50%	n. s.
Colin-Jones et al. [27]	25	800 mg	6 Wochen	76%	
	25	Carbenoxolon		48%	n. s.
Dyck et al. [34]	30	1200 mg	6 Wochen	60%	
	29	Placebo		41%	n. s.
Englert et al. [36]	68	1200 mg	6 Wochen	59%	
	62	Antacidum		61%	n. s.
Frost et al. [40]	23	1000 mg	6 Wochen	78%	
	22	Placebo		27%	<0,005
Lambert et al. [57]	24	1000 mg	4 Wochen	71%	
	25	Placebo		36%	<0,02
Sewing et al. [74]	20	1200 mg	4 Wochen	65%	
	16	Placebo		50%	n. s.

zwar höhere Heilungsquoten, die Unterschiede waren aber nur in zwei Studien mit niedriger Placeboheilungsquote statistisch signifikant. Eine hochdosierte Antacidatherapie führte zu demselben Therapieerfolg wie die Cimetidinbehandlung, auch in bezug auf die Besserung der subjektiven Beschwerden [36]. Als Vorteil der Cimetidinmedikation kann die in den kontrollierten Studien beobachtete geringere Häufigkeit von Nebenwirkungen angeführt werden. Letztere traten unter Carbenoxolon, in Form der bekannten aldosteronartigen Wirkungen bei 70% der Patienten [27] und unter intensiver Antacidabehandlung in Form von Durchfällen bei knapp einem Drittel der Patienten [36] auf. Mehr noch als bei der Behandlung des Ulcus duodeni tritt beim Ulcus ventriculi die Tatsache hervor, daß der meßbare therapeutische Gewinn durch Cimetidin und andere effektive Therapien von der Wirksamkeit der Placebobehandlung abhängig ist, die ihrerseits starken regionalen Schwankungen unterliegt.

Beim hochsitzenden Ulcus ventriculi scheint Cimetidin mindestens ebenso gut abzuschneiden wie beim präpylorischen Ulcus [83].

Folgende Einschränkungen relativieren den Erfolg von Cimetidin beim Ulcus ventriculi: 1. Die Erfahrung mit der Cimetidintherapie des Ulcus ventriculi ist bedeutend kleiner als beim Ulcus duodeni. 2. In Gegenden mit hoher Spontanheilungsgeschwindigkeit ist die Wirkung von Cimetidin auf die Heilung des Ulcus ventriculi nicht überzeugend. 3. Eine günstige Wirkung auf die Ulcusbeschwerden ist fragwürdig. 4. Es ist noch nicht bekannt, ob sich mit Cimetidin eine Rezidivprophylaxe durchführen läßt. 5. Bei unkritischer Anwendung von Cimetidin muß befürchtet werden, daß auch Patienten mit Frühcarcinomen Cimetidin erhalten. Dadurch wird das Intervall von Erkrankungsbeginn bis zur Diagnosestellung im Falle eines Carcinoms weiter verlängert. Der Verdacht auf Malignität darf unter keinen Umständen erst nach Ablauf einer erfolglosen Probebehandlung gestellt werden. Vor Therapiebeginn ist jedes Ulcus ventriculi zu endoskopieren und die Malignität durch Mehrfachbiopsien und cytologische Abstriche soweit als möglich auszuschließen. In gleicher Weise muß die Abheilung des Ulcus ventriculi gesichert werden. Darüber hinaus sind Biopsien aus der Ulcusnarbe notwendig, da auch ein Frühcarcinom reepithelialisieren kann. Auch wenn sich endoskopisch-bioptisch kein Nachweis auf oder ein Hinweis für eine Malignität erbringen läßt, gilt die Grundregel weiterhin, daß ein Ulcus ventriculi zu operieren ist, wenn es nach 6–8, maximal 12 Wochen konservativer Therapie persistiert.

3.3 Zollinger-Ellison-Syndrom

Gastroduodenalulcera als Hauptsymptom des Zollinger-Ellison-Syndromes heilen bei einer Dosis von 300–600 mg Cimetidin 6stündlich in den meisten Fällen ab. Auch Abdominalschmerzen und Durchfälle sprechen prompt an, wie McCarthy in einer Zusammenstellung von 61 amerikanischen Zollinger-Ellison-Patienten zeigen konnte. Mehr als die Hälfte dieser Patienten nehmen Cimetidin derzeit länger als ein Jahr, und es wurde in diesem Zeitraum weder ein Nachlassen der Wirkung beobachtet, noch zwangen gravierende Nebenwirkungen zum Abbruch der Therapie [63]. In einer früheren Veröffentlichung hatte Bonfils [21] nach anfänglich guten Erfolgen ein Nachlassen der Cimetidin-Wirkung beim Zollinger-Ellison-Syndrom berichtet. Die dabei verwendeten Dosierungen von 800–2000 mg täglich sind nach heutigen Erfahrungen als niedrig zu bezeichnen. Sieht man von jenen eher seltenen Fällen ab, bei welchen das Gastrinom reseziert werden kann, stellt Cimetidin in ausreichender Dosierung derzeit die Therapie der Wahl dar und verdrängt die mit hohem Risiko behaftete totale Gastrektomie.

3.4 Ulcusblutung

Falls die Blutung zum Stehen kommt, lassen sich mit Infusionen oder Injektionen von Cimetidin möglicherweise Blutungsrezidive vermeiden. Beim Ulcus duodeni sind die Resultate allerdings eher enttäuschend.

Von Interesse ist ferner die prophylaktische Anwendung von Cimetidin bei Patienten mit großer Streßulcusgefährdung. Klinisch aussagekräftige Studien sind noch nicht durchgeführt worden. Ob Cimetidin bei der Behandlung der Ulcusblutung selbst nützt, ist nicht bekannt. Therapieversuche mit Cimetidin oder anderen Medikamenten, beispielsweise Secretin oder Somatostatin, bei an sich operablen Patienten bergen eine große Gefahr in sich. Im Bestreben, doch noch einen konservativen Erfolg verbuchen zu können, wird der günstige Zeitpunkt für eine Operation verpaßt, wodurch Operationsletalität und Gesamtletalität ansteigen. An der bisherigen Indikation zur Operation – ein Blutverlust von mehr als 2 Litern innerhalb von 12 Std – muß bei Therapieversuchen mit Cimetidin unter allen Umständen festgehalten werden.

3.5 Ulcuspenetration

Bei penetrierendem Ulcus ist grundsätzlich eine chirurgische Therapie indiziert. Es empfiehlt sich zunächst eine Schubtherapie mit Cimetidin und eine chirurgische Sanierung à froid, vor allem in Fällen mit Begleitpankreatitis. Falls eine Operation kontraindiziert ist, sollte eine Rezidivprophylaxe mit Cimetidin auf unbeschränkte Zeit durchgeführt werden.

4. Nebenwirkungen

Die akute Toxicität von Cimetidin ist gering. Die Einnahme von 10 g Cimetidin in suicidaler Absicht verursachte bei einem jungen Mann weder eine Bewußtseinstrübung, noch waren bei wiederholten Kontrollen irgendwelche Blutparameter pathologisch [30]. Im Hinblick auf bisher rund 1,5 Millionen mit Cimetidin behandelten Patienten sind alle unten angeführten Nebenwirkungen als seltene Ereignisse zu bewerten, und Cimetidin kann unter den Medikamenten mit bekannter und gesicherter Wirkung bis jetzt zu den nebenwirkungsarmen Präparaten gezählt werden.

Man muß allerdings mit Blum et al. [18] übereinstimmen, daß bei einigen bekannten Präparaten gefährliche, wenn auch seltene Nebenwirkungen erst nach Jahren bekannt wurden, und daß eine dreijährige Beobachtungszeit wie bei Cimetidin für eine endgültige Bewertung letztlich als zu kurz betrachtet werden muß.

4.1 Nebenwirkungen, die möglicherweise mit dem Wirkungsmechanismus von Cimetidin in Zusammenhang stehen

Bis März 1978 erschienen Berichte über 7 *Ulcusperforationen* kurz nach Absetzen von Cimetidin oder Metiamid [41, 52, 56, 81, 82], einmal kam es zu einer Perforation während einer Cimetidintherapie [35]. Nur bei einem dieser Fälle war die Abheilung des Ulcus bei Therapieende kontrolliert worden [52]. Säuresekretionsanalysen wurden nicht durchgeführt. Wie im Abschnitt 2.5.2 dargelegt, konnte ein Säurereboundphänomen trotz gezielter Untersuchungen bisher nicht nachgewiesen werden. Es wäre jedoch denkbar, daß unter besonderen Umständen die nach Absetzen von Cimetidin normal einsetzende Säureproduktion ein noch nicht abgeheiltes oder gerade erst epithelisiertes Ulcus zur Perforation bringen kann. Es muß auch erwogen werden, daß bei einzelnen Patienten durch gestörte Resorption oder beschleunigte Metabolisierung mit den üblichen Dosen nicht die gewünschte Säurereduktion erreicht wird. Schließlich muß die Frage offen bleiben, ob die Ulcusperforation im wesentlichen nicht durch andere pathogenetische Mechanismen als durch Säureaggression, etwa durch lokale Ischämie, verursacht wird, so daß die Cimetidin-bedingte Säurereduktion bei diesen Fällen den Perforationsprozeß zwar hinausschieben, nicht aber verhindern konnte.
Cimetidin kann die *Resorption von Eisen* hemmen. Bei 3 Patienten erwies sich eine orale Eisentherapie bei gleichzeitiger Gabe von 1 g Cimetidin tgl. als unwirksam. Eine Reduktion der Cimetidindosis auf 400 mg tgl. führte zu einer raschen Normalisierung des Blutbildes [37]. Eine Verzögerung der Eisenresorption unter Cimetidin ist allenfalls bei der Verabreichung von dreiwertigen Eisenkombinationen zu erwarten. Für die Aufnahme des Nahrungseisens ist Salzsäure keine conditio sine qua non, wie der fehlende Eisenmangel bei Perniciosakranken beweist. Bei anämischen Patienten mit voller Cimetidindosis von 1 g wäre eine parenterale Eisenzufuhr in Erwägung zu ziehen.
Prinzipiell erscheinen Resorptionsstörungen bei allen Substanzen möglich, deren Aufnahme an das Vorhandensein von Salzsäure gebunden ist.

4.2 Unerwartete Nebenwirkungen

In kontrollierten klinischen Studien war unter der Einnahme von Cimetidin ein Auftreten von *Müdigkeit*, *Schwindel*, sehr selten auch *Exanthemen* und *Diarrhoen* etwas häufiger zu beobachten als in den Placebogruppen. Geringfügige und vorübergehende Anstiege von *Transaminasen*, *alkalischer Phosphatase* und *Kreatin* wurden wiederholt beobachtet. Nach bisherigen Erfahrungen ergibt sich daraus jedoch keine Einschränkung für die Anwendung von Cimetidin bei gestörter Leber- und Nierenfunktion [23]. Es ist gerade im Gegenteil das Gastroduodenalulcus bei Lebercirrhose oder schwerer Niereninsuffizienz eine besondere Indikation für Cimetidin. Es ist allerdings bei eingeschränkter Nierenfunktion eine Dosisreduktion zu berücksichtigen. Bei einer Kreatinin-Clearance von unter 15 ml/min sollten nicht mehr als 2mal 200mg Cimetidin pro 24 Std verabreicht werden.

Bei Dosierungen von mehr als 1000 mg Cimetidin pro Tag, welche insbesondere beim Zollinger-Ellison-Syndrom zur Anwendung kommen, wurden einzelne Fälle von *Gynäkomastie* und *Galaktorrhoe* publiziert [10, 46, 63, 75]. Bei einzelnen dieser Patienten konnten erhöhte Prolactinspiegel nachgewiesen werden [10, 32]. Im Vergleich zu den schwerwiegenden Symptomen des Zollinger-Ellison-Syndromes wurden Gynäkomastie und Galaktorrhoe subjektiv als geringfügig empfunden und veranlaßten keinen Patienten zum Abbruch der Therapie [63].

Bei einigen wenigen Patienten traten während der Einnahme von Cimetidin *Verwirrtheitszustände* auf [45, 65, 66, 71]. Da Cimetidin in therapeutischen Dosen die Blut-Hirnschranke nicht passiert, muß es bis zum Vorliegen weiterer Untersuchungen offen bleiben, ob Cimetidin zentralnervöse Symptome unter besonderen Umständen hervorrufen kann.

Beunruhigend ist die *Verstärkung gewisser immunologischer Phänomene*, nämlich der delayed hypersensitivity, durch H_2-Antagonisten [5]. Der Grund liegt offenbar in einer Wirkung auf die H_2-Receptoren der T-Lymphocyten. Es wäre denkbar, daß solche immunologischen Phänomene für die sporadischen Fälle von Drug fever [28] und Cholestase unter Cimetidintherapie verantwortlich sind. Zu erwägen ist ferner, daß Cimetidin bei Nierentransplantations-Patienten die Abstoßung des Transplantats begünstigen könnte.

Obwohl das Herz, speziell das Reizleitungssystem, H_2-Receptoren enthält, sind bis jetzt nur sporadische und unseres Erachtens ungesicherte Beobachtungen über *Arrhythmien* unter Cimetidintherapie mitgeteilt worden. Herzkrankheiten und speziell intermittierende Arrhytmien stellen unseres Erachtens keine Kontraindikation zur Cimetidintherapie dar.

Die H_2-Receptoren an *Blutgefäßen und im Uterus* sind für die Indikationsstellung zur Cimetidintherapie offenbar ohne praktische Bedeutung.

Unklar ist der Zusammenhang zwischen einer Cimetidineinnahme und 5 Fälle von *Neutropenie*. Bei 4 dieser Patienten wurden auch eine Reihe andere Medikamente eingenommen [28, 29, 60, 80], beim fünften Patienten kommt die Blutung aus einem Ulcus duodeni, zu deren Behandlung Cimetidin eingesetzt wurde, selbst als Ursache für die

Neutropenie in Frage [55]. In Anbetracht der knochenmarkschädigenden Wirkung von Metiamid [38, 39], einem Histamin-H_2-Antagonisten, der sich von Cimetidin durch eine Thioharnstoffgruppe in der Seitenkette unterscheidet, ist Cimetidin sehr intensiv bezüglich einer potentiellen knochenmarkschädigenden Wirkung untersucht worden. Da in keinem einzigen Fall ein sicherer Zusammenhang zwischen einer Cimetidintherapie und Störungen der Knochenmarkfunktion nachgewiesen werden konnte, ist unseres Erachtens eine routinemäßige Kontrolle des Blutbildes auch bei einer Langzeittherapie mit Cimetidin nicht notwendig.

5. Praktische Durchführung der Therapie

5.1 Grundregeln

a. Cimetidin soll nur bei nachgewiesenem Ulcus eingesetzt werden. Cimetidin ist kein Präparat zur Behandlung von ungeklärten Oberbauchbeschwerden.
b. Die Behandlung ist in kurativer Dosierung 4–6 Wochen durchzuführen und sollte bei Beschwerdefreiheit keineswegs vorzeitig abgebrochen werden.
c. Bei Ulcus ventriculi ist die endoskopisch-bioptische Diagnose und die gleicherweise durchgeführte Verlaufskontrolle obligat. Bei Ulcus duodeni können technisch einwandfreie Röntgenbilder bei problemlosem Verlauf als ausreichend gelten.
d. Ist das Ulcus nach 4–6 Wochen nicht abgeheilt, soll die Therapie weitere 4–8 Wochen bei entsprechenden Kontrolluntersuchungen fortgesetzt werden.
Eine fehlende Heilungstendenz nach 8 Wochen und eine Persistenz des Ulcus nach 12 Wochen stellen eine Operationsindikation dar.
e. Eine Erhaltungsbehandlung darf nur nach vollständiger Ulcusheilung begonnen werden.

5.2 Dosierung

Kurative Therapie: 200 mg Cimetidin während jeder Hauptmahlzeit und 400 mg spät abends. Tagesdosis 1000 mg. Bei nicht vollständiger Heilung nach 4–6 Wochen kann die Dosis auf 2000 mg Cimetidin pro Tag erhöht werden.
Erhaltungsbehandlung: 400 mg Cimetidin abends.

5.3 Kombinationstherapie

Die Kombination mit anderen Präparaten, wie Antacida, Anticholinergica oder Carbenoxolon ist prinzipiell möglich und läßt eine Ergänzung der Wirkungen erwarten. Dem Cimetidin wird in der Kombinationstherapie vor allem die Aufgabe der nächtlichen Säuredrosselung zufallen. (Näheres s. S. 140.)

5.4 Indikationen (Abb. 8)

5.4.1 Therapie des floriden Ulcus

Über den Einsatz von Cimetidin beim akuten Ulcus bestehen unterschiedliche Auffassungen. Blum, Halter u. Siewert [18] halten angesichts

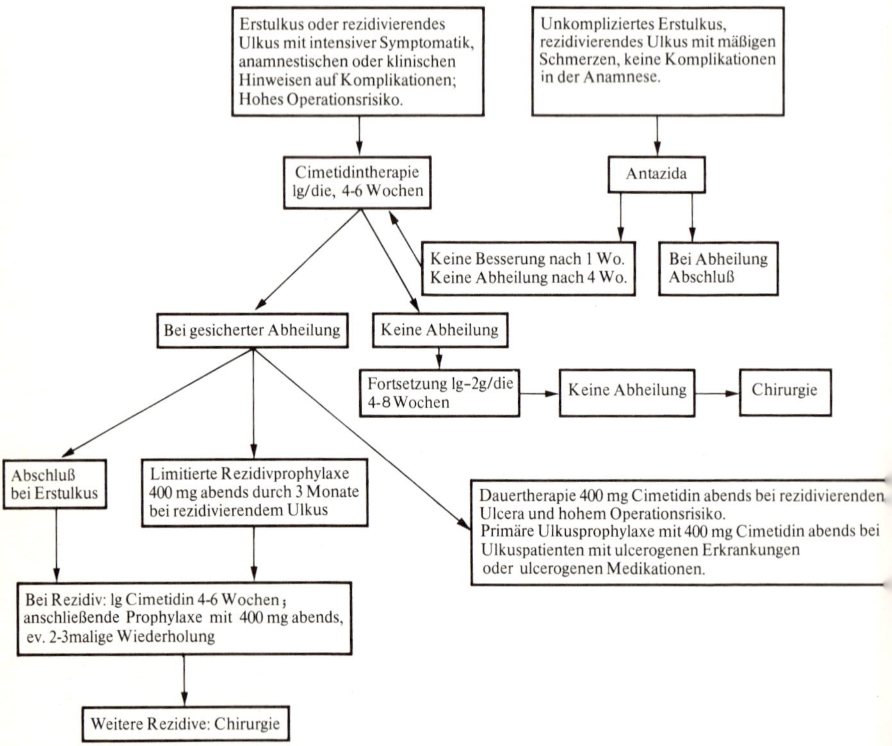

Abb. 8. Indikationen und Durchführung von Therapie und Prophylaxe des Gastroduodenalulcus mit Cimetidin

der in einigen Studien beobachteten hohen Spontanheilungsquoten bis zu 60% Cimetidin beim unkomplizierten Erstulcus für nicht indiziert und bevorzugen zunächst eine Antacidatherapie. Nach Ansicht dieser Autoren soll die Cimetidintherapie den rezidivierenden Ulcera mit langer Anamnese und den mit Komplikationen behafteten Geschwüren vorbehalten bleiben. In einer eigenen kontrollierten Doppelblindstudie mit 32% Heilungen unter Placebo zogen, wie auch bei einem Teil der übrigen, bisher publizierten Studien (s. Tabelle 1) rund 40% der Ulcuspatienten Gewinn aus einer Cimetidinbehandlung. Wir bevorzugen daher primär Cimetidin in Übereinstimmung mit Seifert u. Ottenjann [67, 72] nicht nur beim Ulcusrezidiv, sondern auch bei der Erstmanifestation, insbesondere, wenn eine ausgeprägte Schmerzsymptomatik mit starkem Leidensdruck besteht. Bei kleinen, flachen Ulcera mit geringem bis mäßigem Beschwerdebild bringen wir auch weiterhin Antacida ohne Cimetidin zum Einsatz.

5.4.2 Befristete Erhaltungstherapie

Bei einem rezidivierenden Ulcus ist eine limitierte Erhaltungstherapie durch 2–3 Monate mit 400 mg Cimetidin abends zu empfehlen, um ein Frührezidiv zu verhindern. Eine mehrmalige Wiederholung der akuten Schubtherapie mit befristeter Rezidivprophylaxe erscheint vor der Indikation zur chirurgischen Therapie gerechtfertigt, da Perioden mit gehäuften Rezidiven oft von langen beschwerdefreien Intervallen gefolgt sind.

5.4.3 Langzeitprophylaxe

Eine unbefristete Langzeitprophylaxe mit einer Erhaltungsdosis von 400 mg abends nach erfolgreicher Schubtherapie sollte Patienten mit hohem Operationsrisiko vorbehalten bleiben.

Bei operablen, insbesondere jüngeren Patienten, ist ein chirurgisches Verfahren, insbesondere die selektiv-proximale Vagotomie, einer dauernden Cimetidin-Gabe vorzuziehen.

Eine besondere Indikation für eine primäre Langzeitprophylaxe mit Cimetidin stellen Ulcuspatienten mit ulcerogenen Erkrankungen wie schwerer Niereninsuffizienz oder Lebercirrhose u.a. dar, ebenso Ulcuspatienten, bei welchen Anticoagulantien oder ulcerogene Medikamente wie Antirheumatica unumgänglich sind.

Ein Auslaßversuch sollte bei einer Langzeitprophylaxe, wenn überhaupt, frühestens nach einem Jahr erfolgen.

Literatur

1. Aadland, E., Berstad, A., Semb, L. S.: Inhibition of pentagastrin-stimulated gastric secretion by cimetidine in healthy subjects. In: Proc. 2nd international symposium histamine H_2-receptor antagonists. Burland, W. L., Simkins, M. A. (ed.), pp. 87–97. Amsterdam: Excerpta Medica 1977
2. Ackermann, D.: Über den bacteriellen Abbau des Histidins. Hoppe-Seylers Z. physiol. Chem. *65*, 504–510 (1910)
3. Arnold, R.: Serum gastrin and gastrin responses to a test meal during cimetidine treatment. International symposium histamine H_2-receptor antagonists. Creutzfeld, W. (ed.). Amsterdam: Excerpta Medica 1978. In press
4. Ash, A. S. F., Schild, H. O.: Receptors mediating some actions of histamine. Brit. J. Pharmacol. Chemother. *27*, 427–439 (1966)
5. Avella, J., Madsen, J. E., Binder, H. J., Askenase, P. W.: Effect of histamine-H_2-receptor antagonists on delayed hypersensitivity. Lancet *1978 I*, 624
6. Bank, S., Barbezat, G. O., Vinik, A. I., Halter, F., Helman, C. A.: Cimetidine and serum gastrin levels in man. In: Proc. 2nd int. symp. histamine H_2-receptor antagonists. Burland, W. L., Simkins, M. A. (eds.), pp. 155–162. Amsterdam: Excerpta Medica 1977
7. Barbezat, G. O., Bank, S.: Basal acid output response to cimetidine in man. In: Proc. 2nd international symposium histamine H_2-receptor antagonists. Burland, W. L., Simkins, M. A. (ed.), pp. 110–119. Amsterdam: Excerpta Medica 1977
8. Bardhan, K. D., Saul, D. M., Balmforth, G. V., Maruyama, T., Duthie, H. L., Fussey, I. V., Heading, R. C., Fettes, M., Logan, R. F. A., Holdsworth, C. D., Langman, M. J., Dronfield, M. W., Larkworthy, W., Smith, P. M., Edwards, J. L., Wyllie, J. H., Haggie, S. J., Hawkins, B. W.: The effect of cimetidine on duodenal ulceration. (In press)
9. Bardhan, K. D., Blum, A., Gillespie, G., Larkworthy, W., Mekel, R., Moshal, M., Smith, P. M., Venables, C. W., Van Tongeren, J. H. M., Walan, A.: Long-term treatment with cimetidine in duodenal ulceration. Lancet *1977 I*, 900–901
10. Bateson, M. C., Browning, M. C. K., Maconnachie, A.: Galactorrhea with cimetidine. Lancet *1977 II*, 247–248
11. Binder, H. J., Cocco, A., Crossley, R. J., Finkelstein, W., Font, R., Friedman, G., Groarke, J., Hughes, W., Johnson, A. F., McGuigan, J. E., Summers, R., Vlahcevic, R., Winship, D. H.: Cimetidine in the treatment of duodenal ulcer. A multicentre double blind trial. Gastroenterology *74*, 380–388 (1978)
12. Binder, H. J., Donaldson, R. M.: Effect of cimetidine on intrinsic factor and pepsin secretion in man. Gastroenterology *74*, 371–375 (1978)
13. Black, J. W., Duncan, W. A. M., Durant, C. J., Gavellin, C. R., Parsons, M. E.: Definition and antagonism of histamine H_2-receptors. Nature *236*, 385–390 (1972)
14. Blackwood, W. S., Maudgal, D. P., Pickard, R. G., Lawrence, D., Northfield, T. C.: Cimetidine in duodenal ulcer. Lancet *1976 II*, 174–176
15. Blackwood, W. S., Maudgal, D. P., Northfield, T. C.: Prevention of relapse of duodenal ulcer by bedtime cimetidine. A double-blind clinical trial. Gut *18*, A 420 (1977)
16. Blum, A.: Cimetidine in the treatment of duodenal ulcer. International symposium on histamine H_2-receptor antagonists. Creutzfeldt, W. (ed.). Amsterdam: Excerpta Medica 1978. In press
17. Blum, A. L.: Persönliche Mitteilung
18. Blum, A. L., Siewert, J.-R., Halter, F.: Ulkustherapie mit Cimetidin. Dtsch. med. Wschr. *103*, 135–139 (1978)
19. Bodemar, G., Walan, A.: Cimetidine in the treatment of active duodenal and prepyloric ulcers. Lancet *1976 II*, 161–164
20. Bodemar, G., Walan, A.: Maintenance treatment of recurrent peptic ulcer by cimetidine. Lancet *1978 I*, 403–407

21. Bonfils, S., Mignon, M., Kloeti, G., Jian, M.: Therapeutic assessment of histamine H_2-blockers in 10 cases of Zollinger-Ellison syndrome. Gastroenterology *72*, A 3/813 (1977)
22. Brimblecombe, R. W., Duncan, W. A. M., Durant, G. J., Emmett, J. C., Ganellin, C. R., Parsons, M. E.: Cimetidine-a non-thiourea H_2-receptor antagonist. J. int. med. Res. *3*, 86–92 (1975)
23. Burland, W.: Evidence for the safety of cimetidine in the treatment of peptic ulcer disease. International symposium histamine H_2-receptor antagonists. Creutzfeldt, W. (ed.). Amsterdam: Excerpta Medica 1978. In press
24. Carter, D. C., Forrest, J. A. H., Logan, R. A., Ansell, J., Lidgard, G., Heading, R. C., Sherman, D. J. C.: Effect of histamine H_2-receptor antagonist, cimetidine, on gastric secretion and serum gastrin during insulin infusion in man. Scand. J. Gastroent. *11*, 565–570 (1976)
25. Celestin, L. R., Harvey, V., Saunders, J. H. B., Wormsley, K. G., Forrest, J. A. H., Logan, R. F. A., Sherman, D. J. C., Fermont, D., Haggie, S. J., Wyllie, J. H., Albinus, M., Thompson, M. H., Venables, C. W., Burland, W. L., Duncan, W. A. M., Hawkins, B. W., Sharpe, P. C.: Treatment of duodenal ulcer by metiamide. Lancet *1975 II*, 779–781
26. Ciclitira, P. J., Machell, R. J., Farthing, M. J., Dick, A. P., Hunter, J.: A controlled trial of cimetidine in the treatment of gastric ulcer. In: Proc. 2nd international symposium histamine H_2-receptor antagonists. Burland, W. L., Simkins, M. A. (ed.), pp. 283–286. Amsterdam: Excerpta Medica 1977
27. Colin-Jones, D.: Comparative trials of cimetidine for gastric ulcer. International symposium on histamine H_2-receptor antagonists. Creutzfeldt, W. (Ed.). Amsterdam: Excerpta Medica 1978. In press
28. Corbett, C. L., Holdsworth, C. D.: Fever, abdominal pain, and leucopenia during treatment with cimetidine. Brit. med. J. *1978 I*, 753–754
29. Craven, E. R., Whittington, J. M.: Agranulocytosis four months after cimetidine therapy. Lancet *1977 II*, 294–295
30. Curtes, J. P., Develay, P.: Intoxication aigue par absorption volontaire d'un antagoniste des recepteurs histaminiques: la cimetidine. Bull. méd. leg. urg. med. cent. anti-poisons *20*, 137–139 (1977)
31. Dale, H. H., Laidlaw, P. P.: The physiological actions of beta-imidazolylethylamine. J. Physiol. (Lond.) *41*, 318–344 (1910)
32. Delle Fave, G. F., Tamburrano, G., De Magistris, L., Natoli, C., Santoro, M. L., Carratu, R., Torsoli, A.: Variations in serum prolactin following cimetidine treatment for peptic ulcer disease. Rendic. Gastroent. *9*, 142–143 (1977)
33. Domschke, W., Domschke, S., Lux, G., Belohlavek, D., Neidhardt, B., Demling, L.: Wirksame Cimetidin-Therapie beim Ulcus duodeni. Dtsch. med. Wschr. *101*, 1752–1755 (1976)
34. Dyck, W. P., Belsito, A., Fleshler, B., Liebermann, T. R., Dickinson, P. B., Wood, J. M.: Cimetidine and placebo in the treatment of benign gastric ulcer. A multicentre double blind study. Gastroenterology *74*, 410–415 (1978)
35. Ellis, D. J., Hamer, J. D., Baker, S. E.: Perforation of duodenal ulcer during treatment with cimetidine. Brit. med. J. *1977 II*, 1583
36. Englert, E., Freston, J. W., Graham, D. Y., Finkelstein, W., Kruss, D. M., Priest, R. J., Raskin, J. B., Rhodes, B., Rogers, A. I., Wenger, J., Wilcox, L. L., Crossley, R. J.: Cimetidine, antacid, and hospitalisation in the treatment of benign gastric ulcer. A multicentre double blind study. Gastroenterology *74*, 416–425 (1978)
37. Esposito, R.: Cimetidine and iron-deficiency anaemia. Lancet *1977 II*, 1132
38. Feldman, E. J., Isenberg, J. I.: Effects of metiamide on gastric acid hypersecretion, steatorrhea and bone marrow function in a patient with systemic mastocytosis. N. Engl. J. Med. *295*, 1178–1179 (1976)

39. Forrest, J. A. H., Shearman, D. J. C., Spence, R., Celestin, L. R.: Neutropenia associated with metiamide. Lancet *1975 I*, 392–393
40. Frost, F., Rahbek, I., Rune, S. J., Birger Jensen, K., Gudmand-Hoyer, E., Krag, E., Rask-Madsen, J., Wulff, H. R., Garbol, J., Gotlieb Jensen, K., Hojlund, M., Nissen, V. R.: Cimetidine in patients with gastric ulcer: a multicentre controlled trial. Brit. med. J. *1977 II*, 795–799
41. Gill, M. J., Saunders, J. B.: Perforation of chronic peptic ulcers after cimetidine. Brit. med. J. *1977 II*, 1149
42. Gray, G. R., McKenzie, I., Smith, I. S., Crean, G. P., Gillespie, G.: Oral cimetidine in severe duodenal ulceration. Lancet *1977 I*, 4–7
43. Gray, G. R., Smith, I. S., Mackenzie, I., Gillespie, G.: Long term cimetidine in the management of severe duodenal ulcer dyspepsia. Gastroenterology *74*, 397–401 (1978)
44. Griffiths, R., Lee, R. M., Taylor, T. C.: Kinetics of cimetidine in man and experimental animal. In: Proc. 2nd international symposium histamine H_2-receptor antagonists. Burland, W. L., Simkins, M. A. (ed.), pp. 38–51. Amsterdam: Excerpta Medica 1977
45. Grimson, T. A.: Cimetidine and mental confusion. Lancet *1977 I*, 858
46. Hall, W. H.: Breast changes in males on cimetidine. N. Engl. J. Med. *295*, 841 (1976)
47. Halter, F., Witzel, L.: Increased acid secretion after sustained metiamide medication in the rat. Gastroenterology *72*, 816 (1977)
48. Hawkins, B. W. zit. nach Bardhan, K. D. et al.: Longterm treatment with cimetidine in duodenal ulceration. Lancet *1977 I*, 900
49. Hentschel, E., Schütze, K., Havelec, L.: Die Behandlung des Ulcus duodeni und des präpylorischen Ulcus mit Cimetidin. Eine Doppelblindstudie. Wien. klin. Wschr. (in Druck)
50. Hetzel, D. J., Taggart, G. J., Hansky, J., Hecker, R., Shearman, J. C.: Cimetidine in the treatment of duodenal ulcer. Med. J. Aust. *1*, 317–319 (1977)
51. Hetzel, D. J., Hansky, J., Shearman, D. J. C., Korman, M. G., Hecker, R., Taggart, G. J., Jackson, R., Gabb, B. W.: Cimetidine treatment of duodenal ulceration. Short term clinical trial and maintenance study. Gastroenterology *74*, 389–392 (1978)
52. Hoste, P., Ingels, J., Elewaut, A., Barbier, F.: Duodenal perforation after cimetidine. Lancet *1978 I*, 666
53. Ippoliti, A. F., Sturdevant, R. A. L., Isenberg, J. I., Binder, M., Comacho, R., Cano, R., Cooney, C., Kline, M. M., Koretz, R. L., Meyer, J. H., Samloff, I. M., Schwabe, A. D., Strom, E. A., Valenzuela, J. A., Wintroub, R. H.: Cimetidine versus intensive antacid therapy for duodenal ulcer. A multicentre trial. Gastroenterology *74*, 393–395 (1978)
54. Schöön, I.-M., Olbe, L.: Effect of cimetidine on cholinergic reflex stimulation of gastric acid secretion in duodenal ulcer patients. In: Cimetidine. Burland, W. L., Simkins, M. A. (eds.), pp. 207–213. Amsterdam, Excerpta Medica 1977
55. Johnson, McI. N., Black, A. E., Hughes, A. S. B., Clarke, S. W.: Leucopenia with cimetidine. Lancet *1977 II*, 1226
56. Keighley, B. D.: Perforation of peptic ulcer after withdrawal of cimetidine. Brit. med. J. *1977 II*, 1538
57. Lambert, R., Bader, J.-P., Bernier, J. J., Bertrand, J., Bétourné, C., Gastard, J., Laverdant, C., Ribet, A., Sahel, J., Toulet, J.: Traitement de l'ulcère gastrique et duodénal par la cimétine. Gastroent. clin. Biol. *1*, 855–860 (1977)
58. Lewin, M. J. M., Sourmarmon, A., Bonfils, S.: Receptors for gastrin and histamine in gastric mucosa. Glass, G. B. J. (ed.), pp. 203–240. Progress in gastroenterology, Vol. 111. New York: Grune & Stratton 1977
59. Longstreth, G. F., Go, V. L. W., Malagelada, J.-R.: Cimetidine suppression of nocturnal gastric secretion in active duodenal ulcer. N. Engl. J. Med. *294*, 801–804 (1976)
60. Lopez-Luque, A., Rodriguez-Cuartero, A., Perez-Galvez, N., Pomares-Mora, J., Pena-Yanez, A.: Cimetidine and bone-marrow toxicity. Lancet *1978 I*, 444

61. Lorenz, W.: Histamin und H_2-Rezeptorantagonisten. Ther. d. Gegenw. *116*, 1624–1641 (1977)

62. Malchow, H., Sewing, K.-F., Albinus, M., Horn, B., Schomerus, H., Dölle, W.: Cimetidin in der stationären Behandlung des peptischen Ulcus. I. Wirkung auf die Heilung des Ulcus duodeni. Dtsch. med. Wschr. *103*, 149–152 (1978)

63. McCarthy, D. M.: Treatment of gastric hypersecretory states with cimetidine, a review. International symposium on histamine H_2-receptor antagonists. Creutzfeldt, W. (ed.). Amsterdam: Excerpta Medica 1978. In press

64. McIntosh, F. C.: Histamine as normal stimulant of gastric secretion. Quart. J. exp. Physiol. *28*, 87 (1938)

65. Menzies-Gow, N.: Cimetidine and mental confusion. Lancet *1977 II*, 928

66. Nelson, P. G.: Cimetidine and mental confusion. Lancet *1977 II*, 928

67. Ottenjann, R.: Persönl. Mitteilung. Seminar: Konservative und operative Ulcus-Therapie. London 1978

68. Peter, P., Gonvers, J. J., Pelloni, S., Schmitz, H., Richter, O., Blum, A., Hofstetter, J. R., Strohmeyer, G.: Therapie des Ulcus duodeni mit Cimetidin. 32. Tagung d. Deutschen Ges. f. Verdauungs- und Stoffwechselkrankheiten. Göttingen 1977

69. Popielski, I.: Beta-Imidazolyläthylamin und die Organextrakte. 1. Beta-Imidazolyläthylamin als mächtiger Erreger der Magendrüsen. Pflügers Arch. ges. Physiol. *178*, 214–236 (1920)

70. Pounder, R. E., Williams, J. G., Hunt, R. H., Vincent, S. H., Milton-Thompson, G. J., Misiewicz, J. J.: The effects of oral cimetidine on food-stimulated gastric secretion and 24-hour intragastric acidity. In: Proc. 2nd International symposium on histamine H_2-receptor antagonists. Burland, W. L., Simkins, M. A. (eds.), pp. 189–204. Amsterdam: Excerpta Medica 1977

71. Robinson, T. J., Mulligan, T. O.: Cimetidine and mental confusion. Lancet *1977 II*, 719

72. Seifert, E.: Persönl. Mitteilung. Seminar: Konservative und operative Ulcus-Therapie. London 1978

73. Semb, L. S., Berstad, A., Myren, J., Foss, J. C., Carlsen, E., Kruse-Jensen, A.: A double-blind multicentre comparative study of cimetidine and placebo in short-term treatment of active duodenal ulceration. In: Proc. 2nd international symposium histamine H_2-receptor antagonists. Burland, W. L., Simkins, M. A. (eds.), pp. 248–253. Amsterdam: Excerpta Medica 1977

74. Sewing, K.-F., Malchow, H., Albinus, M., Horn, B., Schomerus, H., Dölle, W.: Cimetidin in der stationären Behandlung des peptischen Ulkus. II. Doppelblindstudie bei Ulcus ventriculi. Dtsch. med. Wschr. *103*, 152–154 (1978)

75. Sharpe, P. C., Hawkins, B. W.: Efficacy and safety of cimetidine. Long-term treatment with cimetidine. In: Proc. 2nd international symposium on histamine H_2-receptor antagonists. Burland, W. L., Simkins, M. A. (eds.), pp. 358–366. Amsterdam: Excerpta Medica 1977

76. Soll, A. H.: Effects of H_2-antagonists on histamine action and interaction with gastrin in isolated parietal cells. Gastroenterology *74*, 355 (1978)

77. Spence, R. W., Celestin, L. R., McCormick, D. A.: Effect of one year's treatment with cimetidine on parietal cell mass in duodenal ulcer patients. Gut *18*, A 420–A 421 (1977)

78. Spence, R. W., Celestin, L. R., McCormick, D. A.: Effect on gastric acid output of prolonged treatment with cimetidine in duodenal ulcer patients. Gut *17*, 831 (1976)

79. Spence, R. W., Celestin, L. R., McCormick, D. A., Owens, C. J.: The effect of three months' treatment with cimetidine on basal and "Oxo"-stimulated serum gastrin. In: Proc. 2nd international symposium on histamine H_2-receptor antagonists. Burland, W. L., Simkins, M. A. (eds.), pp. 163–174. Amsterdam: Excerpta Medica 1977

80. Ufberg, M. H., Brooks, C. M., Bosanac, C. R., Kintzel, J. E.: Transient neutropenia in a patient receiving cimetidine. Gastroenterology *73*, 635–638 (1977)

81. Wallace, W. A., Orr, C. M. E., Bearn, A. R.: Perforation of chronic peptic ulcers after cimetidine. Brit. med. J. *1977 II*, 865–866
82. Wormsley, K. G., Saunders, J. H. B.: Maintenance treatment of duodenal ulceration with metiamide. In: Proc. 2nd international symposium histamine H_2-receptor antagonists. Burland, W. L., Simkins, M. A. (eds.), pp. 275–276. Amsterdam: Excerpta Medica 1977
83. Wulff, H. R.: Cimetidine in the treatment of gastric ulcer. In: International symposium on histamine H_2-receptor antagonists. Creutzfeldt, W. (ed.). Amsterdam: Excerpta Medica 1978

Kapitel 12

Andere Sekretionshemmer und Medikamente zur Förderung der Schleimhautresistenz

W.-P. Fritsch

1. Definitionen

1.1 Sekretionshemmer

Die Gruppe dieser Substanzen zeichnet sich vorwiegend durch eine Hemmung der Säure- und/oder Pepsinsekretion aus. Die häufig gleichzeitig zu beobachtende Hemmung der Sekretion von Intrinsicfactor gilt als eine unerwünschte Nebenwirkung.

1.2 Anticholinergica

Diese Medikamente hemmen kompetitiv alle Acetylcholin-vermittelten Wirkungen an Organstrukturen, die mit postganglionären cholinergen Nervenfasern versorgt sind, und an glatten Muskelfasern, die mit Acetylcholin zur Kontraktion gebracht werden können. Insofern besitzen sie eine antimuscarine Wirkung. Die Anticholinergica hemmen die Magensekretion und die Magenmotilität.

1.3 Schleimhautresistenz

Die Schleimhautresistenz ist bis heute eher ein Begriff theoretischer Überlegungen als ein definierter physiologischer Mechanismus. Im allgemeinen verstehen wir unter Schleimhautresistenz eine ausreichend gute Durchblutung der Magenschleimhaut, eine ungestörte Regeneration der Oberflächenzellschicht und einen noch völlig unklaren Vorgang zur Abwehr der H^+-Rückdiffusion durch die Schleimhaut. Die Frage, ob dem Magenschleim eine Bedeutung zukommt, ist noch unbeantwortet. Bei Medikamenten, deren Schleimhautresistenz-fördernde Wirkung angenommen wird, ist der Wirkungsmechanismus noch nicht geklärt.

2. Klassifikation der Medikamente zur Ulcustherapie

Die Ulcustherapie verfolgt das Ziel, das gestörte Gleichgewicht zwischen defensiven und aggressiven Faktoren zugunsten der defensiven Faktoren zu verschieben. Dabei kann die Hemmung der aggressiven Faktoren ebenso Erfolg haben wie die Förderung der defensiven Faktoren (Abb. 1).

Die Hemmung der aggressiven Faktoren ist gleichbedeutend mit einer Verminderung der Wasserstoff-Ionen- und/oder Pepsinkonzentration in der Umgebung des Geschwürs – sei es durch Hemmung der Sekretion oder durch Inaktivierung des Sekrets. Die an der Belegzelle angreifenden Histaminantagonisten werden in Kapitel 11 und die Antacida in Kapitel 10 besprochen. Im folgenden wird auf die übrigen Sekretionshemmer eingegangen. Eine Klassifikation der verschiedenen Angriffspunkte zur Sekretionshemmung wird in Abb. 2 gezeigt. Dabei fällt auf, wie wenige der denkbaren Mechanismen heute therapeutisch genutzt werden. Eine Verminderung der Acidität wird üblicherweise durch Antacida angestrebt. Sie wäre auch durch Medikamente denkbar, welche die Verweildauer der Puffer im Magen verlängern. Anticholinergica können eine solche Wirkung entfalten. Der Grund für eine mögliche günstige Wirkung von Medikamenten, welche die Verweildauer von Puffer im Magen verkürzen (z. B. Metoclopramid, Paspertin) liegt wahrscheinlich in der Verhinderung des duodenogastralen Refluxes.

Die Förderung der defensiven Faktoren durch Filmbildner, beispielsweise Wismutsalze, wird im Kapitel 10 besprochen. Im folgenden wird

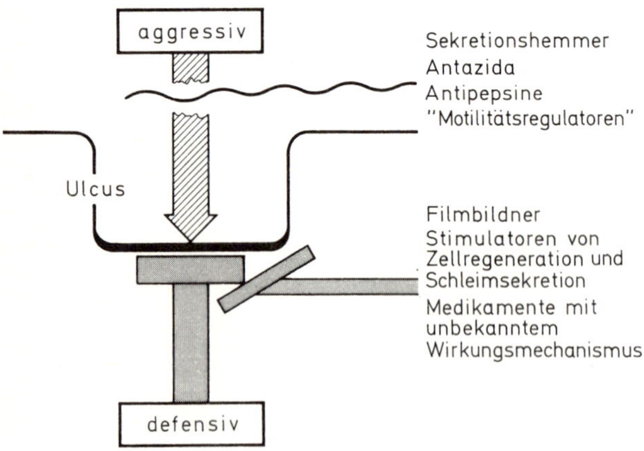

Abb. 1. Prinzip der medikamentösen Ulcustherapie

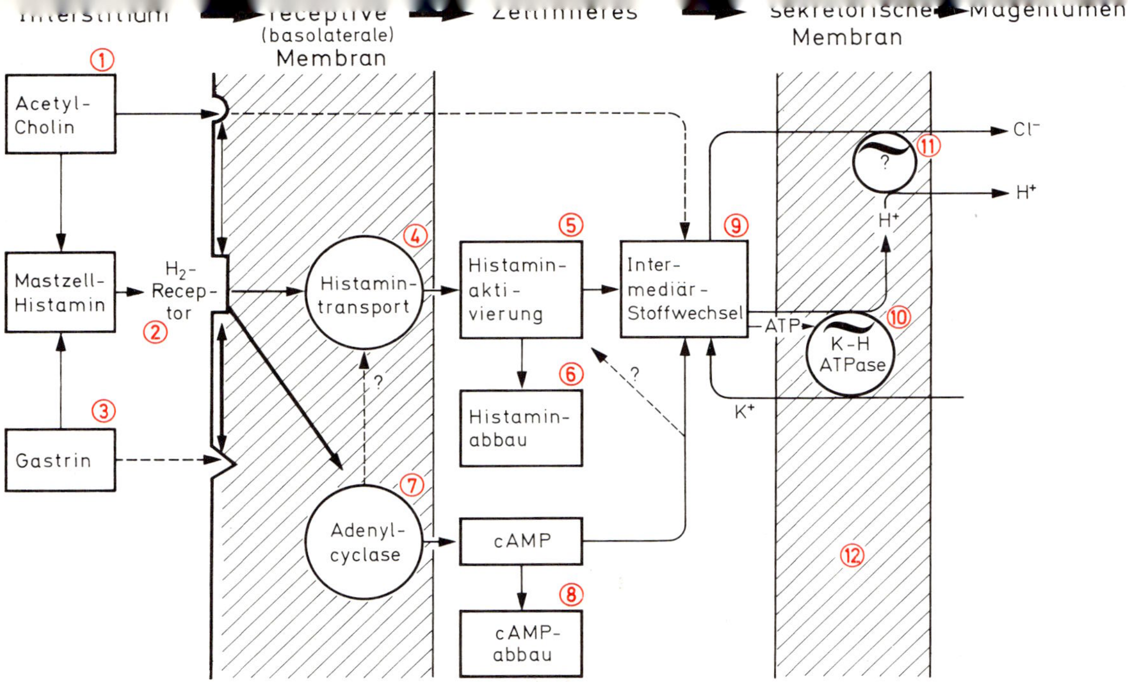

Abb. 2. Klassifikation der Sekretionshemmer. **1** Anticholinergica, **2** Histaminantagonisten („Histamin-H_2-Receptorenblocker"), **3** Antigastrine; Hemmer der antralen Gastrinfreisetzung, **4** Hemmer des Histamintransports in die Parietalzelle, **5** Hemmer der intracellulären Histaminaktivierung, **6** Beschleuniger des Histaminabbaus, **7** Hemmer der Adenylcyclase, **8** Beschleuniger des cAMP-Abbaus, **9** Hemmer des Intermediärstoffwechsels (z.B. ATP-Produktion, Produktion anderer energiereicher Produkte und Produktion von H^+), **10** Hemmer der K^+-H^+-ATPase, **11** Hemmer des (hypothetischen) H^+-Cl^--Transportenzyms, **12** Hemmer der Umformung der intracellulären Vesikeln zum intracellulären Canaliculus. Hemmer des Blutflusses in der Mucosa, Hemmer mit Angriffspunkt am zentralen Nervensystem und Hemmer der trophischen Aktivität sind in der Abb. nicht eingezeichnet. Klinische Verwendung finden zur Zeit nur 1 und 2. Ziel der Forschung ist vor allem die Entwicklung der bei 10, 11 und 12 angreifenden Substanzen. Der Wirkungsmechanismus der Prostaglandine ist nicht bekannt (cAMP-Hemmung?)

auch auf Carbenoxolon-Na hingewiesen. Über den Wirkungsmechanismus dieser Substanz ist noch wenig bekannt. Ob die Psychopharmaka neben der sekretionshemmenden auch noch eine resistenzfördernde Wirkung ausüben, ist ebenfalls noch nicht genügend untersucht.

3. Therapeutisches Prinzip: Sekretionshemmung

3.1 Anticholinergica

3.1.1 Wirkungsmechanismus

Anticholinergica hemmen kompetitiv mehr oder weniger ausgeprägt die Wirkung des Acetylcholins [25]. Dadurch soll die Empfindlichkeit der Belegzelle gegenüber vagalen Einflüssen, Histamin und Gastrin herabgesetzt werden. In zahlreichen Untersuchungen wurde nach Gabe eines Anticholinergicums eine Herabsetzung der Basalsekretion um 50% nachgewiesen. Die Hemmung der stimulierten Sekretion war weniger gut ausgeprägt [12]. Die Wirkung der Anticholinergica auf die Säuresekretion unterliegt erheblichen individuellen Schwankungen. In Einzelfällen ist eine Herabsetzung der H^+-Sekretion nicht nachweisbar [5, 35].

3.1.2 Medikamentenwahl und Dosierung

Die synthetischen Anticholinergica werden dem Atropin im allgemeinen vorgezogen, da ihnen eine längere Wirkungsdauer zugesprochen wird. Die Frage, ob sie weniger systemische Nebenwirkungen (Speichelsekretion, visuelle Akkomodation, Miktion etc.) als das Atropin ausüben [35], ist umstritten. Ebenso ist es mehr als fragwürdig, ob wegen der individuell unterschiedlichen Ansprechbarkeit der Anticholinergica die optimal wirksame Dosis individuell ermittelt werden soll [42, 45]. Eine fixe Dosis scheint – bei weniger Nebenwirkungen – die Sekretion ebenso stark zu hemmen wie eine Dosis direkt unterhalb der individuellen Nebenwirkungsschwelle [15].

Eigene Untersuchungen haben gezeigt, daß Methanthelinbromid (Vagantin) nach Gabe von 50 mg per os bei 6 Patienten mit Ulcus duodeni zu keiner signifikanten Herabsetzung der basalen und Pentagastrin-stimulierten H^+-Sekretion führt. In Kombination mit Cimetidin (Tagamet) vermag es sowohl die basale wie die Pentagastrin-stimulierte Sekretion über eine längere Zeit ausgeprägter als Cimetidin allein zu hemmen. 200 mg Cimetidin führen zu einer signifikanten Herabsetzung der basalen Sekretion zwischen 60 und 120 min. In Kombination mit 50 mg Methanthelinbromid wird diese Wirkung auf 225 min verlängert. Unter Pentagastrininfusion hemmen 200 mg Cimetidin die Säuresekretion über 210 min um 63,3%. Die Kombination von Cimetidin und Methanthelinbromid bewirkt unter gleichen Bedingungen eine Verlängerung der herabgesetzten Säuresekretion über 285 min. Während dieser Zeit besteht eine Hemmung von 83,4% (Abb. 3).

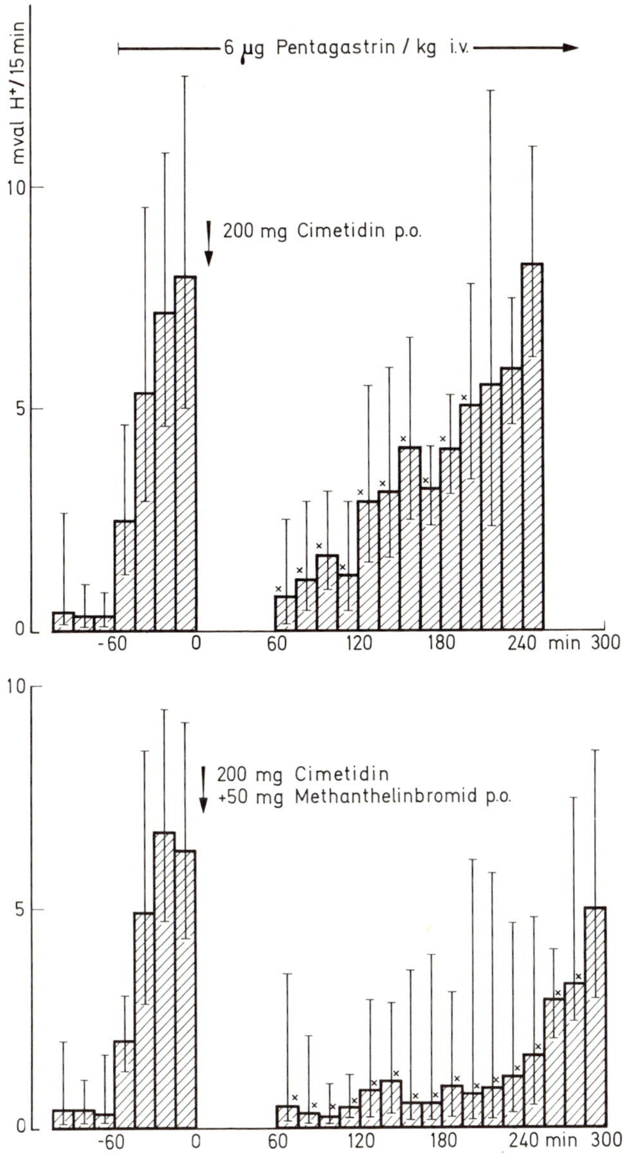

Abb. 3. Hemmung der Pentagastrin-stimulierten Sekretion nach 200 mg Cimetidin oder 200 mg Cimetidin + 50 mg Methantelinbromid. Die Höhe der Säulen zeigt den Mittelwert und den S.E.M. Kreuzchen (×) geben statistische Signifikanz ($p<0{,}05$) an

Die Ergebnisse dieser Untersuchungen wären mit der Hypothese eines cholinergen Receptors an der Belegzelle vereinbar. Anticholinergica könnten über diesen Receptor zu einer kompetiven Hemmung der Acetylcholin-vermittelten Säuresekretion führen und die kompetitive Hemmung der Sekretion durch H_2-Receptor-Antagonisten unterstützen.

Reizt man den Vagus bei Ulcuspatienten intra-operativ über eine Burge-Elektrode, kommt es zu einem Anstieg der H^+-Sekretion. Cimetidin hemmt diese vagal stimulierte Sekretion weniger stark als die Pentagastrin-stimulierte bei gleichen Patienten. Die Hemmung der stimulierten Sekretion durch Cimetidin ist abhängig vom Ausmaß der durch den Vagus vermittelten Säuresekretion. Je ausgeprägter die Vagusstimulation auslösbar ist, je geringer wird sie durch Cimetidin hemmbar (Abb. 4). Auf Grund dieser Untersuchungen glauben wir, das Konzept des gemeinsamen Überträgers Histamin für alle Arten der Belegzellstimulation zumindest in Frage gestellt zu haben und die Hypothese von einem „cholinergen" Receptor an der Belegzelle aufrecht erhalten zu können [16].

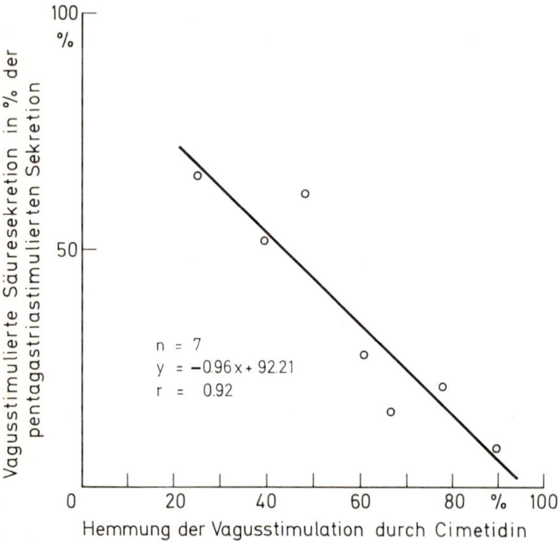

Abb. 4. Hemmung der H^+-Sekretion durch Cimetidin in Abhängigkeit vom Ausmaß der vagal stimulierten Säuresekretion (300 mA über 30″ min)
Ordinate: H^+-Sekretion nach Vagusstimulation in % der H^+-Sekretion nach Pentagastrinstimulation
Abscisse: Hemmung der H^+-Sekretion nach Vagusstimulation durch Cimetidin in % des Sekretionsmaximums

3.1.3 Wirksamkeit der Therapie

Die bislang veröffentlichten Studien zeigen kontroverse Ergebnisse, so daß *die Wirksamkeit der Anticholinergica zur Zeit nicht als gesichert angesehen werden kann* [11, 26, 29].

3.1.4 Kontraindikation und Nebenwirkungen

Bei der *Magenretention*, beim *gastrooesophagealen Reflux*, bei der *Prostatahypertrophie* und beim *Glaukom* sind Anticholinergica kontraindiziert. Wegen Nebenwirkungen wie *Mundtrockenheit*, *Adaptationsstörungen der Augen* und *Lichtscheu* muß die Dosierung reduziert und die Therapie gelegentlich abgebrochen werden. Anticholinergica werden individuell unterschiedlich toleriert, auch die Gewöhnung an das Medikament spielt auf Grund klinischer Erfahrungen eine Rolle. Die beobachteten Nebenwirkungen der Anticholinergica erschweren die Prüfung des Behandlungserfolges peptischer Ulcera mit kontrollierten Doppelblindstudien.

3.1.5 Indikation zur Therapie mit Anticholinergica

Wir setzen Anticholinergica *nur* in Kombination mit Cimetidin ein und *beschränken* diese Form der Therapie auf die Behandlung sehr hartnäkkiger peptischer Ulcera und Ulcera im Rahmen eines Zollinger-Ellison-Syndroms [21]. Prinzipiell sollte diese Form der Kombination den Patienten vorbehalten bleiben, die auf eine Therapie z.B. mit Cimetidin allein nicht ansprechen, ferner Patienten mit Zollinger-Ellison-Syndrom, deren Hypersekretion mit Cimetidin nach Gabe einer Einzeldosis von 200–800 mg nicht ausreichend lange genug zu reduzieren ist. Das Argument, mit dieser kombinierten Behandlung die Kosten der Therapie zu senken, sollte beim gegenwärtigen Stand der Erkenntnisse keine Rolle spielen.

Auf Grund von Sekretionsstudien verabreichen wir bei der Kombinationstherapie über den Tag verteilt 5 × 200 mg Cimetidin, morgens, mittags und abends vor dem Schlafengehen in einer Kombination mit je 50 mg Methanthelinbromid.

3.2 Pirenzepin (Gastrozepin)

3.2.1 Wirkungsmechanismus

Pirenzepin hemmt die Säuresekretion etwa gleich stark wie die üblichen Anticholinergica; es ist ein eher schwacher Sekretionshemmer. Abbil-

dung 5 zeigt beispielsweise die Hemmung der Pentagastrin-stimulierten Magensekretion, welche deutlich geringer ausfällt als jene durch Cimetidin (25 mg Pirenzepin bzw. 200 mg Cimetidin per os). Dies bezieht sich sowohl auf die absolute Herabsetzung der Säuresekretion als auch auf die Dauer der Hemmung. Der Wirkungsmechanismus von Pirenzepin ist noch nicht sicher bekannt. Einige Autoren (Bonfils, persönliche Mitteilung) glaubten zunächst an eine Hemmung der antralen Gastrinfreisetzung. Unsere Untersuchung an Patienten mit Ulcus duodeni zeigten keinen solchen Mechanismus. Im Gegenteil, nach einwöchiger Pirenzepintherapie waren die Serumgastrinspiegel sogar höher als vor Beginn der Behandlung, die basalen Werte werden nicht beeinflußt.
In vitro-Untersuchungen (Sachs u. Lewin, persönliche Mitteilungen) an isolierter Magenschleimhaut zeigten einen rein anticholinergen Effekt von Pirenzepin. Falls sich diese Studien in vivo bestätigen lassen, wäre Pirenzepin die erste anticholinerge Substanz mit einer relativ spezifischen Wirkung auf den Magen.
Bei entsprechend hoher Dosierung hemmt Pirenzepin auch die Speichelsekretion, ohne eine zunehmende Wirkung auf die Säurehemmung erkennen zu lassen (Strub, persönliche Mitteilung). Seine Wirkung ist somit nicht rein magenspezifisch. Interessant ist jedoch, daß gewisse andere Wirkungen, beispielsweise auf die Herzfrequenz, einer anticholinergen Wirkung genau entgegengesetzt sind (Bradykardie statt Tachykardie). Es handelt sich somit sicher nicht um ein Anticholinergicum im herkömmlichen Sinne.
Untersuchungen der H^+-Sekretion nach Pirenzepin, Cimetidin und einer Kombination dieser Präparate zeigen, daß Cimetidin in Kombination mit Pirenzepin die gleichen Eigenschaften wie in Kombination mit Anticholinergica besitzt (Abb. 5). Die Herabsetzung der Säuresekretion durch Cimetidin wird in Kombination mit Pirenzepin verstärkt und verlängert. Zwischen der Verlängerung der Cimetidinwirksamkeit durch Methanthelinbromid und Pirenzepin haben wir keinen Unterschied feststellen können. Die Hemmung der Säuresekretion war unter Methanthelinbromid stärker ausgeprägt. Möglicherweise ist dieser Unterschied dosisabhängig.

3.2.2 Pharmakokinetik, Struktur

Nach oraler Applikation wird Pirenzepin zu etwa 30% resorbiert, nach etwa 3 Std ist die maximale Serumkonzentration erreicht. Bei Gabe von 50 mg initial und 50 mg im Intervall von 12 Std wurden bei Versuchstieren über Tage konstante Serumspiegel zwischen 30 und 45 μg/ml bestimmt.

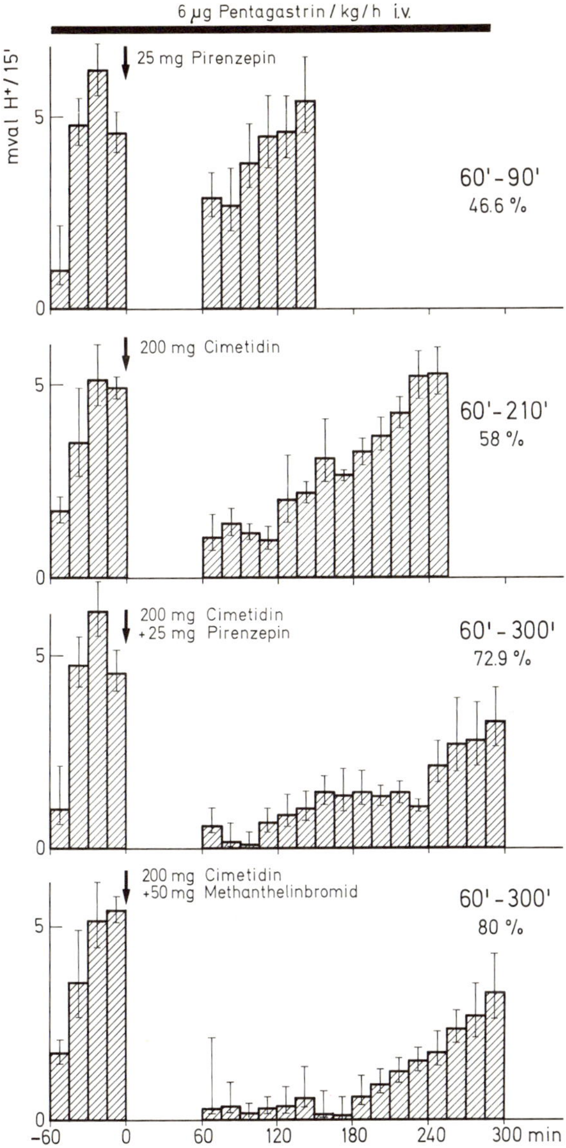

Abb.5. Hemmung der Pentagastrin-stimulierten Säuresekretion nach 25 mg Pirenzepin, 200 mg Cimetidin p.o. und nach Kombination dieser Medikamente bei Patienten mit Ulcus duodeni (Mittelwerte ± S.E.M).
Die Zeitspanne der Sekretionshemmung und die Intensität der Hemmung in Prozent der Pentagastrin-stimulierten Sekretion wird rechts außen gezeigt

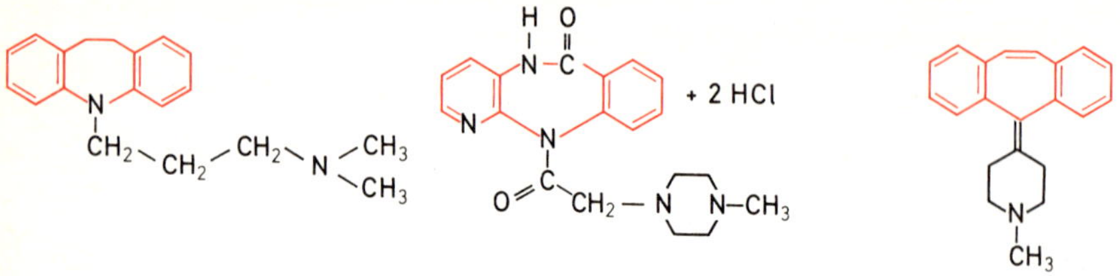

Imipramin Pirenzepin-Dihydrochlorid Cyproheptadin

Abb. 6. Strukturformeln des Pirenzepins (Mitte), des Serotoninantagonisten Cyproheptadin (rechts) und des tricyclischen Antidepressivums Imipramin (links). Die tricyclische Ringstruktur ist durch die rote Signalfarbe hervorgehoben

Die Elimination erfolgt zu etwa gleichen Teilen über die Galle und die Niere und ist bei einmaliger Verabreichung erst nach etwa 4 Tagen abgeschlossen. Pirenzepin wird zu weniger als 10% metabolisiert ausgeschieden [18, 19].
Pirenzepin-Dihydrochlorid zeigt auf Grund seiner chemischen Struktur eine große Ähnlichkeit mit tricyclischen psychotrop wirkenden Substanzen und Serotonin-Antagonisten (Abb. 6). Im Gegensatz zu den Antidepressiva soll Pirenzepin beim Versuchstier nicht ins Zentralnervensystem eindringen. Ob beim Menschen keine zentralnervösen Nebenwirkungen während des Akutversuches auftreten, ist umstritten (Stacher, persönliche Mitteilung).

3.2.3 Wirksamkeit der Therapie

Die Wirksamkeit dieser Substanz in der Behandlung peptischer Geschwüre kann *nicht als gesichert gelten*, da Ergebnisse ausreichend dokumentierter kontrollierter Doppelblindstudien mit Pirenzepin bislang noch nicht vorliegen.

3.2.4 Nebenwirkungen

Bislang beschriebene Nebenwirkungen der Pirenzepintherapie sind: *Mundtrockenheit*, gelegentlich *Juckreiz*, *Diarrhoe*, *Erektionsschwäche*, *Akkomodationsstörungen* und eine *appetitsteigernde Wirkung* [13, 40].

3.2.5 Indikation zur Therapie mit Pirenzepin

Pirenzepin kann bei der Behandlung hartnäckiger Ulcera in Kombination mit Cimetidin indiziert sein, wenn Anticholinergica kontraindiziert sind oder schon bei niedriger Dosierung zu erheblichen Nebenwirkungen führen.

3.3 Tritiozin

Tritiozin (Tresanil), ebenfalls eine Substanz, die auf Grund der chemischen Struktur Ähnlichkeit mit tricyclischen, psychotrop wirkenden Substanzen besitzt, wurde in den letzten Jahren in Italien klinisch geprüft. Hinsichtlich der hemmenden Wirkung auf die basale und stimulierte Säuresekretion verhält sich dieses Medikament *ähnlich wie die Anticholinergica* [3]. Die Basalsekretion wird um ca. 50%, die Gipfelsekretion nach Insulin, Pentagastrin und Histamin zwischen 10 und 25% gehemmt [6]. Der Wirkungsmechanismus ist nicht bekannt. Sorgfältig kontrollierte Doppelblindstudien sind bisher nicht durchgeführt worden.

3.4 Prostaglandine

3.4.1 Wirkungsmechanismus

Prostaglandine der E-Reihe sind sehr wirkungsvolle Hemmer der basalen und stimulierten Säuresekretion, der Pepsinsekretion und der Gastrinfreisetzung [28, 38]. *Der Wirkungsmechanismus der Hemmung ist unbekannt.* Eine Stimulation der Adenylcyclase der Parietalzelle, wie er von manchen Autoren angenommen wird, liegt jedenfalls nicht vor, möglicherweise wird die Parietalzell-Adenylcyclase durch E-Prostaglandine sogar gehemmt (Sonnenberg, persönliche Mitteilung). Die Prostaglandine scheinen direkt und lokal auf die Parietalzellen zu wirken, da die Hemmung nach systemischer Verabreichung geringer ist als nach intragastraler.

3.4.2 Pharmakokinetik

Prostaglandine sind instabil. Selbst relativ stabile Verbindungen, beispielsweise 15-Methyl-Prostaglandin E_2-Ester, müssen in frisch zubereiteten Lösungen von äußerst schlechtem Geschmack eingenommen werden. Die Behandlung ist deshalb zur Zeit noch *inpraktikabel.*

3.4.3 Wirksamkeit der Therapie

Im Rahmen einer 1977 veröffentlichten kontrollierten Doppelblindstudie von Gibinski u. Mitarb. [17] waren Ulcera duodeni unter einer Therapie mit n-PGE_2S nach Ablauf von 14 Tagen in 15 von 20, und n-PGE_2R in 13 von 20 Fällen abgeheilt. In der Kontrollgruppe lag das Verhältnis bei 9 zu 20. Bezüglich der Wirksamkeit auf Schmerzen und Oberbauchempfindlichkeit bestand zwischen der behandelten Gruppe und der Placebogruppe kein Unterschied. Auf Grund des geringen Stichprobenumfanges von 20 untersuchten Patienten in jeder Gruppe kann das Ergebnis dieser Studie *nicht als gesichert gelten.*

3.4.4 Nebenwirkungen

Die Studie von Gibinski u. Mitarb. ist auch deshalb fragwürdig, weil nahezu alle Patienten der behandelten Gruppe während der Therapie Durchfälle bekamen, die zur Dosisreduzierung führten. Weitere Nebenwirkungen sind: *Übelkeit*, *Oberbauchbeschwerden* und *Schlaflosigkeit.*

3.4.5 Indikation

Prostaglandine sind bislang Präparate von rein wissenschaftlichem Interesse und im Handel nicht erhältlich.

3.5 Secretin

Alkalisierung des Bulbus duodeni, Hemmung der Säuresekretion, Hemmung der Magenentleerung und Herabsetzung der basalen und stimulierten Serumgastrinkonzentration, – Befunde, die beim Menschen nachgewiesen worden sind [18] –, sprechen für den Einsatz des gastrointestinalen Hormons Secretin als Therapeuticum in der Behandlung des Ulcus duodeni. Es sei jedoch betont, daß es in der Pathogenese des Gastroduodenalulcus keinen Hinweis gibt, der für einen Secretinmangel bei diesen Patienten spricht.

Durch die Entwicklung eines synthetischen Secretins mit Depot-Wirkung ist eine langdauernde Wirkung des Secretins nach einer einmaligen Injektion gewährleistet. Nach subkutaner Injektion von 10 klinischen Einheiten Depot-Secretin/kg Körpgergewicht kommt es beim Menschen zu einer Bicarbonatstimulation und Hemmung der Säuresekretion über 9–10 Std. Die Herabsetzung des Serumgastrins dauert über 6–8 Std.

Ergebnisse kontrollierter Doppelblindstudien stehen noch aus. Die bisher erarbeiteten eigenen Erfahrungen zeigen einen ähnlichen Effekt, wie ihn die Studien mit Cimetidin ausweisen. Man muß wohl kein Prophet sein, um feststellen zu können, daß Sekretin als Ulcusmedikament kaum weite Verbreitung finden wird. Die täglichen Injektionen, nicht zuletzt die Herstellungskosten, werden dies verhindern. Die Injektion dieses Medikamentes ließe sich umgehen, wenn geringe Portionen, ähnlich dem Schnupftabak, auf die Nasenschleimhäute gebracht würden. Das Problem der geringsten zuzuführenden Menge ließe sich durch Mischung mit einer ebenfalls gut konservierbaren Trägersubstanz lösen. Die unterschiedliche Resorption von der Nasenschleimhaut und die hoch anzusetzenden Kosten lassen auch diese Therapieform nicht als geeignet erscheinen.

4. Therapeutisches Prinzip: Förderung der Schleimhautresistenz

4.1 Carbenoxelon-Na (Biogastrone®, Duogastrone®)

4.1.1 Wirkungsmechanismus

Eine pharmakologische Wirkung des Carbenoxolon-Na, eines Hemisuccinats der synthetisch hergestellten Glycyrrhetinsäure, besteht in einer – allerdings sehr geringgradigen – antipeptischen Aktivität. Ferner gibt es Hinweise, daß Carbenoxelon-Na die Zusammensetzung des Magenschleims ändert und die Zellabschilferung hemmt [10]. Damit ergibt sich ein therapeutischer Ansatz zur Verbesserung der Schleimhautresistenz. Bislang ist jedoch noch unbekannt, ob dem Magenschleim überhaupt eine günstige protektive Wirkung im Magen zukommt. Bei einmaliger Verabreichung bewirkt Carbenoxolon-Na paradoxerweise eine Schädigung der Schleimhaut [27].

4.1.2 Pharmakokinetik

Carbenoxolon-Na kann nur oral verabreicht werden. Es wird vollständig resorbiert und bewegt sich anschließend auf einem enterohepatischen Kreislauf.

4.1.3 Wirksamkeit

Die Wirksamkeit von Carbenoxolon-Na ist durch zahlreiche kontrollierte Studien erwiesen [4, 8, 9, 22]. Die Mehrzahl der bislang veröffentlichten kontrollierten Studien weist bei ambulanten Patienten eine Verdoppelung der Heilungsgeschwindigkeit des Ulcus ventriculi unter Carbenoxolon-Na nach. Bei der Behandlung hospitalisierter Patienten mit Ulcus ventriculi sind die Ergebnisse kontrollierter Studien nicht einheitlich [33, 39, 41, 44]. Bemerkenswert ist, daß bis vor wenigen Jahren die Wirkung des Carbenoxolon-Na auf das Ulcus ventriculi als gesichert galt, während die schnellere Abheilung des Ulcus duodeni mit kontrollierten Studien nicht gesichert werden konnte. In letzter Zeit sind Arbeiten vornehmlich von australischen, kanadischen und amerikanischen Autoren veröffentlicht worden, die eine signifikant schnellere Abheilung auf das Ulcus duodeni nachwiesen, während sie die schnellere Abheilung des Ulcus ventriculi in Frage stellten [1, 24, 37].
Die Wirkung des Carbenoxolon-Na auf den Ulcusschmerz ist ebenfalls nicht eindeutig. Dies betrifft im wesentlichen alle kontrollierten Studien, die die Wirkung eines Medikamentes auf das gastroduodenale Geschwür und auf die Schmerzsymptomatik zum Inhalt haben. Wahr-

scheinlich liegt der Grund darin, daß die geklagten Beschwerden nicht vom Ulcus ausgehen.

4.1.4 Nebenwirkungen

Carbenoxolon-Na hat einen aldosteronartigen Effekt. Bei 20% der behandelten Patienten finden sich klinisch bedeutsame Zeichen eines Hyperaldosteronismus, z.B. *Ödeme*, *Muskelschwäche* und *Kopfschmerzen*. Ferner treten *schwere Nebenwirkungen wie Hochdruck und Kaliumverlust ein, die eine ständige ärztliche Überwachung notwendig machen. Eine Kombination dieses Präparates mit den meisten Diuretica verbietet sich wegen der Gefahr der schweren Hypokaliämie, mit Aldactone wegen der gegenseitigen Inaktivierung.*

4.1.5 Indikation zur Therapie mit Carbenoxolon-Na

In den Carbenoxolon-Na-Studien war der prozentuale Unterschied zwischen einer Ulcusspontanheilung und einem Therapieerfolg, dort wo er statistisch gesichert werden konnte, bestenfalls gering. Für den Kliniker stellt sich die Frage, ob der Einsatz dieses Medikamentes bei den bekannten Nebenwirkungen wirklich gerechtfertigt erscheint, wenn man die inzwischen definierten Therapieziele verfolgt. Wir sind der Auffassung, *daß ein Medikament mit den beschriebenen Nebenwirkungen, die den Patienten z.T. stark gefährden können*, in der heutigen Ulcustherapie keinen Platz hat.

4.2 Entglycyrrhetinisierte Süßholzextrakte

Entglycyrrhetinisierte Süßholzextrakte haben die bei Carbenoxolon beschriebenen Nebenwirkungen nicht. Die Ergebnisse kontrollierter Studien mit diesen Medikamenten sind widersprüchlich [14, 34, 43]. Bei der Bewertung dieser Studien erscheinen diejenigen besser kontrolliert zu sein, die keinen günstigen Effekt beschreiben.

5. Therapeutisches Prinzip: Am Nervensystem angreifende Substanzen

5.1 Metoclopramid (Paspertin®)

Metoclopramid beschleunigt die Magenentleerung. Ein Faktor, der gewöhnlich für die Ätiologie des Ulcus ventriculi als wichtig erachtet wird, ist der duodenogastrische Reflux. Insofern bietet Metoclopramid einen

Ansatzpunkt zur Therapie des Ulcus ventriculi. In einer kontrollierten Studie von Hoskins [23] wurde die Wirkung des Metoclopramid der Wirkung von Carbenoxolon-Na auf die Abheilung des Ulcus ventriculi gegenübergestellt. In einer Gruppe von 15 Patienten mit Ulcus ventriculi heilte das Ulcus nach Gabe von 30 mg Metoclopramid täglich nach 5 Wochen bei 10 von 15 Patienten, in der Carbenoxolon-Na-Gruppe in 7 von 13 Fällen. Auf Grund der niedrigen Fallzahlen war zwischen den beiden Gruppen kein signifikanter Unterschied festzustellen. Beim Ulcus duodeni wirkt Metoclopramid möglicherweise ungünstig, doch ist die Wirksamkeit bei keiner Ulcusart gesichert.

5.2 Sulpirid (Dogmantil®)

Unter Sulpirid wird die Magenentleerung nur mäßig beschleunigt. Beim Menschen ist Sulpirid bei gleicher Dosierung im allgemeinen weniger wirksam als Metoclopramid. Sulpirid hat keinen Einfluß auf die Säuresekretion von Patienten mit oder ohne Duodenalulcera, weder auf die basale noch auf die Histamin-, Insulin- oder Pentagastrin-stimulierte Säuresekretion [7, 32]. In einer Dosierung von 2–2,5 mg/kg Körpergewicht i.v. erhöht Sulpirid die Magen- und Duodenaldurchblutung sowohl in der Mucosa als auch in der Muscularis [2]. In einer über 3 Wochen laufenden kontrolliert durchgeführten Doppelblindstudie von Molle [36] konnte eine Wirkung von Sulpirid auf die Heilung von Ulcera duodeni nicht nachgewiesen werden. Bislang gibt es keine gesicherten Hinweise, die es sinnvoll erscheinen lassen, Sulpirid in der Ulcustherapie einzusetzen.

6. Therapeutisches Prinzip: Psychopharmaka

Viele Untersuchungen sprechen dafür, daß bei Ulcus-Patienten häufiger emotionale Spannungen gefunden werden als bei Kontrollpersonen. Als Beweis können diese Ergebnisse insofern nicht angesehen werden, als die meisten der kontrollierten Studien nicht blind erfolgten, keine der Studien prospektiv war und bei vielen dieser Studien die Ulcera nicht ausreichend dokumentiert erschienen. In einer größeren deutschen Studie von Wieck u. Mitarb. [43] ließen sich keine signifikanten Besonderheiten im Seelenleben ulcuskranker Menschen gegenüber nicht magenkranken Personen eruieren. In dieser Arbeit wurde darauf hingewiesen, daß das seelische Ulcuskorrelat auch Folge des Ulcus sein kann, wie auch Ulcus und psychisches Korrelat gleichwertige Folgen einer dritten Erkrankung sein können. Da eingehende Untersuchungen über die Beziehung von Erlebnisreaktionen und Rückdiffusion von H^+-Ionen in die Magenschleimhaut nicht vorliegen, andererseits die H^+-Ionen und die Pepsinsekretion durch unterschiedliche Erlebnisreaktionen einmal stimuliert, zum anderen gehemmt werden [30, 31], läßt sich zur Zeit *über die Beziehung von Erlebnisreaktionen und ulcusdisponierende Faktoren keine definitive Aussage machen.* Geht man davon aus, daß viele Faktoren für die Entstehung eines peptischen Geschwürs pathogenetisch wirksam werden können und befürwortet man die psychosomatische Theorie, so bleibt dennoch völlig unklar, welcher Stellenwert ihr gegenüber anderen Faktoren zukommt. Dies sollte für den Kliniker Anlaß genug sein, nur dann eine Psychotherapie zu erwägen, wenn der Patient dies wünscht. Keinesfalls hat der behandelnde Arzt die Berechtigung, einen Patienten zu einer Psychotherapie zu überreden. Bislang muß die These *abgelehnt* werden, daß es sich beim Ulcus um eine psychosomatische Erkrankung handelt.

6.1 Trimipramin (Surmontil®, Stangyl®)

Trimipramin, ein Kombinationspräparat des tricyclischen Antidepressivums Imipramin (Abb. 6) mit Levomepromazin, hat eine geringgradige antisekretorische Wirkung ähnlich wie die Anticholinergica. Vorläufige Ergebnisse kontrollierter Studien mit kleiner Fallzahl lassen erkennen, daß Trimipramin der Placebogabe bei der Ulcusbehandlung überlegen ist (Wetterhus, persönliche Mitteilung). Die Wirksamkeit dieses Medikamentes kann jedoch *nicht als erwiesen gelten.* Die Indikation bei nicht depressiven Ulcuspatienten erscheint wegen der zentral dämpfenden Wirkung fragwürdig.

7. Schlußfolgerungen

Auf alle die hier angeführten Medikamente in der Therapie des peptischen Ulcus kann verzichtet werden, wenn man das Therapieziel verfolgt, das Ulcus rascher zur Abheilung zu bringen, als es die Spontanheilung vermag. Wir sind der Meinung, daß die derzeitige Ulcustherapie mit der Anwendung von Antacida und/oder Cimetidin vollkommen ausreichend ist.

Literatur

1. Archambault, A., Farley, A., Gosselin, D., Martin, F.: Multicentre double-blind study of duogastrone in the treatment of duodenal ulcers. Fourth Symposium on Carbenoxolone. Jones, F. A., Parke, D. V. (eds.), pp. 251–254. London: Butterworths 1975
2. Asano, T.: Study of gastric blood flow. VI. Congress Ther. Res. New Drugs. Osaka 1969, Rep. Vol., pp. 108–122

3. Bianchi Porro, G., Ferrara, A., Petrillo, M., Abbondati, G.: Attivita inibitrice della tritiozina (ISF 2001) e della propantelina sulla secrezione gastrica nell'uomo. Studio cross-over in doppio cieco. Minerva Gastroent. *22*, 149–152 (1976)
4. Cocking, J. B., McCaig, J. B.: Effect of low dosage of carbenoxolone sodium on gastric ulcer healing and acid secretion. Gut *10*, 219–225 (1969)
5. Collyns, A. H., Fordtran, J. S.: Controlled analysis of antacids and anticholinergics in modifying gastric acidity and peptic activity after steak in patients with duodenal ulcer. Gastroenterology *48*, 812 (1965)
6. Corinaldesi, R., Luchetta, R., Miglioli, M., Ricci, P., Casadio, R., Barbara, L.: Effetti su secrezione e motilita gastrica nell'uomo della 4-(3,4,5-trimetossitio-benzoil) tetraidro-1,4-ossazina (tritiozina). Atti XX Congr. Naz. Soc. Gastroent. Rendicont. di Gastroenterologia 7, 22–25 (1975)
7. Cornet, A., Grivaux, M.: Recherches physiopathologiques sur le sulpiride en gastro-entérologie. Bull. Mém. Soc. Méd. Hôp. *119*, 753–760 (1968)
8. Doll, R., Hill, I. D., Hutton, C. F.: Treatment of gastric ulcer with carbenoxolone sodium and oestrogen. Gut *6*, 10–24 (1965)
9. Doll, R., Hill, I. D., Hutton, C., Underwood, D. J.: Clinical trial of a triterpenoid liquorice compound in gastric and duodenal ulcer. Lancet *1962 II*, 793–796
10. Domschke, W., Domschke, S., Classen, M., Demling, L.: Bedeutung der N-Acetylneuraminsäure im Magensaft – ein therapeutischer Aspekt. In: Das peptische Ulcus. Demling, L. (Hrsg.), S. 105–111. Stuttgart: Schattauer 1973
11. Dotevall, G.: Comment. Selected summaries. Gastroenterology *60*, 1142–1143 (1971)
12. Dotevall, G., Schröder, G., Walan, A.: The effect of poldine, glycopyriolate, and l-hyoscyamine on gastric secretion of acid in man. Acta med. scand. *177*, 169–174 (1965)
13. Einig, D.: Ein neuer Sekretionshemmer: Ergebnisse einer Wirkungs- und Verträglichkeitsprüfung mit Gastrozepin. Therapiewoche *27*, 1630–1638 (1977)
14. Feldmann, H., Gilat, T.: A trial of deglycyrrhizinated liquorice in the treatment of duodenal ulcer. Gut *12*, 449–451 (1971)
15. Feldman, M., Richardson, C. T., Peterson, W. L., Walsh, J. H., Fordtran, D. S.: Effect of low-dose propantheline on food-stimulated acid secretion. N. Eng. J. Med. *297*, 1427–1430 (1977)
16. Fritsch, W.-P., Schacht, U., Scholten, Th., Jäger, N., Hengels, K.-J., Müller, J., Strasser, K.: Cimetidinwirkung auf die durch intraoperativen elektrischen Vagusreiz freigesetzte H^+-Sekretion bei Patienten mit Ulcus duodeni. Verh. Dtsch. Ges. inn. Med. *84*, 1978 (in Druck)
17. Gibinski, K., Rybicka, J., Mikos, E., Nowak, A.: Double-blind clinical trial on gastroduodenal ulcer healing with prostaglandin E_2 analogues. Gut *18*, 636–639 (1977)
18. Hammer, R., Bozler, G., Zimmer, A., Koss, F. W.: Pharmakokinetik und Metabolismus von LS 519-Cl_2 (Pirenzepin) beim Menschen. Therapiewoche *27*, 1575–1593 (1977)
19. Hammer, R., Kaubisch, N., Kopitar, Z., Prox, A., Zimmer, A., Koss, F. W.: Untersuchungen zu Pharmakokinetik und Metabolismus von LS 519-Cl_2 (Pirenzepin) an Ratte, Kaninchen und Hund. Therapiewoche *27*, 1567–1574 (1977)
20. Hausamen, T.-U., Fritsch, W.-P.: Physiologie und Pathophysiologie gastrointestinaler Hormone der Gastrin- und Sekretingruppe. Teil II: Cholezytokinin-Pankreozymin und Sekretingruppe. Z. Gastroent. *15*, 320–336 (1977)
21. Hausamen, T.-U., Fritsch, W.-P., Scholten, Th., Jungblut, R. M., Strohmeyer, G.: Behandlung peptischer Ulcera beim Zollinger-Ellison-Syndrom mit Histamin-H_2-Rezeptor-Antagonisten. Dtsch. med. Wschr. *102*, 1709–1712 (1977)
22. Horwich, L., Galloway, R.: Treatment of gastric ulceration with carbenoxolone sodium: clinical and radiological evaluation. Brit. med. J. *1976 II*, 1274–1277
23. Hoskins, E. O. L.: Metoclopramide in benigne gastric ulceration. Postgrad. med. J. *49* (Suppl. 4), 95–97 (1973)

24. Hunt, T., Abrams, M., Atkinson, M.: Carbenoxolone in the treatment of duodenal ulcer. A multicentre trial. Brit. J. clin. Pract. *27*, 50–55 (1973)
25. Innes, I. R., Nickerson, M.: Drugs inhibiting the action of acetylcholine on structures innervated by postganglionic parasympathetic nerves. Antimuscarinic or atropinic drugs. In: The pharmacological basis of therapeutics, 3rd. Ed. Goodman, L. S., Gilman, A. (eds.), pp. 521–545. New York: Macmillan 1965
26. Kaye, M. D.: Anticholinergic drugs in duodenal ulcer. Gastroenterology *62*, 502–504 (1972)
27. Koelz, H. R., Fischer, J., Sachs, G., Blum, A. L.: A specific action of aspirin on gastric cell membrane. Gastroenterology *72*, A-59/1082 (1977)
28. Konturek, S. J., Kwiencien, N., Swierczek, J., Oleksy, J., Sito, E., Robert, A.: Comparison of methylated prostaglandin E_2 analogues given orally in the inhibition of gastric responses to pentagastrin and peptone meal in man. Gastroenterology *70*, 683–687 (1976)
29. Leading article: Anticholinergics and duodenal ulcer. Lancet *1973 II*, 1173
30. Mahl, G. F.: Anxiety, HCl-Secretion, and peptic ulcer etiology. Psychosom. Med. *12*, 158–169 (1950)
31. Margolin, S. G.: The behavior of the stomach during psychoanalysis. A contribution to a method of verifying psychoanalytic data. Psychoanalytic Quart. *20*, 349–357 (1951)
32. Masuda, M.: Results of a national scale statistical study of a double blind study. VI. Congress Ther. Res. New Drugs, Osaka 1969, Rep. Vol. 1–20
33. Middleton, W. R. J., Cooke, A. R., Stephen, D., Skyring, A. P.: Biogastrone in inpatient treatment of gastric ulcer. Lancet *1965 I*, 1030–1032
34. Misiewicz, J. J., Russell, R. I., Baron, J. H.: Treatment of duodenal ulcer with glycyrrhizinic-acid-reduced liquorice. A multicentre trial. Brit. med. J. *3*, 501–503 (1971)
35. Mitchell, R. D., Hunt, J. W., Grossman, M. I.: Inhibition of basal and postprandial gastric secretion by poldine and atropine in patients with peptic ulcer. Gastroenterology *43*, 400–406 (1962)
36. Molle, M.: Sulpirid bei der Behandlung von Gastroduodenalgeschwüren. Fortschr. Med. *93*, 1077–1082 (1975)
32. Nagy, G. S.: Evaluation of carbenoxolon sodium in the treatment of duodenal ulcer. Gastroenterology *74*, 7–10 (1978)
38. Newman, A., Pradc, J., DeMoreas-Filho, P., et al.: The effect of intravenous infusion of prostaglandins E_2 and F_2 on human gastric function. Gut *16*, 272–276 (1975)
39. Ottenjann, R., Rösch, W.: Clinical and experimental studies on carbenoxolon sodium. In: Carbenoxolon sodium. Baron, J. H., Sullivan, F. M. (eds.), pp. 75–79. London: Butterworths 1970
40. Pürckhauer, V.: Gibt es neue Möglichkeiten in der Ulcustherapie? Therapiewoche *27*, 1643–1649 (1977)
41. Scobie, B. A.: Gastric ulcer treatment with carbenoxolone sodium ("Biogastrone"). N. Z. med. J. *65*, 308–309 (1966)
42. Sun, D. C. H.: Long-term anticholinergic therapy for prevention of recurrence in duodenal ulcer. Amer. J. dig. Dis. *9*, 706–716 (1964)
43. Tewari, S. N., Trembalowicz, P. B.: Some experience with deglycyrrhizinated liquorice in the treatment of gastric and duodenal ulcers with special reference to its spasmolytic effect. Gut *9*, 48–51 (1968)
44. Turpie, A. G. G., Thomson, T. J.: Carbenoxolone sodium in the treatment of gastric ulcer with special reference to side effects. Gut *6*, 591–594 (1965)
45. Walan, A.: Studies on peptic ulcer disease with special reference to the effect of hyoscyamine. Acta med. scand. *516* (suppl.), 1–57 (1970)
46. Wieck, H. H., Kallenberg, A., Liebler, G., Pauli, W., Posth, H.-E.: Klinische Untersuchungen zur Psychosomatik der Ulcuskrankheit. Neurologie *27*, 133–160 (1959)

Kapitel 13

Konsequenzen

A. L. Blum und J. R. Siewert

Die *Ulcustherapie* erfordert einen einfühlenden Arzt, ein geschmacklich gutes Antacidumgel und, falls indiziert, *Cimetidin*. So läßt sich etwas überspitzt die heutige konservative Therapie zusammenfassen. Eine gute Wirkung auf die Heilung des Ulcus ist zwar für manche Medikamente in kontrollierten Studien gezeigt worden: *Carbenoxolon-Na*, *Wismutverbindungen*, evtl. *Prostaglandine* – doch weisen diese Medikamente Nachteile auf, welche sie unseres Erachtens zur Ulcustherapie weniger geeignet erscheinen lassen. Das historische Verdienst von Carbenoxolon-Na besteht darin, den Anstoß für eine wissenschaftlich fundierte Prüfung der Ulcusmedikamente gegeben zu haben. Hauptverdienst dieser Studien war das Erfassen des natürlichen Verlaufs der Ulcuskrankheit und der Wirkung einer Placebo-Therapie. Diese Wirkung bildet die Grundlage zur Beurteilung jeder Art der Ulcustherapie. Mit Carbenoxolon-Na ist erstmals auch die Wirksamkeit eines außerhalb des Säurepepsinkreises stehenden Wirkstoffs gezeigt worden. Die Zukunft der Ulcustherapie gehört nicht so sehr der Entwicklung eines Supersekretionshemmers als vielmehr der Ergänzung einer Sekretionshemmung durch eine *nebenwirkungsfreie* Verbesserung der Schleimhautabwehr. Wie lange und bei wem eine medikamentöse Rückfallprophylaxe betrieben werden soll, ist noch weitgehend ungeklärt, obwohl der Wert einer solchen Prophylaxe erwiesen ist.

Prinzipien operativer Therapie

Kapitel 14

Problemstellung

J. R. SIEWERT und A. L. BLUM

Es mag vielerorten noch schwerfallen, die chirurgisch-therapeutischen Prinzipien mit den gleichen Maßstäben zu messen wie die Prinzipien der konservativen Therapie. Zugegeben, die Überprüfung operativer therapeutischer Prinzipien leidet unter drei Problemen: Die Untersuchung kann nicht doppelblind erfolgen; die individuelle Erfahrung und Geschicklichkeit des Operateurs geht als unausgesprochenes Faktum in die Ergebnisse mit ein; die Irreversibilität chirurgischer Maßnahmen kann zu ethischen Problemen führen. In allen übrigen Punkten unterscheidet sich ein chirurgisch-therapeutisches Prinzip aber nicht von einem konservativen. Somit ist nach Standardisierung der operativen Technik und unter Beschränkung auf eine vergleichbare Gruppe von Operateuren eine randomisierte kontrollierte Überprüfung des therapeutischen Prinzips möglich und notwendig. Die Chirurgie wird sich dieser objektiven Form der Qualitätskontrolle stellen müssen.

Leider liegen erst ganz wenige, den notwendigen Anforderungen genügende Studien vor. In Ermangelung solcher Studien müssen auch andere Parameter bei der Urteilsbildung über Sinn und Wert eines chirurgischen therapeutischen Prinzips herangezogen werden: z.B. eine besonders gute Kenntnis des Wirkungsmechanismus. Dabei gilt es, scheinbar logische und überzeugende Einsichten in den Wirkungsmechanismus daraufhin zu überprüfen, wie weit sie wirklich am Menschen bewiesen sind. Oft muß gerade in der operativen Medizin die Wahl zwischen zwei ähnlich effektiven Verfahren auf Grund der Nebenwirkungen erfolgen. In Anbetracht der Gutartigkeit der Ulcuskrankheit müssen Nebenwirkungen daraufhin überprüft werden, inwieweit sie ein größeres Risiko für den Patienten darstellen als es die Grundkrankheit tut.

Unsere Bestandsaufnahme gilt für heute; neue Fakten können zu einer Änderung des Bildes führen. Auch aus der Anwendung eines therapeutischen Prinzips sollte kein Prinzip gemacht werden.

Kapitel 15

Therapeutisches Prinzip: Vagotomie

H. BAUER

1. Definition

Die Anwendung der Vagotomie als therapeutisches Prinzip beim Ulcus geht im wesentlichen von der Vorstellung aus, daß der N. vagus in der Sekretionsphysiologie des normalen Magens und mehr noch beim peptischen Ulcus eine entscheidende Rolle spielt. Aus der langen *Geschichte der Vagotomie* sind hier vor allem zwei Namen zu nennen: Pavlov wies experimentell die Bedeutung des N. vagus für die Sekretionsphysiologie des normalen Magens nach [71]. Dragstedt, der in einer Vagus-Überfunktion die wesentliche Ursache der Hypersekretion des Ulcusleidens sah, führte, gestützt auf experimentelle und klinische Untersuchungsergebnisse, die Vagotomie in die chirurgische Behandlung des peptischen Ulcus ein [23]. Seitdem wird unter dem Begriff *Vagotomie* im klinischen Sprachgebrauch die Durchtrennung des N. vagus oder seiner gastralen Äste verstanden, die dem Ziel einer Reduktion der Säuresekretionsleistung des Magens dient. Andere Indikationen zur Vagusdurchtrennung, etwa die Schmerzausschaltung bei tabischen Krisen, wie sie Anfang des Jahrhunderts noch häufiger geübt wurde, oder auch cervicale oder thoracale Vagusdurchtrennungen zur Asthmabehandlung, sind heute klinisch ohne Bedeutung.

Die Vagotomie kann in verschiedenen Varianten durchgeführt werden und erfordert dabei unterschiedliche Kombinationseingriffe (s.u.). Der Begriff *Drainageoperation* bezeichnet eine zusätzliche entleerungsverbessernde Maßnahme, die durch eine Schwächung der Pylorusfunktion als Pyloroplastik (P) oder zusätzliche Ableitung des Magens über eine Gastroenterostomie (GE) erfolgen kann. Die Antrektomie (A) mit Wiederherstellung der Passage in Form einer Gastro-Duodenostomie (mod. B I) oder einer Gastro-Jejunostomie (mod. B II) ist ein weiterer häufig angewandter Kombinationseingriff.

Die *klinischen Resultate der Operation* werden durch die Kliniksterblichkeit (Mortalität) sowie die Häufigkeit der Folgeerkrankung (Morbidität) definiert; dazu gehören erneutes Auftreten des Geschwürs (Rezidiv), postprandial auftretende Mißempfindungen und Kreislaufstörungen (Dumping-Syndrom) und Diarrhoen. Die klinische Einstufung der Gesamtresultate erfolgt nach der von Visick angegebenen Klassifizierung, wobei Visick I ein ausgezeichnetes Resultat (völlige Symptom- und Beschwerdefreiheit) und Visick II ein gutes Resultat mit gelegentlichen leichten, gut korrigierbaren Beschwerden bedeutet.
Die *Leistungsfähigkeit* der Vagotomie wird in klinischen Studien überprüft, die entweder retrospektiv (nachträgliche Untersuchung eines mit einer bestimmten Methode operierten Patientenkollektivs) oder kontrolliert (Vergleich zweier unterschiedlicher Operationsverfahren an einem vorher genau definierten Patientenkollektiv) durchgeführt wurden. Der Säurereduktionseffekt der Vagotomie wird durch die Senkung der Basalsekretion (Basal Acid Output = BAO) und der mit Histamin oder Pentagastrin maximal stimulierten Sekretion (Maximal Acid Output = MAO) definiert (s. Kap. 29).

2. Klassifizierung der Vagotomievarianten

Die wichtigsten Faktoren, die zur Ulcusentstehung führen, sind Säure, proteolytische Aktivität des Magensaftes und ein gestörtes Gleichgewicht zwischen den aggressiven und protektiven Einflüssen, die auf die intakte Mucosa einwirken [84]. Während eine wesentliche Rolle der Hypersekretion in der Pathogenese des Ulcus duodeni gesichert erscheint, ist die Bedeutung des N. vagus oder eines sog. gesteigerten Vagotonus als Ursache der gesteigerten Säuresekretion umstritten. Ulcus-duodeni-Patienten sezernieren mehr Säure als Magengesunde, nicht nur interdigestiv [23], sondern auch nach pharmakologischer Stimulation mit Histamin oder Pentagastrin [46] sowie nach endogener Stimulation durch Fütterung [27]. Diese gesteigerte Sekretionsleistung ist nicht nur durch einen erhöhten Vagotonus zu erklären, da diese Patienten auch eine höhere Belegzellzahl, erhöhte Gastrinspiegel durch eine Störung des Rückkopplungsmechanismus Säure/Gastrin sowie eine gesteigerte Empfindlichkeit der Belegzellen gegenüber anderen Stimulantien wie z.B. Histamin aufweisen [65, 69, 84]. Da nun aber ein eindeutiger Synergismus zwischen vagaler Erregung und humoraler Stimulierung der Belegzellen besteht und eine maximale Sekretionsleistung der Belegzelle nach Stimulation nur in Anwesenheit von Acetylcholin erreicht werden kann [24, 38, 67–69], ergibt sich schon daraus die rationale Basis für die Anwendung der Vagotomie als therapeutisches Prinzip (s. Kap. 4).

Eine vagale Denervierung der säurebildenden Magenabschnitte kann im wesentlichen auf drei Wegen erreicht werden (Abb. 1):
Die trunculäre Vagotomie (TV), das zuerst angewendete und heute, vor allem in den Vereinigten Staaten, immer noch verbreitetste Verfahren bewirkt eine Denervierung nicht nur des Magens, sondern sämtlicher Oberbauchorgane und des Intestinums bis zum Dickdarm.

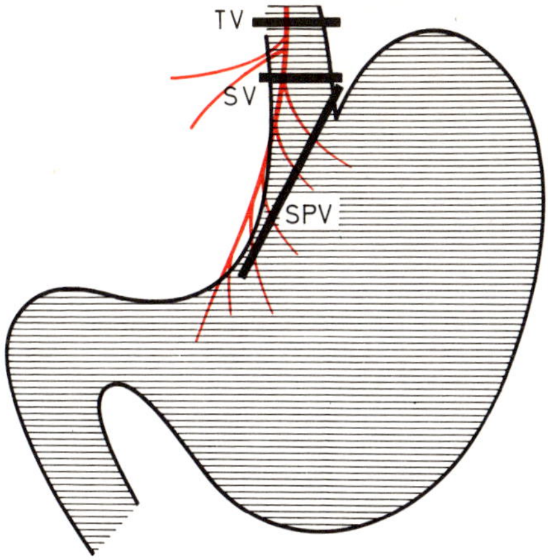

Abb. 1. Schematische Darstellung der 3 gebräuchlichen Vagotomievarianten: TV = trunculäre Vagotomie, SV = selektive Vagotomie, SPV = selektiv-proximale Vagotomie. Der Nervus vagus ist rot dargestellt

Die *selektiv-gastrale Vagotomie* (SV) läßt die extragastrale Vagusinnervation intakt, denerviert jedoch den gesamten Magen und schwächt damit nicht nur die sekretorische, sondern im erheblichen Maße auch seine motorische Funktion.
Die *selektiv-proximale Vagotomie* (SPV) beinhaltet eine selektive Denervierung nur des proximalen, säurebildenden Magenabschnittes unter Erhaltung der motorischen Funktion des Antrums.
Eine einheitliche Nomenklatur ist erforderlich, da eine nicht unerhebliche Begriffsverwirrung bezüglich der einzelnen Vagotomieverfahren besteht, die offensichtlich um so größer ist, je selektiver die Vagotomie durchgeführt wird (Tabelle 1). Die Abkürzungen TV, SV und SPV sind am längsten im Gebrauch und definieren u. E. auch die einzelnen Vagotomievarianten am besten [38], weshalb sie auch im folgenden gebraucht werden sollen.

2.1 Selektiv-proximale Vagotomie

In der Primärbehandlung des Ulcus duodeni hat in den letzten Jahren vor allem in Westeuropa die selektiv-proximale Vagotomie die trunculäre und die selektiv-gastrale Vagotomie verdrängt. TV und SV haben wegen der unten zu besprechenden Nachteile heute in der elektiven Ulcuschirurgie nur noch historische Bedeutung. Ihr Indikationsbereich ist praktisch auf Sonderfälle, vor allem Rezidivoperationen nach vorausgegangener Resektion, beschränkt. Im folgenden soll deshalb als thera-

Tabelle 1. Vagotomie-Nomenklatur

Nomenklaturvorschläge	Gewählte Nomenklatur
TRUNCULÄRE VAGOTOMIE TOTALE VAGOTOMIE TOTALE ABDOMINALE VAGOTOMIE	TV
SELEKTIVE VAGOTOMIE SELEKTIVE GASTRALE VAGOTOMIE SELEKTIVE TOTALE VAGOTOMIE TOTALE GASTRALE VAGOTOMIE GASTRALE VAGOTOMIE	SV
SELEKTIVE PROXIMALE VAGOTOMIE PROXIMALE SELEKTIVE VAGOTOMIE PROXIMALE GASTRALE VAGOTOMIE HOCHSELEKTIVE VAGOTOMIE PARIETALCELLVAGOTOMIE SUPERSELEKTIVE VAGOTOMIE SÄURE-FUNDUS-VAGOTOMIE SELEKTIVE RESTRIKTIVE VAGOTOMIE	SPV

peutisches Prinzip im wesentlichen die selektiv-proximale Vagotomie besprochen werden.

2.1.1 Wirkungsmechanismus

2.1.1.1 Tierexperimentelle Untersuchungen

Eine vagal innervierte isolierte Fundustasche (Perry-Pouch) erlaubt das Studium der Säuresekretion nach *exogener* Stimulation. Nach Durchtrennung des zum Pouch verlaufenden isolierten Vagusstammes wird die basale sowie die mit Insulin stimulierte Säuresekretion (Insulinhypoglykämie als Vagusreiz) eliminiert. Die Säure- und Pepsinsekretion nach Histamin- und Gastrinstimulation werden signifikant reduziert [36].

Die sog. *endogene* Stimulation der Säuresekretion geschieht durch die physiologischen Reize der Fütterung und der Scheinfütterung. Im Tierexperiment läßt sich das an einem innervierten Pavlov-Pouch überprüfen, der nur durch eine Mucosabrücke vom Hauptmagen getrennt ist. Eine gleichzeitig angelegte Oesophagusfistel erlaubt beim gleichen Tier Scheinfütterung (Oesophagusfistel offen) und Fütterung (Oesophagusfistel geschlossen). Die SPV bewirkt eine Elimination der durch Scheinfütterung (vagaler Reiz) stimulierten Säuresekretion und eine Reduktion der durch Fütterung (vagaler und gastrischer Reiz) stimulierten Säuresekretion. Dieser Säure-Reduktionseffekt tritt ein, obwohl die Gastrinfreisetzung nach SPV sowohl nach Scheinfütterung als auch nach Fütterung

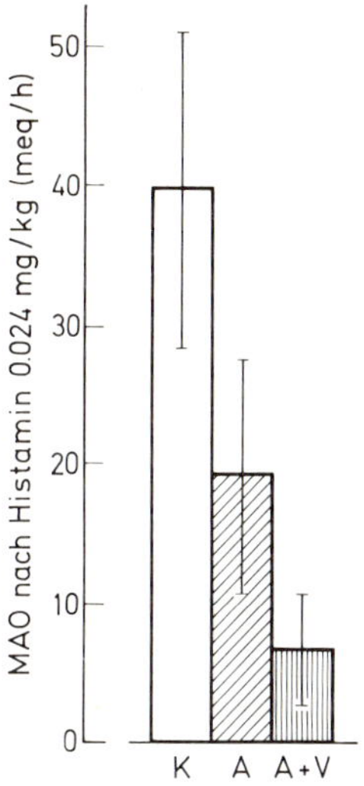

Abb. 2. Histaminstimulierte Säuresekretion bei 13 Ulcus-duodeni-Patienten präoperativ (K), nach Antrum-Bulbus-Resektion (A) und nach späterer truncülärer Vagotomie (A+V) [17]

erhöht ist [12]. Der Wegfall der direkten cholinergen Aktivierung läßt somit den erhöhten Gastrinstimulus an der Belegzelle unwirksam bzw. vermindert aktiv werden, wodurch das therapeutische Prinzip Vagotomie in seiner Wirksamkeit bewiesen ist.

2.1.1.2 Untersuchungen bei Ulcus-duodeni-Patienten

Da eine Bedeutung der Hypersekretion in der Pathogenese des Ulcus duodeni wahrscheinlich erscheint, die kausalen Faktoren für die Entstehung eines Ulcus ventriculi dagegen noch umstritten sind, sind die Untersuchungen zur Wirksamkeit der Vagotomie vorwiegend bei Patienten mit Ulcus duodeni durchgeführt worden.

Der Synergismus in der Säurestimulation zwischen Vagus und Gastrin ist auch beim Ulcus duodeni bewiesen. Wird in einem ersten Operationsschritt das Antrum entfernt und die Vagotomie erst in einem späteren Eingriff durchgeführt [17], so zeigt sich, daß nach exogener Stimulation mit Histamin die nach alleiniger Antrektomie reduzierte Sekretionsleistung durch die konsekutive Vagotomie nochmals signifikant verringert wird (Abb. 2). Andererseits läßt sich das basale und Histamin-stimulierte Sekretionsniveau eines antrektomierten und später vagotomierten Ulcus-duodeni-Patienten durch steigende Carbacholingaben wieder herstellen (Abb. 3). Diese Untersuchungen zeigen auch beim Menschen, daß das durch die Vagotomie erreichte Acetylcholin-Defizit an der Belegzelle der wesentliche Faktor für die Reduktion der stimulierten Sekretion darstellt [69].

Ähnlich wie im Tierexperiment wird bei Ulcus-duodeni-Patienten durch SPV die basale, Insulin- und Pentagastrin-stimulierte Säuresekretion

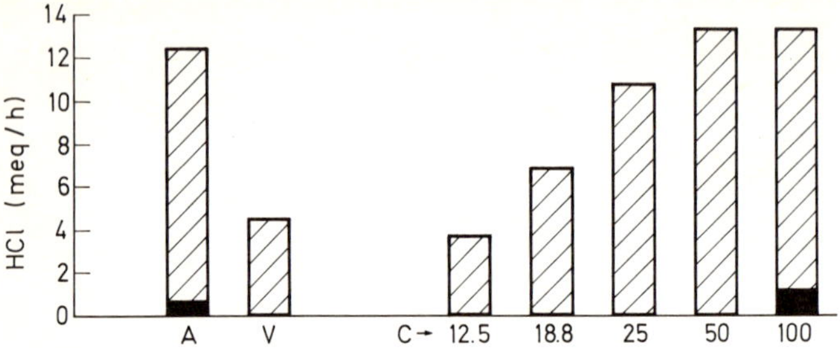

Abb. 3. Basale (■) und histaminstimulierte (□) Säuresekretion, die bei einem antrektomierten Patienten (A) nach späterer Vagotomie (V) beseitigt bzw. reduziert sind, lassen sich durch steigende Carbacholingaben (C) wiederherstellen [69]

hochsignifikant reduziert [55]. Auch hier ist während der vagalen Stimulation durch eine Insulinhypoglykämie der Säure-Reduktionseffekt trotz erhöhter Gastrinspiegel festzustellen (Abb. 4). Die nach SPV erhaltene Antruminnervation hat dabei offensichtlich keinen Einfluß auf die basale Säuresekretion, da nach SPV und nach SV die Basalsekretion gleich hoch reduziert wird [47].

Die endogen durch Nahrung freigesetzten Gastrinspiegel sind nach jeder sekretorisch kompletten Vagotomie erhöht [10, 82]. Dieser Anstieg der

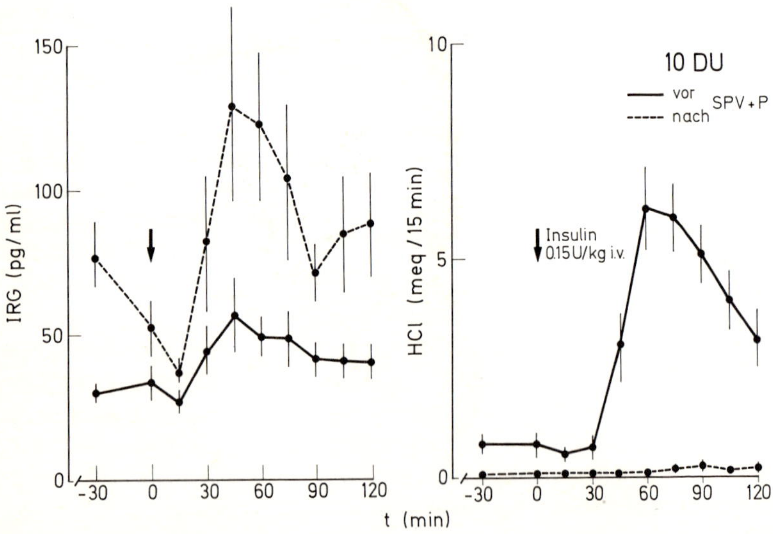

Abb. 4. Gastrinfreisetzung und Säuresekretion bei 10 Ulcus-duodeni-Patienten vor und nach SPV mit Pyloroplastik [8]. IRG = Serumgastrin (immune reative Serumgastrin), $\times \pm SD$

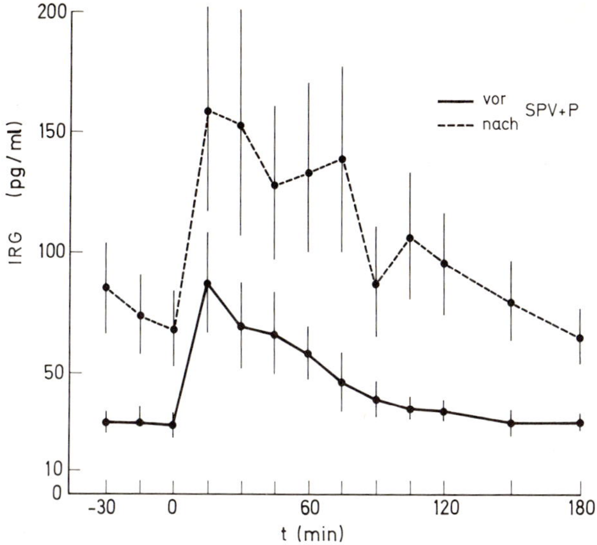

Abb. 5. Basale und postprandiale Gastrinfreisetzung bei Ulcus-duodeni-Patienten vor und nach SPV mit Pyloroplastik [10]. Bei 0 wird eine Mahlzeit eingenommen; $x \pm SD$

postprandialen Gastrinspiegel läßt sich ebenso wie die Erhöhung der basalen Gastrinwerte nach einer Vagotomie durch die Anhebung des intragastrischen pH erklären, welche eine Abnahme der antralen Säurehemmung bewirkt. Auch nach SPV mit Pyloroplastik sind die basalen und postprandialen Gastrinwerte auf ein höheres Niveau angehoben (Abb. 5). Trotz dieser erhöhten Gastrinspiegel ist, ähnlich wie im Tierversuch, nach einer Vagotomie eine Verringerung der nahrungsstimulierten Säuresekretion festzustellen [56]. Der Wirkungsmechanismus der Vagotomie auf die Reduktion der basalen und stimulierten Sekretion darf damit auch für den Menschen als erwiesen gelten. Da die Vagotomie die gesamte Säuresekretion des Magens, ganz gleich, ob basal oder stimuliert durch Nahrung, Histamin, Betazol, Gastrin, Pentagastrin oder Insulin, reduziert, handelt es sich um ein echtes therapeutisches Prinzip, das seine Anwendung in der Therapie des Ulcusleidens auch ohne den Nachweis einer vagalen Hyperaktivität rechtfertigt [34].
Der Ansatzpunkt der Vagotomie beim Ulcus-duodeni-Leiden stellt deshalb die Beseitigung der Hypersekretion dar (Abb. 6), womit der entscheidende Aggressor geschwächt wird. Beim Ulcus ventriculi (Abb. 7) setzt die Vagotomie mit Ausschaltung der Säuresekretion an einem aggressiven Faktor an, der pathogenetisch nicht im Vordergrund steht, dessen Ausschaltung nichtsdestoweniger das Gleichgewicht zugunsten der defensiven Faktoren verschiebt (vergl. S. 14).

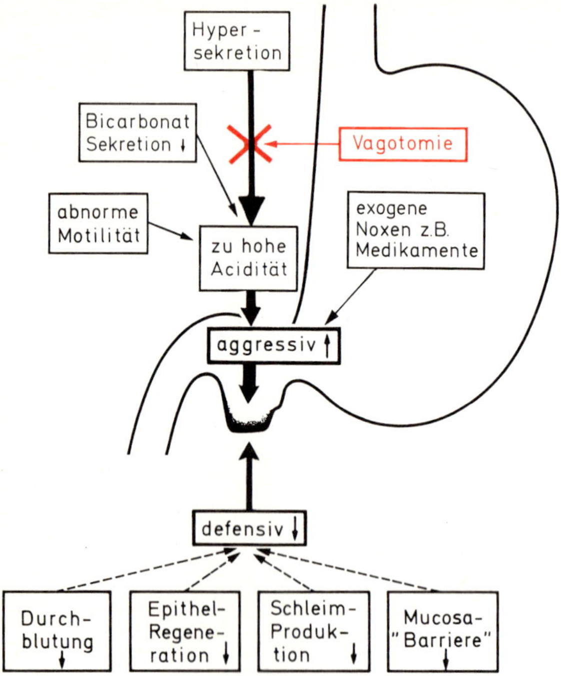

Abb. 6. Ansatzpunkt des therapeutischen Prinzips Vagotomie beim Ulcus duodeni

2.1.2 Therapeutischer Effekt

Die Effektivität eines Therapieprinzips muß durch klinische, möglichst kontrollierte Studien belegt sein.
Die drei Vagotomievarianten mit ihren möglichen Kombinationsoperationen (Abb. 8) bringen dabei unterschiedliche Ergebnisse. Obwohl die SPV in der letzten Zeit eindeutig favorisiert wird, sind in den folgenden Übersichten, die einen Leistungsvergleich ermöglichen sollen, alle drei Vagotomievarianten mit ihren Kombinationseingriffen aufgeführt. Die Darstellung bezieht sich nur auf Elektiveingriffe beim Ulcus duodeni.

2.1.2.1 Ergebnisse retrospektiver Studien

Retrospektive Studien sind meist Pilotstudien. Der entscheidende Nachteil dieser Studien ist es, daß das überprüfte therapeutische Prinzip nicht durch ein anderes kontrolliert wird. Weiter kann das Krankengut in der Regel nicht komplett nachuntersucht werden, womit die Aussagekraft erheblich gemindert ist. Absolute Zahlen oder prozentuale Quoten für bestimmte Komplikationen lassen sich dementsprechend nicht angeben. Dennoch läßt die Gegenüberstellung großer retrospektiver Studien trotz

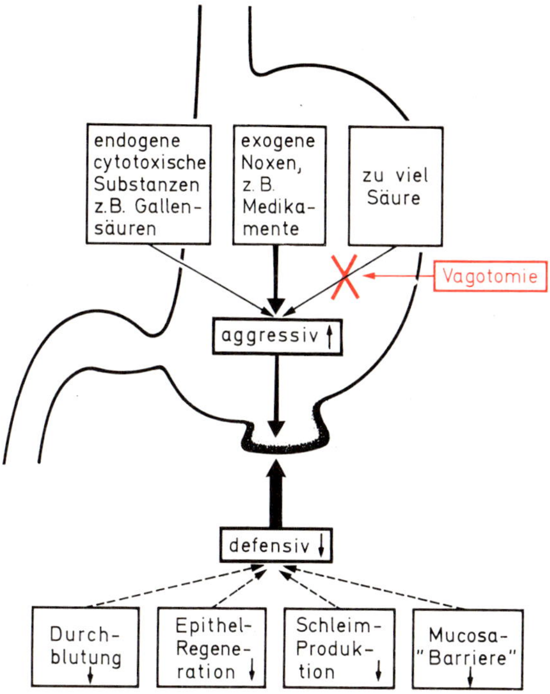

Abb. 7. Ansatzpunkt des therapeutischen Prinzips Vagotomie beim Ulcus ventriculi

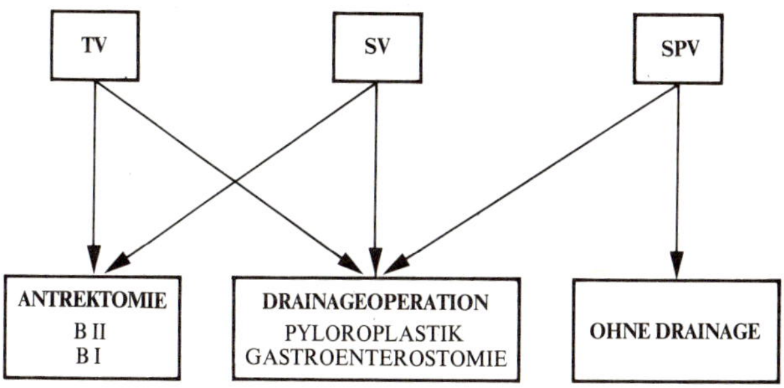

Abb. 8. Die 3 Vagotomievarianten mit ihren möglichen Kombinationsoperationen

unterschiedlicher Patientenauswahl und differenter Bewertungskriterien Tendenzen erkennen.

Ganz allgemein weisen die mit Resektion kombinierten Vagotomieverfahren eine höhere Mortalität als die nichtresezierenden Vagotomieoperationen auf (Tabelle 2). Umgekehrt ist die Rezidivquote bei den mit Resektion kombinierten Verfahren geringer. Betrachtet man die gravierenderen, durch die Vagotomie hervorgerufenen Nebeneffekte wie

Tabelle 2. Ergebnisse retrospektiver Studien

Vagotomieform	Zahl	Mortalität	Rezidiv	Diarrhoe	Dumping	Visick I/II	Quellenangabe
TV+P	4362	0,6	5,5	20,9	11,5	70,0	[19]
TV+GE	2164	1,0	5,6	16,0	9,2	80,0	[19]
TV+A	1725	1,6	1,0	14,9	17,4	90,1	[19]
SV+P	220	0	8,6 (6,0–9,2)	16,9 (15,0–19,5)	22,9 (14,5–34,0)	84,1 (83,2–85,0)	[2, 66]
SV+A	671	0,6 (0–0,9)	0,9 (0–1,2)	13,0	10,0	92,0	[32, 75, 89]
SPV+P	1118	0,3 (0–0,5)	2,5 (1,5–3,6)	2,6	2,2	81,0 (63,0–88,2)	[41, 59]
SPV	1334	0,3 (0–0,5)	5,2 (0–6,7)	3,7 (1,9–5,0)	4,1 (2,0– 6,0)	87,0 (85,0–88,0)	[48, 60, 90]

Diarrhoe oder Dumping, so zeigt sich bei Anwendung der selektiveren Vagotomievarianten eine abnehmende Tendenz. Dabei fällt auf, daß bei der TV und bei der SV die Kombination mit der Antrektomie im Vergleich zur Pyloroplastik die geringere Durchfallfrequenz ergibt. Gleiches gilt bei der SV für die Dumpinghäufigkeit. In Kombination mit der TV oder der SV scheint die Pyloroplastik in diesen Studien der Kombination mit der Antrektomie unterlegen, was sich auch in der Einstufung der Visick I/II-Ergebnisse zeigt. Beim Vergleich von SPV + P und SPV ohne Drainage finden sich keine höheren Raten von Nebeneffekten in der Pyloroplastikgruppe. Hinsichtlich der Einstufung der Gesamtresultate überrascht vor allem bei den Studien mit TV und SV, daß trotz erheblicher Komplikationsquoten die Visick I/II-Resultate sogar die 90%-Marke überschreiten.

2.1.2.2 Ergebnisse kontrollierter Studien

Besser verwertbare Ergebnisse bieten kontrollierte Studien, da sie die Indikationsstellung für den Eingriff, die Auswahl der Patienten, die operative Technik, Nachbeobachtungsprogramm sowie die klinische Auswertung der Ergebnisse unter vorher definierten Bedingungen ermöglichen. Dementsprechend sind jedoch die Probleme bei der Durchführung einer prospektiven kontrollierten Studie ungleich größer [64].

Vergleicht man Mortalität, Rezidivquote, Dumping- und Diarrhoe-Frequenz sowie die Häufigkeit der sehr guten und guten Gesamtresultate (Tabelle 3), so zeichnen sich im wesentlichen die gleichen Tendenzen ab wie sie vorher bei den retrospektiven Studien festzustellen waren. Auffallend sind die teilweise erheblichen Streuungen in den einzelnen Gruppen. Die Gruppe SPV + P liegt bezüglich der Rezidivquoten ähnlich wie in der retrospektiven Studie und damit hier günstiger als die SPV allein. Die Diarrhoe- und Dumping-Morbidität ist jedoch deutlich höher.

Ein Nachteil dieser kontrollierten Studien ist es, daß bei der nötigen kompletten Erfassung des Krankengutes nur geringe Fallzahlen in die Studien eingehen und die Beobachtungszeiträume relativ kurz sind. Kontrollierte Studien sind zwar gut geeignet zum Vergleich verschiedener therapeutischer Prinzipien, z.B. auch Operationsmethoden, wegen häufig sehr umfangreicher Ausschlußklauseln lassen sich jedoch keine schlüssige Beurteilung über den Wert eines Operationsverfahrens für die Gesamtheit der Ulcuskranken zu [15, 26]. Dazu wären eine ganze Fülle von Studien notwendig (s. Kap. 21). Ebenso kann die unterschiedliche Erfahrung des Operateurs mit den beiden zu vergleichenden Operationsverfahren die Aussagen der Studien beeinträchtigen. Wie sehr das Ergebnis bei einer Gesamtbewertung unter Berücksichtigung der befriedigenden und schlechten Resultate (Visick III–IV) differieren kann, zeigt der Vergleich verschiedener randomisierter Versuchsserien mit der Gegen-

Tabelle 3. Ergebnisse kontrollierter Studien

Vagotomieform	Zahl	Mortalität	Rezidiv	Diarrhoe	Dumping	Visick I/II	Quellenangabe
TV + P	1283	0,9 (0–1,1)	13,6 (3,5–24,7)	30,0 (18,6–40,7)	17,2 (2,0–27,0)	76,5 (60,9– 85,4)	[28, 29, 49, 52, 57, 72, 73, 80]
TV + GE	319	0,6 (0–1,2)	7,5 (3,4–15,7)	31,0 (26,1–39,7)	11,0 (1,7–17,6)	66,8 (54,7– 79,5)	[28, 29, 57, 80]
TV + A	772	2,1 (0–2,5)	2,6 (0–3,2)	21,0 (15,6–23,3)	28,4 (8,6–34,3)	85,1 (75,6– 88,0)	[28, 29, 49, 73]
SV + P	229	0,9 (0–3,0)	4,8 (1,6–8,0)	14,1 (1,6–32,0)	16,1 (3,2–30,0)	81,2 (68,0– 95,2)	[4, 52, 58, 76]
SV + GE	99	0	4,0	13,1 (12,2–14,0)	28,3 (20–36,7)	82,2 (75,5– 90,0)	[52, 53]
SV + A	108	0	1,8 (0–3,5)	4,0 (1,8– 7,1)	16,7 (0 –40,5)	91,7 (77,8– 93,0)	[4, 50, 76]
SPV + P	35	0	2,8 (0–4,5)	13,6	17,1 (7,7–22,7)	85,7 (81,8– 92,3)	[4, 86]
SPV	248	0,4 (0–2,6)	8,1 (2,0–22,0)	7,6 (4,0–15,9)	8,1 (0 –17,0)	86,3 (77,3–100,0)	[4, 50, 53, 58, 72, 86]

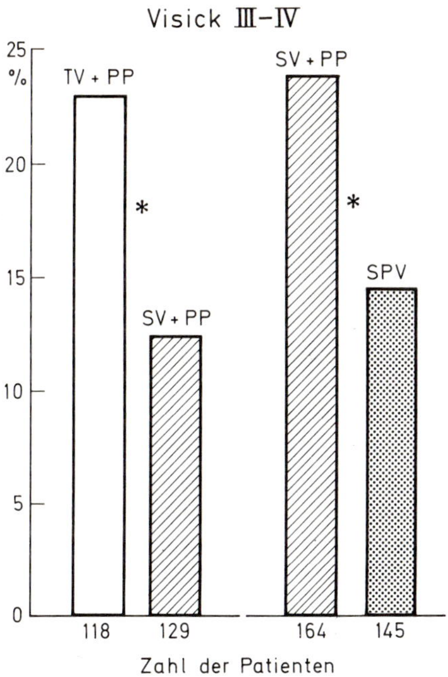

Abb. 9. Unterschiedliche Häufigkeit der Visick III/IV-Ergebnisse für SV mit Pyloroplastik (PP) in Abhängigkeit von den Operationsverfahren, mit denen verglichen wird [25]. Ergebnisse von 4 randomisierten Vergleichsstudien [4, 52, 53, 58]. * = signifikant

überstellung von TV und SV mit Pyloroplastik einerseits sowie von SV und Pyloroplastik und SPV ohne Drainage andererseits (Abb. 9). Die Ergebnisse für die SV mit Pyloroplastik variieren in Abhängigkeit von den Operationsverfahren, mit denen verglichen wird [25].

Sammelstatistiken sind wegen der unterschiedlichen Nomenklatur, den differenten Techniken, die zur Anwendung kamen, und vor allem wegen der unterschiedlichen Normen der Nachkontrollen, nur mit größtem Vorbehalt zu bewerten [15, 84]. Betrachtet man nur Mortalität, Rezidiv sowie die guten und sehr guten klinischen Ergebnisse nach Visick I + II (Tabelle 2 u. 3), so zeigt sich in den retrospektiven und in den kontrollierten Studien die gleiche Tendenz. Die höhere Rezidivquote in den kontrollierten Studien, die vor allem bei der TV mit Pyloroplastik sowie bei der SPV ohne Drainage auffällt, erklärt sich durch die kompletteren Nachuntersuchungsquoten sowie die Qualität der postoperativen Kontrolle. Werden z. B. bei der Kontrolluntersuchung nur die Patienten geröntgt, die Beschwerden haben, liegt bei Rezidivquote in einer Untersuchung bei 0,5%. Wurden auch die Patienten ohne Beschwerden radiolo-

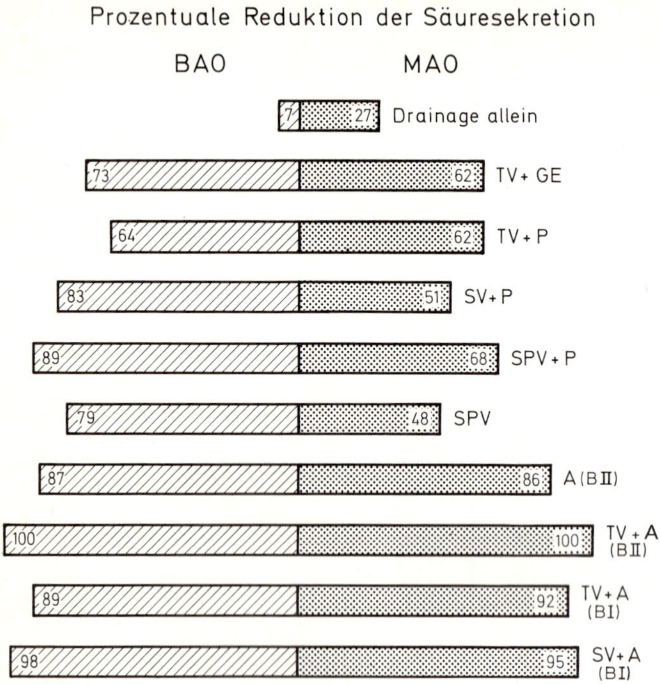

Abb. 10. Prozentuale Reduktion der basalen (BAO) und maximal stimulierten (MAO) Säuresekretion nach verschiedenen Ulcusoperationen [6, 11, 21, 22, 31, 54, 85]

gisch untersucht, lag die Rezidivquote bei 2%. Sie stieg auf 7,7%, wenn die Endoskopie zusätzlich auch bei den Patienten, die beschwerdefrei waren, durchgeführt wurde (Rösch, persönliche Mitteilung). Dies unterstreicht, wie wichtig es ist, daß bei der Beurteilung von Rezidivquoten die Nachuntersuchungsmethode exakt angegeben wird.

2.1.2.3 Ergebnisse in bezug auf die Säurereduktion

In enger Beziehung zur Rezidivhäufigkeit steht das Ausmaß der durch die Vagotomie erreichten Säurereduktion. Die mit einer Resektion kombinierten Vagotomieoperationen, die die geringsten Rezidivquoten aufweisen, zeigen auch die höchsten Säurereduktionen basal und nach maximaler Stimulation (Abb. 10) [6]. Eine schlüssige Beurteilung lassen auch hier nur kontrollierte Studien mit Langzeitresultaten über Jahre zu. Dabei zeigt sich, abgesehen von der schon erwähnten höchsten Reduktion bei den mit Resektion kombinierten Verfahren, daß bei den organerhaltenden Operationen die selektiven Vagotomieformen der trunculären überlegen sind. Von den nichtresezierenden Verfahren weist die bis

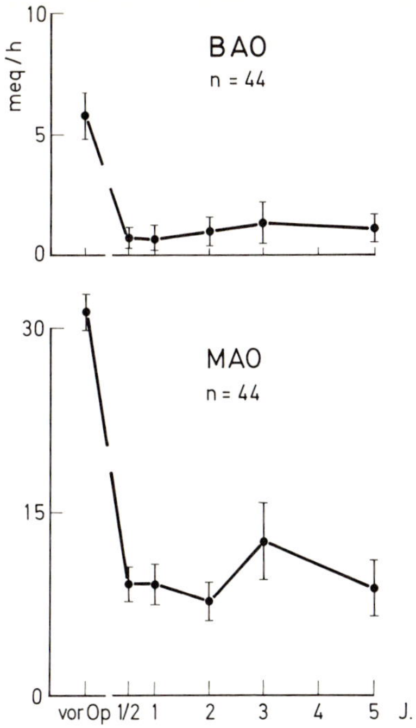

Abb. 11. Langzeitreduktion der basalen (BAO) und Pentagastrinstimulierten (MAO) Säuresekretion bei 44 Ulcus-duodeni-Patienten nach SPV mit Pyloroplastik [11]

in den Krähenfuß reichende SPV (s. u.) die besten Langzeitergebnisse auf (Abb. 11). Eine über Jahre anhaltende numerische Reduktion der Belegzellen spielt dabei sicherlich eine Rolle [42].

2.1.3 Nebenwirkungen

2.1.3.1 Postvagotomie-Diarrhoe

Zu den häufigsten intestinalen Störungen, vor allem nach einer trunculären Vagotomie, gehört das Auftreten von hartnäckigen Durchfällen. Von einer Postvagotomie-Diarrhoe spricht man dann, wenn mehr als 3 Entleerungen von dünnflüssigem Stuhl täglich auftreten. Diese Durchfälle können so schwer sein, daß der Patient in seiner täglichen Lebens- und Arbeitsgewohnheit erheblich gestört ist. Erst in jüngster Zeit wurden die pathogenetischen Mechanismen der Diarrhoe nach Vagotomie geklärt (Abb. 12). Diese Durchfälle gleichen den bekannten chologenen Diarrhoen. Insbesondere die trunculäre Vagotomie beeinflußt den Gallensäurestoffwechsel in dieser Weise, wie Untersuchungen nach trunculärer

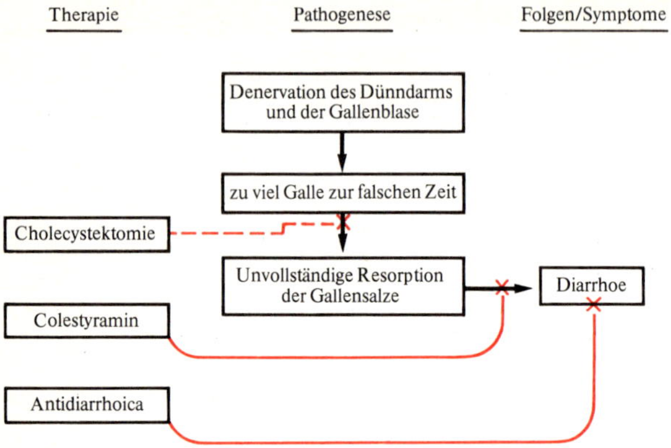

Abb. 12. Pathogenese und Therapie der Postvagotomie-Diarrhoe

Vagotomie ergeben haben [1, 79]. In den meisten Fällen führt eine Behandlung mit Colestyramin, einem Anionenaustauscher-Harz, das eine besondere Affinität zu Gallensäuren besitzt, zum Erfolg. Chirurgisch wäre eine Cholecystektomie zu erwägen, um dem Mechanismus „zuviel Galle zur falschen Zeit" zu begegnen [18]. Gleichzeitig wird das denervierte, funktionsgestörte und zur Steinbildung neigende Gallenreservoir entfernt [45, 70]. Derartige Störungen werden nach SPV selten beobachtet. Ebenso selten finden sich nach SPV-Funktionsstörungen des Pankreas, während nach TV geringere Insulinspiegel nach oraler Glucosebelastung gemessen wurden und ein verringerter Sekretionsfluß des Pankreas nach Fütterung sowie Secretin- oder Pankreozymin-Stimulation festzustellen ist [44, 63, 74].

2.1.3.2 Postvagotomie-Dumping

Die Pathogenese des Dumpingsyndroms nach Vagotomie ist komplexer Natur (Abb. 13). Ein wichtiger Faktor ist die beschleunigte Entleerung von hyperosmolaren Lösungen in das obere Jejunum. Durch Abstrom von Flüssigkeit in das Darmlumen sowie Blutvolumenverschiebungen in das Splanchnicusgebiet kommt es zur Verminderung des zirkulierenden Plasmavolumens. Viscero-viscerale Reflexe sowie gastrointestinale Hormone spielen eine entscheidende Rolle. Der Schwerpunkt der Therapie liegt auf diätetischen und Verhaltungsmaßnahmen [13].
Da die Flüssigkeitsentleerung vorwiegend im Fundus-Corpus-Abschnitt des Magens gesteuert wird [87], können Dumpingsyndrome nach allen Vagotomieformen vorkommen. Nach SPV ist die Häufigkeit am geringsten [43]. Dies wird in den Vergleichsstudien zwischen TV und SV mit

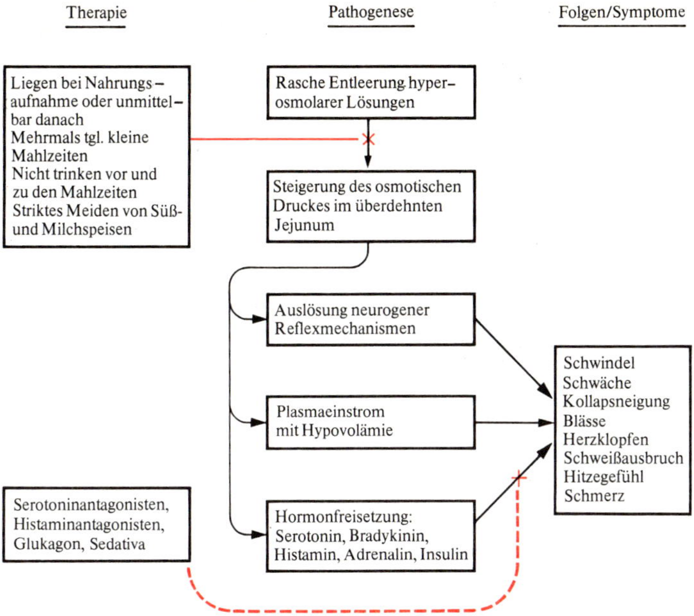

Abb. 13. Pathogenese und Therapie des Postvagotomie-Dumping

Pyloroplastik und SPV ohne Drainage auf das Unterlassen der Pyloroplastik bezogen. Ob das verminderte Auftreten von Dumping und Durchfall nach alleiniger SPV durch das Weglassen der Pyloroplastik oder durch die Erhaltung der Antruminnervation bedingt ist, kann durch diese Studien wegen der verschiedenen Vagotomieformen nicht beantwortet werden.

2.1.3.3 Störungen von Motilität und Entleerung

Die Denervation des Magencorpus bei der SPV bewirkt eine klinisch wenig relevante „*Inkontinenz*“ bei der Entleerung von Flüssigkeiten, indem das Füllungsvolumen einen abnorm starken Einfluß auf die Entleerungsgeschwindigkeit ausübt. Initial, bei großem Volumen, ist die Entleerung beschleunigt, später verzögert. Zudem ist die postprandiale *adaptive Relaxation („receptive Relaxation“)* des Corpus und Fundus (Cannon, 1911) gestört. Dies bewirkt Völlegefühl beim Trinken größerer Flüssigkeitsmengen. Eine durch Fundusdehnung vermittelte Säuresekretion bleibt unbeeinflußt, da die intramural verlaufenden cholinergen Reflexe bei Vagotomie erhalten bleiben [33, 69]. Die Denervation des Antrums bewirkt eine klinisch relevante Störung der Entleerung fester

Substanzen, da der antral gesteuerte Zerkleinerungsvorgang und die anschließende paketweise Austreibung unterbleiben [16, 87]. Die Magenstase nach Vagotomie wird auf S. 314 besprochen.

2.1.3.4 Störungen der Kardiafunktion

Dysphagische, achalasieähnliche Beschwerden können bereits in der ersten Woche nach einer Vagotomie auftreten. Ihre Ursache ist noch weitgehend unklar. Manometrisch lassen sich keine erhöhten Druckwerte am unteren Oesophagussphincter nachweisen [88]. In Einzelfällen wurden perioesophageale Hämatome als Ursache der dysphagischen Beschwerden nachgewiesen [78]. In seltenen Fällen wurden auch Kardiainsuffizienzen mit gastrooesophagealem Reflux nach SPV beschrieben [81].

2.1.3.5 Seltene Komplikationen

Zu den seltensten, aber gefährlichsten Komplikationen nach SPV ist die Magenwandnekrose zu rechnen. Sie wurde vereinzelt bei Risikopatienten (Urämiker) nach SPV ohne Drainage beobachtet [51]. Als Ursache werden Zirkulationsstörungen der skeletierten Magenwand, evtl. auch Nekrosen nach zu tief gesetzten Umstechungsligaturen diskutiert. Eine akute Magendilatation in der frühpostoperativen Phase könnte die Ischämie der Magenwand verstärken.

Einzelne Berichte liegen auch über einen Hämatothorax nach abdominaler Vagotomie vor [37]. Als auslösende Ursache wird die Läsion subpleuraler Venen während der Operation angesehen. Vermeidbare, operationstechnisch bedingte Komplikationen sind Milzverletzungen und Oesophagusläsionen [59].

2.1.4 Praktische Durchführung

Vor allem bei Anwendung der SPV hat sich gezeigt, daß einer Standardisierung der Technik eine große Bedeutung zukommt. Als besondere Problemzonen haben sich der abdominelle Oesophagus sowie der Magenangulus mit den Eintrittsstellen der Antrumnerven am sog. Krähenfuß erwiesen. Angaben der Ausdehnung der Skeletierung in cm sollten im Bereich des abdominellen Oesophagus sowie hinsichtlich des Abstandes der distalen Präparationsgrenze vom Pylorus nur als groborientierendes Kriterium dienen, da Längenmessungen an elastischen Hohlorganen unzuverlässig und die anatomischen Varianten [62] zu groß sind. Auch die intraoperative Kontrolle mit dem Elektrostimulationstest nach Burge kann nur bedingt Sicherheit geben, da hier aus dem Ausfall einer motorischen Funktion auf die Sekretionsreduktion geschlossen wird. Vergleichsuntersuchungen, die bei Anwendung einer standardisierten Technik ohne und mit dem Burge-Gerät durchgeführt wurden, konnten keine

höheren Säurereduktionen und dadurch geringere Rezidivraten nachweisen [32]. Dem Elektrotest höchstens kommt ein erzieherischer Wert in der Ausbildung der Chirurgen bei Erlernung des neuen Operationsverfahrens zu (s. Kap. 29).
Am verläßlichsten hat sich die Orientierung nach anatomischen Landmarken bewährt, wobei am abdominellen Oesophagus die craniale Skeletierungsgrenze der Umschlag des Ligamentum oesophagophrenicum darstellen soll.
Bei den Eintrittsstellen der Antrumnerven am Angulus handelt es sich nicht um einen isolierten Insertionspunkt. Der Krähenfuß markiert mit seinem cranialsten und distalsten Grenzast eine Übergangszone Corpus/Antrum am Angulus, in der noch reichlich Belegzellen zu finden sind [83]. Dementsprechend lassen sich auch in dieser Übergangszone mit der intragastrischen pH-Messung Bezirke mit saurem pH nachweisen [30]. Eine in den Krähenfuß hinreichende Denervierung, bei der nur der meist gut sichtbare distalste Grenzast geschont wird, muß deshalb eine höhere Sekretionsreduktion bringen als eine SPV-Technik, die den gesamten Krähenfuß intakt läßt [39].
Wird bei der SPV nach distal ausgedehnt im Bereich des sog. Krähenfußes denerviert, so geht mit der hohen Säurereduktion ein partieller Motilitätsverlust des Antrums einher. Eine solche SPV muß deshalb mit einer entleerungsverbessernden Maßnahme, d.h. einer Pyloroplastik kombiniert werden [39, 41]. Wird im Bereich des Krähenfußes dagegen zurückhaltend skeletiert, kann die Pyloroplastik unterbleiben.

3. Schlußfolgerungen

Als entscheidendes Argument für die Abkehr von den klassischen Resektionsverfahren hin zu den nichtresezierenden Vagotomieoperationen muß die Senkung der Mortalität angesehen werden. Wegen der höheren Zahl von Nebeneffekten, der geringeren Säurereduktion und den dadurch bedingten höheren Rezidivquoten sollte bei Primäroperationen die TV und auch die SV verlassen werden (Tabelle 4). Hier ist der SPV eindeutig der Vorzug zu geben. Auch das Argument, daß die TV gerade bei Risikopatienten in kurzer Zeit durchzuführen sei, erscheint bei der heute möglichen Narkoseführung nicht stichhaltig. Gerade die bei blutenden Risikopatienten unter Zeitdruck durchgeführten trunculären Vagotomien weisen eine hohe Rezidivblutungsquote auf. Ebensowenig darf die geringere Wundfläche, die durch die TV intraabdominell gesetzt wird, ein Anlaß sein, diese Vagotomieform bei der Perforations-Peritonitis anzuwenden. Erscheint die Durchführung einer SPV bei einem perforierten Ulcus zu riskant, so sollte nicht alternativ auf die TV ausgewi-

Tabelle 4. Vorteile, Nachteile und Indikation der verschiedenen Vagotomievarianten

Vagotomievariante	Vorteile	Nachteile, Nebenwirkungen	Indikation
SPV	Denervierung nur des säurebildenden Magenabschnittes, geringste postoperative Morbidität	Präparatorisch anspruchsvoll, „Problemzone" am Angulus (sog. Krähenfuß)	Wahloperation bei Ulcus duodeni. Anwendung auch bei Ulcus ventriculi, Ulcusblutung, frischer Perforation
SV	Präparatorisch einfacher. Auch bei voroperierten Patienten nach Resektion gut möglich	Denervation des gesamten Magens mit erheblichem Motilitätsverlust. Hohe Rate intestinaler Störungen	Stumpfvagotomie bei Rezidivulcus nach Resektion. Anwendung auch beim Ulcus ventriculi, kombiniert mit Antrektomie
TV	Präparatorisch einfach. Rasch durchführbar	Denervation der gesamten Oberbauchorgane, des Dünndarms und des rechten Colons. Hohe Rezidivquote. Hohe Rate intestinaler Störungen	Rezidivulcus nach Resektion (Mehrfacheingriffe) bei ausgeschlossenen Zollinger-Ellison-Syndrom. Dann evtl. thoracales Vorgehen

chen, sondern zweizeitig vorgegangen werden. Eine Indikation zur TV ist allenfalls noch beim Ulcus pepticum jejuni, vor allem nach mehrfachen Resektionen mit unübersichtlichen Verhältnissen im Oberbauch, indiziert, wo sie dann von linksthorakal supradiaphragmatisch durchgeführt werden kann. In gleicher Weise sollte die Hauptindikation für die SV heute das Anastomosengeschwür nach vorausgegangener Resektion sein.

3.1 Ulcus duodeni

Die Indikation für die SPV ist beim Ulcus duodeni ohne Einschränkung gegeben. Alter des Patienten, Adipositas oder andere Risikofaktoren wie Diabetes, stellen keine Kontraindikation dar. Einzelbeobachtungen von Magenwandnekrosen nach SPV, die bei Patienten mit chronischer Niereninsuffizienz mitgeteilt wurden, bilden kein Gegenargument, da in anderen großen Serien unter Einschluß dieser Risikogruppen keine diesbezüglichen Komplikationen beobachtet werden konnten [5, 9, 48, 60].

3.2 Ulcus ventriculi

Obwohl die Indikation zur Vagotomie beim Magenulcus lange Zeit umstritten war, kann auch hier die SPV diskutiert werden. Sicherlich spielt die Hyperacidität beim Ulcus ventriculi nicht die Rolle wie beim Ulcus duodeni. Geht man davon aus, daß beim Magenulcus vor allem die Schutzfaktoren der Schleimhaut geschwächt sind, so erscheint es doch sinnvoll, auch hier die aggressiven Faktoren Säure und Pepsin zu reduzieren, da bei der geschwächten Schleimhautbarriere auch ein normacider und selbst ein hypacider Magensaft peptisch aktiv werden kann. Die SPV darf aber nur dann durchgeführt werden, wenn die Antruminnervation sicher erhalten werden kann und sie nicht primär durch entzündliche Begleitreaktionen oder durch die Excision des Ulcus, die zum Ausschluß von Malignität immer mit durchgeführt werden muß, geschädigt wird.

Literatur

1. Allan, J. G., Gerskowitsch, V. P., Russell, R. I.: The role of bile acids in the pathogenesis of postvagotomy diarrhoea. Brit. J. Surg. *61*, 516–518 (1974)
2. Amdrup, E., Jensen, H. E.: One hundred patients five years after selective gastric vagotomy and drainage for duodenal ulcer. Surgery *74*, 321–325 (1973)

3. Amdrup, E., Jensen, H. E., Johnston, D., Walker, B. E., Goligher, J. C.: Clinical results of parietal cell vagotomy (highly selective vagotomy) two to four years after operation. Ann. Surg. *180*, 279–284 (1974)
4. Amdrup, E., Andersen, D., Hostrup, H.: The Aarhus county vagotomy trial – Preliminary results. Chir. Gastroent. *9*, 189–193 (1975)
5. Amdrup, E., Andersen, D., Jensen, H. E.: Parietal cell (highly selective or proximal gastric vagotomy) for peptic ulcer disease. World J. Surg. *1*, 19–27 (1977)
6. Baron, J. H.: The rationale of the different operations for peptic ulcer. In: Vagotomy on trial. Cox, A. G., Williams, J. (eds.), pp. 8–35. London: William Heinemann 1973
7. Bauer, H., Brückner, E. L., Welsch, K. H.: Die orale Glucosetoleranz nach selektiver proximaler Vagotomie mit Pyloroplastik. Münch. med. Wschr. *116*, 929–932 (1974)
8. Bauer, H., Andersson, S., Okukubo, J., Kahn, F., Schmidt, G., Holle, F.: Die nichtresezierende Chirurgie beim Gastro-duodenal-Ulcus: Pathophysiologische Grundlagen. Münch. med. Wschr. *118*, 767–776 (1976)
9. Bauer, H., Brückner, W., Welsch, K. H., Holle, F.: Die nichtresezierende Chirurgie des Gastro-duodenal-Ulcus: Klinische Resultate. Münch. med. Wschr. *118*, 785–792 (1976)
10. Bauer, H., Arnold, R., Track, N. S., Creutzfeldt, W., Holle, F.: Einfluß der selektiv proximalen Vagotomie mit und ohne Pyloroplastik auf die basale und postprandiale Gastrinfreisetzung bei Ulcus-duodenie-Patienten. Klin. Wschr. *53*, 209–214 (1975)
11. Bauer, H.: Säurereduktion nach selektiver proximaler Vagotomie mit Pyloroplastik beim Ulcus duodeni – Langzeitergebnisse. Aktuelle Gastrologie *6*, 43–50 (1977)
12. Bauer, H., Holle, F., Okukubo, J., Andersson, S., Arnold, R., Creutzfeldt, W.: The effect of selective proximal vagotomy (SPV) with and without pyloroplasty on serum gastrin levels and acid secretion after feeding and sham feeding in the dog. World J. Surg. *1*, 223–229 (1977)
13. Becker, H. D.: Pathogenese, Diagnostik und Therapie des Dumping-Syndroms. Chirurgie *48*, 247–253 (1977)
14. Berstand, A., Roland, M., Pertersen, H., Liavag, I.: Changes in pancreatic secretion following proximal gastric vagotomy for duodenal ulcer. Aktuelle Gastrologie *5*, 149–152 (1976)
15. Blum, A. L., Fasel, J.: Die elektive Chirurgie des Ulcus duodeni, ein dreifaches Dilemma. Dtsch. med. Wschr. *99*, 1033–1038 (1974)
16. Brandsborg, D., Brandsborg, M., Lövgreen, N. A., Mikelsen Möller, B., Rokkjaer, M., Amdrup, E.: Influence of parietal cell vagotomy and selective gastric vagotomy on gastric emptying rate and serum gastrin concentration. Gastroenterology *72*, 212–214 (1977)
17. Broome, A., Bergström, H., Olbe, L.: Maximal acid response to histamine in duodenal ulcer patients subjected to resection of the antrum and duodenal bulb followed by vagotomy. Gastroenterology *52*, 952–958 (1967)
18. Condon, J. R., Robinson, V., Suleman, M. I., Fan, V. S., Mc.Keown, M. D.: The cause and treatment of postvagotomy diarrhoea. Brit. J. Surg. *62*, 309–312 (1975)
19. Cox, A. G., Spencer, J., Trinker, J.: Clinical results reviewed. In: After vagotomy. Alexander-Williams, J., Cox, A. G. (eds.), pp. 119–130. London: Butterworth 1969
20. Davies, W. T., Griffith, G. H., Owen, G. M., Shields, R.: The effect of vagotomy and drainage operations on the rate of gastric emptying in duodenal ulcer patients. Brit. J. Surg. *61*, 509–515 (1974)
21. Dean, A. C. B., Edwards, H. C., Munro, A. I.: Late results of antrectomy and vagotomy. Gut *7*, 677–678 (1966)
22. Dignan, A. P.: A laboratory appraisal of the effect of truncal and selective vagotomy. Brit. J. Surg. *57*, 249–254 (1970)
23. Dragstedt, L. R., Owens, F. M.: Supradiaphragmatic section of the vagus nerve in treatment of chronic duodenal ulcer. Proc. Soc. exp. Biol. (N.Y.) *53*, 152–154 (1943)

24. Emas, S.: Current view on the physiology and pathophysiology of gastric acid secretion. Acta hepato-Gastroent. *22*, 411–414 (1975)
25. Emas, S.: Chirurgisches Vorgehen beim chronischen Ulcus duodeni. Dtsch. Ärztebl. *1977*, 2381–2386
26. Feldman, S. D., Wise, L., Ballinger, W.: Review of elective surgical tratment for chronic duodenal ulcer. World. J. Surg. *1*, 9–17 (1977)
27. Fordtran, J. S., Walsh, J. H.: Gastric acid secretion rate and buffer content of the stomach after eating. J. clin. Invest. *52*, 645–657 (1973)
28. Goligher, J. C., Pulvertaft, C. N., De Dombal, F. T., Conyers, J. H., Duthie, H. L., Feather, D. B., Latchmore, A. J. C., Shoesmith, J. H., Smiddy, F. J., Willson-Pepper, J.: Five to eight year results of Leeds/York controlled trial of elective surgery for duodenal ulcer. Brit. med. J. *1968 II*, 787–793
29. Goligher, J. C., Pulvertaft, C. N., Irvin, T. T., Johnston, D., Walker, B., Hall, R. A., Willson-Pepper, J., Matheson, T. S.: Five to eight years results of truncal vagotomy and pyloroplasty for duodenal ulcer. Brit. med. J. *1972 I*, 7–13
30. Grassi, G.: Intraoperative Tests bei der selektiven Vagotomie. In: Vagotomie. Burge, H., Farthmann, E. H., Grassi, G., Hedenstedt, St., Hollender, L. F., Schreiber, H. W., Tanner, N. C. (eds.), pp. 83–91. Stuttgart: Thieme 1976
31. Greenall, M. J., Lyndon, P. J., Goligher, J. C., Johnston, D.: Long term effect of highly selective vagotomy on basal and maximal acid output in man. Gastroenterology *68*, 1421–1425 (1975)
32. Griffith, C. A.: Selective gastric vagotomy. In: Surgery of the stomach and duodenum. Nyhus, L. M., Wastell, C. (eds.), pp. 275–295. Boston: Little, Brown 1977
33. Groetzinger, K., Bergegardh, S.: Mechanism of gastric distension and acid secretion in man. 4. Kongr. Coll. Int. Chir. Dig. Davos, Sept. 1976
34. Grossman, M. I.: Some minor heresies about vagotomy. Gastroenterology *67*, 1016–1019 (1974)
35. Güller, R.: Magenentleerung. Z. Gastroent. *15*, 185–191 (1977)
36. Heathcote, B. V., Daly, D. W., Gillespie, I. E.: Secretory responses before and after vagal denervation of a gastric pouch. Gastroenterology *48*, 463–471 (1965)
37. Helwing, E., Hegmann, H., Götz, J.: Haemotothorax nach abdominaler Vagotomie. Chirurg. *48*, 37–38 (1977)
38. Holle, F., Andersson, S.: Advances in vagotomy. Berlin, Heidelberg, New York: Springer 1974
39. Holle, F., Doenicke, A., Loeweneck, H., Bauer, H.: Die nichtresezierende Chirurgie des Gastro-Duodenal-Ulcus: Indikation und Technik der SPV mit ff. Pyloroplastik. Münch. med. Wschr. *118*, 777–784 (1976)
40. Holle, F., Bauer, H., Arnold, R., Creutzfeldt, W.: The effect of different types of pyloroplasty in combination with selective proximal vagotomy (SPV) om postprandial gastrin release and acid secretion in Heidenhaim pouch dogs. Acta hepato-Gastroenterol. *23*, 297–298 (1976)
41. Holle, F., Bauer, H.: Selektive proximal vagotomy with pyloroplasty in surgery of gastroduodenal ulcer. Special Comment. In: Surgery of the stomach ans duodenum. Nyhus, L. M., Wastell, C. (eds.), pp. 329–338. Boston: Little, Brown 1977
42. Holle, G. E.: Langzeituntersuchungen der Fundusschleimhaut beim Gastroduodenalulcus nach SPV und Pyloroplastik. Z. Gastroent. *16*, 57–65 (1978)
43. Humphrey, C. S., Johnston, D., Walter, B. E., Pulvertaft, C. N., Goligher, J. C.: Incidence of dumping after truncal and selective vagotomy with pyloroplasty and highly selective vagotomy without drainage procedure. Brit. med. J. *1972 II*, 785–788
44. Humphrey, C. S., Dykes, J. R. W., Johnston, D.: Effects of truncal, selective, and highly selective vagotomy on glucose tolerance and insulin secretion in patients with duodenal ulcer. Brit. med. J. *1975 I*, 112–116

45. Ihàsz, M., Wachtl, I., Koiss, I.: Häufigkeit von Gallensteinen nach trunkaler Vagotomie. Zbl. Chir. *100*, 1099–1104
46. Isenberg, J. I., Maxwell, V., Walsh, J. H., Grossman, M. I.: Increased sensitivity to stimulation of acid secretion by pentagastrin in duodenal ulcer. J. clin. Invest. *55*, 330–337 (1975)
47. Johnston, D., Humphrey, C. S., Smith, R. B., Wilkinson, A. R.: Should the gastric antrum be vagally denervated if it is well drained and in the acid stream. Brit. J. Surg. *58*, 725–731 (1970)
48. Johnston, D.: Highly selective vagotomy. Gut *15*, 748–757 (1974)
49. Jordan, P. H., Condon, R. E.: A prospective evaluation of vagotomy-pyloroplasty and vagotomy-antrectomy for treatment of duodenal ulcer. Ann. Surg. *172*, 547–563 (1970)
50. Jordan, P. H.: Current status of parietal cell vagotomy. Ann. Surg. *184*, 659–671 (1976)
51. Kalsbeck, H. L.: Ulceration and necrosis of the gastric wall after highly selective vagotomy. Arch. Chir. Neerl. *29*, 101–108 (1977)
52. Kennedy, T.: Evaluation of selective vagotomy. In: Vagotomy on trial. Cox, A. G., Alexander-Williams, J. (eds.), pp. 85–96. London: Heinemann 1973
53. Kennedy, T., Johnston, S. W., Macrae, K. D., Spencer, A. F.: Proximal gastric vagotomy: Interim results of a randomized controlled trial. Brit. med. J. *1975 I*, 301–303
54. Kirk, R. M., Sussman, T.: Vagotomy and mucosal antrectomy in the elective treatment of duodenal ulcers. Amer. J. Surg. *123*, 323–328 (1972)
55. Konz, B., Holle, F., Wünsch, E., Kissler, K., Leimer, E.: Magensekretion nach Stimulation mit Leucin-15-Human-Gastrin I. Z. Gastroent. *6*, 413–419 (1971)
56. Kragelund, E., Fischer, J. E., Nielsen, A.: Meat extract stimulated gastric acid secretion before and after parietal cell vagotomy without antrum drainage and selective gastric vagotomy with drainage in patients with duodenal ulcer. Ann. Surg. *179*, 174–178 (1974)
57. Kronborg, O.: Truncal vagotomy and drainage in 500 patients with duodenal ulcer. Scand. J. Gastroent. *6*, 501–509 (1971)
58. Kronborg, O., Madsen, P.: A controlled randomized trial of highly selective vagotomy versus selective vagotomy and phyloroplasty in the treatment of duodenal ulcer. Gut *16*, 268–271 (1975)
59. Lehmann, L., Klein, H. D., Kern, E.: Ergebnisse der selektiven proximalen Vagotomie mit Pyloroplastik an 464 Patienten. Langenbecks Arch. Chir. *340*, 179–190 (1976)
60. Liavag, I., Roland, M.: A six year material of proximal gastric vagotomy. Scand. J. Gastroent. *11*, Suppl. 38, 60–61 (1976)
61. Lindskov, J., Amtorp, O., Roehl Larsen, H.: The effects of highly selective vagotomy on exocrine pancreatic function in man. Gastroenterology *70*, 545–549 (1976)
62. Loeweneck, H.: Functional anatomy of the vagus nerves in the upper abdomen. In: Vagotomy, latest advances. Holle, F., Andersson, S. (eds.), pp. 6–12. Berlin, Heidelberg, New York: Springer 1974
63. Loeweneck, H., Brückner, W. L., Maass, K., Appel, G., Schmidt, G. P.: Die Funktion des Pankreas nach trunkulärer Vagotomie. Z. Gastroent. *13*, 457–463 (1975)
64. Lorenz, W., Rohde, H.: Probleme bei der Durchführung einer prospektiven, kontrollierten Studie über chirurgische Behandlungsmethoden. Klin. Wschr. *51*, 475–476 (1973)
65. Mayer, G., Arnold, R., Feurle, G., Fuchs, K., Ketterer, H., Track, N. S., Creutzfeldt, W.: Influence of feeding and sham feeding upon serum gastrin and gastric acid secretion in control subjects and duodenal ulcer patients. Scand. J. Gastroent. *9*, 703–710 (1974)
66. Miguel de, J.: Late results of bialteral selective vagotomy and pyloroplasty for duodenal ulcer: 5–9 year follow up. Brit. J. Surg. *61*, 264–270 (1974)

67. Nilsson, G.: Regulationsmechanismen der Magensäuresekretion. In: Vagotomie. Burge, H., Farthmann, E. H., Grassi, G., Hedenstedt, St., Hollender, L. F., Schreiber, H. W., Tanner, N. C. (Hrsg.), S. 14–25. Stuttgart: Thieme 1976

68. Olbe, L.: Effects of vagotomy on gastric acid secretion. In: Vagotomy, latest advances. Holle, F., Andersson, S. (eds.), pp. 45–50. Berlin, Heidelberg, New York: Springer 1974

69. Olbe, L.: Gastroduodenal physiology and pathophysiology. In: Surgery of the stomach and duodenum. Nyhus, L. M., Wastell, C. (eds.), pp. 77–119. Boston: Little, Brown 1977

70. Parkin, G. J. S., Smith, R. B., Johnston, D.: Gallbladder volume and contractility after truncal, selective and highly selective (parietal-cell) vagotomy in man. Ann. Surg. *178*, 581–586 (1973)

71. Pavlov, J. P.: Die Arbeit der Verdauungsdrüsen. Vorlesungen. Wiesbaden: J. F. Bergmann 1899

72. Perez.Avila, C., Duthie, H. L.: Highly selective vagotomy or truncal vagotomy and pyloroplasty for duodenal ulcer. Proc. roy. Soc. Med. *67*, 838–842 (1974)

73. Price, W. E., Grizzle, J. E., Postlethwait, R. W., Johnson, W. D., Grabicki, P.: Results of operation for duodenal ulcer. Surg. Gynec. Obstet. *131*, 233–248 (1970)

74. Reding, R.: Trunkuläre Vagotomie und ihre Auswirkung auf die Oberbauchorgane unter besonderer Berücksichtigung des inkretorischen Pankreas. Klinische und experimentelle Beobachtungen. Zbl. Chir. *99*, 737–747 (1974)

75. Reifferscheid, M.: Die Ulcuskrankheit als chirurigsches Problem. Langenbecks Arch. Chir. *332*, 179–186 (1972)

76. Sawyers, J. L., Scott, H. W.: Selective gastric vagotomy randomized with antrectomy and pyloroplasty: a prospective study. Bull. Soc. Int. Chir. *5/6*, 426–430 (1974)

77. Seidel, W., Troidl, H., Lorenz, W., Rohde, H., Richter, H., Drews, H., Hamelmann, H.: Eine prospektive, kontrollierte Studie zur selektiven Vagotomie bei chronischem Duodenalulcus: Frühergebnisse mit einer standardisierten Operationswahl und Operationstechnik. Klin. Wschr. *51*, 477–486 (1973)

78. Spencer, J. D.: Postvagotomy dysphagia. Brit. J. Surg. *62*, 354–355 (1975)

79. Stremmel, W.: Pathogenese und Therapie des Postvagotomiesyndroms. Dtsch. med. Wschr. *101*, 1496–1497 (1976)

80. Tanner, M. C.: Drainage operations for vagotomy. Proc. roy. Soc. Med. *60*, 221–223 (1967)

81. Temple, J. G., Mc Farland, J.: Gastro-esophageal reflux complicating highly selective vagotomy. Brit. med. J. *1975 I*, 168–169

82. Thompson, J. C., Fender, H. R., Watson, L. C., Villar, H. V.: The effects on gastrin and gastric secretion of five current operations for duodenal ulcer. Ann. Surg. *183*, 589–608 (1976)

83. Tominaga, K.: Distribution of parietal cells in the antral mucosa of human stomachs. Gastroenterology *69*, 1201–1207 (1975)

84. Troidl, H., Lorenz, W., Rohde, H., Fischer, M., Hamelmamm, H.: Was ist gesichert in der Behandlung der Ulcuskrankheit durch Vagotomie? Internist (Berl.) *16*, 575–582 (1975)

85. Wassuna, A. E. O., Kennedy, F., Gillespie, I. E., Kay, A. W.: Combined gastric and duodenal ulcers managed by vagotomy and drainage. Lancet *1971 I*, 722–723

86. Wastell, C.: Proximal gastric vagotomy. In: Surgery of stomach and duodenum. Nyhus, L. M., Wastell, C. (eds.), pp. 307–321. Boston: Little, Brown 1977

87. Wilbur, B. G., Kelly, A. K.: Effect of proximal gastric, selective gastric, and truncal vagotomy on canine gastric electrial activity, motility and emptying. Ann. Surg. *173*, 295–303 (1973)

88. Witte, J., Zumtobel, V., Rattenhuber, K., Londong, W., Feifel, G., Lang, G., Hempen, C.H.: Manometrische Untersuchungen zum Einfluß der selektiven, proximalen Vagotomie auf den unteren Oesophagus-Sphincter. Z. Gastroent. *15*, 231–236 (1977)
89. Yamagishi, M.: Experiences with selective gastric vagotomy. In: Surgery of the stomach and duodenum. Harkins, H.N., Nyhus, L.M. (eds.), pp. 626–629. Boston: Little, Brown 1969
90. Zumtobel, V., Engelke, B., Marrie, C., Mühe, E.: Proximale selektive Vagotomie (Resultate einer prospektiven Studie). Langenbecks Arch. Chir. *345*, 223–227 (1977)

Kapitel 16

Therapeutisches Prinzip: Pyloroplastik

A. HOLLINGER und F. LARGIADÈR

1. Definition: Drainageoperation des Magens

Unter einer Drainageoperation des Magens versteht man jeden chirurgischen Eingriff, der die Magenentleerung erleichtert. Die Pyloroplastiken gehören zu den Drainageoperationen.

2. Pyloroplastik

Pyloroplastische Operationen schwächen die Kontraktionskraft des Pylorusringmuskels und des terminalen Antrums

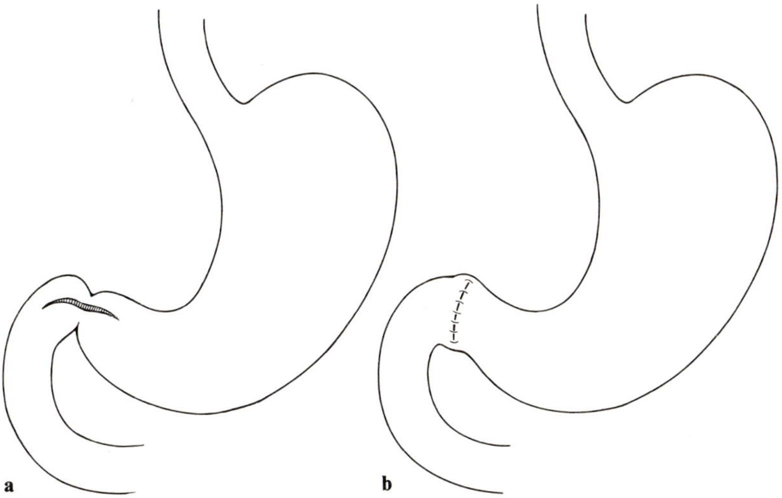

Abb. 1 a u. b. Heinecke-Mikulicz-Pyloroplastik

Heinecke-Mikulicz-Pyloroplastik (Abb. 1)
Alle Wandschichten des Pylorus werden longitudinal incidiert, und der Schnitt wird zum Magen bzw. zum Duodenum hin beiderseits um 1,5 cm verlängert. Manche Autoren empfehlen hier eine längere Incision, doch ist dies nach unseren Erfahrungen nicht nötig. Durch queres Vernähen der Längsincision entsteht zusätzlich zur Pylorusdurchtrennung eine Erweiterungsplastik. Der Verschluß erfolgt am besten einreihig mit seromusculären Einzelknopfnähten.

Heinecke-Mikulicz-Pyloroplastik, modifiziert nach Wangensteen (Abb. 2)
Die Incision erfolgt vorerst in der gleichen Weise wie bei der Heinecke-Mikulicz-Pyloroplastik. Die Pylorusmuskulatur aber wird beiderseits der Incision keilförmig excidiert. Der quere Verschluß erfolgt zweireihig: Eine erste Nahtreihe aus resorbierbarem Material faßt magenwärts nur die Mucosa, duodenalwärts die ganze Darmwand. Eine zweite Reihe von Einzelknopfnähten wird seromusculär, die Wundränder nur annähernd, nicht einstülpend, gesetzt.

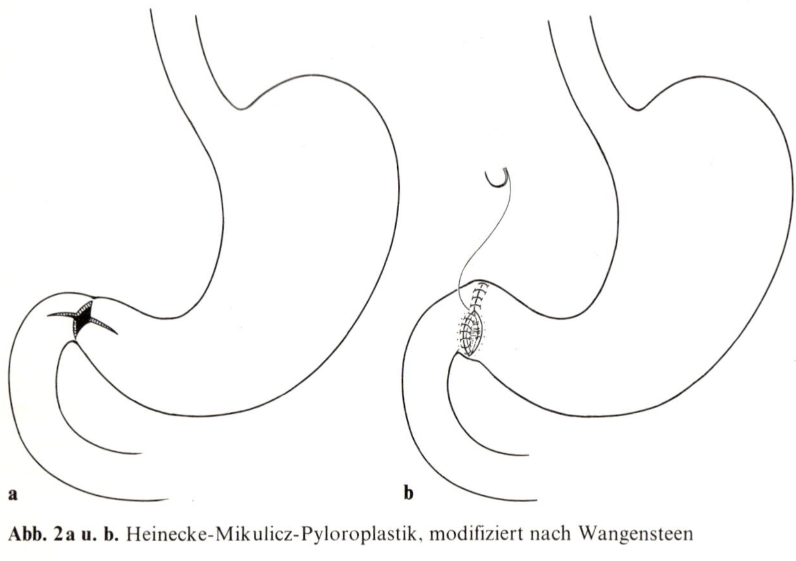

Abb. 2a u. b. Heinecke-Mikulicz-Pyloroplastik, modifiziert nach Wangensteen

Anteriore Duodeno-Sphincterektomie nach Judd (Abb. 3)
Davon ausgehend, daß die einfache Sphincterotomie nicht immer genügt, hat Judd diese Technik entwickelt. Zwei Drittel des anterioren Pylorusanteils werden reseziert. Dabei kann ein Ulcus der Duodenalvorderwand mitentfernt werden. Der Verschluß erfolgt wiederum quer zur Passagerichtung.

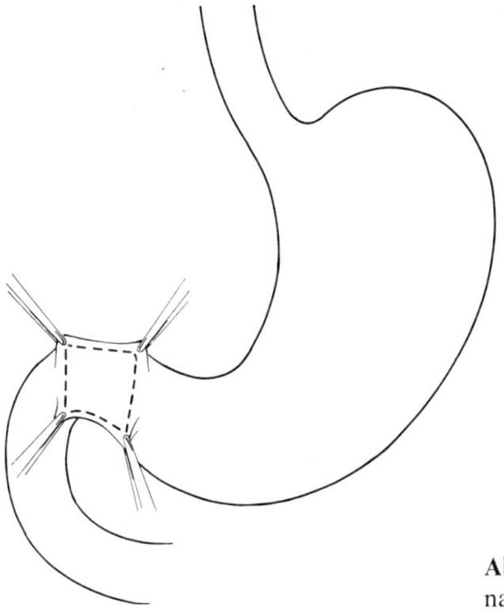

Abb. 3. Anteriore Duodeno-Sphincterotomie nach Judd

Extramucöse Pyloroplastik nach Aust (Abb. 4)
Dieses Vorgehen ist in den letzten Jahren auch von Holle weiterentwikkelt und empfohlen worden. Das Magendarmlumen wird bei dieser Form der Pyloroplastik nicht eröffnet. Mit einer Allisklemme wird der Pylorusmuskel gefaßt und angehoben und kann reseziert werden, ohne daß die Mucosa geöffnet wird. Dieses Vorgehen gelingt nur, wenn keine narbigen Veränderungen vorhanden sind.

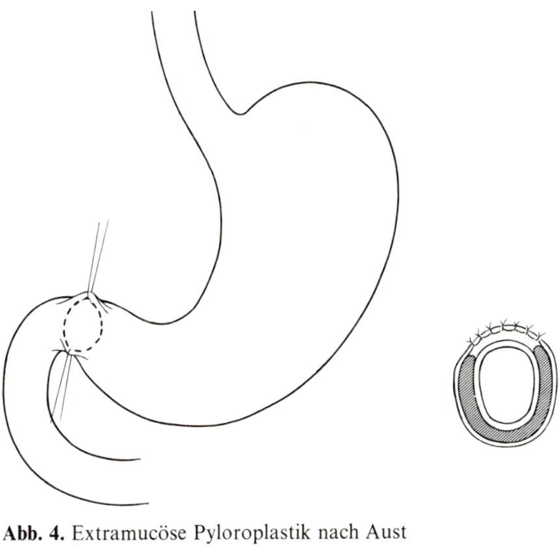

Abb. 4. Extramucöse Pyloroplastik nach Aust

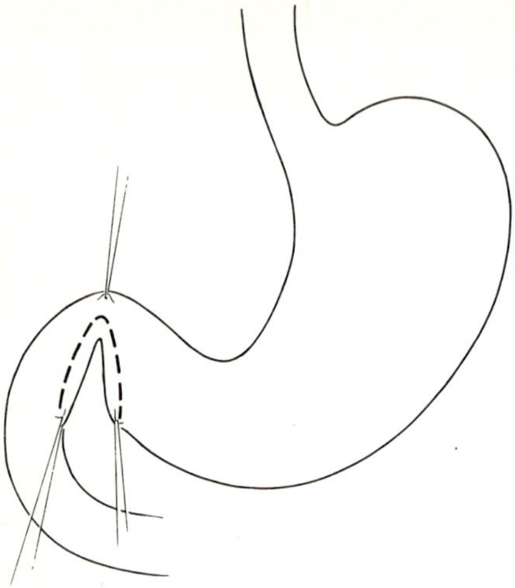

Abb. 5. Pyloroplastik nach Finney

Pyloroplastik nach Finney (Abb. 5)
Die Operation nach Finney ist eine Kombination von Pyloroplastik und Anastomosierungsdrainage. Vorausgesetzt wird ein gut mobiles Duodenum, welches möglicherweise nach Kocher mobilisiert werden muß. Nach Setzen der Haltefäden werden Magenantrum und Duodenum einander angenähert. Eine hufeisenförmige Incision beginnt im Magenantrum, durchtrennt den Pylorus an der Vorderwand und setzt sich ein Stück weit ins Duodenum fort. Durch Anastomosierung der Hinterwand und anschließend der Vorderwand von Antrum und Duodenum wird eine breite Kontinuität wieder hergestellt.

Pyloroplastik nach Jaboulay (Abb. 6)
Die Bezeichnung Pyloroplastik für diese Operation ist irreführend, hat sich aber so eingebürgert, daß wir sie hier beibehalten wollen. Die Pyloroplastik nach Jaboulay läßt den Pylorusring unangetastet. Es handelt sich um eine Drainageoperation durch Anastomosierung von Magenantrum und Duodenum. Voraussetzung für das Gelingen dieser Operation ist ein gut bewegliches Duodenum.

Serosa-Patch-Pyloroplastik (Abb. 7)
Die Serosa-Patch-Pyloroplastik wird wohl nirgends als Standardoperation gebraucht, kann aber in Ausnahmefällen sehr Nützliches leisten. Beispielsweise findet man gelegentlich bei akuten Ulcera die Duodenalvorderwand sehr dünn, so daß die Nähte für eine Pyloroplastik wenig Halt finden würden. In solchen Fällen kann eine Dünndarmschlinge, auf den längs eröffneten gastro-duodenalen Übergang aufgenäht, zu einem soliden Verschluß beitragen. Diese Methode führt nicht zu nachträgli-

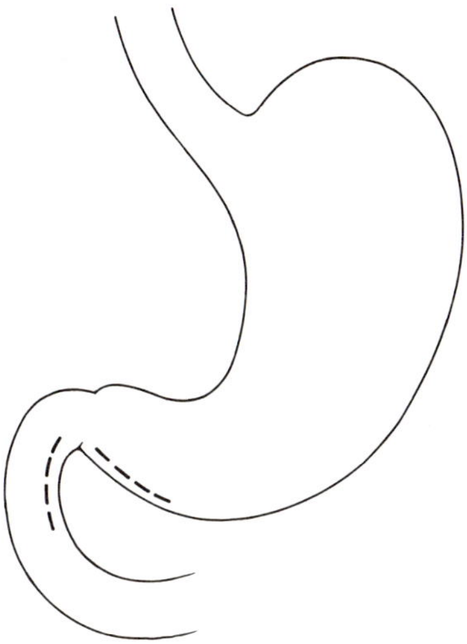

Abb. 6. Pyloroplastik nach Jaboulay

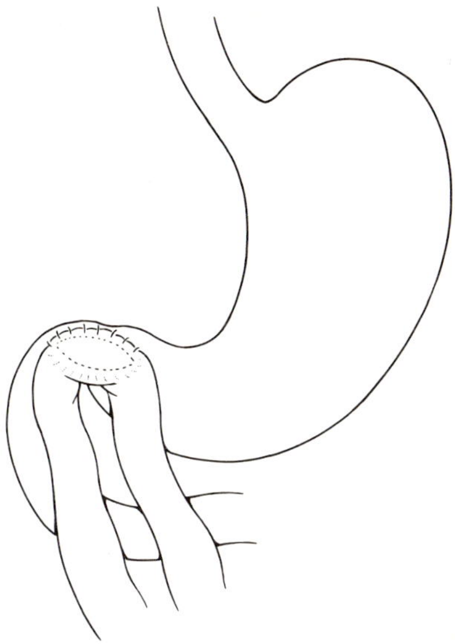

Abb. 7. Serosa-Patch-Pyloroplastik

cher Schrumpfung der Pyloroplastik. Wird hingegen Netz zur Deckung verwendet, folgt eine Gewebeschrumpfung, die den Drainageeffekt zunichte macht.

Sog. „Form- und funktionsgerechte Pyloroplastik" nach Holle[1]

Die Technik der form- und funktionsgerechten Pyloroplastik nach Holle beruht auf der Anwendung plastisch-chirurgischer Prinzipien. Je nach Lokalbefund bzw. Grad der Stenosierung oder Narbendeformierung sowie der Lage des Ulcus zum Pylorus läßt sich die Pyloroplastik in verschiedenen Abstufungen durchführen. Angestrebt wird eine Schwächung des Pylorusringes bei weitgehender Erhaltung der Schlußfähigkeit. Dies wird dadurch erreicht, daß nur die vordere Circumferenz des Pylorusmuskels entfernt wird. Die nach der Naht entstehende schmale Narbe an der Vorderwand, welche die Enden des Restpylorus verbindet (Abb. 8b), ermöglicht eine ausreichende Funktion. Primär wird eine Aushülsung der vorderen Pyloruscircumferenz ohne Lumeneröffnung angestrebt (submucöse Pyloroplastik). Die Seromuscularisränder werden durch Einzelknopfnähte wieder adaptiert (Abb. 8a). Bei Narbendeformierungen oder frischen Ulcera wird der vordere Pylorusteil unter Mitnahme aller Wandschichten sowie der Narben und Ulcera querovalär excidiert und quer durch einschichtige Naht verschlossen (offene Pyloroplastik). Ulcera im Recessus major oder minor des Bulbus werden keil-

[1] Ergänzt durch H. Bauer.

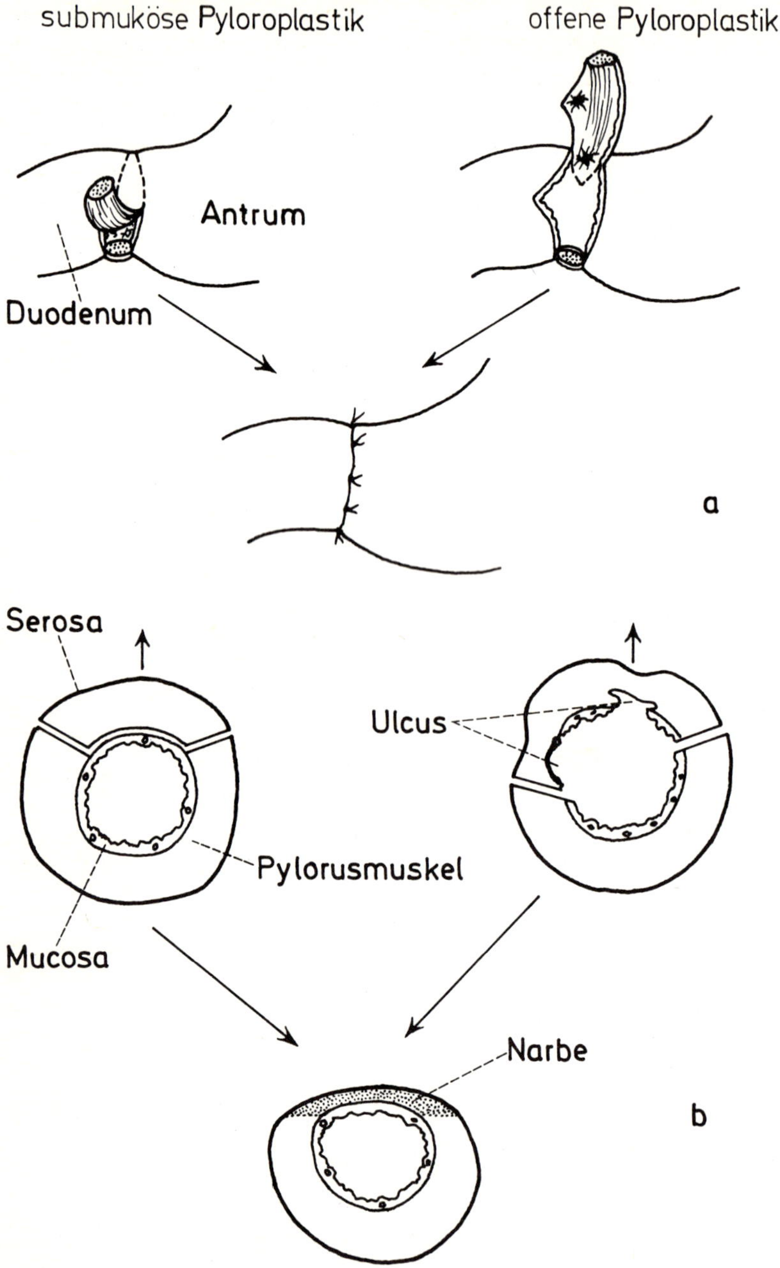

Abb. 8 a u. b. Technik der submucösen und offenen Pyloroplastik nach Holle. **a** Aufsicht, **b** Querschnitt

förmig mitexcidiert (Abb. 8a). Bei schweren Stenosen und völligem Aufbrauchen auch der Hinterwand wird die zirkuläre Excision mit Durchtrennung der Hinterwand im Sinne des Straussschen Manövers erforderlich (Pylorektomie). Die Passage wird durch einschichtige Antro-Duodenostomie wieder hergestellt. Hinsichtlich einer Entleerungsfunktion sowie einer Reduktion der postprandialen Gastrinfreisetzung und Säuresekretion sowie bezüglich des Refluxverhaltens erwiesen sich diese Pyloroplastiktechniken in den Untersuchungen der Arbeitsgruppe um Holle den Standardverfahren nach Finney und Heinecke-Mikulicz überlegen [24].

2.1 Wirkungsmechanismus der Pyloroplastik

Der Pylorus ist ein Antirefluxventil. Je stärker die tonische Aktivität der Pylorusmuskulatur, desto weniger Duodenalinhalt kann in den Magen übertreten. Die unmittelbare Folge jeder Pyloroplastik ist ein verstärkter *duodenogastraler Reflux.* Selbstverständlich ist dieser Reflux eine unerwünschte Nebenwirkung der Therapie (vergl. 2.3.). Das Ziel der Pyloroplastik ist die Normalisierung einer durch antrale Denervierung oder ein mechanisches Hindernis verzögerten *Magenentleerung.* Die folgenden Ausführungen zeigen, daß dieses Ziel höchstens teilweise erreicht wird.

Der Pylorus spielt bei der *Magenentleerung* nur eine untergeordnete Rolle (44). Abbildung 9 veranschaulicht, daß der Druck im *Pylorussphincter* bestenfalls einer von 5 mechanischen Faktoren darstellt, welche die Geschwindigkeit der Entleerung bestimmen.

Für die Entleerung von Flüssigkeiten sind neben dem proximalen Antrum vor allem das Corpus und der Fundus verantwortlich. Beim Trinken von Flüssigkeit kommt es zunächst zur sogenannten *receptiven* bzw. *adaptiven Relaxation.* Die Füllung des Magencorpus und Magenfundus führt dabei zur Wanddehnung. Dadurch werden Vagusfasern gereizt, welche eine Erschlaffung der Magenmuskulatur bewirken (45). Infolge dieser Erschlaffung ist die Einnahme großer Mahlzeiten ohne Schmerz, Erbrechen und überstürzte Entleerung möglich. Anschließend beginnt die Austreibung der Flüssigkeit durch rhythmische, tonische Kontraktionen von Corpus und Fundus (30). Der Pylorus spielt bei diesen Vorgängen nur die Rolle eines passiven Widerstandes.

Für die Entleerung fester Substanzen ist das terminale Antrum verantwortlich. Die festen Substanzen werden so lange gegen den Pylorus hin geworfen und wieder zurück in das Corpus geschleudert, bis sie zu Partikeln von unter 1 mm Durchmesser zerfallen. Partikel mit einem kleineren Durchmesser werden vom Magen wie Flüssigkeiten behandelt und zusammen mit diesen ausgestoßen (11). Nach Abschluß der post-

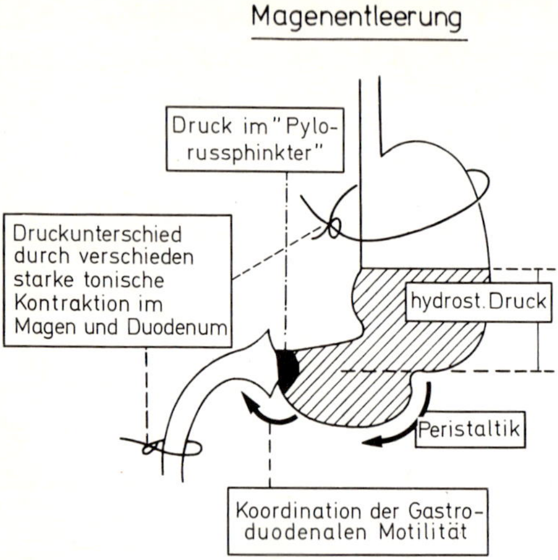

Abb. 9. Mechanische Einflüsse auf die Magenentleerung. Die fünf mechanischen Faktoren, die die Magenentleerung beeinflussen, sind schematisch dargestellt. Danach ist der Druck im „Pylorussphincter" bestenfalls einer von zahlreichen Faktoren von noch unbewiesener Relevanz

prandialen Phase wird der nüchterne Magen alle 90 Minuten von einem *interdigestiven myoelektischen Komplex* durchwandert. In dieser Phase wirft das terminale Antrum die nicht mehr zerkleinerbaren festen Partikel aus dem Magen aus.

Entscheidend für die Wirkungsweise der Pyloroplastik ist der Umstand, daß durch den Eingriff immer auch das terminale Antrum in Mitleidenschaft gezogen wird. Die postprandiale Propulsion-Retropulsion mit Durchmischung und Zerkleinerung fester Nahrung und das interdigestive „Auskehren" des Magens werden gehemmt oder verunmöglicht. Gleichzeitig wird der terminale Magen von einem enghalsigen Trichter in einen weiten Schlauch umgewandelt, der den in Abbildung 9 gezeigten mechanischen Kräften keinen passiven Widerstand mehr entgegenbringt. Wenn gleichzeitig die *trunculäre Vagotomie* durchgeführt wird, ist die vorherrschende Kraft für die Entleerung der hydrostatische Druck. Es besteht somit eine Magen-Incontinenz.

Im Tierexperiment vermindern gewisse Pyloroplastiken die *Säuresekretion.* Die Drainageoperation nach Jaboulay und die Gastroenterostomie sollen keinen solchen Effekt haben (21). Die Wirkung am Menschen ist fragwürdig.

2.2 Therapeutischer Effekt

Die Kombination von truncaler Vagotomie mit Pyloroplastik ist eine auch heute noch vertretbare Ulcusoperation. Weinberg berichtete 1956

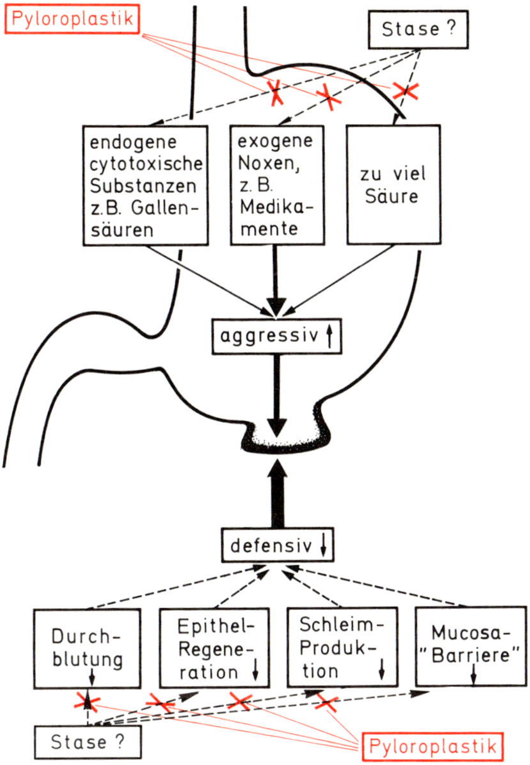

Abb. 10. Denkbarer Wirkungsmechanismus der Pyloroplastik auf Grund pathogenetischer Überlegungen beim Ulcus ventriculi

über mehr als 500 Fälle, die er auf diese Art erfolgreich behandelt hatte [43]. Der ulcustherapeutische Effekt einer Pyloroplastik allein hingegen ist ungenügend.

In der *Therapie des Ulcus duodeni* gilt es, die pathogenetisch entscheidende Säuresekretion so weit als möglich zu vermindern. Die Magensekretionsverminderung durch eine alleinige Pyloroplastik genügt nicht. Die Magenentleerung ist bei Patienten mit nicht stenosierendem Ulcus duodeni gegenüber Vergleichspersonen beschleunigt [19], so daß auch in diesem Blickwinkel die Pyloroplastik von ihrem Wirkungsmechanismus her nicht angebracht ist.

In der *Therapie des Ulcus ventriculi* hat die Pyloroplastik eine theoretische Grundlage. Artifiziell gesetzte Magenulcera heilen beim Hund spontan ab. Wird aber gleichzeitig der Pylorus eingeengt, bleiben die Hälfte solcher Ulcera bestehen [10]. Es ist möglich, daß eine verzögerte

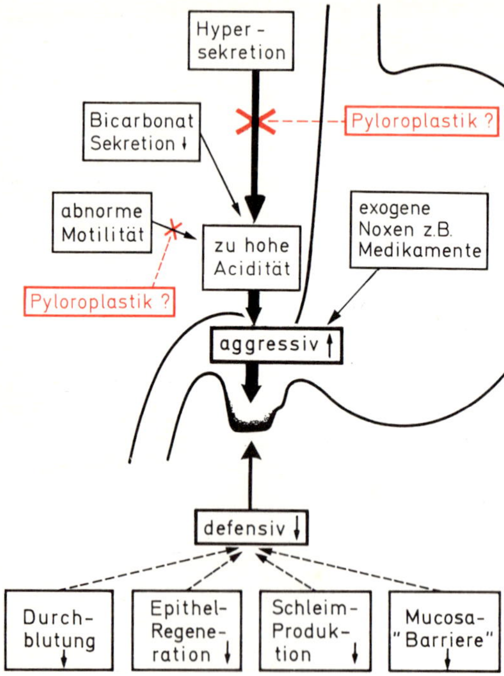

Abb. 11. Denkbarer Wirkungsmechanismus der Pyloroplastik auf Grund pathogenetischer Überlegungen beim Ulcus duodeni

oder unvollständige Magenentleerung die Entstehung von Magenulcera begünstigt und die Abheilung erschwert [12]. Die alleinige Pyloroplastik ist therapeutisch denkbar, aber in der Praxis nicht zu vertreten. Es muß angenommen werden, daß 22% der Patienten mit Ulcus ventriculi auch ein Ulcus duodeni in der Anamnese haben [26]. Dies kann wegen der Aktualität des Ulcus ventriculi übersehen werden. Eine gleichzeitige Vagotomie mit der Pyloroplastik erhöht für diese Patienten die Heilungsaussichten und erhöht die Operationsletalität nicht [16].

Da die alleinige Pyloroplastik ohne Vagotomie keinen oder einen ungenügenden therapeutischen Effekt hat, fragt es sich, ob bei jeder Vagotomieform eine Drainageoperation nötig ist. Für die Vagotomien, welche den Magen vollständig vagal denervieren, also die truncale und die selectiv-gastrische Vagotomie, ist diese Frage rasch beantwortet. Nach vollständiger vagaler Denervation genügt die Motilität des Magens, insbesondere die Kontraktionskraft des Magenantrums, zur Entleerung meistens nicht, der Pyloruswiderstand ist zu hoch [13]. Eine Pyloroplastik

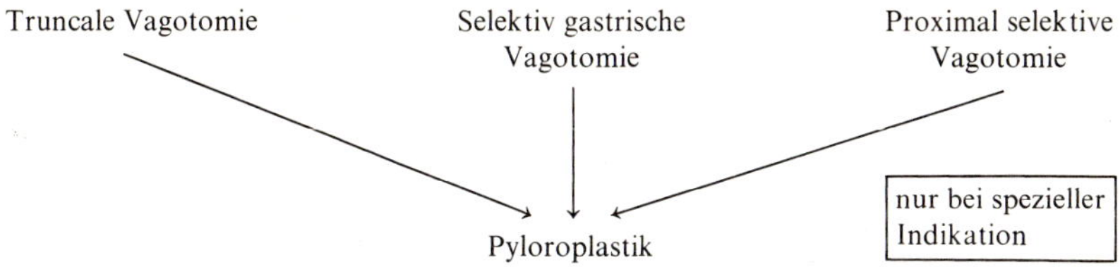

Abb. 12. Pyloroplastik beim unkomplizierten Ulcus duodeni

behebt die Komplikation, welche durch die Vagotomie gesetzt worden ist [43].

Ob die *proximal-selective Vagotomie* des Magens eine Pyloroplastik erfordert, war vor wenigen Jahren noch eine offene Frage (Abb. 12). Nach den theoretischen und experimentellen Grundlagen drängt sich die Frage auf, *ob nach proximal-selektiver Vagotomie bei freiem Magenausgang eine Pyloroplastik gegenüber dem Verzicht auf eine chirurgische Drainage des Antrums einen Vorteil bringt.*

Um dies zu untersuchen, wurde an der Chirurgischen Klinik A des Universitätsspitals Zürich eine prospektive kontrollierte Studie durchgeführt [28].

Klinische Studie: unkompliziertes Ulcus duodeni

Patienten und Methoden. Untersucht wurden 50 männliche Patienten mit nachgewiesenem Duodenalulcus ohne eine organische Pylorusstenose. Es bestand keine Alterslimite und die Operationsindikationen umfaßten Rezidivulcera nach ein- oder mehrmaliger erfolgreicher konservativer Therapie, therapieresistenten Ulcusschmerz bei konservativer Therapie sowie auch Status nach Komplikationen, insbesondere Ulcusblutung. Notfalloperationen waren von der Studie ausgeschlossen. Patienten mit Magenausgangsstenose wurden nicht im Rahmen der Studie operiert. Die 50 Patienten wurden proximal-selektiv vagotomiert und in eine Gruppe von 25 Patienten mit Pyloroplastik und in eine Gruppe von 25 Patienten ohne Pyloroplastik randomisiert. Das Alter der Patienten lag zwischen 21 und 72 Jahren, im Mittel bei 39,5 Jahren. Einige wenige Operationen wurden von zwei Chirurgen demonstriert. *Die meisten Operationen aber wurden von Assistenzärzten in der Ausbildung gemacht.* Die Vagotomie wurde 7 cm links des Pylorus begonnen. Meistens lag dieser Punkt zwischen dem mittleren und linken Ast des sogenannten Krähenfußes. Die ganze Kleinkurvatur und die unteren 3 cm des abdominalen Oesophagus wurden skeletiert. Auch die Fasern vom kardiofundalen Übergang zum Retroperitoneum wurden durchtrennt, und die Komplettheit der Vagotomie wurde mit intraoperativer Leukomethylenblau-Färbung des Vagus geprüft.

Präoperativ wurden alle Patienten röntgenologisch und endoskopisch untersucht, es wurde eine Magensekretionsanalyse mit Pentagastrin-Stimulation und ein Gastrinprofil mit einer Testmahlzeit gemacht [35, 36].

Die postoperativen Nachkontrollen erfolgten durch die gastro-enterologische Arbeitsgemeinschaft des Universitätsspitals Zürich. Die Untersucher wußten über die Art der ausgeführten Operation nicht Bescheid. Die erste klinische Kontrolle nach 3 Monaten schloß auch umfassende Blut- und Urinanalysen, Röntgen-Magendarmpassage, Cinematographie, Gastrinanalyse wie oben beschrieben und einen Sekretionstest mit 2-Deoxy-d-glucose-Stimulation (2-DODG-Test) ein. Nach 6 Monaten erfolgte die nächste klinische Kontrolle mit denselben blutchemischen Analysen und einem Pentagastrintest. Die späteren Kontrollen erfolgten in der Art der Dreimonatskontrolle je nach Ablauf eines weiteren Jahres nach der Operation.

Resultate: Bei keinem Patienten mußten wir schwere intraoperative oder postoperative Komplikationen beobachten. Vier Patienten, 2 aus jeder Gruppe, haben die Schweiz verlassen und konnten nicht mehr nachkontrolliert werden.

Klinik. Die Resultate mit einer Pyloroplastik waren bezüglich der klinischen Visick-Einteilung gleich wie die ohne Pyloroplastik. Aus jeder Gruppe mußte 1 Patient nach Visick III klassiert werden [40]. Beide Patienten sind Trinker. Vierundvierzig Patienten konnten den Visickgruppen I und II zugeordnet werden.

Im Laufe von 3–5 postoperativen Jahren entwickelten 3 Patienten (=6%) ein Rezidivulcus. Dies Zahl ist zu klein, um statistische Zusammenhänge mit der Pyloroplastik zu errechnen.

Radiocinematographie. Bei 2 Patienten ohne Pyloroplastik war die Magenentleerung nach 3 Monaten leicht, aber deutlich verlangsamt. Die Endoskopie zeigte keinen pathologischen Befund. Nach 6 Monaten hatte sich die Entleerungszeit bei einem Patienten normalisiert, beim anderen gebessert. Bei allen anderen Patienten war die Magenentleerung nicht verzögert, und es bestanden keine Zeichen eines Ulcusrezidivs.

Pentagastrintest. Die basale Säuresekretion war um 77–79% reduziert. Ein Unterschied zwischen den beiden Patientengruppen bestand nicht. Die stimulierte Säuresekretion war bei den Patienten ohne Pyloroplastik um 63% reduziert, in der Gruppe mit Pyloroplastik war die stimulierte Säuresekretion um 65% reduziert.

Serum-Gastrin. In allen Gastrinprofilen sah man den typischen Vagotomieeffekt [36]: Die basale Gastrinsekretion war gegenüber den präoperativen Werten mehr als 100% erhöht und nach Nahrungstimulation erreichten die Gastrinspiegel bis zu 300% des Basalwertes. Die Rückkehr zum Basalwert erfolgt beim nicht Vagotomierten innerhalb 3 Std. Bei den vagotomierten Patienten lag er nach dieser Zeit noch immer 50% höher. Auch in diesen Analysen bestand kein Unterschied zwischen den beiden Gruppen.

2-DODG-Test. Der 2-DOGD-Test wurde nach den Kriterien von Hollander [23], Bachrach [2], Stempien [38], Ross u. Kay [33] und Gillespie [17] ausgewertet. Waren 3 dieser 5 Kritieren für eine inkomplette Vagotomie erfüllt, wurde der Test positiv bewertet. Nach 3 Monaten waren nur 4 Patienten negativ. Zwei davon wurden bis zur nächsten Kontrolle auch positiv.

Die Züricher Studie läßt den Schluß zu, daß die Pyloroplastik in Kombination mit der SPV keinen therapeutischen Effekt hat, vorausgesetzt, daß keine organische Magenausgangsstenose besteht und daß die Antruminnervation auf 7 cm Länge bestehen bleibt. Diese Beobachtung stimmt mit den Angaben anderer Autoren überein [1, 4, 6, 18, 31, 37, 42].

2.3 Nebenwirkungen

Ohne unerwünschte Nebenwirkung ist die Pyloroplastik nicht.

Das *Dumpingsyndrom* ist bei erhaltender Antruminnervation und intaktem Magenausgang signifikant seltener als wenn ein Drainageverfahren angewandt worden ist [6]. Wird die SPV mit einer Pyloroplastik kombiniert, entleert sich der Magen noch mehrere Jahre nach der Operation gleich ungünstig, wie man es nach truncaler Vagotomie und Pyloroplastik sieht [4]. Die Vorzüge der SPV gegenüber den anderen Vagotomien kommen erst zur Geltung, wenn auf eine Pyloroplastik verzichtet wird. Der *Gallenreflux* ist ein bekannter Verursacher des Magenerythems [5, 9, 14, 15, 22, 27, 32]. In den letzten Jahren wurde er auch für die Entstehung von Magenstumpfcarcinomen nach Resektionen verantwortlich gemacht [7, 8]. Es ist nicht einzusehen, weshalb der duodenogastrische Gallenreflux nach einer Pyloroplastik harmloser als nach einer Billroth I-Rekonstruktion sein sollte. Der duodeno-gastrische Reflux tritt beim Menschen nach einer Pyloroplastik nachgewiesenermaßen in 67–87% auf [34] und macht sich klinisch in 10% der Fälle durch galliges Erbrechen bemerkbar [18].

Die SPV hat gegenüber den anderen Ulcusoperationen den Vorteil, daß das Magenlumen nicht eröffnet werden muß, ein Vorteil, der beim unkomplizierten Ulcus duodeni mit dem Anlegen einer Pyloroplastik unnötigerweise preisgegeben wird.

2.4 Praktische Durchführung

2.4.1 Pyloroplastik bei unkompliziertem Ulcus duodeni

Beim unkomplizierten Ulcus duodeni ist die *SPV ohne Pyloroplastik* die Therapie der Wahl (s. Abschn. 2.2).

2.4.2 Pyloroplastik bei kompliziertem Ulcus duodeni

Ulcusperforation

Die meisten Ulcusperforationen ereignen sich im Duodenum unmittelbar postpylorisch. Eine alleinige Übernähung solcher Perforationen kann zu schwerwiegenden anatomischen Pylorusveränderungen und Passagestörungen führen. Deshalb ziehen wir vor, postpylorische Duodenalperforationen mit einer Pyloroplastik zu verschließen. Im Sinne einer endgültigen Ulcuschirurgie wird eine Vagotomie angeschlossen. In diesen Fällen kann die Vagotomieform frei gewählt und den Umständen angepaßt werden. Ist ein Patient im kritischen Zustand, empfiehlt es sich, die dem Operateur am besten vertraute und am schnellsten durchzuführende Vagotomie zu wählen.

Ulcusblutung

Es ist manchmal schwierig, im Duodenum eine Blutungsquelle zu finden. Der Regelzugang ist die postpylorische Duodenotomie. Gelegentlich ist die Übersicht über den Bulbus duodeni beschränkt. In diesen Fällen kann das Lumen durch Längsincision des Pylorus eröffnet werden. Die Incision kann bedenkenlos so weit wie nötig verlängert und nach Hämostase quer nach Heinecke-Mikulicz, nach Wangensteen, oder selten nach Finney verschlossen werden (s. Abschn. 2). Für die anzuschließende Vagotomie gilt das oben Gesagte.

Pylorusstenose

Eine Pylorusstenose entsteht meist durch eine narbige Gewebsschrumpfung wegen eines chronischen postpylorischen Ulcus duodeni. Unser Kriterium für eine Pylorusstenose ist die klinisch verzögerte Magenentleerung, das heißt Druck- und Völlegefühl, das während oder unmittelbar nach der Mahlzeit auftritt und stundenlang andauert. Ein morgendliches Erbrechen oder ein endoskopischer Nachweis von Speiseresten des Vortages zeigen eine erhebliche Retention an [20]. Das Röntgenbild gibt Aufschluß über die Stenosierung. Das Kontrastmittel sinkt im Nüchternsekret, das 500 ml meistens übersteigt, flockig ab und wird verzögert ins Duodenum entleert. Die Passage des Endoskopes durch den Pylorusring haben wir in letzter Zeit nicht mehr als Kriterium für eine Stenose herangezogen.

Die Patienten mit Magenausgangstenose müssen nicht notfallmäßig operiert werden. Es bleibt immer Zeit für eine geeignete Operationsvorbereitung. Abgesehen von den üblichen Operationsvorbereitungen soll der ektatische Retentionsmagen 3–5 Tage vor der Operation mit einer Sonde entlastet werden. Wenn danach der Magen kleiner geworden ist, wirkt die Schwerkraft dem Drainageeffekt der Pyloroplastik nicht mehr so stark entgegen.

Auch bei der Pylorusstenose besteht kein Anlaß, von der proximal-selektiven Vagotomie als chirurgischer Therapie des Ulcus duodeni abzuweichen. Die Kontroversen befassen sich mit der Art und Notwendigkeit einer Drainageoperation. Unsere Erfahrung zeigt, daß eine Pyloroplastik auch bei organischer Pylorusstenose mit schwerer Vernarbung möglich ist. Die Heinecke-Mikulicz-Pyloroplastik, modifiziert nach Wangensteen (Abb. 2), behebt die meisten Stenosen, indem narbiges und hypertrophes Gewebe keilförmig zu beiden Seiten der Pyloroplastik excidiert wird [41]. Die nach Wangensteen modifizierte Pyloroplastik hat den zusätzlichen Vorteil einer zuverlässigen Hämostase, da mit den beiden Nahtreihen schwer stillbare Blutungen zum Stehen gebracht werden. Die oft angeführte Wulstbildung kommt bei dieser Technik nicht vor, weil in der ersten Nahtreihe eine immer reichlich vorhandene kräftige Magenmuscosa mit allen Schichten der Duodenalwand anastomosiert wird. Diese beiden Anteile sind kongruent, es gibt keinen Überstand. Die zweite äußere seromusculäre Nahtreihe soll nicht einstülpend, sondern nur adaptierend erfolgen. Sollte der Bulbus duodeni einmal stark ge-

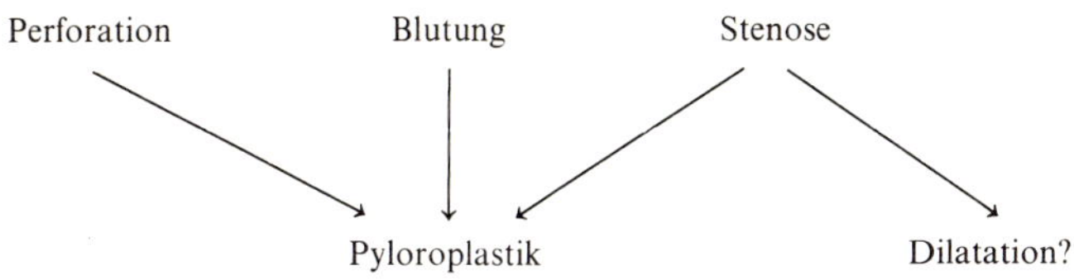

Abb. 13. Pyloroplastik und digitale Dilatation beim komplizierten Ulcus duodeni

schrumpft sein, kann das Duodenum auch nach Kocher mobilisiert werden, so daß überhaupt keine Spannung auf der Naht liegt.
Nur in Ausnahmefällen sollte aber auf eine Anastomosierungsplastik zurückgegriffen werden. Bezüglich der Langzeitergebnisse scheint die Finney-Plastik der Jaboulay-Plastik überlegen zu sein. Auch die Gastroenterostomie sollte mit in die Überlegungen einbezogen werden. Sie hat den Vorteil, daß sie nach Abheilen des Ulcus und nach möglicher Wiederherstellung der Pylorus- bzw. der Duodenalpassage abgelöst werden und somit der physiologische Weg wiederhergestellt werden kann.
Neuere Untersuchungen befassen sich mit der Frage, ob die digitale Dilatation einer Pylorusstenose die Pyloroplastik ersetzen kann [31, 39]. Nicht die Anastomosierungsplastik ist eine Alternative zur Pyloroplastik, sondern diese Dilatationsmethode, welcher aber viel operative Erfahrung braucht und deshalb vorerst nur eine beschränkte Anwendung finden dürfte (Abb. 13).

2.4.3 Pyloroplastik bei Ulcus ventriculi

Wird ein Ulcus ventriculi durch Vagotomie mit gleichzeitiger Ulcusexcision behandelt, so hängt die Indikation zu einer Drainageoperation allein von der Art der durchgeführten Vagotomie ab, denn ein echtes Ulcus ventriculi stört weder die Funktion nach die Form des gastro-duodenalen Überganges. Wenn ein Ulcus ventriculi an der Kleinkurvatur durch Keilexcision entfernt wird, so ist besonders zu beachten, daß so der antrale Vagusast [29] verletzt werden kann. Wegen der zwangsläufig nachfolgenden Störung der Antrummotilität muß dann eine Pyloroplastik gemacht werden [46].

3. Schlußfolgerungen

Die Pyloroplastik ist eine von mehreren möglichen Drainageoperationen des Magens. Sie wurde in der Chirurgie des Magen- und Duodenalulcus jahrzehntelang mit Erfolg gebraucht. In den letzten Jahren wurde aber vermehrt auf die nachteiligen Folgen der Pyloroplastik hingewiesen. Dennoch erforderte eine truncale Vagotomie oder eine selektiv-gastrale Vagotomie wegen der vagalen Denervierung des Magenantrums unverändert eine chirurgische Drainageoperation. Da mit der Einführung der proximal-selektiven Vagotomie der Verzicht auf eine Drainageoperation möglich geworden ist, bleibt für die Pyloroplastik in Kombination mit einer proximal-selektiven Vagotomie nur noch eine beschränkte Indikation:

1. eine postpylorische Ulcusperforation,
2. eventuell die Ulcusblutung und
3. eine funktionell wirksame organische Pylorusstenose.

Literatur

1. Amdrup, E., Andersen, D., Jensen, H.-E.: Parietal cell vagotomy for peptic ulcer disease. World J. Surg. *1*, 19–27 (1977)
2. Bachrach, H. W.: Laboratory criteria for the completeness of vagotomy. Am. J. dig. Dis. 7, 1071–1085 (1962)
3. Bauer, H., Anderson, S., Okukubo, F., Kahn, F., Schmidt, G., Holle, F.: Die nicht resezierende Chirurgie des Gastro-Duodenal-Ulcus. I. Pathophysiologische Grundlagen. Münch. med. Wschr. *118*, 767–776 (1976)
4. Binswanger, R. O., Aeberhard, P., Walther, M., Vock, P.: Effect of pyloroplasty on gastric emptying: long term results as obtained with a labelled test meal 14–63 months after operation. Brit. J. Surg. *65*, 27–29 (1978)
5. Byers, Jr., F. M., Jordan, P. H.: Effect of bile upon gastric mucosa. Proc. Soc. exp. Biol. (N.Y.) *110*, 864–866 (1962)
6. Clarke, R. J., Alexander-Williams, J.: Prevention of "dumping" by retaining antral innervation. Surg. Forum *23*, 329–331 (1972)
7. Clémençon, G., Baumgartner, R., Leuthold, E., Miller, G., Neiger, A.: Karzinom des operierten Magens. Dtsch. med. Wschr. *101*, 1015–1020 (1976)
8. Dahm, K., Rehner, M.: Das Karzinom im operierten Magen. Stuttgart: Thieme 1975
9. Davenport, H. W.: Destruction of the gastric mucosal barrier by detergents and urea. Gastroenterology *54*, 2, 175–181 (1968)
10. De la Rosa, C., Linares, C. A., Woodward, E. R., Dragstedt, L. R.: Experimental gastric ulcers produced by pyloric stenosis. Arch. Surg. *88*, 927–931 (1964)
11. Dozois, R. R., Kelly, K. A., Code, C. F.: Effect of distal antrectomy on gastric emptying of liquids and solids. Gastroenterology *61*, 675–681 (1971)
12. Dragstedt, L. R., Camp, E. H., Fritz, J. M.: Recurrence of gastric ulcer after complete vagotomy. Ann. Surg. *130*, 843–854 (1949)
13. Dragstedt, L. R.: Evolution of modern surgery for peptic ulcer. Am. J. dig. Dies. *4*, 247–259 (1959)
14. Drapanas, D., Bethea, M.: Refluxgastritis following gastric surgery. Ann. Surg. *179*, 618–627 (1974)
15. Du Plessis, D. J.: Pathogenesis of gastric ulceration. Lancet *1965 I*, 974–978
16. Farris, J. M., Smith, G. K.: Treatment of gastric ulcer (in situ) by vagotomy and pyloroplasty: A clinical study. Ann. Surg. *158*, 461–480 (1963)
17. Gillespie, G., Elder, J. B., Smith, I. S., Kennedy, F.: An analysis of spontaneous acid secretion and its relation to the insulin response in normal and duodenal ulcer subjects: new criteria for insulin test. Brit. J. Surg. *57*, 855 (1970)

18. Goligher, J. C.: Changing trends in the surgical treatment of duodenal ulcer. Klin. Wschr. *54*, 937–945 (1976)
19. Griffith, G. H., Owen, G. M., Campbell, H., Shields, R.: Gastric emptying in health and in gastro-duodenal disease. Gastroenterology *54*, 1–7 (1968)
20. Hafter, E.: Praktische Gastroenterologie, S. 130. Stuttgart: Thieme 1973
21. Harkins, H. N., Zech, R. K., Nyhus, L. M., Moore, H. G., Jr., Sauvage, L. R., Griffith, C. A.: The relative effects of different gastric drainage procedures on the hormonal phase of gastric secretion. Surg. Forum *1954*, 281–285
22. Heerden, J. A. v., Priestley, J. T., Farrow, G. M., Phillips, S. F.: Postoperative alkaline reflux gastritis. Amer. J. Surg. *118*, 427–433 (1969)
23. Hollander, F.: Laboratory procedures in the study of vagotomy (with particular reference to the insulin test). Gastroenterology *11*, 419–425 (1948)
24. Holle, F.: Invited commentary. World J. Surg. *1*, 26–27 (1977)
25. Hunt, J. N., Ramsbottom, N.: Effect of gastrin II on gastric emptying and secretion during a test meal. Brit. med. J. *1967 IV*, 386–390
26. Johnson, H. D.: Gastric ulcer: classification, blood group characteristics, secretion pattern, and pathogenesis. Ann. Surg. *162*, 996–1004 (1965)
27. Joseph, W. L., Rivera, R. A., O'Kieffe, D. A., Geelhoed, G. W., Mc Cune, W. S.: Management of postoperative alkaline reflux gastritis. Ann. Surg. *177*, 655–659 (1973)
28. Largiadèr, F.: Proximal selective vagotomy without pyloroplasty. Europ. Surg. Res. *8*, 4–11 (1976)
29. Latarjet, A.: Résection des nerfs de l'estomac. Technique opératoire. Résultats cliniques. Bull. Acad. nat. Méd. (Paris) *87*, 681–691 (1922)
30. Martinson, J.: Studies on the efferent vagal control of the stomach. Acta physiolog. scand. 255 Suppl. (1965)
31. Mc Mahon, M. J., Greenall, M. J., Johnston, D., Goligher, J. C.: Highly selective vagotomy plus dilatation of the stenosis compared with truncal vagotomy and drainage in the treatment of pyloric stenosis secondary to duodenal ulceration. Gut *17*, 471–476 (1976)
32. Nahrwold, D. L.: Bile as a gastric secretory stimulant. Surgery *71*, 157–160 (1972)
33. Ross, B., Kay, A. W.: The insulin test after vagotomy. Gastroenterology *46*, 379–386 (1964)
34. Rothmund, M., Deisler, G., Kaufmann, A., Höhn, P.: Duodenogastrischer Reflux nach Vagotomie und Pyloroplastik. Langenbecks Arch. *340*, 167–178 (1976)
35. Säuberli, H., Largiadèr, F., Vetter, W.: Das Magenantrumhormon Gastrin. Schweiz. med. Wschr. *104*, 709–713 und 746–751 (1974)
36. Säuberli, H., Largiadèr, F., Deyhle, P., Vetter, W., Nüesch, H. J., Jenny, S., Ammann, R.: Serumgastrinanalyse zur Beurteilung des Vagotomieerfolges. Langenbecks Arch. Chir., Suppl. Chir. Forum *74*, 77–80 (1974)
37. Schreiber, H. W.: Vagotomie ohne Drainage-Operation. Arch. klin. Chir. *332*, 205–212 (1972)
38. Stempien, S. J.: Insulin gastric analysis: technic and interpretations. Amer. J. digs. Dis. 7, 138–152 (1962)
39. Troidl, H.: Persönliche Mitteilung
40. Visick, A. H.: A study of the failures after gastrectomy. Ann. roy. Coll. Surg. Engl. *3*, 266–284 (1948)
41. Wangensteen, O. H., Sosin, H., Gilbertsen, V. S.: Segmental resection in surgery of peptic ulcer with special reference to duodenal ulcer. In: Harkins and Nyhus: Surgery of the stomach and duodenum, 2. Ed., pp. 529–539. Boston: Little, Brown 1969
42. Wastell, C., Colin, J. F., Mc Naughton, J. I.: Proximal gastric vagotomy with and without pyloroplasty. The present position. Europ. Surg. Res. *6*, 1–4 (1974)

43. Weinberg, J. A., Stempien, S. J., Movius, H. J., Dagradi, A. E.: Vagotomy and pyloroplasty in the treatment of duodenal ulcer. Amer. J. Surg. *92*, 202–207 (1956)
44. Werle, J. M., Brody, D. A., Ligon, E. W., Read, M. R., Quigley, J. P.: The mechanics of gastric evacuation. Amer. J. Physiol. *131*, 606–614 (1941)
45. Wilbur, B. G., Kelly, K. A.: Effect of proximal gastric, complete gastric, and truncal vagotomy on canine gastric electric activity, motility and emptying. Ann. Surg. *178*, 295–303 (1973)
46. Wilkins, F. B., Weinberg, J. A., Farris, J. M.: Conservatism in the surgical treatment of benign gastric ulcer. Surgery *30*, 256–268 (1951)

Kapitel 17

Therapeutisches Prinzip: Resektion

M. ROTHMUND

Vor der Darstellung des therapeutischen Prinzips: Resektion, seiner Grundlagen, Technik und Wirkung, erscheint es sinnvoll, kurz auf seinen aktuellen Stellenwert in der Ulcuschirurgie einzugehen. Der Leser medizinischer Publikationen muß der Vorstellung unterliegen, die Resektionsverfahren seien nicht mehr oder nur noch bei speziellen Indikationen gebräuchlich und das Terrain sei von der Vagotomie beherrscht. Immer häufiger wird, in prospektiven, kontrollierten Studien statistisch gesichert, die Überlegenheit insbesondere der selektiv proximalen Vagotomie dargestellt. Sie scheint zumindest in der operativen Therapie des unkomplizierten chronischen Ulcus duodeni das Verfahren der Wahl zu sein.

Einblicke in die chirurgische Praxis zeigen jedoch, daß die Resektionsverfahren immer noch an der Spitze der chirurgischen Therapie liegen. Eine Umfrage aus der Schweiz aus dem Jahre 1973 [22] ergab, daß 55,7% der Chirurgen ein unkompliziertes Ulcus duodeni mit einer Resektion behandeln. Eine ähnliche Zahl wurde bei einer Umfrage aus dem Jahre 1977 in der Bundesrepublik Deutschland gefunden [18].

Tabelle 1. Frage: Wie verteilt sich die Häufigkeit der Resektion und der Vagotomieverfahren in ihrem Krankengut beim unkomplizierten Ulcus duodeni? (Angaben in Prozent)

Prozentsatz der mit dem Verfahren behandelten Patienten	Resektion	Vagotomie	Kombinierte Verfahren
0– 20	17,6	69,3	89,5
21– 40	7,5	8,3	5,3
41– 60	8,5	6,6	1,9
61– 80	12,4	6,3	0,9
81–100	53,4	9,1	2,1

Nach dieser Umfrage resezieren 53,4% der deutschen Chirurgen fast alle ihre Patienten (80–100%) mit einem unkomplizierten Ulcus duodeni (Tabelle 1).

Es ist anzunehmen, daß diese Zahlen rückläufig sind, es stellt sich jedoch die Frage, ob sich der resezierende Chirurg angesichts dieser Umfrageergebnisse bestätigt oder unwohl fühlen sollte. Mit anderen Worten: Gilt das therapeutische Prinzip: Resektion heute noch in der Ulcuschirurgie?

1. Definitionen

1.1 Magenresektion

Unter dem Begriff „*Magenresektion*" versteht man die chirurgische Entfernung eines Teils des Magens. Zur Behandlung des Ulcusleidens werden fast ausschließlich *distale* Magenresektionen vorgenommen. Sie werden je nach Ausdehnung als Antrum-, Zweidrittel-, Vierfünftel- oder subtotale Resektionen bezeichnet.

Unabhängig vom Ausmaß der Resektion werden distale Magenresektionen nach der Art der Anastomosierung des Magenrestes mit dem Dünndarm benannt. Im wesentlichen sind hier die *Gastroduodenostomie* (Magenresektion nach Billroth I) und die *Gastrojejunostomie* (Magenresektion nach Billroth II) zu unterscheiden. Die Gastroduodenostomie wird meist als End-zu-End-Anastomose, gelegentlich auch als End-zu-Seit-Anastomose angelegt (Abb. 1).

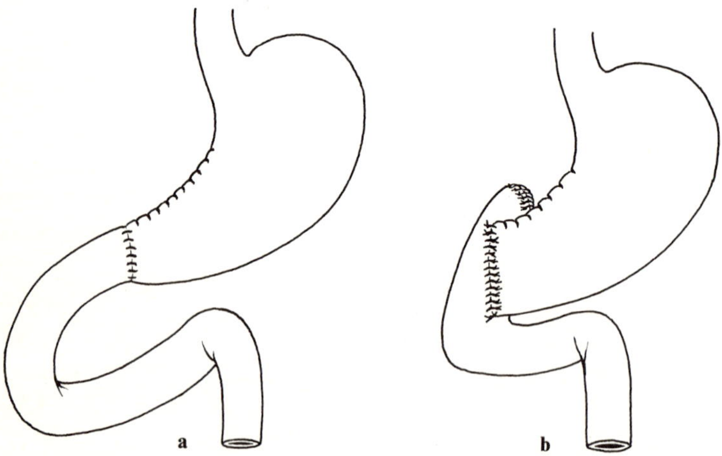

Abb. 1a u. b. Gastroduodenostomie (Magenresektion nach Billroth, I.). **a** Originalmethode als End-zu-End-Anastomose, **b** Als End-zu-Seit-Anastomose zur Vermeidung von duodenogastrischem Reflux

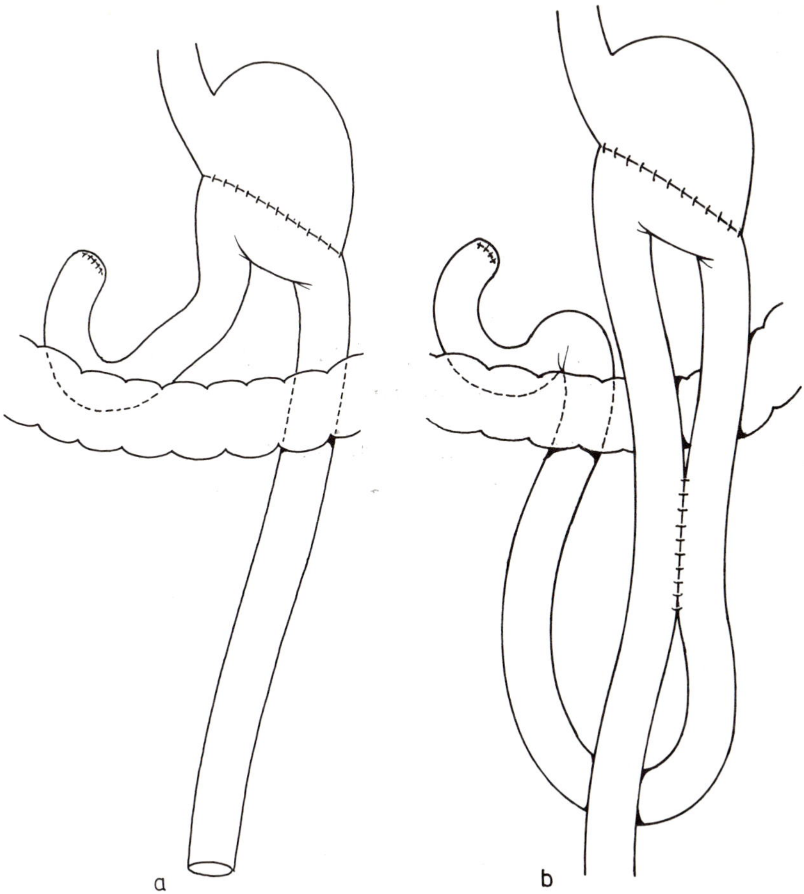

Abb. 2a u. b. Gastrojejunostomie (Magenresektion nach Billroth II). **a** Hintere Gastrojejunostomie ohne Braunsche Enteroanastomose. **b** Vordere Gastrojejunostomie (isoperistaltisch) mit Braunscher Fußpunktanastomose zur Ableitung alkalischer Sekrete des zuführenden Schenkels

Bei der Gastrojejunostomie ist der Magenrest mit dem oberen Jejunum in Form einer End-zu-Seit-Anastomose verbunden. Diese Jejunumschlinge kann vor dem Colon transversum (antecolisch) oder dahinter (retrocolisch) durch einen Schlitz im Mesocolon zum Magen hochgezogen werden (Abb. 2). Wesentlich ist, daß bei der retrocolischen Gastroenteroanastomose (GE) keine Verbindung des zuführenden mit dem abführenden Schenkel der Schlinge hergestellt wird, während dies bei der vorderen GE möglich ist. Diese Verbindung, die Braunsche Fußpunktanastomose, erlaubt die Ableitung von Galle und Pankreassekret in den oberen Dünndarm.

Während der Entwicklung der Resektionsverfahren im Laufe dieses Jahrhunderts wurden zahlreiche Modifikationen der genannten Methoden erarbeitet, die sich jedoch von ihnen prinzipiell nicht unterscheiden. Viele Verfahren sind nur noch von historischem Interesse.

1.2 Gastrektomie

Obwohl die Begriffe „*Gastrektomie*“ und „*Magenresektion*“ entsprechend ihrer griechischen bzw. lateinischen Herkunft sprachlich identisch sind, bezeichnet man in der deutschen medizinischen Umgangssprache mit „Gastrektomie“ die Entfernung des ganzen Magens. Zur Verdeutlichung wird häufig der Ausdruck „totale Gastrektomie“ gebraucht, der sprachlich korrekt, nach dem konventionellen Sprachgebrauch jedoch als Tautologie zu betrachten ist. In neuerer Zeit werden in Anlehnung an angelsächsische Bezeichnungen auch die Begriffe distale und proximale (Fundektomie) Hemigastrektomie verwendet.

2. Therapeutisches Prinzip: Resektion

Das therapeutische Prinzip „Resektion“ beruht beim Ulcus ventriculi im wesentlichen auf der Entfernung des Magenabschnitts, in dem das Ulcus entsteht, also der Resektion des “Locus minoris resistentiae” und der Entfernung des Ulcus selbst. Beim Ulcus duodeni wird durch die Resektion eine Unterbrechung der zur Krankheit führenden pathophysiologischen Mechanismen erreicht, das Ulcus selbst wird meist belassen.

2.1 Verfahrenswahl

Welche der dargestellten Techniken der Magenresektion eingesetzt werden, ist in der Praxis abhängig von der Ausbildung, d. h. der Schule des Chirurgen und erfährt somit traditionell seine Begründung. Es gibt jedoch eine Reihe objektiver, pathophysiologischer, klinischer und operationstechnischer Kriterien, die für das eine oder andere Verfahren sprechen.

2.1.1 Duodenalpassage

Bezüglich der Pathophysiologie sind grundsätzlich *Resektionsverfahren mit und ohne Erhaltung der Duodenalpassage*, also mit Gastroduodenostomie oder Gastrojejunostomie zu unterscheiden. Dabei stellt sich die Frage, ob die wesentlichen Funktionen des Duodenums vom Vorhandensein oder Fehlen der Speisepassage abhängen.

Die *Neutralisation* des sauren Mageninhaltes im Duodenum durch pankreatisches und duodenales Bicarbonat erfolgt über nervale und hormo-

nelle Regulationsmechanismen (Cholecystokinin, Secretin). Nach distaler Magenresektion sind diese Regulationsmechanismen *unabhängig* von der Anastomosierungstechnik gestört. Eine portionierte und je nach duodenalem pH mehr oder weniger rasche Magenentleerung ist nicht mehr möglich, nachdem Antrum und Pylorus reseziert sind.
Das gleiche gilt für die Regulierung des *osmotischen Drucks* der Nahrung, die beim Gesunden vorwiegend im Magen, zum Teil aber auch noch im Duodenum erreicht wird. Sie kann ebenfalls aufgrund der rascheren Magenentleerung nicht ausreichend erfolgen. Die Nahrung hat noch im oberen Jejunum einen hohen, osmotischen Druck. Auch die weitere Verdauung durch Pankreasenzyme und Galle sowie die Resorption niedermolekularer Stoffe ist gestört.
Somit wird der Wert der Duodenalpassage hinsichtlich der Anastomosierungstechnik an diesen Parametern nicht deutlich ersichtlich, da nach Gastroduodenostomie und Gastrojejunostomie die Funktion des Duodenums als Folge der zu raschen, unkoordinierten Magenentleerung nicht zum Tragen kommt.
Deutlicher scheint der Wert der Duodenalpassage gemessen an der Pankreasfunktion, der postoperativen Veränderungen im Restmagen und der Kardiafunktion ablesbar zu sein. Zwar weisen experimentelle und klinische Untersuchungen auf eine ungestörte Pankreasfunktion nach Gastroduodenostomie und auch nach Gastrojejunostomie hin, jedoch zeigt sich die zeitliche Entkopplung der Galle- und Pankreassekretion vom Eintritt des Mageninhaltes in den Dünndarm *(Pancreocibale Asynchronie)* als nachteilig bei der letztgenannten Methode. Die Fettausscheidung im Stuhl als Maß für die ungenügende Verdauung der Nahrung durch Pankreaslipase ist nach Billroth II-Resektion deutlich höher als nach Gastroduodenostomie [5, 21].

Histologische Veränderungen der Magenschleimhaut im Sinne einer *chronisch-atrophischen Gastritis* scheinen nach Resektion nach Billroth I in geringerem Ausmaß vorzuliegen als nach Gastrojejunostomie (Billroth II). Hier fehlen jedoch exakte Untersuchungen an einem vergleichbaren Krankengut. Außerdem muß gerade bei diesem Punkt berücksichtigt werden, ob eine hintere oder vordere Gastrojejunostomie vorliegt, da wie oben beschrieben, bei der sog. hinteren GE die Braunsche Fußpunktanastomose fehlt und der alkalische Duodenalinhalt als wesentliches Agens zur Auslösung chronisch-atrophischer Veränderungen den Magenstumpf passieren muß. Das gleiche gilt für die Frequenz des Magenstumpfcarcinoms, das nach Billroth II-Resektion häufiger sein soll als nach Billroth I. Untersuchungen an einem vergleichbaren Krankengut unter Berücksichtigung der genannten Anastomosierungsmöglichkeiten bei der Billroth II-Resektion liegen nicht vor (s. Abschn. 2.3).

Tabelle 2. Gesichtspunkte der Verfahrenswahl bei Operationen mit und ohne Erhaltung der Duodenalpassage. Gegen die Gastroduodenostomie (Billroth I-Anastomose) sprechen vorwiegend klinische Gesichtspunkte, gegen die Gastrojejunostomie (Billroth II-Anastomose) vor allem pathophysiologische und funktionelle Argumente

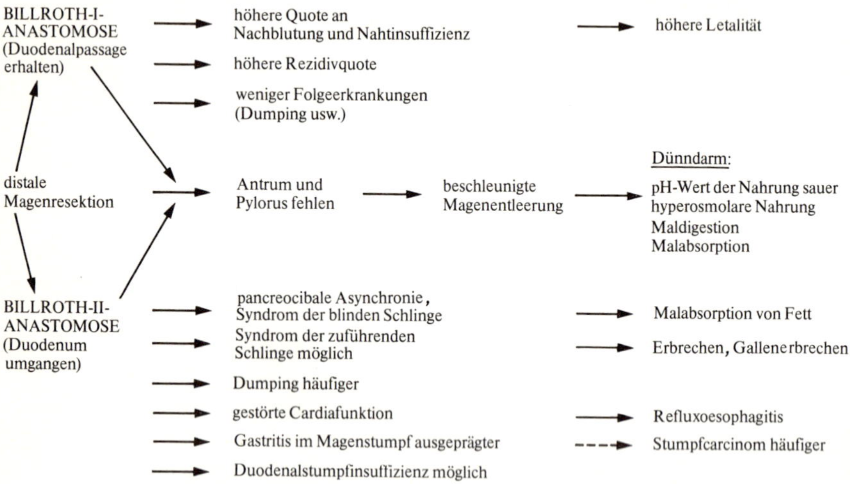

Manometrische Untersuchungen der *Kardiafunktion* nach Magenresektion zeigen, daß der untere Oesophagussphincter nach Gastroduodenostomie in gleicher Weise auf eine Testmahlzeit zu reagieren vermag wie vor der Operation. Nach Billroth II-Resektion bleibt jedoch die Tonisierung des Sphincters aus [21].
Versucht man aus den vorliegenden pathophysiologischen Daten ein Resumee zu ziehen, so überwiegen die Argumente, die für die Gastroduodenostomie sprechen (Tabelle 2).

2.1.2 Letalität

Klinische und operationstechnische Kriterien lassen einen so eindeutigen Schluß nicht zu. Nachuntersuchungsergebnisse zeigen, daß die *Letalität* der Gastroduodenostomie mit 2–6% höher angegeben wird als die der Gastrojejunostomie (1,2–4%). Dies hat vorwiegend operationstechnische Gründe, vor allem den, daß bei hoher Magenresektion eine spannungsfreie Gastroduodenostomie nur schwierig zu erreichen ist. Auch Nachblutungen und Anastomoseninsuffizienzen werden nach der Billroth I-Anastomose häufiger gesehen als nach Resektionen nach Billroth II. Beide Komplikationen bedingen wesentlich die oben genannte höhere Letalität. Demgegenüber birgt die Gastrojejunostomie das Risiko

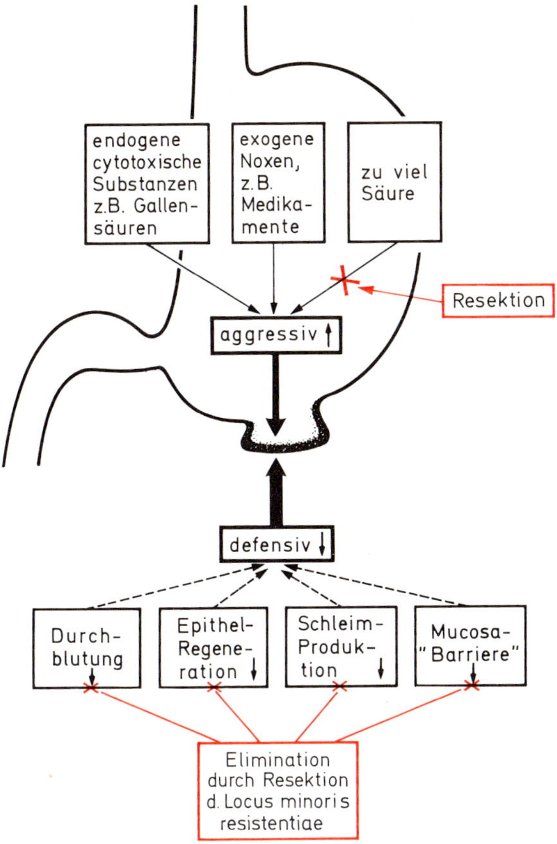

Abb. 3a. Denkbarer Wirkungsmechanismus des therapeutischen Prinzips Resektion auf Grund pathogenetischer Überlegungen beim Ulcus ventriculi

einer Duodenalstumpfinsuffizienz und ist wegen der Manipulationen zum Verschluß des Duodenalstumpfes mit einer höheren Frequenz an postoperativer Pankreatitis belastet.

2.1.3 Ulcusrezidiv

Bezüglich der *Rezidivquote* zeigen Nachuntersuchungen, daß die Gastroduodenostomie hier häufiger betroffen ist als die Gastrojejunostomie. Dies gilt jedoch nur für Patienten, die wegen eines Ulcus duodeni operiert wurden. Hier spielt wieder der oben genannte operationstechnische Aspekt eine Rolle. Um eine spannungsfreie Anastomose zu ermöglichen, wird häufiger einer nicht so hohen Magenresektion der Vorzug gegeben, was zu einer ungenügenden Reduktion der Belegzellen führt. Für das

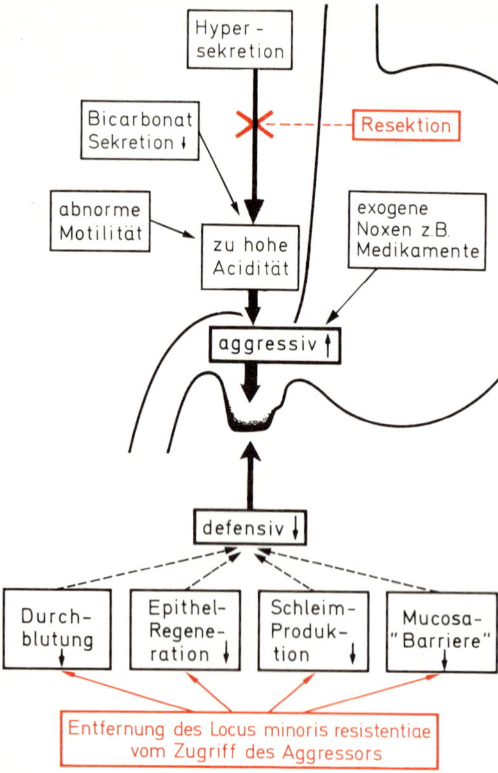

Abb. 3b. Denkbarer Wirkungsmechanismus des therapeutischen Prinzips Resektion auf Grund pathogenetischer Überlegungen beim Ulcus duodeni

Ulcus ventriculi ergeben sich keine signifikanten Unterschiede bezüglich der Rezidivquoten nach Billroth I und Billroth II [21].

Während nach diesen Kriterien die Billroth II-Anastomose in einem günstigeren Licht scheint, muß sie bezüglich der *Folgeerkrankungen* als eindeutig nachteilig gegenüber der Gastroduodenostomie gesehen werden (Tabelle 2). Dumpingbeschwerden, Anämie und Gewichtsverlust sowie postoperative Diarrhöe sind in höherem Prozentsatz nach Gastrojejunostomie anzutreffen (s. Abschn. 2.3).

2.2 Wirkungsmechanismus des therapeutischen Prinzips: Resektion

Den Resektionsverfahren hängt der historische Mangel an, ohne pathophysiologische Überlegungen von der Carcinomchirurgie in die Ulcustherapie übernommen worden zu sein. Die Resektionen waren längst technisch ausgereifte Standardverfahren, als Dragstedt und seine Schule begannen, die pathophysiologischen Grundlagen der Ulcuschirurgie zu erarbeiten. Die Kenntnisse wurden später noch vertieft, als die gastrointestinalen Hormone meßbar wurden.

Dabei wurde im Nachhinein klar, daß die pathophysiologischen Grundlagen der Resektion akzeptabel sind und sie somit als therapeutisches Prinzip unterstützen. Bei der Resektion wird:

1. die Zahl der Belegzellen reduziert,
2. das Antrum als Bildungsort des Gastrins entfernt,
3. im Falle des Ulcus ventriculi der "Locus minoris resistentiae" an der Antrumcorpusgrenze der kleinen Kurvatur eliminiert,
4. Durch Skelettierung der kleinen Kurvatur über die Resektionsgrenze hinaus der Magenrest teilweise vagotomiert (Abb. 3a u. b).

Entsprechend diesen therapeutischen Prinzipien ist auch ein guter Effekt der Resektion, gemessen am wichtigsten Parameter beim Ulcus duodeni, der Säuresekretion, abzulesen.

Nach Baron [3] wird die Basalsekretion (BAO) um etwa 87%, die maximale Sekretion (MAO) nach Stimulation mit Pentagastrin um 86% reduziert.

Die Säurereduktion ist jedoch nicht das alleinige Maß. Die Resektionsverfahren müssen auch an den klassischen Kriterien der Beurteilung einer Operationsmethode gemessen werden:

1. der postoperativen Letalität,
2. der Rezidivquote,
3. dem subjektiven Befinden des Patienten nach der Operation,
4. den Folgeerkrankungen.

Zum anderen muß differenziert werden zwischen unkompliziertem und kompliziertem Ulcus und ob es ein Ulcus duodeni oder ein Ulcus ventriculi zu behandeln gilt. Diese Daten sollten möglichst in prospektiven, randomisierten Studien erarbeitet sein.

2.3 Therapeutischer Effekt

2.3.1 Unkompliziertes Ulcus duodeni

Fragt man nach der Berechtigung der Resektionsverfahren beim unkomplizierten, rezidivierenden Ulcus duodeni, stößt man auf das Problem, daß zwar unzählige retrospektive Erfahrungsberichte, jedoch im Vergleich zur Situation bei den Vagotomieverfahren nur wenige prospektive, kontrollierte und somit verläßliche Untersuchungen zur Resektion vorliegen. Erschwert wird die Beurteilung in diesen prospektiven Studien zusätzlich noch dadurch, daß die Resektion dort mit der trunculären, also ungünstigsten Vagotomieform, verglichen wird. In Kenntnis dieser Einschränkungen seien die Studien von Goligher [10] und den

Tabelle 3. Gesammelte Daten über die Ergebnisse der klassischen Zweidrittelresektion, der trunculären Vagotomie (TV) mit Drainage und der selektiv proximalen Vagotomie (SPV) aus prospektiven Studien (Goligher [10], Postlethwait [15], Amdrup [2], Wastell [23]). Angaben in Prozent

	Resektion	TV + Drainage	SPV
Letalität	1,8– 2	0,5– 0,6	0,3– 0,7
Rezidivquote	2 – 3,7	6,2– 7,0	8 –10
Schlechtes postoperatives Befinden (Visick III + IV)	6 –11	17 –18	8 –12
Folgeerkrankungen (Gewichtsabnahme, Dumping, Anämie)	10 –40	15 –25	7 –14

amerikanischen Veteranenhospitälern [15] zur Beurteilung herangezogen. Die etwa 1700 Patienten umfassenden Untersuchungen, welche die klassische $^2/_3$-Resektion mit der trunculären Vagotomie mit Gastroenteroanastomose oder Pyloroplastik nach Heinecke-Miculicz vergleichen, zeigen, *daß die Resektion mit einer dreifach höheren Letalität als die Vagotomie belastet ist, jedoch nur etwa die Hälfte an Rezidiven hat.* Das subjektive Befinden, beurteilt nach dem Visick-Schema, war nach Resektion etwas besser, Folgeerkrankungen waren häufiger (Tabelle 3). Bei allen Studien zeigte sich, daß Frauen grundsätzlich schlechtere Resultate nach Magenresektion aufwiesen als Männer.

Die Resektionsverfahren wurden bislang nicht in einer ähnlichen Studie mit der günstigsten Vagotomieform, der selektiv proximalen Vagotomie (SPV) verglichen. Sie müssen jedoch heute an ihr gemessen werden. Eine direkte Gegenüberstellung der oben genannten Daten der Studien von Goligher [10] und der Veterans Administration [15] mit den neueren Ergebnissen der SPV ist nur unter Vorbehalt zulässig, da sich die Patientengruppen in ihrer Zusammensetzung unterscheiden. Die Zahlen sollen trotzdem herangezogen werden, um in etwa die Tendenzen abzulesen. Was an der SPV besticht, ist die extrem *niedrige Letalität* des Verfahrens. Johnston [12] teilte 1975 eine Letalität von 0,34% nach SPV bei über 4000 Patienten aus 13 Zentren mit. Amdrup [2] gibt bei über 500 Patienten seiner Studie des Jahres 1977 eine Letalität von 0,7% an. Diese Zahlen setzen sich deutlich von den oben zitierten, unter den guten Bedingungen der prospektiven Studien erreichten Zahlen für die Resektion ab (Tabelle 3).

Betrachtet man einige neuere Ergebnisse prospektiver Studien der SPV [2, 23], so erscheint die anfangs eindeutig aussehende Überlegenheit des Verfahrens bezüglich postoperativer Beschwerden zweifelhaft. Die Häufigkeit von Beschwerden rückt in die Nähe der Zahlen, die von der

Resektion bekannt sind. Wastell [23] gibt in einer 1977 veröffentlichten Studie mit einer Nachuntersuchungszeit von 3 bis 7 Jahren 8% schlechte funktionelle Ergebnisse nach SPV an. Amdrup [2] berichtet nach einer mittleren Nachuntersuchungszeit von 4 Jahren über 9% Patienten in der Gruppe Visick III u. IV nach SPV mit Pyroloplastik und über 12% seiner Patienten, die diesen beiden Gruppen nach alleiniger SPV zugeordnet werden mußten. Die Rezidive werden von Amdrup mit 8%, von Wastell mit 7% angegeben (Tabelle 3).
Angesichts dieser Daten scheint es, daß die SPV im Vergleich zur Resektion nach längerer Beobachtungszeit höhere Rezidivquoten aufweist, während der Prozentsatz der Patienten mit schlechten funktionellen Ergebnissen etwa gleich hoch ist. Die niedrige Letalität spricht jedoch für die SPV. Hinzu kommt, daß das Ulcus pepticum jejuni nach Magenresektion als ein schwer zu behandelndes, von ernsthaften Komplikationen bedrohtes Leiden angesehen werden muß, während ein Rezidivulcus nach Vagotomie einer konservativen Behandlung oder einer erneuten Operation relativ gut zugänglich ist.

2.3.2 Ulcus ventriculi

Beim Ulcus ventriculi, das sich in seiner Pathogenese und der Möglichkeit der Malignität vom Ulcus duodeni wesentlich unterscheidet, spielt die Resektion auch heute noch eine führende Rolle. Prospektive Studien, die Vagotomie und Resektion vergleichen, beleuchten das Problem: Duthie [8] verglich zwei Patientengruppen mit je 50 Personen, die er 5 Jahre nach Magenresektion bzw. trunculärer Vagotomie und vielfachen Probebiopsien aus dem Ulcus wegen Ulcus ventriculi nachuntersucht hatte. Er fand häufiger Rezidive in der Gruppe der Patienten, die vagotomiert wurden, vor allem aber fiel das Auftreten von Malignomen im erhaltenen Magen bei diesen Patienten auf. Diese Ergebnisse sprechen für die Resektion zur Behandlung des Ulcus ventriculi. In neueren Studien wird die Excision des Ulcus im Zusammenhang mit einer SPV mit der Billroth I-Resektion verglichen. Bisher liegen jedoch nur Zwischenergebnisse nach noch zu kurzer Beobachtungszeit vor [9].

2.4 Folgeerkrankungen nach Magenresektion (Nebenwirkungen des therapeutischen Prinzips)

Nach Magenresektionen kann es zu einer Reihe spezifischer Erkrankungen kommen, die als Folge der operativ bedingten Veränderungen von Anatomie und Physiologie des gastrointestinalen Übergangs anzusehen sind. Es handelt sich vorwiegend um funktionelle, seltener um morphologisch faßbare Erkrankungen. Neben der höheren Letalität sind es vor allem diese Folgeerkrankungen, die die Resektionsverfahren belasten. „Magenkrüppel“, wie sie früher beschrieben wurden, sind jedoch heute selten, da die Resektionsfolgen durch genauere Untersuchungsmethoden besser klassifiziert und einer konservativen oder chirurgischen Therapie zugeführt werden können.

Auch das Magenstumpfcarcinom muß als wahrscheinliche Resektionsfolge angesehen werden.

2.4.1 Dumpingsyndrom

Das Dumpingsyndrom tritt vorwiegend nach Magenresektionen vom Typ Billroth II (in 5–16%), seltener nach dem Typ Billroth I auf (in etwa 4%). Es kann grundsätzlich jedoch allen Eingriffen, die den Pylorus entfernen, umgehen oder zerstören, folgen. Selbst nach SPV ohne Pyloroplastik werden Dumpingsymptome in einem geringen Prozentsatz gefunden. Zu unterscheiden ist ein Frühdumping, das schon während oder spätestens bis 90 min nach Beginn des Essens auftritt, und das sog. Spätdumping, das 2–4 Std postprandial registriert wird und Ausdruck einer reaktiven Hypoglykämie ist. Beide Formen kommen bei einem Individuum nur selten zusammen vor.

Die Pathogenese des *Frühdumpings* ist trotz zahlreicher Untersuchungen nicht geklärt. Es scheinen eine Reihe von Faktoren mit jeweils unterschiedlicher Wertigkeit eine Rolle zu spielen. Die zu rasche Entleerung der Nahrung in den Dünndarm liegt als auslösender Mechanismus nahe, ist wahrscheinlich jedoch von untergeordneter Bedeutung, da „Sturzentleerungen“ auch bei Patienten ohne Dumpingsymptome beobachtet werden. Für den Einfluß der beschleunigten Entleerung spricht jedoch der Umstand, daß das Frühdumping an Häufigkeit und Schwere der Symptome zunimmt, je kleiner der Magenrest ist.

Pathogenetisch wichtiger erscheint die Dehnung der abführenden Jejunumschlinge zu sein. Mit diesem Mechanismus konnten auch im Experiment Symptome wie Völlegefühl, Erbrechen und Diarrhoe ausgelöst werden. Die beim Hund während eines experimentell ausgelösten Dumping nachgewiesenen erhöhten Serotoninspiegel konnten beim Menschen nicht gefunden werden. Es mehren sich vielmehr die Hinweise dafür, daß Kinine in der Pathogenese des menschlichen Frühdumping eher eine Rolle spielen. Verschiedene Arbeitsgruppen konnten eine Erhöhung der Plasma-Bradykinin-Spiegel bei Patienten mit Dumpingsymptomatik nachweisen.

Ein gesicherter Zusammenhang besteht zwischen der Einnahme hyperosmolarer Lösungen und dem Auslösen von Frühdumpingsymptomen.

Tabelle 4. Pathogenese, Symptome und Therapie des Dumping-Syndroms

Frühdumping

Pathogenese	Symptome	Therapie
-zu kleiner Magenrest → frühe Entleerung - Distention der abführenden Schlinge → neurogene Reflexe -hoher osmotischer Druck der Nahrung → Fehlverteilung des Blutvolumens - Bradykinin-Freisetzung - Serotonin? -Enteroglucagon-Sekretion - andere gastrointestinale Hormone?	gastrointestinale Symptome (Völlegefühl, Hypermotilität, Diarrhö, Erbrechen) vasomotorische Symptome (Schwächegefühl, Schwitzen Tachykardie, RR-Abfall)	häufige »trockene« Mahlzeiten, Meiden von kohlehydratreichem Essen, Hinlegen, bei Therapieresistenz operative Korrektur

Spätdumping

Pathogenese	Symptome	Therapie
reaktive Hypoglykämie Insulin-Überempfindlichkeit vermehrte Insulinsekretion ?	Hungergefühl Schwitzen Schwäche	»versetzte« Mahlzeiten (»Nachschlag« 2-3 Std.) nach der Hauptmahlzeit)

Dies ist mit Glucoselösung, jedoch auch mit hypertonem Kochsalz und Aminosäuren möglich, kann also nicht als Folge eines hyperglykämischen Zustandes oder einer erhöhten Insulinausschüttung interpretiert werden. Die pathophysiologische Folge der raschen Füllung des proximalen Dünndarms mit hyperosmolaren Lösungen ist das Einströmen von intravasalen Volumen in den Darm und damit eine Verminderung sowie, was wesentlicher zu sein scheint, eine Fehlverteilung des Blutvolumens in der Kreislaufperipherie [4, 5].

Die Rolle der gastrointestinalen Hormone im Rahmen des Dumpingsyndroms bleibt trotz zahlreicher Untersuchungen zunächst noch unklar. Gesichert ist lediglich eine gesteigerte Freisetzung von Enteroglucagon während der Dumpingsymptome (Tabelle 4).

Das Dumpingsyndrom ist klinisch durch seine Symptome definiert. Beim Frühdumping lassen sich *gastrointestinale* Erscheinungen wie Völlegefühl, gesteigerte Darmperistaltik, Erbrechen und Diarrhoe von *vasomotorischen* Symptomen wie Schwäche, Schweißausbruch, Tachykardie oder gar Kollaps unterscheiden. Diese Symptome lassen sich mildern, wenn sich der Patient zum oder gleich nach dem Essen hinlegt.

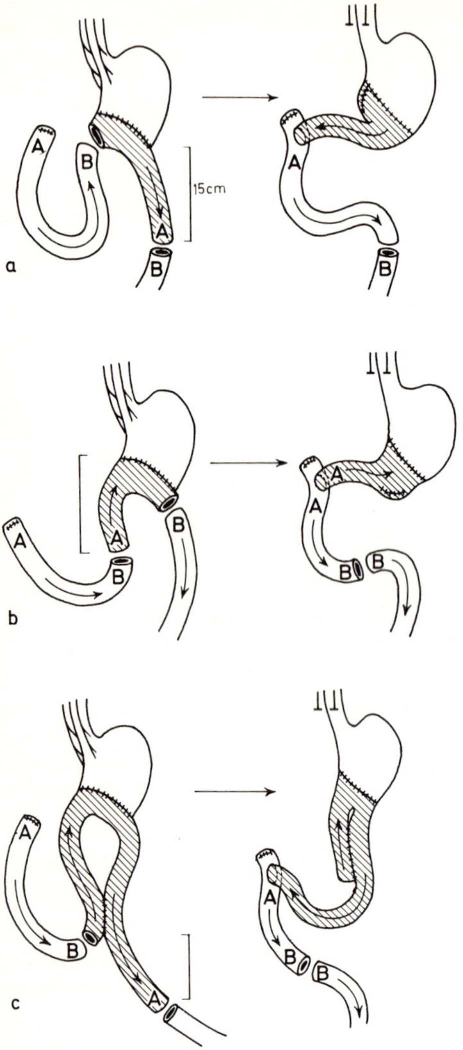

Abb. 4a–d. Methoden zur operativen Behandlung konservativ nicht beherrschbarer, schwerer Dumping-Symptome. **a** Umwandlung nach Henley-Soupault, **b** Umwandlung nach Poth (anisoperistaltische Interposition), **c** Modifizierte Umwandlung nach Henley-Soupault mit zusätzlicher Schaffung eines größeren Magenreservoirs aus Dünndarm, **d** Interposition eines tiefer gelegenen Jejunumsegments unter Erhaltung seiner Gefäßversorgung isoperistaltisch.
Einige der Methoden sind ebenfalls geeignet zur Behandlung der postoperativen alkalischen Refluxgastritis oder des Syndroms der zuführenden Schlinge (Indikationen siehe entsprechende Kapitel)

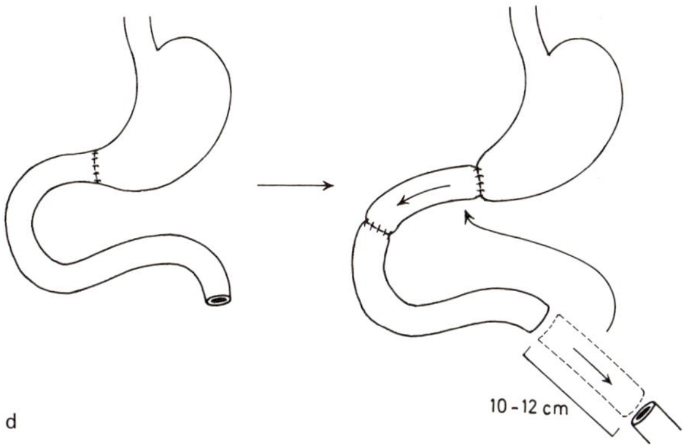

Abb. 4 (Fortsetzung)

Das *Spätdumping*, die reaktive Hypoglykämie, spielt klinisch eine untergeordnete Rolle. Sie ist gekennzeichnet durch Hungergefühl, Schwäche und Schweißausbruch. Hier wird eine Überempfindlichkeit gegen Insulin vermutet. Zusätzlich kann eine vermehrte Insulinausschüttung nach einer Glucosebelastung bei diesen Patienten nachgewiesen werden.
Eine zufriedenstellende Therapie des Spätdumping kann durch eine zusätzliche kleine Mahlzeit zwei bis drei Stunden nach der Nahrungsaufnahme erreicht werden. Schwieriger ist die Therapie des Frühdumpings. Empfohlen werden:

1. kleine Mahlzeiten ohne Flüssigkeit (dry diet),
2. Verteilung der Nahrungsaufnahme auf mehrere (4–8) kleine Mahlzeiten,
3. langsames Essen und
4. Vermeiden von kohlenhydratreichen Speisen (Kuchen, Milchshakes, Pudding usw.) (Tabelle 4).

Eine sinnvolle medikamentöse Therapie gibt es nicht. Etwa 1–2% der Patienten mit Frühdumping können ihre Beschwerden durch diätetische Einstellung nicht bessern. Sie müssen einer *operativen Korrektur* ihrer Anastomose unterzogen werden. Unter zahlreichen chirurgischen Therapieversuchen hat sich bei der Anastomosierung nach Billroth II eine Umwandlung in eine modifizierte Billroth I-Anastomose bewährt, entweder durch Verbindung der abführenden Schlinge mit dem Duodenalstumpf isoperistaltisch nach Henley-Soupault oder anisoperistaltisch nach Poth. Liegt ein sehr kleiner Magenrest vor, kann aus zu- und abführender Schlinge ein Magenersatz gebildet werden (Abb. 4).

Die seltenere Situation eines konservativ nicht beherrschbaren Frühdumping nach einer Billroth I-Anastomose wird am besten durch Interposition eines tiefer gelegenen, etwa 10–12 cm langen Jejunumsegments isoperistaltisch zwischen Magenrest und Duodenum behandelt (Abb. 4). Nach einer chirurgischen Therapie ist mit einer Besserung der Dumpingsymptome bei etwa 90% der Patienten zu rechnen.

2.4.2 Syndrom der zuführenden Schlinge

Das seltene Syndrom der zuführenden Schlinge (Afferent-loop-Syndrom, ALS) äußert sich durch zunehmendes Völlegefühl im Oberbauch, Brechreiz, Tachykardie und Schwindelgefühl etwa $^1/_4$–1 Std nach dem Essen. Die Beschwerden verschwinden sofort nach heftigem, meist galligem Erbrechen. Charakteristischerweise sind in dem Erbrochenen keine Bestandteile der kurz zuvor eingenommenen Nahrung enthalten.
Die Symptome sind leicht verständlich, wenn man die zugrundeliegenden pathophysiologischen Veränderungen kennt. Das ALS entsteht nach Magenresektion (Billroth II) oder nach einfacher Gastroenteroanastomose, bei fehlender Braunscher Anastomose durch eine *inkomplette Verlegung der zuführenden Schlinge* am Magen infolge zu spitzwinkliger Aufhängung, Kompression oder Abknickung.
Nach dem Essen kommt es nach Stimulation der Ausschüttung von Galle und Pankreassekret durch Cholecystokinin und Secretin zu einer zunehmenden Füllung des zuführenden Schenkels und zu einem *weitgehenden Verschluß* an der Anastomose. Dies entspricht der Phase des Völlegefühls und des Brechreizes. Die Symptome nehmen mit steigendem Füllungsdruck der Schlinge zu, bis der Inhalt schwallartig in den Magen entleert wird. Der Patient erbricht plötzlich gallig. Das Erbrochene ist *frei von Nahrungsbestandteilen*, da das Essen nicht in die zuführende Schlinge gelangt, sondern schon zuvor in die abführende Schlinge entleert wurde. Das ALS ist häufig mit einem extensiven Gewichtsverlust verbunden, da es die Patienten nicht wagen, ausreichend zu essen (Abb. 5).
Den wichtigsten Hinweis auf das Vorliegen eines ALS gibt eine exakte Erhebung der Anamnese. Provokationstests mit Testmahlzeiten oder eine Verabreichung von Cholecystokinin und Secretin zur Ausschüttung von Galle und Pankreassekret erübrigen sich meist. Die Röntgenuntersuchung gibt keine spezifischen Hinweise. Wertvoller ist die endoskopische Untersuchung des Restmagens insbesondere zur Abgrenzung gegenüber der postoperativen alkalischen Refluxgastritis. Hier ist die Entzündung der Mucosa auf den ganzen Magenstumpf ausgedehnt. Beim ALS ist sie lediglich auf die Anastomose begrenzt.

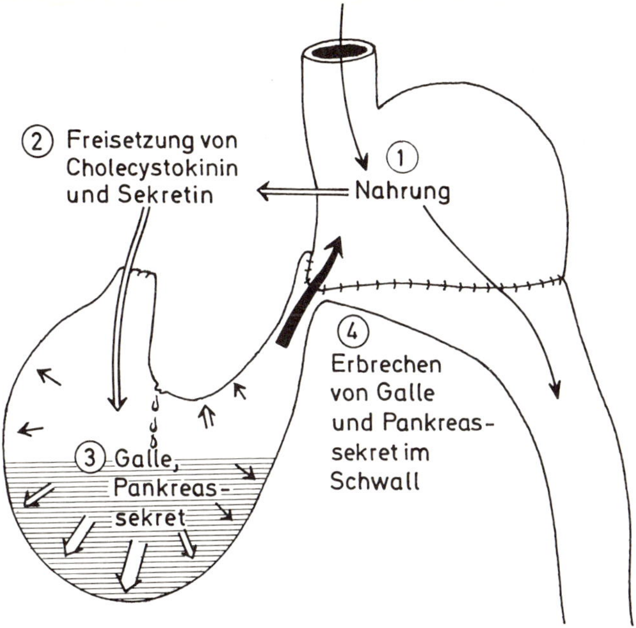

Abb. 5. Pathogenese des Syndroms der zuführenden Schlinge

Die *Therapie* des Syndroms der zuführenden Schlinge besteht in der Ableitung des zum Magen bzw. Magenrest aufsteigenden Schenkels in das vom Magen abführende Jejunum. Sie entspricht damit weitgehend der Therapie bei der postoperativen alkalischen Refluxgastritis und soll dort besprochen werden (s. Abschn. 2.4.3).

2.4.3 Postoperative alkalische Refluxgastritis

Die Erkrankung tritt nach einer Latenz von Wochen bis Jahren in 5–35% nach Magenoperationen auf, bei denen der Pylorus entfernt, umgangen oder durchtrennt wird. Die typischen Symptome sind Oberbauchschmerzen, Gewichtsverlust und Erbrechen, das zumeist gallig ist. Im Gegensatz zum Erbrechen beim Syndrom der zuführenden Schlinge ist der Vorgang nicht plötzlich, die obengenannten Prodromi werden nicht beobachtet, Speisereste sind beigemischt. Es zeigt sich eine unauffällige Magen-Darm-Passage bei der Röntgenkontrastuntersuchung, eine chronisch-atrophische Gastritis im Magenstumpf sowie eine Achlorhydrie. Mit speziellen Untersuchungsverfahren kann ein alkalischer Reflux in den Magenstumpf nachgewiesen werden [16]. Auf Grund experimenteller und klinischer Untersuchungen muß davon ausgegangen werden, daß der chronische Kontakt von Gallensäuren, Lysolecithin und in geringerem Grad auch Pankreassekret mit der Magenschleimhaut zu einer Zerstörung der sog.

Tabelle 5

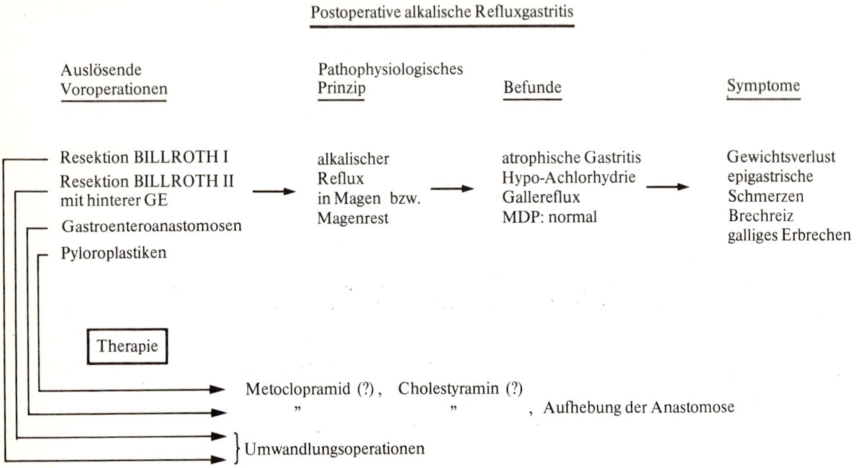

Mucosaschranke und zu einer symptomatischen, chronisch-atrophischen Gastritis führen [17] (s. Kapitel 3). Alexander-Williams hat in letzter Zeit die Meinung vertreten, daß nicht die chronische Gastritis, sondern das *Magenerythem* die Folge des duodeno-gastralen Refluxes darstellt. Nach Alexander-Williams ist die chronische Gastritis eine unvermeidliche, aber bis auf ihr umstrittenes malignes Potential asymptomatische Folge jeder Operation, welche die Azidität im Magen vermindert. Dagegen soll das Magenerythem eine symptomatische und spezifische Refluxfolge sein. Histologisch soll sich das Erythem nicht in einer Entzündung und Atrophie äußern. Zur Zeit wird in prospektiven Studien abgeklärt, ob das Magenerythem tatsächlich die direkte und entscheidende Folge des duodeno-gastralen Refluxes darstellt [1].

Der Wert einer konservativen Therapie ist umstritten. Nach neueren Studien ist der therapeutische Effekt des gallensäurebindenden Ionenaustauschers Colesthyramin fraglich. Antacida sind sinnlos, ebenso wie Metoclopramid, dessen Einsatz nur dann in Frage kommt, wenn das Antrum noch vorhanden ist (Tabelle 5). Im Vordergrund der Therapie stehen operative Umwandlungsverfahren, die das alkalische Sekret vom Magenstumpf ableiten. Damit wird die pathogenetisch wichtige Kontamination des Magenrestes mit Galle und Pankreasspeichel vermieden. Wie erwähnt, sind die operativen Maßnahmen technisch identisch mit denen, die beim Syndrom der zuführenden Schlinge angewandt werden. Nach Magenresektion vom Typ Billroth II mit hinterer Gastroenteroanastomose empfiehlt sich die Implantation der zuführenden Schlinge

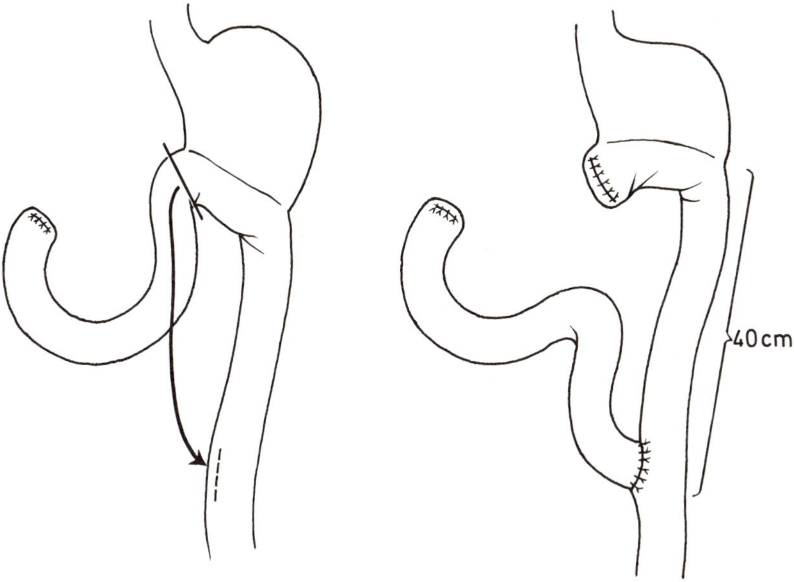

Abb. 6. Umwandlung einer hinteren Gastrojejunostomie in eine Anastomose nach Roux-y bei postoperativer alkalischer Refluxgastritis

End-zu-Seit in das Jejunum 40 cm aboral des Magenrestes (Abb. 6). In zweiter Linie kommt eine Umwandlung nach Henley-Soupault in Frage (s. Dumping-Syndrom). Bei postoperativer alkalischer Refluxgastritis nach Billroth I-Resektion hat die Interposition einer isoperistaltischen, etwa 10–12 cm langen Jejunumschlinge zwischen Magenstumpf und Duodenum cinen guten Effekt (s. auch Abb. 4d).

2.4.4 Postoperative Refluxoesophagitis

Die postoperative Refluxoesophagitis wurde erst in jüngerer Zeit Gegenstand größerer Aufmerksamkeit. Sie tritt häufiger nach einer Billroth II-Resektion als nach einer Billroth I-Resektion auf. Ihre Pathogenese, insbesondere der Einfluß der Resektion auf die Funktion des unteren Oesophagusspincters, ist letztlich noch nicht geklärt. Als pathogenetisches Prinzip gilt der Reflux von Gallensäuren und saurem Mageninhalt. Sie haben den gleichen zerstörenden Effekt auf die Oesophagusschleimhaut wie auf das Magenepithel. Die Symptome entsprechen denen der Refluxoesophagitis bei Kardiainsuffizienz, d.h. es stehen epigastrische Schmerzen und retrosternales Brennen im Vordergrund. Die Therapie entspricht derjenigen bei postoperativer alkalischer Refluxgastritis.

2.4.5 Rezidivulcus nach Magenresektion

Das Rezidivulcus ist in der Regel nicht als Folgeerscheinung der Magenresektion, sondern als Folge der fortbestehenden Ulcuskrankheit anzusehen. Rezidivulcera zeigen sich meist als Ulcus pepticum jejuni, d.h. sie sind in der Nähe der Anastomose im Dünndarm gelegen. Nur selten überschreiten sie die gastrointestinale Nahtlinie in den Magen hinein.
Pathophysiologische Grundlage eines Ulcus pepticum jejuni ist in der Regel eine auch postoperativ anhaltende relative Hypersekretion von Säure. Ihre Ursache ist am häufigsten in einer unzureichenden Resektion, selten in einer vermehrten Gastrinsekretion beim Zollinger-Ellison-Syndrom bzw. beim zurückgelassenen Antrumrest im Duodenalstumpf nach Billroth II-Resektion zu sehen. An Faktoren, welche die defensiven Mechanismen der Magenschleimhaut beeinträchtigen, ist vor allem der alkalische Reflux zu nennen sowie die Einwirkung von Medikamenten (z. B. Acetylsalicylsäure), die ebenfalls die Mucosabarriere zerstören können. Eine ausführliche Besprechung der Pathophysiologie, Diagnostik und Therapie findet sich in Kap. 30.

2.4.6 Hämatologische Folgeerkrankungen

Man kann davon ausgehen, daß 20 Jahre nach der Operation bei etwa der Hälfte der Magenresezierten eine Anämie nachgewiesen werden kann. Diese Anämie ist häufiger und ausgeprägter nach einer Billroth II- als nach einer Billroth I-Resektion und häufiger bei Patienten, die wegen eines Ulcus ventriculi als bei solchen, die wegen eines Ulcus duodeni operiert wurden. Bei etwa 60% der Anämien liegt ein Eisenmangel, bei 30% ein Vitamin B_{12}-Mangel und bei 4% ein Folsäuredefizit zugrunde. Oft findet man eine Kombination der drei genannten Anämietypen, wobei zu berücksichtigen ist, daß eine Eisenmangel-Anämie die beiden anderen Anämieursachen maskieren kann [5, 24].
Zur Diagnostik ist weniger die Untersuchung des peripheren Blutes im Ausstrich als vielmehr die Bestimmung von Eisen, Vitamin B_{12} und Folsäure im Serum sinnvoll. Grundsätzlich zu empfehlen ist bei einer nachgewiesenen Anämie ein Vitamin B_{12}-Exkretionstest (Schillingtest), da auch schon die partielle Entfernung des Magens zu einer Reduktion der Konzentration von Intrinsic Faktor im Magensaft führt.
Der Eisenmangel ist ein Ergebnis verschiedener Faktoren. Einmal nehmen Magenresezierte häufig zu wenig Eisen mit der Nahrung auf, zum anderen kommt eine gestörte Eisenresorption im Darm als Folge der reduzierten Säurekonzentration und der beschleunigten Darmpassage hinzu. Ein wesentlicher, oft übersehener Grund ist auch der okkulte Blutverlust bei Gastritis oder Anastomositis im Magenstumpf. Aus diesem Grund empfiehlt es sich, einen Hämoccult-Test durchzuführen.

Wenn entweder der Serum-Eisen-Spiegel oder der Vitamin B_{12}-Spiegel bzw. der exaktere Aussagen ermöglichende B_{12}-Gehalt der Erythrocyten erniedrigt sind, empfiehlt sich eine Therapie mit etwa 1000 mg pro Tag Eisensulfat per os und die Gabe von 1000 µg Vitamin B_{12} i.m. einmal monatlich. Diese Therapie berücksichtigt die möglicherweise kombinierte Ursache der Anämie. Ein Folsäuremangel ist selten und eine spezifische Therapie erübrigt sich, wenn eine normale gemischte Diät gegessen wird. Besondere Beachtung verdient der Vitamin B_{12}-Mangel, da er im Rahmen der perniziösen Anämie zu ernsthaften neurologischen Komplikationen führen kann. Während der Vitamin B_{12}-Ersatz beim partiell Magenreserzierten nur bei manifester Anämie erforderlich ist, muß die Substanz nach Entfernung des ganzen Magens *obligat* in monatlichen Abständen *parenteral* zugeführt werden [24].

2.4.7 Malnutrition nach Magenresektion

Ein Gewichtsverlust nach Magenresektion tritt vorwiegend nach einer Gastrojejunostomie auf. Er wird als Folge einer ungenügenden Aufnahme bzw. Verdauung der Nahrung und ihrer gestörten Resorption aus dem Darm bei 20–80% der Patienten nach dieser Operation beschrieben. Die Ursachen einer Maldigestion und Malabsorption sind vielfältig. Die meisten dieser Störungen sind von geringem Ausmaß und werden nur selten zu einem klinischen Problem. Eine behandlungsbedürftige Malabsorption entwickelt sich am häufigsten nach einer bakteriellen Fehlbesiedlung des Jejunums, meist nach Magenresektion vom Typ Billroth II.

Vom Magen ausgehende Ursachen für einen Gewichtsverlust sind in der verminderten Produktion von Säure, Pepsin und Intrinsic Faktor zu sehen, häufig jedoch auch als Folge einer ungenügenden Nahrungszufuhr, da der Patient unter rasch eintretendem Völlegefühl leidet, wenn der Magenrest zu klein ist oder auch, wenn er unerwünschte Symptome (Dumping, Refluxoesophagitis) vermeiden will.

Die Inkoordination von Eintritt des Speisebreis in den Dünndarm und der Sekretion von Pankreasenzymen wurde bereits oben beschrieben. Ihr kommt in seltenen Fällen eine Bedeutung zu, wenn sie zu einer Fettresorptionsstörung führt. Ein Hinweis ist neben dem Gewichtsverlust ein hohes Stuhlgewicht und der Nachweis von fäcalem Fett.

Die absorptiven Fähigkeiten des *Dünndarms* können außer durch die geschilderten Faktoren auch durch im Dünndarm selber gelegene Störungen eingeschränkt werden. Häufig führt allein ein zu schneller Transport des Speisebreis durch den Dünndarm zu einer verminderten Resorption. Die zu rasche Passage durch das Ileum bewirkt zudem eine unvollständige *Resorption der Gallensalze*, die in das Colon eintreten und eine *Diarrhoe* bewirken können. Eine Milchintoleranz wird durch einen *Lactasemangel* bewirkt. Ein solcher Mangel besteht bei manchen Patienten schon vor der Magenresektion, wird aber erst im Anschluß an

Tabelle 6

Pathogenese des Gewichtsverlustes nach Magenresektion

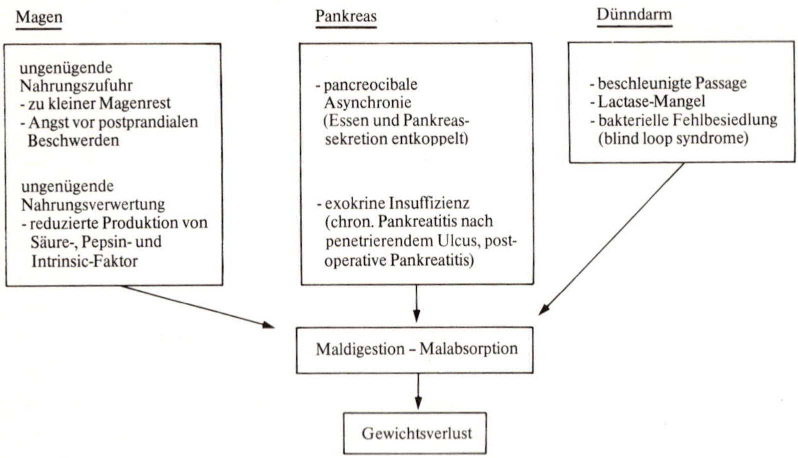

den Eingriff klinisch manifest. Auch andere bisher stumme Dünndarmerkrankungen, beispielsweise die *Coeliakie*, können im Anschluß an die Resektion manifest werden.

2.4.7.1 Syndrom der blinden Schlinge (Blind Loop Syndrom, BLS)

Schwere Resorptionsstörungen entstehen nach Magenresektionen im wesentlichen nur als Folge der *bakteriellen Fehlbesiedlung* des Dünndarms. Diese Besiedlung mit Colonflora wird als Blind Loop Syndrom (BLS) bezeichnet. Ursprünglich wurde angenommen, daß vor allem die zuführende Jejunumschlinge bakteriell besiedelt würde. Entscheidend ist jedoch die Besiedlung des übrigen Dünndarms entweder bei einem Passagehindernis *(Stagnant Loop Syndrome)* oder infolge der postoperativen Achlorhydrie. Falls der Dünndarm absichtlich oder unabsichtlich vagal denerviert wird, kommt als weitere Ursache ein Ausfall des *interdigestiven myoelektrischen Komplexes* – des „intestinalen Reinemachers" – hinzu.

Die Malabsorption hat im wesentlichen drei Ursachen. Einmal kommt es zu einer verminderten Resorption von Vitamin B_{12}, da die Bakterien selbst das Vitamin inkorporieren. Spezielle Species von Aerobiern haben eine ähnlich große Avidität für Vitamin B_{12} wie der Intrinsic Faktor. Auch die Magenresektion per se spielt eine Rolle, da an Intrinsic Faktor gebundenes Vitamin B_{12} von den Bakterien nicht in dem Ausmaß aufgenommen werden kann wie das freie Vitamin. Zum zweiten haben die

Bakterien die Fähigkeit, Lipase und in der Nahrung enthaltenes Fett zu verbrauchen. Drittens, und dies ist die wesentliche Ursache der Malabsorption, stehen nicht genügend Gallensäuren zur Micellenbildung zur Verfügung, da Bacillus bacteroides und andere Anaerobier Gallensalze dekonjugieren. Dies führt zu einer Konzentrationsminderung von Gallensalzen im Darmlumen, da die dekonjugierten Gallensalze ausfallen, schon im Jejunum und proximalen Ileum resorbiert werden und möglicherweise einen toxischen Effekt auf die Darmschleimhaut haben (Tabelle 7).

Die hieraus resultierende Malabsorption von Fett macht sich klinisch nicht nur durch den Gewichtsverlust allein, sondern auch durch mangelnde Aufnahme der fettlöslichen Vitamine A, D, E und K bemerkbar. Diese Vitamin-Mangelzustände werden zwar erst sehr spät klinisch erfaßbar, können jedoch zu den bekannten Erscheinungen führen: Vitamin A-Mangel zu Sehstörungen, vor allem Nachtblindheit, Vitamin D-Mangel im Zusammenhang mit einer Calcium-Malabsorption zu Osteoporose und Osteomalacie und Vitamin K-Mangel zu einer Verlängerung der Prothrombinzeit. Ob ein Vitamin E-Mangel zu klinischen Erscheinungen im Rahmen einer langdauernden Malabsorption führen kann, ist bislang unbekannt. Weit weniger Bedeutung als die Vitamin B_{12}- und

Tabelle 7

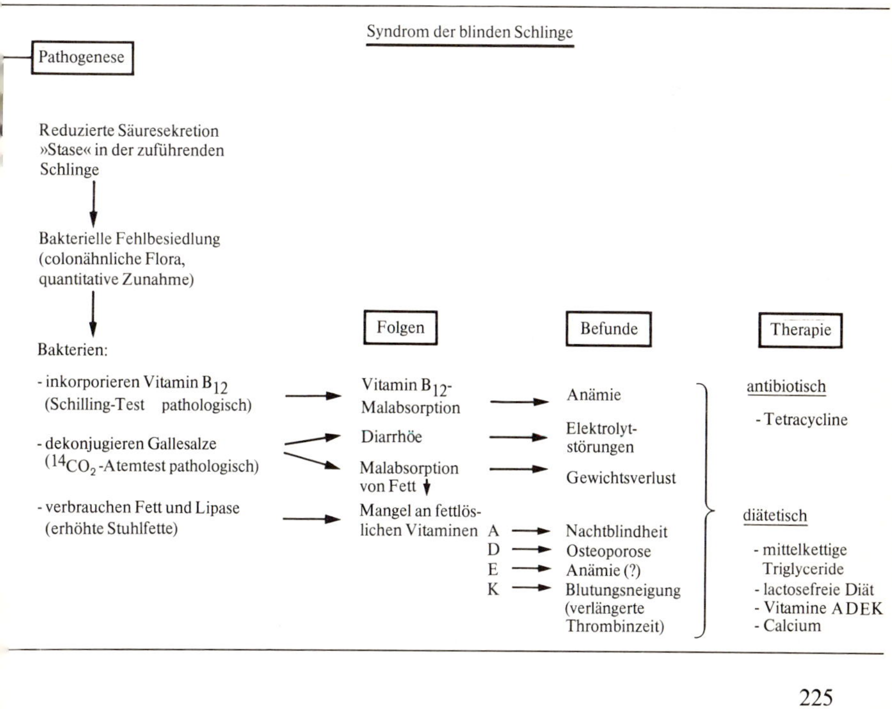

Fettabsorptionsstörung haben ebenfalls nachgewiesene Störungen der Aufnahme von Kohlenhydraten, Eiweiß, Salzen und Wasser im Rahmen des BLS.
Zur Diagnostik der Erkrankung dient der Nachweis der pathologischen Flora im Aspirat aus dem oberen Jejunum bzw. der zuführenden Schlinge mit bakteriologischen Methoden, sowie die quantitative Bestimmung der dekonjugierten Gallensalze mit ^{14}C-markierter Glykocholsäure. Diese Methode beruht auf dem Nachweis einer erhöhten CO_2-Konzentration in der Ausatemluft nach Gabe markierter Glykocholsäure, abhängig von der bakteriellen Dekonjugation der markierten Substanz im Darmlumen.

Die *Behandlung des BLS* und seiner Folgeerscheinungen sollte nach exakter Diagnostik zunächst mit der Gabe von Ornidazol, Metronidazol oder mit Tetracyclinen begonnen werden. Die Initialbehandlung besteht in der Gabe von 500 mg Tetracyclin viermal täglich für 2–4 Wochen. Führt diese Therapie nicht zu einer Besserung der Symptome und zu einer Reduktion des abgerauchten, markierten CO_2 im Atemtest, kann die Therapie weiter fortgesetzt werden, oder man ist berechtigt, auf Ampicillin 2–4 g am Tag, umzustellen. Wirksam sind ebenfalls Chloramphenicol and Clindamycin. Diese Substanzen sind jedoch wegen ihrer Nebenwirkungen (Knochenmarkdepressionen, pseudomembranöse Colitis) nur unter Vorbehalt einzusetzen.

Das BLS muß nur selten chirurgisch behandelt werden, dies vorwiegend dann, wenn auch mechanische Passagestörungen bestehen. Die konservative Behandlung führt in fast allen Fällen zu guten Ergebnissen, besonders, wenn die antibiotische Therapie durch diätetische Maßnahmen unterstützt wird. Beim Überwiegen einer Fettmalabsorption kann die Gabe von mittelkettigen Triglyceriden und der fettlöslichen Vitamine hilfreich sein, zuweilen ist auch eine lactosefreie Diät bei persistierendem Lactasemangel notwendig. Steht eine Osteomalacie im Vordergrund, sollte neben Vitamin D auch Calcium verordnet werden (Tabelle 7).

2.4.8 Magenstumpfcarcinom

Nach den Ergebnissen zahlreicher retrospektiver Untersuchungen der letzten Jahre besteht die Möglichkeit, daß Carcinome im Magenstumpf 20 Jahre oder länger nach der Magenresektion 2- bis 8mal so häufig auftreten wie im intakten Magen [14, 20]. Diese Zahlen erhalten einen besonderen Wert, wenn man berücksichtigt, daß die Mehrzahl der Magencarcinome im distalen, nach Resektion fehlenden Teil des Magens und nur sehr selten im proximalen Teil entsteht. Die Ursache dieser gehäuften Carcinomentstehung ist bislang unbekannt.
Eine Reihe von Untersuchern fand, daß Magenstumpfcarcinome häufiger bei Patienten gefunden werden, die wegen eines Ulcus ventriculi reseziert wurden [6]. Diese Untersuchungen blieben jedoch nicht unwidersprochen. Nicht die Grundkrankheit, die zur Resektion führte,

Tabelle 8

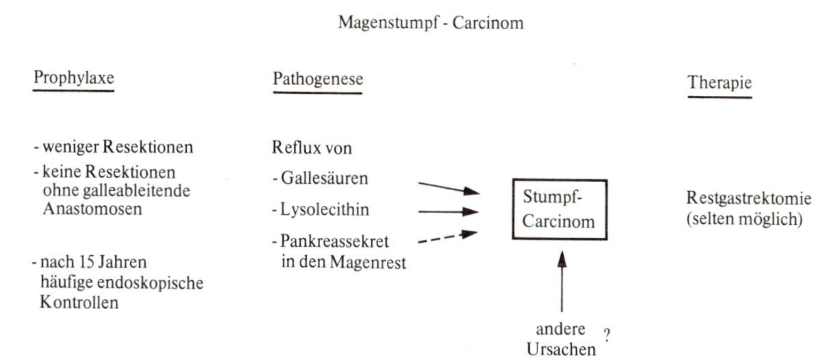

scheint wesentlich für die Carcinomentstehung zu sein, sondern der Typ der Anastomose, mit der Magenrest und Dünndarm verbunden wurden. Zahlreiche Untersucher weisen darauf hin, daß Magenstumpfcarcinome nach Magenresektion und Gastrojejunostomie (Billroth II) häufiger sind als nach Billroth I-Anastomose [5, 14, 20]. Diese Beobachtung unterstützt die Vermutung, daß der Reflux von alkalischen Substanzen in den Magenstumpf ein wichtiger pathogenetischer Faktor bei der Entstehung des Magenstumpfcarcinoms sein könnte.

Nach einer Billroth II-Resektion, die früher meistens mit einer hinteren Gastroenteroanastomose und ohne Braunsche Anastomose durchgeführt wurde, *müssen* Galle und Pankreassekret den Magenstumpf passieren. Die Entstehung von Stumpfcarcinomen über die Entwicklung einer chronisch-atrophischen Refluxgastritis mit intestinaler Metaplasie ist zumindest im Sinne einer Cocarcinogenese denkbar. Diese Annahme wird durch experimentelle Studien unterstützt, in denen die Carcinomentwicklung im Magenstumpf nach Anlage einer vorderen bzw. hinteren Enteroanastomose, also mit und ohne Ableitung von alkalischem Sekret, untersucht wurde. Hier zeigt sich eine signifikant häufigere Carcinomentwicklung bei der Anastomosierungstechnik, die auf eine Galleableitung verzichtet [7]. Publikationen, die eine gehäufte Carcinomentstehung im Magenstumpf nach einer Billroth II-Anastomose gegenüber der Billroth I-Anastomose beschreiben, sind nur mit Vorbehalt zu akzeptieren. Die Gastrojejunostomie wird ohnehin etwa 9- bis 15mal häufiger angewandt als die Gastroduodenostomie [14]. Verläßliche Untersuchungen an vergleichbaren Patientenkollektiven fehlen bislang.

An ein Magenstumpfcarcinom als Ursache von Beschwerden magenresezierter Patienten sollte nach mehr als 15- bis 20jährigem Abstand von der Operation immer gedacht werden. Die röntgenologische Untersu-

chung ist zur Diagnosestellung ungenügend, da operativ bedingte Veränderungen an Magenstumpf und eine Anastomose die Interpretation erschweren. Das diagnostische Verfahren der Wahl ist die endoskopische Untersuchung mit Entnahme von Biopsien.
Die Behandlung des Magenstumpfcarcinoms kann nur in der Entfernung des ganzen Magenrestes bestehen. Allerdings sind Magenstumpfcarcinome nur selten operabel, da die Diagnose bei uncharakteristischer Symptomatik meist zu spät gestellt wird. Auf jeden Fall wird man eine diagnostische Laparotomie anstreben, auch wenn man berücksichtigt, daß die Patienten meistens alt sind, und der angestrebte kurative Eingriff häufig nach intrathoracal ausgedehnt werden muß (Tabelle 8).

2.5 Praktische Durchführung

Im allgemeinen wird man, wenn man ein *Ulcus duodeni* durch Resektion behandeln will, eine *Magenresektion nach Billroth II* durchführen. Kritische Punkte bei dieser Resektionsform sind der Verschluß des Duodenalstumpfes und die gastroenterale Anastomosennaht. Im Gegensatz zur bisherigen Praxis sollte, wie oben dargelegt, die vordere Gastroenteroanastomose mit Braunscher Anastomose bevorzugt werden. Ob die Braunsche Anastomose zur Gallenableitung ausreicht, muß noch offen bleiben.
Technische Probleme beim Verschluß des Duodenalstumpfes entstehen dann, wenn die Hinterwand des Duodenums durch das Ulcus vernarbt und geschrumpft oder bei großen Ulcera völlig durch das Ulcus aufgebraucht ist. Vor der Anlage der Verschlußnähte empfiehlt sich dann auf jeden Fall eine Mobilisation des Duodenums nach Kocher, um genügend Duodenalvorderwand zur Deckung des Defektes zur Verfügung zu haben. Zuweilen müssen auch Choledochus und Papille über eine Choledochotomie markiert werden, um ihre Miteinbeziehung in die Naht zu vermeiden. Die Vorderwand wird dann zweireihig auf den Ulcusgrund bzw. die Pankreaskapsel aufgenäht. Die Entwicklung einer postoperativen Pankreatitis als Komplikation bei dieser Nahttechnik ist möglich. Erscheint ein Duodenalstumpfverschluß unsicher, empfiehlt sich eine *innere* Drainage mit Hilfe einer zweiten Magensonde, die bis nahe an den Duodenalstumpf in den zuführenden Schenkel eingelegt wird, sowie eine zusätzlich nach außen ableitende Zieldrainage.

Komplikationen an der Gastroenteroanastomose (GE) sind selten. Die Blutungs- und Insuffizienzquote liegen unter 1%. Unabhängig von den in den verschiedenen Chirurgenschulen gebräuchlichen Nahttechniken ist es wichtig, eine zuverlässig blutstillende Schleimhautnaht und eine deckende seromusculäre Nahtreihe anzulegen. Verzichtet man auf eine Braunsche Anastomose, sollte man bei der anisoperistaltischen GE den zuführenden Schenkel nicht zu hoch an der kleinen Kurvatur anannähen, um ein Syndrom der zuführenden oder auch blinden Schlinge zu vermeiden. Besser ist es, eine Braunsche Anastomose bei vorderer Gastroenteroanastomose anzulegen. Dann kann die zuführende Schlinge am Magenstumpf hoch, die deserosierte kleine Kurvatur gut deckend, angeheftet werden. Eine Einengung der zuführenden Schlinge oder gar ein Verschluß bleibt hier ohne Folgen. Bei jeder Art der Gastrojejunostomie muß die abführende Schlinge am Ende der Operation auf Durchgängigkeit geprüft werden. Komplikationen an der Braunschen Enteroanastomose sind extrem selten. Da sie die wesentliche Funktion der Galleableitung vom Magenstumpf erfüllen soll, sollte sie mindestens 5 cm lang sein.

Die Magenresektion vom Typ Billroth I (Gastroduodenostomie) wird von einer Reihe von Chirurgen auch bei Vorliegen eines Ulcus duodeni durchgeführt. Sie wird jedoch von den meisten Autoren bei dieser Indikation abgelehnt, da eine hohe Resektion, die zu einer ausreichenden Reduktion der belegzelltragenden Corpusschleimhaut notwendig ist, dazu führen kann, daß der duodenale und gastrale Absetzungsrand nicht spannungsfrei einander genähert werden können.

Die *Billroth I-Anastomose* ist dagegen das bevorzugte Verfahren beim *Ulcus ventriculi*, da die Reduktion der säureproduzierenden Schleimhaut nicht das wesentliche Ziel der Operation ist. Sie ist auch dann angezeigt, wenn ein hoch an der kleinen Kurvatur sitzendes Ulcus behandelt werden bzw. lediglich eine Antrumresektion durchgeführt werden soll. Im einzelnen richtet sich das operative Vorgehen nach dem Sitz und der Pathogenese des Magenulcus entsprechend der drei Typen nach Johnson.

Beim Typ I nach Johnson, dem an der Antrum-Corpus-Grenze an der kleinen Kurvatur sitzenden Geschwür, ist prinzipiell die Resektion nach Billroth I zu empfehlen. Sitzt das Geschwür sehr hoch, wird eine treppenförmige Abnaht der kleinen Kurvatur nach Shoemaker bevorzugt. Auch beim Typ II, dem als Folge eines Ulcus duodeni oder eines Narbenbulbus entstandenen Geschwür, ist die Resektion vertretbar. Meist wird jedoch dieses Ulcus heute nach bioptischer Sicherung seiner Benignität durch eine selektiv proximale Vagotomie, bei Vorliegen einer Magenentleerungsverzögerung zusätzlich mit Pyloroplastik behandelt. Beim Typ III, dem Ulcus ad pylorum, das pathophysiologisch dem Ulcus duodeni nahesteht, hat die selektiv proximale Vagotomie den Vorrang (Abb. 7).

Die Gastroduodenostomie wird am häufigsten als End-zu-End-Anastomose in Verlängerung der großen Kurvatur des Magens angelegt. Die kleine Kurvatur und die Resektionslinie werden bis auf eine dem Duode-

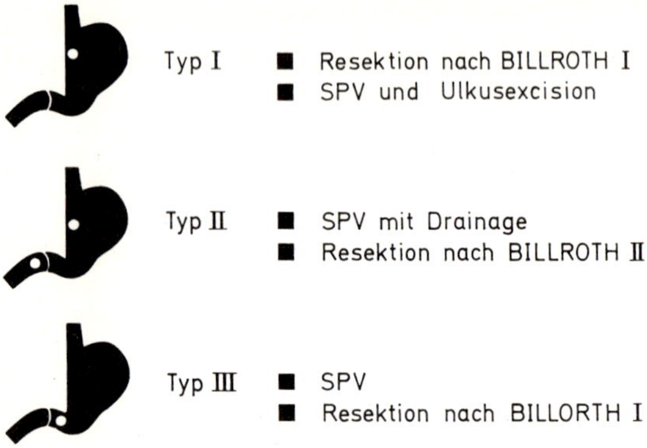

Abb. 7. Operatives Vorgehen beim Ulcus ventriculi

nallumen entsprechende Öffnung durch Naht verschlossen. Wichtig ist, daß Magenrest und Duodenum ohne Spannung einander genähert und verbunden werden können. Wegen der höheren Frequenz an Nahtinsuffizienz gegenüber der Billroth II-Anastomose empfiehlt sich das Einlegen einer Zieldrainage in die Nähe der Anastomose. Eine Mobilisierung des Duodenums nach Kocher ist im Zweifelsfall durchzuführen. Zur Vermeidung eines alkalischen Refluxes in den Magenrest erscheint es sinnvoll, die Gastroduodenostomie als End-zu-Seit-Anastomose anzulegen, um den nach retrograd ausgerichteten alkalischen Strom zum größten Teil im blind verschlossenen Duodenalstumpf abzufangen (Abb. 1). Ob dieses Verfahren in ausreichender Weise refluxverhindernd wirkt, wird noch durch vergleichende Untersuchungen zu belegen sein. Als Nachteil dieser Methode ist festzuhalten, daß im Gegensatz zur konventionellen End-zu-End-Anastomose zwei Nahtreihen, der Verschluß des Duodenalstumpfes und die Anastomose anzufertigen sind.

3. Schlußfolgerungen

Im Gegensatz zur heute noch feststellbaren Praxis [18] sollten die Resektionsverfahren zumindest in der Chirurgie der Ulcus duodeni nur noch mit Zurückhaltung angewandt werden. Hier haben die Vagotomieverfahren, insbesondere die selektiv proximale Vagotomie, in kontrollierten, prospektiven Studien ihre Überlegenheit gezeigt. Dies gilt vor allem im Hinblick auf die niedrigere Letalität und die wahrscheinlich an Häufigkeit und Intensität geringeren Folgeerkrankungen.
Klare Indikationen für die Resektionsbehandlung ergeben sich bei der erosiven hämorrhagischen Gastritis. Dabei kombiniert man die Resektion mit einer selektiven Vagotomie. Andere Autoren wenden diese Methode nicht an (s. S. 347). Bis auf weiteres sind auch Ulcusrezidive

Tabelle 9

	Indikationen zur Magenresektion
vorwiegend hohe Resektion mit Anastomosierung nach BILLROTH II	→ erosive, hämorrhagische Gastritis (obligat mit selektiver Vagotomie) → Ulcus duodeni: therapieresistentes Rezidiv nach Vagotomie → Ulcus duodeni: wenn Rezidivgefahr möglichst gering gehalten werden soll (obligat mit selektiver Vagotomie)
vorwiegend 1/2- bzw. Antrum-Resektion mit Anastomose nach BILLROTH I	→ Ulcus ventriculi Typ I → Ulcus duodeni bei »hyperaktivem« Antrum (obligat mit selektiver Vagotomie) → blutendes Ulcus ventriculi

nach Vagotomie, die auf eine konservative Behandlung nicht ansprechen, eine Indikation zur Resektion. Mit zunehmender Erfahrung an spezialisierten Zentren werden künftig möglicherweise mit Revagotomien ebenfalls zufriedenstellende Behandlungsergebnisse zu erzielen sein (s. Kap. 30).

Zu einer Magenresektion kann man sich in Ausnahmefällen auch dann entschließen, wenn man bei einem Patienten mit sehr hoher Säuresekretion nach Ausschluß eines Zollinger-Ellison-Syndroms ein Rezidiv möglichst verhindern will und die Resektion mit einer selektiven Vagotomie kombiniert.

Eine seltene Indikation stellt auch ein Ulcus duodeni bei hyperaktivem Antrum dar, das durch einen zuverlässigen Nachweis einer vermehrten G-Zell-Population gesichert sein sollte.

Empfehlenswert ist z.Z. noch wie oben erwähnt die Resektionsbehandlung des Ulcus ventriculi. Es bleibt abzuwarten, ob die laufenden prospektiven Studien [9] eine Überlegenheit der selektiv proximalen Vagotomie mit Ulcusexcision oder mehrfachen Biopsien beim Typ I des Ulcus ventriculi nachweisen können. Vertretbar ist die Resektion eines blutenden Ulcus ventriculi (alle Typen), wenn eine lokale Excision nicht möglich ist (Tabelle 9).

Neben den Indikationen, die vom Ulcus, seiner Pathogenese, seinen möglichen Komplikationen und vom Ulcusträger her für oder gegen Vagotomie oder Resektion sprechen, darf nicht vergessen werden, die Indikation von seiten des Operateurs abschließend kurz zu betrachten. Es gilt bislang als allgemeines Prinzip in der Chirurgie, speziell jedoch in der Ulcuschirurgie, daß ein Operateur die Methode anwenden sollte, die er am besten beherrscht. Daraus leitet sich eine fragwürdige Berechtigung der Resektionsverfahren bei allen Ulcusformen ab. Angesichts der dargelegten Fakten muß jedoch eine persönliche, Operateur-bestimmte Indikation verworfen werden. Wünschenswert sind Chirurgen, die die Vagotomieverfahren so gut beherrschen wie Resektionen und jedes Prinzip entsprechend einer objektiven Indikation einsetzen können.

Literatur

1. Alexander-Williams, J., Hoare, A. M.: Resection in postsurgical syndroms. In: Postoperative syndroms. Blum, A. L., Siewert, J. R. (eds.). London: Saunders 1979 (in press)
2. Amdrup, E., Andersen, D., Hostrup, H.: The Aarhus county vagotomy trial, interim report (abstr.). Scand. J. Gastroent. *12*, Suppl. 45, 3 (1977)
3. Baron, J. H.: The rationale of the different operations for peptic ulcer. In: Vagotomy on trial. Cox, A. G., Alexander-Williams, J. (eds.). London: Heinemann 1973
4. Becker, H. D.: Pathogenese, Diagnostik und Therapie des Dumping-Syndroms. Chirurg. *48*, 247 (1977)
5. Buskin, F. L., Woodward, E. K.: Postgastrectomy syndromes. In: Major problems in clinical surgery, Vol. XX. Philadelphia, London, Toronto: Saunders 1976
6. Dahm, K., Eichen, R., Werner, B., Kozuschek, W.: Gastroenterale Anastomosen und Carcinom im operierten Magen. Chirurg. *47*, 494–495 (1976)
7. Dahm, K., Schreiber, H. W., Werner, B., Knipper, A., Mitschke, H.: Zur Bedeutung des duodenogastrischen Refluxes für die Karzinomentstehung im Resektionsmagen. Inn. Med. *4*, 297–302 (1977)
8. Duthie, H. L., Kwong, N. K.: Vagotomy or gastrectomy for gastric ulcer. Brit. med. J. *1973 IV*, 79–81
9. Duthie, H. L.: Surgery for peptic ulcer. World J. Surg. *1*, 29 (1977)
10. Goligher, J. C.: The comparative results of different operations in the elective treatment of duodenal ulcer. Brit. J. Surg. *57*, 780–783 (1970)
11. Johnson, H. D.: Gastric ulcer classification, blood group characteristics, secretion patterns and pathogenesis. Ann. Surg. *162*, 996–1004 (1965)
12. Johnston, D.: Operative mortality and postoperative morbidity of highly selective vagotomy. Brit. J. Surg. *62*, 160 (1975)
13. Kümmerle, F., Rothmund, M.: Resektionsverfahren. Langenbecks Arch. Chir. *345*, 203–208 (1977)
14. Peitsch, W., Burkhardt, K.: Zur Pathogenese und Klinik des Magenstumpfkarzinoms. Langenbecks Arch. Chir. *341*, 195–203 (1976)
15. Postlethwait, R. W.: Five year follow-up results of operations for duodenal ulcer. Surg. Gynec. Obstet. *137*, 387–392 (1973)
16. Rothmund, M.: Duodenogastraler Reflux. Z. Gastroent. *15*, 192–201 (1977)
17. Rothmund, M., Neher, M.: Zur Kenntnis der alkalischen Refluxgastritis. Med. Klin. *72*, 312–318 (1977)
18. Rothmund, M., Stüwe, W., Kümmerle, F.: Operative Behandlung des Ulcus duodeni: Ergebnisse einer Umfrage. Dtsch. med. Wschr. *102*, 1409–1411 (1977)
19. Sawyers, J. L., Herrington, J. L.: Perforated duodenal ulcer managed by proximal gastric vagotomy and suture plication. Ann. Surg. *185*, 656–659 (1977)
20. Saegesser, F., James, D.: Causes of the gastric stump carcinoma after partial gastrectomy (Billroth II principle) for ulcer. Cancer (Philad.) *29*, 1150 (1972)
21. Siewert, R.: Chirurgische Verfahrenswahl: Billroth I oder Billroth II. In: Ulcus ventriculi. Becker, H. D., Peiper, H.-J. (Hrsg.). Stuttgart: Thieme 1977
22. Schreiber, H. J., Haemmerli, U. P., Schmid, P., Blum, A. L.: Chirurgische Therapie des Ulcus duodeni in der Schweiz im Jahre 1973. Schweiz. med. Wschr. *104*, 593–599 (1974)
23. Wastell, C., Colin, J., Wilson, T., Walker, E., Gleeson, J., Zeegen, R.: Prospectively randomised trial of proximal gastric vagotomy either with or without pyloroplasty in treatment of uncomplicated duodenal ulcer. Brit. med. J. *1977 II*, 851–853
24. After gastrectomy (editorial). Lancet *1976 II*, 891

Kapitel 18

Andere chirurgische Eingriffe: Gastroenterostomie, Ulcusexcision und limitierte Resektion

S. Martinoli

1. Die Gastroenterostomie als Therapie des Ulcus duodeni und Ulcus ventriculi

1.1 Definition und Einleitung

Die Gastroenterostomie bewirkt ein Ableiten des Mageninhaltes durch eine mit dem Magen anastomosierte Dünndarmschlinge (Abb. 1).

1.1.1 Entstehung und Wandel der Indikation zur Gastroenterostomie

Auf Anraten von Nicoladoni führte Wölfler 1881 [43] zum ersten Mal eine Gastroenterostomie bei einem Patienten mit stenosiertem Pylorus

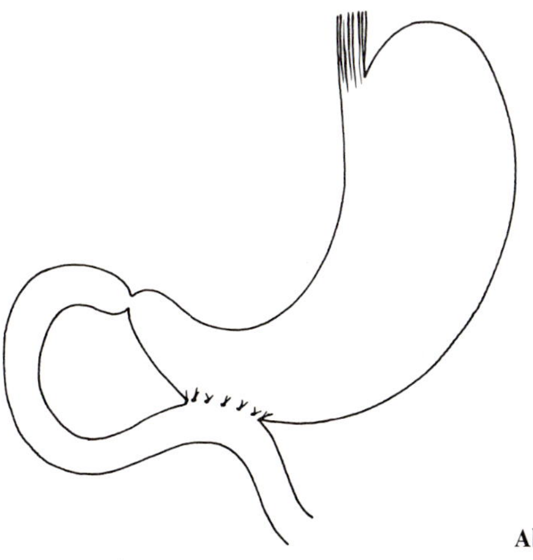

Abb. 1. Schema einer Gastroenterostomie

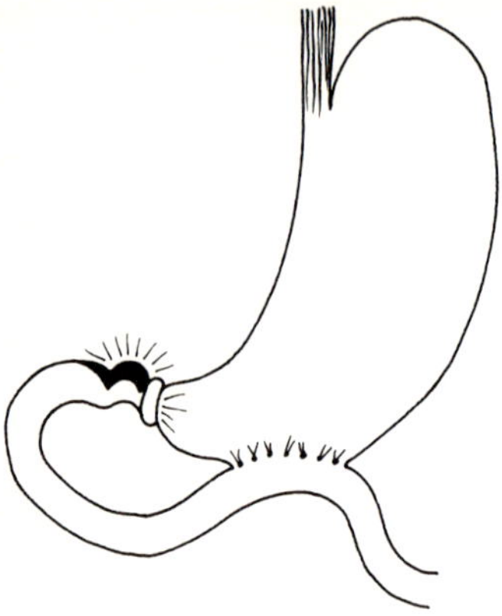

Abb. 2. Gastroenterostomie und Pylorusligatur nach v. Eiselsberg „zur Ruhigstellung eines Duodenalulcus"

durch. Kaum war die Begeisterung für die erste erfolgreiche Magenresektion von Rydygiers vorbei, berichtete man über die Gefährlichkeit dieser Operation. Die schonendere Gastroenterostomie wurde zum Standardverfahren für die Behandlung des „Gastroduodenalulcus". Als Nissen [34] 1921 Assistent bei Sauerbruch in München wurde, war die Gastroenterostomie die nicht diskutierte Routine in der Ulcuschirurgie. Die breitere Anwendung der Röntgendiagnostik führte zur relativen Zunahme der Indikation zur Gastroenterostomie, auch bei nicht vorhandener organischer Magenausgangsstenose.

Die Versuche der theoretischen Rechtfertigung der Gastroenterostomie hatten in von Eiselsberg und Schmilinsky zwei Pioniere. Von Eiselsberg [15] glaubte, daß die Gastroenterostomie zur Ulcusheilung führt, weil sie den von der Magensäure angegriffenen Bulbus ruhigstellt, indem sie die Säure vom Bulbus ableitet. Er versuchte mit der totalen Unterbindung der Duodenalpassage (künstlicher Pylorusverschluß oder Pylorusdurchtrennung) (Abb. 2), diese therapeutische Eigenschaft der Gastroenterostomie zu verstärken (Prinzip der Ruhigstellung).

Schmilinsky [36] sah in dem von der Gastroenterostomie ermöglichtem Rückfluß von alkalischem Duodenalsaft in den Magen eine Art innere Neutralisierung der Säureaggression (Prinzip der „inneren Apotheke"). Er entwarf und wandte eine Operation an, in welcher der Duodenalsaft in den proximalen Magen zurückfloß (Abb. 3).

Beide Vorschläge führten zu einer stärkeren Incidenz der inzwischen allgemein bekannt gewordenen und häufigsten Komplikation der Gastroenterostomie: das peptische Jejunalgeschwür. 1925 berechnete Lewisohn [29] die Häufigkeit des peptischen Geschwürs nach einer Gastroenterostomie auf 30%. Die Häufung der Meldungen jener Komplikation führte hauptsächlich zur Einführung und Verbreitung der thera-

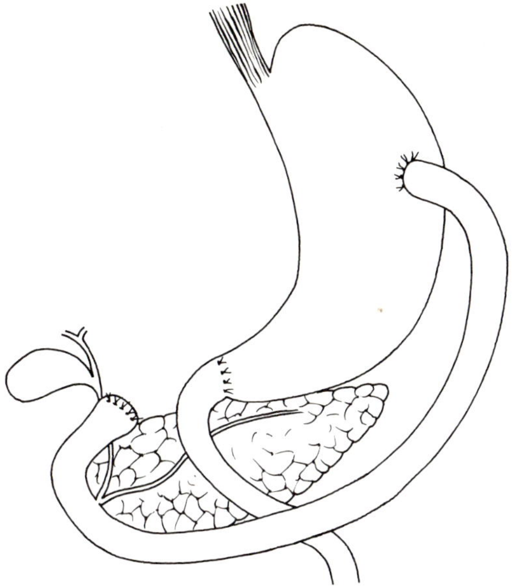

Abb. 3. Schmilinsky-McCann-Experiment: Ableitung sämtlicher Duodenalsekrete hoch in den Magen zur Alkalinisierung des Mageninhaltes

peutisch zuverlässigeren Resektionsformen, welche in den Dreißigerjahren zur Standardtherapie des Ulcus wurden.
Die Gastroenterostomie erfuhr eine echte Renaissance, als die Arbeiten von Dragstedt über die Vagotomie bekannt wurden. Als Alternative zur Pyloroplastik wurde sie hauptsächlich in den angelsächsischen Ländern in Kombination mit der trunculären und dann mit der selektiven Vagotomie zum meistgewählten Drainageverfahren des Magens.

1.2 Die verschiedenen Formen der Gastroenterostomie und ihre pathophysiologische Begründung

An der großen Zahl der vorgeschlagenen Varianten der Gastroenterostomie sieht man die Unsicherheit, die heute noch über die Wirkungsweise dieser Operation herrscht. Sie seien vereinfacht aufgeführt.
Die Gastroenterostomie kann *isoperistaltisch*, *anisoperistaltisch* oder *quer* zur Längsachse des Magens angelegt werden (Abb. 4).
Die *isoperistaltische* Anlage widerspiegelt die Absicht, den Kontakt der Säure mit dem Duodenum zu vermeiden, zudem die Vorstellung, daß wenn die Fortpflanzungsachsen beider Peristaltiken, die gastrische und

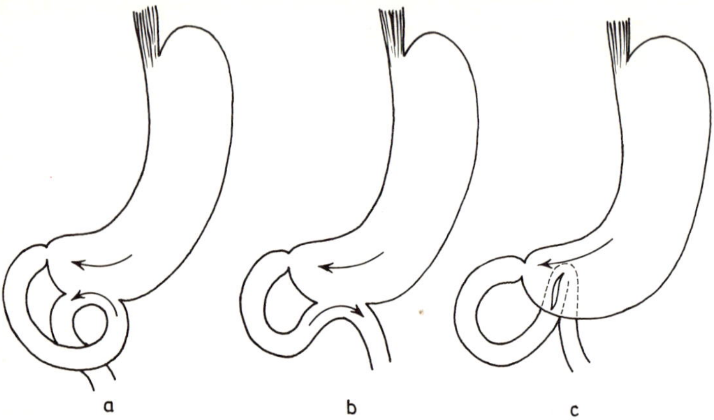

Abb. 4a–c. Verschiedene Lagen der Jejunalschlinge zur Richtung der Magenperistaltik: **a** Isoperistaltische Gastroenterostomie, **b** Anisoperistaltische Gastroenterostomie, **c** Quere Gastroenterostomie

die jejunale, in der gleichen Richtung ablaufen, die Entleerung des Magens eine promptere sei.

Die *anisoperistaltische* Anlage stützt sich auf die Annahme, daß die Säurebenetzung der zuführenden Jejunalschlinge und rückläufig des Duodenums die Säureproduktion zu hemmen vermag [42].

Die *quer* zur Längsachse des Magens gerichtete Anastomose stellt den vorsichtigen Kompromiß beider Formen dar.

Die Gastroenterostomie kann mit *langer* oder *kurzer* zuführender Schlinge ("no loop") angelegt werden (Abb. 5).

Hier wiederum zwei gegenteilige Ansichten: Soll die Säure das distale Duodenum benetzen oder nicht? Ist der proximale Dünndarm säureresistenter als der distale, wie Dragstedt behauptet [13]?

Gesichert scheint allein, daß je proximaler die Einfuhr des Speisebolus in das Jejunum ist, desto kleiner die erwartete Malabsorption. Fest steht, daß je länger die zuführende Schlinge ist, desto leichter entsteht eine innere Hernie [9].

Die Gastroenterostomie kann mit oder ohne *Braunsche Fußpunktanastomose* angelegt werden (Abb. 5).

Die Braunsche Anastomose wird mit 2 Absichten gemacht:

1. Sie soll den Gastritis fördernden Alkalirückfluß in den Magen in Schranken halten.
2. Sie soll eine adäquate Drainage der eventuell übermäßigen Füllungen der zuführenden Schlinge vermeiden.

Man weiß, daß die Braunsche Anastomose keinen absoluten Schutz gegen das Syndrom der zuführenden Schlinge bietet, aber ein solches ist

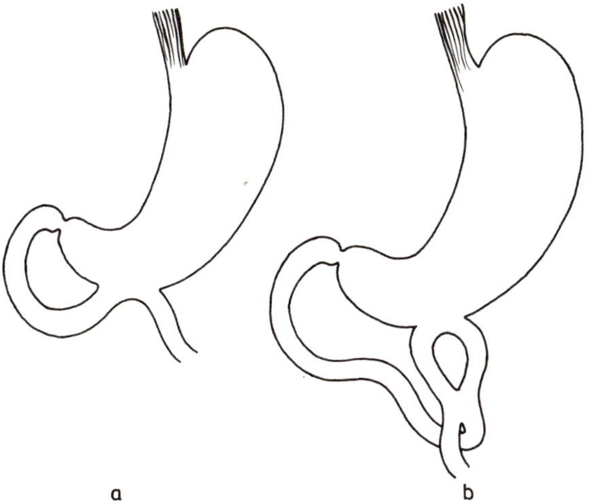

Abb. 5a u. b. Verschiedene Länge der Jejunalschlinge in einer Gastroenterostomie: **a** "No loop"-Gastroenterostomie ohne Braunsche Anastomose. **b** Gastroenterostomie mit langer zuführender Schlinge und Braunsche Anastomose

nach Enteroenteroanastomose viel seltener [9]. Die meisten Chirurgen empfehlen das Anlegen einer Braunschen Anastomose bei langer zuführender Schlinge und verzichten darauf bei der "no loop"-Gastroenterostomie.

Mehr topographisch und chirurgisch-technisch bedingte Varianten sind die Anlage einer Gastroenterostomie *antecolisch* oder *retrocolisch*

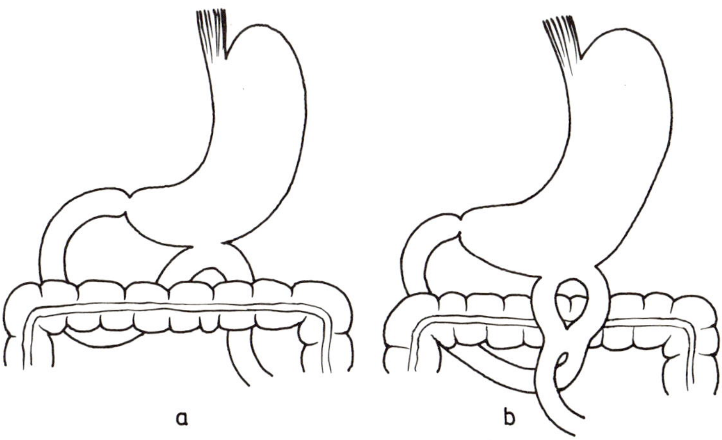

Abb. 6a u. b. Lage der Gastroenterostomie gegenüber dem Dickdarm: **a** retrocolisch, **b** antecolisch

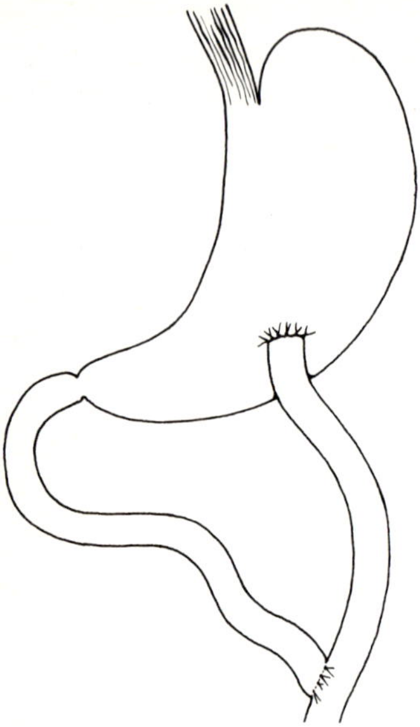

Abb. 7. Gastroenterostomie nach Roux: Eine y-förmige, ausgeschaltete Dünndarmschlinge wird mit dem Magen anastomosiert

(Abb. 6) und am Magen der Abstand der Gastroenterostomie vom Pylorus.

Die Anlage *am tiefsten Punkt der Magengroßkurvatur* scheint heute eine unumstrittene Notwendigkeit.

Die Abwägung der möglichen pathophysiologischen Wirkungen gegenüber den anatomisch-topographischen Gegebenheiten läßt heute 2 Formen der Gastroenterostomie in der Ulcuschirurgie empfehlen:

a) Die *retrocolische "no loop"-Anastomose ohne Braun*, wobei die iso- und anisoperistaltische Lage jeweisl von der Position des Treitzschen Bandes gegenüber dem tiefsten Punkt der Magengroßkurvatur bestimmt werden sollte (Abb. 6a).

b) Die *antecolische isoperistaltische Gastroenteroanastomose* mit Braunscher Enteroenteroanastomose (Abb. 6b).

1.3 Wirkungsmechanismus der Gastroenterostomie

1.3.1 Umgehung einer Stenose, Verhinderung der Stase

Obwohl es schwierig ist, die Anfangserfolge der Gastroenterostomie zahlenmäßig zu dokumentieren, muß man aus der raschen Zunahme der Anwendung annehmen, daß besonders der Patient mit länger bestehender organischer Ulcusstenose in vielen Fällen geheilt wurde. Die Gastroenterostomie als Umgehung eines Hindernisses fußt auf solidem Boden, was ihre breite Anwendung in der palliativen Tumorchirurgie erklärt. Dragstedt [12] postulierte die antrale Stase als Ulcusursache. Dadurch bekam die Gastroenterostomie einen neuen Auftrieb. Die Dehnung des Magens ist ein ausgeprägter Säurestimulus [4]. Durch die Drainage des Magens soll die Gastroenterostomie eine Verminderung der Säuresekretion herbeiführen.

1.3.2 Prinzip der Ruhigstellung

Gemäß den Ansichten von Eiselsberg hätte die vollständige Umleitung der Magensäure weg vom Duodenum (Abb. 2) zur Heilung des Ulcus duodeni führen müssen. Die Klinik bestätigte diese Annahme, aber das Ulcus erschien nach der Ausschaltungsoperation mit noch höherer Frequenz am mit dem Magen anastomosierten Jejunum. Allen u. Welch [1] konnten bei solchen Ausschaltungsoperationen ohne Resektion bis zu 80% peptische Jejunalgeschwüre zählen. Die Gastroenterostomie mit Pylorusverschluß wurde zum Modellversuch für die Provokation der peptischen Jejunalgeschwüre.

Es ist belegt, daß die Ansäuerung des Duodenums die Säuresekretion zu bremsen vermag. Die obsolete Gastroenterostomie nach Roux (Abb. 7), welche im Gegensatz zur klassischen Gastroenterostomie jeglichen Rückfluß der Säure in das Duodenum verhindert, ist von einer höheren Rate von Ulcera peptica jejuni begleitet [18].

Dragstedt [13] stellte bei der Erprobung verschiedener ulcerogener Präparationen am Hund fest, daß diejenigen, welche auch nur eine partielle Säurebenetzung des Duodenums gestatteten, weniger ulcusfördernd waren, als die äquivalenten Präparationen, wo der Zwölffingerdarm ohne Kontakt mit der Säure blieb.

1.3.3 Gastroenterostomie bei Hypacidität

Wie erklärt man die guten Anfangserfolge der Gastroenterostomie, gerade in den Fällen, wo die Duodenalstenose und entsprechend die Drosselung der Duodenalpassage am ausgeprägtesten waren? Eine mögliche Deutung wäre, daß die wahrscheinlich seit längerer Zeit bestehende Stenose zu einer Stauungsgastritis und zur konsekutiven Hypoacidität geführt hat. Small [37] fand 1964 keine Jejunalgeschwüre bei seinen Gastroenterostomie-Operierten, welche präoperativ auf den Histaminstimulus weniger HCl als 30 mÄq/Std produzierten, und noch 1969 empfahl Dellipiani [11] die Anwendung der alleinigen Gastroenterostomie bei den hypoaciden Ulcuspatienten. Diese Empfehlung blieb allerdings isoliert. Abgesehen von der Tatsache, daß die Säuremeßung bei den einzelnen Patienten nicht in die Indikation zum Verfahren miteinbezogen werden sollte [2], kann man der Untersuchung von Small eine zu kurze Beobachtungszeit vorwerfen. Nach Andros [3] sollte der Intervall zwischen einer Gastroenterostomie und der Entstehung des peptischen Jejunalgeschwüres im Mittel 7 Jahre betragen.

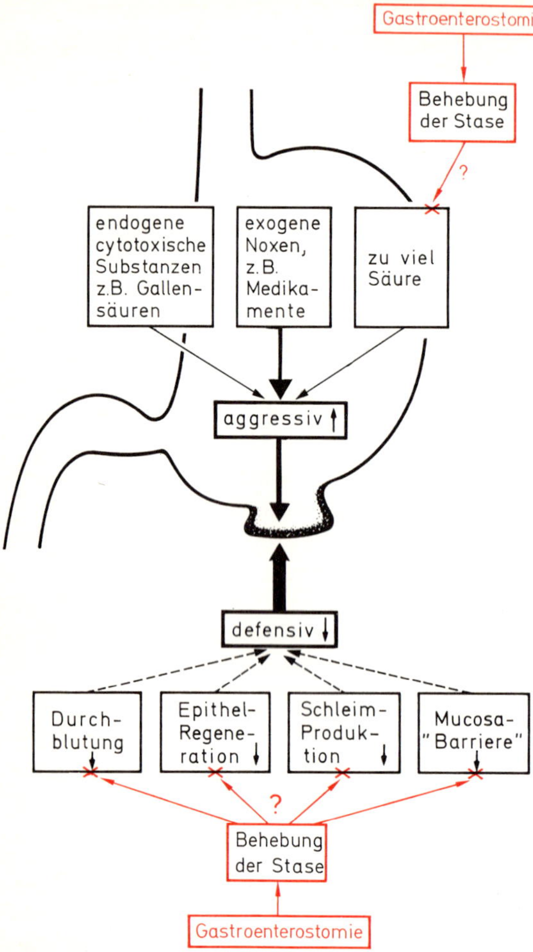

Abb. 8. Denkbarer Wirkungsmechanismus des therapeutischen Prinzips Gastroenterostomie beim Ulcus ventriculi

1.3.4 Prinzip der „inneren Apotheke"

Schmilinsky wollte mit der vollkommenen Überführung der alkalischen Duodenalsäfte in den Magen eine Art autogener Antacidatherapie einleiten. Das Gastroduodenalgeschwür heilte dabei ab, aber Anastomosenulcera stellten sich bei mehr als der Hälfte der so operierten Patienten ein [39]. Schon Enderlen [16] konnte nachweisen, daß die in den Magen überführten alkalischen Säfte nicht imstande sind, die dabei entstehende

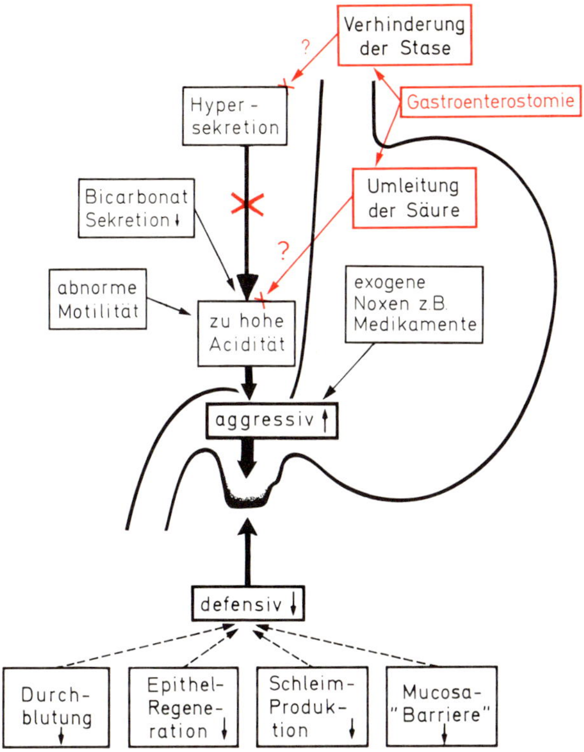

Abb. 9. Denkbarer Wirkungsmechanismus des therapeutischen Prinzips Gastroenterostomie beim Ulcus duodeni

Magensäure zu neutralisieren. McCann [31] gelang es nicht, mit dem gesamten Duodenalsaft in der Schmilinskyschen Präparation (Abb. 3) die postprandiale Säure zu binden. Du Plessis [14] konnte Indizien zusammentragen, nach welchen die Kombination von noch vorhandener Säure und alkalischem Reflux in den Magen die ideale Voraussetzung für die Entstehung der chronischen Gastritis ist. Die chronische Gastritis wurde von ihm als notwendiger Boden des Magengeschwürs erkannt. Davenport [10] konnte nachweisen, daß einige Gallenbestandteile die gastrische Schleimbarriere zerstören, die Säurerückdiffusion in die Mucosa bahnen und somit zur Histaminfreisetzung Anlaß geben (s. Kap. 3). Die Alkalinisierung des Antrums ist zudem eine Methode, um die endogene Gastrinausschüttung zu provozieren [44].

Somit scheitert das Prinzip der „inneren Apotheke" zur Deutung des therapeutischen Effektes der Gastroenterostomie. Die Magensäure, nicht das duodenale Alkali, ist am längeren Hebel. Es bestehen eher

Anhaltspunkte, daß die Gastroenterostomie die Heilung des Ulcus vorwiegend durch Senkung der lokalen Säureaggression und Verminderung der Stase herbeiführen kann (Abb. 8 u. 9). Inwieweit die Säureverminderung durch Neutralisation, duodenale Hemmechanismen oder primär verminderte Säureproduktion zustande kommt, läßt sich nicht entscheiden.

1.4 Therapeutischer Effekt

Bevor man die leider nur älteren Arbeiten über die therapeutischen Erfolge der Gastroenterostomie analysiert, muß man sich daran erinnern, daß die von den Autoren gemeldeten Erfolge in der Ulcusbehandlung oder die angegebenen Ulcusrezidive häufig klinisch schwierigen Wertungen entsprechen. Die Endoskopieära hatte noch nicht angefangen. Die Trennung der Symptome eines Rezidivulcus von denjenigen eines peptischen Jejunalgeschwürs ist sowohl von den Symptomen her als auch radiologisch problematisch. Das Fehlen von prospektiven, kontrollierten Studien erschwert die Beurteilung der Zahlen.

Tabelle 1. Resultate der Gastroenterostomie beim „Gastroduodenalulcus"

	Patienten-anzahl	„Gute" Resultate %	Ulcusrezidive %	Peptisches Jejunalulcus %
Clark	107	88%	?	11%
Evans	136	65%	12%	2%
Hadley	101	53%	22%	25%
Swynnerton	140	<60%	?	40%

Die zusammengestellten Resultate (Tabelle 1) von vier verschiedenen Autoren [5, 17, 22, 38] sind in ihren Unterschieden deutlich von den Selektionskriterien und von der Praxis der Nachkontrolle beeinflußt. Aus jenen geht hervor, daß nach einer Gastroenterostomie bei etwa 60% der Patienten ein befriedigendes klinisches Resultat erwartet werden darf, vorausgesetzt, daß die Gastroenterostomie restriktiv älteren, hypoaciden und stenotischen Mägen reserviert wird. Die genannten Autoren sind sich einig, daß sich das gastrische Ulcus jenseits des therapeutischen Spektrums der Gastroenterostomie befindet, ohne allerdings numerische Belege liefern zu können.

Anhand der genannten Arbeiten läßt sich die Ulcus-Rezidivhäufigkeit im Duodenum auf 10–15% schätzen, während die Ulcera peptica jejuni etwa 20% betragen sollten. Alle 4 Autoren beobachteten auffallend gute klinische Resultate bei all jenen Patienten, welche von Rezidiv oder von Ulcus pepticum jejuni verschont blieben.

1.5 Unerwünschte Folgen der Gastroenterostomie

1.5.1 Gallenrückfluß

Nach Erfahrung der Endoskopie scheint der *Gallenrückfluß* bei einer Gastroenterostomie wie bei jeder Drainage-Operation die Regel zu sein. Ebenfalls regelmäßig findet sich um die Anastomosenlinie eine *peristomales Erythem* [28]. Lange nicht bei allen Patienten, aber bei ungefähr jedem 10. Patienten [7] tritt klinisch bei einem Reflux von Duodenalsaft in den Magen das Syndrom des *biliären Erbrechens* auf: plötzlich einsetzende, dumpfe Oberbauchschmerzen, begleitet von Galleerbrechen.

1.5.2 Malabsorptionssyndrom

Ein *Malabsorptionssyndrom* nach einer alleinigen Gastroenterostomie ist in der Literatur zu wenig dokumentiert. Die Ausschaltung der Duodenalpassage steht im Vordergrund. Die langfristige Beobachtung von gastroenterostomierten und vagotomierten Patienten spricht für eine Malabsorption. Wheldon [41] berichtet von Gewichtsverlusten über 6 kg bei beinahe 40% der Operierten, 15 Jahre nach Vagotomie und Gastroenterostomie.

1.5.3 Technische Komplikationen

Verschiedene *technische Komplikationen* können den postoperativen Verlauf nach einer Gastroenterostomie trüben, unter anderem:
- Syndrom der zuführenden Schlinge
- Innere Hernie, Abknickung
- Anastomosenstenose
- Stomaler Prolaps oder Invagination
- Anastomoseninsuffizienz

Diese Komplikationen sollten nicht über 1% der Patienten befallen.

1.5.4 Ulcus pepticum jejuni

Bei alleiniger Anlage einer Gastroenterostomie ohne antipeptische Operation ist das "over all" Risiko des Auftretens eines *peptischen Geschwürs am Jejunum* zwischen 30 und 40% [3, 29].

1.5.5 Carcinomentstehung

Die Gastroenterostomie und die Magenresektion nach B II scheinen von einer hohen Rate *späterer Carcinome* belastet zu sein. Griesser u. Schmidt [21] errechneten 15% Spätcarcinome nach einer Gastroenterostomie. Da Helsingen u. Hillestad [23] auch für die Billroth II-Resektion bei einem Ulcus duodeni eine dreifach erhöhte Stumpfcarcinomrate fanden, muß für die Gastroenterostomie bei Ulcus duodeni eine potentiell erhöhte Carcinogenität vermutet werden. Experimentell konnte Morgenstern [32] an der Ratte mit dem Carcinogen Methylcholantren durch eine zusätzliche Gastroenterostomie die Frequenz des Magencarcinoms von 44% auf 59% seiner Versuchstiere erhöhen.

1.6 Indikationen zur Gastroenterostomie

1.6.1 Die Gastroenterostomie allein

Die *Gastroenterostomie allein* ist heute in der Behandlung des Gastroduodenalgeschwürs als obsoletes Verfahren zu betrachten. Das Risiko des peptischen Geschwürs, die metabolischen Folgen und die potentielle Syncarcinogenität [8] genügen, um die Methode mit untragbaren Risiken zu belasten. Höchstens als „rasche" Therapie bei dem stenosierenden Altersulcus findet sie einen Platz im Spektrum der chirurgischen Verfahren. Diese Konstellation ist selten.

1.6.2 Die Gastroenterostomie als Alternative der Pyloroplastik zur Drainage des vagotomierten Magens

Die Gastroenterostomie ist die Drainageform, welche Dragstedt zur Vermeidung der Stase nach trunculärer Vagotomie vorgeschlagen hatte. Hauptsächlich im angelsächsischen Sprachgebiet wurden Vor- und Nachteile der Gastroenterostomie gegenüber der Pyloroplastik geprüft. Arbeiten, welche eine hohe Malabsorptionsrate bei Vagotomie und Gastroenterostomie angeben [41], stehen Arbeiten gegenüber, welche in bezug auf die Malabsorption keine Unterschiede zwischen einer Vagotomie plus Gastroenterostomie und einer Vagotomie plus Pyloroplastik finden [7, 25, 26, 40]. Beunruhigend in der die Gastroenterostomie belastenden Arbeit Wheldons ist, daß sie diejenige mit der längsten Beobachtungszeit ist (mehr als 15 Jahre).
Diarrhoe und Dumping scheinen sich bei einer Vagotomie plus Gastroenterostomie und einer Vagotomie plus Pyloroplastik die Waage zu halten [6].
Die Ulcusrezidive sind nach Goligher [20], Kronborg [27] und Postlethwait [35] häufiger nach einer Vagotomie plus Pyloroplastik als nach Vagotomie plus einer Gastroenterostomie. Die Unterschiede sind aber nicht signifikant.
Biliäres Erbrechen scheint in der randomisierten Studie von Kennedy [26] deutlich häufiger nach einer Vagotomie plus Gastroenterostomie zu sein als nach einer Vagotomie plus Pyloroplastik.
Die klinischen Resultate der Vagotomie plus Gastroenterostomie und der Vagotomie plus Pyloroplastik scheinen gesamthaft vergleichbar [6].

Für die Wahl einer Gastroenterostomie spricht das Vorhandensein eines von der Ulcuskrankheit schwer vernarbten Magenausganges, wo die anatomischen Landmarken nicht mehr erkennbar sind. Hier ist das Anlegen einer Pyloroplastik nicht selten ein riskantes Unternehmen. Für die Wahl einer Pyloroplastik spricht die Notwendigkeit, das Ulcus zwecks Blutstillung, gegebenenfalls Histologie, zu inspizieren. Obwohl nicht mit Sicherheit belegt, sind die Bedenken gegenüber der Gastroenterostomie als mögliche syncarcinogenetische Operation schwer zu bewerten. Die Gastroenterostomie sollte aus diesem Grund nur bei alten Leuten angewandt werden. Für die Anlage einer Gastroenterostomie spricht die radiologische Beobachtung, daß sie sich nach Abheilen des Duodenalulcus häufig selbst ausschaltet, indem der Hauptteil des Bariums den duodenalen Weg wieder einschlägt. Die Tatsache, daß eine Gastroenterostomie chirurgisch wieder rückgängig gemacht werden kann, sollte eine Rolle in der Indikation spielen.

1.7 Schlußfolgerungen

Die Gastroenterostomie war lange Zeit die am meisten verwendete chirurgische Therapie des Gastroduodenalulcus. Sie kann zur Ulcusheilung beitragen, indem sie die antrale Stase verhindert und die Magenausgangsstenose umgeht. Als alleinige Operation hat die Gastroenterostomie heute kaum noch Indikationen, da unter den Nachteilen das Auftreten eines peptischen Jejunalgeschwürs und die mögliche Syncarcinogenität untragbare Risiken darstellen (Tabelle 2).
Als Alternative zur Pyloroplastik in der Drainage des total vagotomierten oder stenotischen Magens hat die Gastroenterostomie einen Anwendungsbereich in den Fällen, wo der Pylorusbereich durch zu starke Vernarbung nur mit hohem chirurgischem Risiko anzugehen ist.

2. Ulcusexcision und Varianten der limitierten Resektion

2.1 Definition

Unter diesem Titel seien vereinfachend alle im Grundprinzip verwandten Operationen zusammengefaßt, welche primär beabsichtigen, „den kranken Herd" zu entfernen. Es handelt sich um die tangentiale Excision des Ulcus vom Lumen her, die Excision des Ulcus durch alle Schichten, die keilförmige Resektion, die Quer- oder mediale Resektion und die Pylorus-erhaltende Gastrektomie (Abb. 10).

Tabelle 2.

Eingriff	Gastroenterostomie	Pyloroplastik	Ulcusexcision	Limitierte Resektion
Vorteile	Einfach bei schwierigem Pylorus, chirurgisch reversibel, Selbstausschaltung	Besser für Blutstillung am Ulcus. Weniger Malabsorption? Weniger galliges Erbrechen, weniger Gastritis und Erythem?	Sicherung der Ulcushistologie	Erhaltung des Pylorus
Nachteile	Ulcus pepticum jejuni syncarcinogen hohe Rezidivrate biliäres Erbrechen atrophische Gastritis Malabsorption Intraoperative Ulcusinspektion nicht möglich	Definitive Pyloruszerstörung. Schwierig im stark entzündlichen Pylorus. Hohe Rezidivrate ohne Vagotomie	Keine Funktionskorrektur. Hohe Rezidivrate ohne Vagotomie	Keine Funktionskorrektur, hohe Rezidivrate
Indikation und Wertung	Obsolet, außer bei alten Patienten, Anacidität und hochgradiger Stenose. Als Drainage bei Vagotomie nur bei manifester Stenose oder totaler Vagotomie: – bei älteren Patienten – mit schwer vernarbter Bulbus – wenn Ulcusinspektion nicht notwendig – evtl. als temporäre Drainage	Obsolet als Einzelverfahren. Als Drainage bei totaler Vagotomie – zur Blutstillung bei Ulcus ad pylorum – bei jüngeren Patienten – bei „zugänglichem" Bulbus Als Drainage bei proximal selektiver Vagotomie – bei akzidenteller Zerstörung der antralen Innervation – bei klinisch relevanter Stenose	Obsolet als Einzelverfahren. Unerläßlich bei gastrischem Ulcus in Kombination mit Vagotomie	Obsolet als Einzelverfahren. Zur Ulcusexcision in Kombination mit Vagotomie

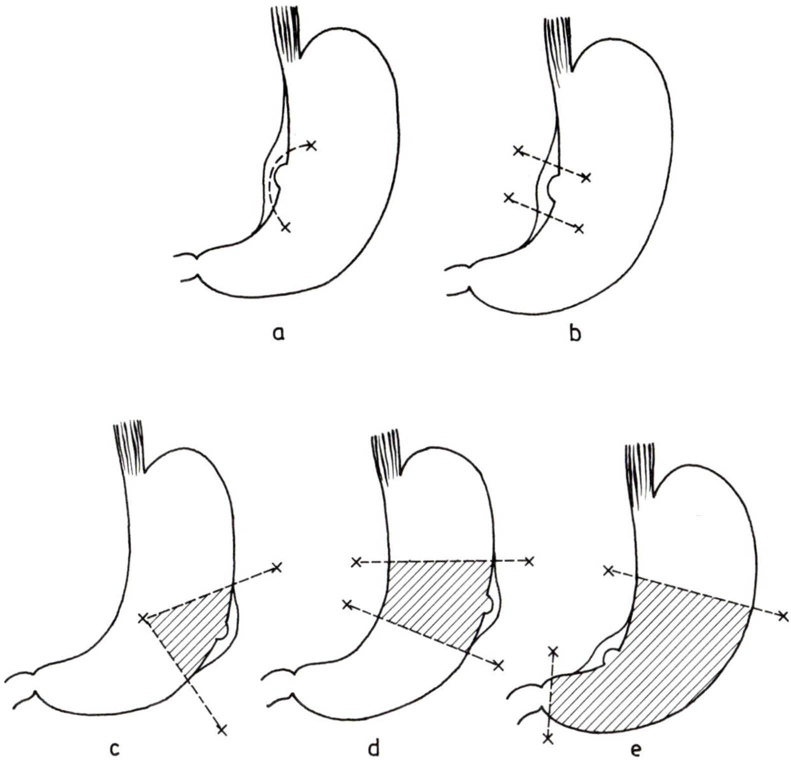

Abb. 10. a Tangentiale Excision eines Ulcus vom Lumen her, **b** Excision eines Ulcus durch alle Schichten, **c** Keilresektion, **d** Quer- oder mediale Resektion, **e** Pylorus-erhaltende Gastrektomie nach Maki

2.2 Wirkungsmechanismus

Außer für die Pylorus-erhaltende Gastrektomie von Maki [30] haben die Ulcusexcision und die limitierten Magenresektionen lediglich den Zweck, eine genaue Analyse der Ulcuskrankheit durch eine ausgiebige Histologie zu ermöglichen. Ihr Anwendungsbereich beschränkt sich auf das Magenulcus. Die Pylorus-erhaltende Gastrektomie [30] hat die gleichen Absichten wie die Magenresektion nach Billroth, sie will aber die pylorische Funktion erhalten.
Die moderne Magenchirurgie kennt für solche Eingriffe allein keine Indikation, und Holle [24] weist mit Recht darauf hin, daß die notwendige Funktionskorrektur dabei völlig vernachlässigt wird. Es fehlen Arbeiten über nur excidierte Ulcera ventriculi.

2.3 Resultate, Komplikationen, Aussichten

Die Resultate der lokalisierten Ulcusexcision, kombiniert mit der proximal-selektiven Vagotomie [33], scheinen vergleichbar mit denjenigen der resezierenden Verfahren. Verschiedene Autoren konnten für die Pylorus-erhaltende Gastrektomie nach Maki keine unterstützenden Resultate liefern. Fielding [19] hatte nach kurzer Zeit so viele Rezidive, daß die angefangene Serie unterbrochen werden mußte.
Nebenwirkungen und Komplikationen der Ulcusexcision sind vorwiegend diejenigen der begleitenden Vagotomie. Eine für die Ulcusexcision spezifische Komplikation ist das Entstehen eines Rezidivulcus um die nicht resorbierbaren Fäden, falls solche für die innere Adaptation der Magenwand gebraucht wurden.
Falls die H_2-Receptorenblocker genügen werden, um die Ulcusdiathese dauerhaft einzuschränken, kann man sich fragen, ob eine limitierte Chirurgie beim Ulcus ventriculi nicht zur klinischen Erprobung eingeführt werden sollte.

2.4 Indikationen zur Ulcusexcision

Jedes Ulcus ventriculi soll, wenn möglich, tangential oder in der ganzen Wanddicke excidiert und biopsiert werden.
Gelegentlich genügt die ausgiebige, endoskopische präoperative Biopsie, falls der makroskopische Aspekt des Ulcus eine solche Biopsie als genügend repräsentativ für die Ulcusdignität erkennen läßt.
Quer- und Segmentresektionen sind meist eine unnötige Erweiterung der Excision, genügt doch die dabei entstehende Reduktion der Parietalzellmasse nicht, um eine Funktionskorrektur zu erreichen.

2.5 Schlußfolgerungen

Die Ulcusexcision als Therapie des gastrischen Ulcus ist nur im Zusammenhang mit einer Vagotomie oder mit einer Resektion berechtigt: Sie dient lediglich der histologischen Sicherung der Ulcusdignität.
Limitierte Resektionsverfahren, wie die Querresektion, die Segmentresektion oder die Pylorus-erhaltende Gastrektomie führen zu keiner genügenden Funktionskorrektur und sollten nicht angewandt werden.

Literatur

1. Allen, A. W., Welch, C. E.: Gastric resection for duodenal ulcer. Follow up studies. Ann. Surg. *115*, 530–543 (1947)
2. Allgöwer, M.: Rundgespräch: Gastro-Duodenal-Ulcus. Langenbecks Arch. Chir. *345*, 245–247 (1977)
3. Andros, G., Donaldson, G. A., Hedberg, S. E., Welch, C. E.: Anastomotic ulcers. Ann. Surg. *165*, 955–964 (1967)
4. Bergegardh, S., Olbe, L.: Gastric acid response to distension of the stomach in man. Acta physiol. scand. *82*, 6 A (1971)
5. Clark, D. H.: Results of Gastroenterostomy for duodenal ulcer. Gastroenterologia (Basel) *83*, 41–45 (1955)
6. Cox, A. G.: The outcome of truncal vagotomy and a drainage procedure. In: Vagotomy on trial. (Cox, A. G., Alexander-Williams, J. eds.), pp. 67–83. London: William Heinemann Medical Books Ltd. 1973
7. Cox, A. G., Bond, M. R., Podmore, D. A., Rose, D. P.: Aspects of nutrition after vagotomy and gastrojejunostomy. Brit. med. J. *1964 I*, 465–469
8. Dahm, K., Werner, B.: Experimentelles Magenstumpfkarzinom. In: Das Karzinom im operierten Magen. (Dahm, K., Rehner, M. Hrsg.), S. 49–66. Stuttgart: Thieme 1975
9. Dahlgren, S.: The afferent loop syndrom. Acta chir. scand. Suppl. 327, 1964
10. Davenport, H. W.: Effect of lysolecithin, digitoxin, and phospholipase A upon the dog's gastric mucosal barrier. Gastroenterology *59*, 505–509 (1970)
11. Dellipiani, A. W., Macleod, I. B., Thomson, J. W. W., Shivas, A. A.: Gastroenterostomy and vagotomy for chronic duodenal ulcer. Gut *10*, 366–374 (1969)
12. Dragstedt, L. R., Woodward, E. R.: Gastric stasis: a cause of gastric ulcer. Scand. J. Gastroent. *5*, 243–252 (1970)
13. Dragstedt, L. R., Woodward, E. R., Takashi Seito, Isaza, J., Rodriguez, J. R., Samiian - Resa: The question of bile regurgitation as a cause of gastric ulcer. Ann. Surg. *174*, 548–557 (1971)
14. Du Plessis, D. J.: Pathogenesis of gastric ulceration. Lancet *1965 I*, 974–978
15. Eiselsberg, A., v.: Über Ausschaltung inoperabler Pylorusstrikturen nebst Bemerkungen über Jejunostomie. Langenbecks Arch. Chir. *50*, 919 (1895)
16. Enderlen, E., Freudenberg, E., Redwitz, E., v.: Experimentelle Untersuchungen über Änderungen der Verdauung nach Magendarmoperation. Z. exp. Med. *32*, 41 (1923)
17. Evans, R. M.: Gastroenterostomy. Gastroenterologia (Basel) *83*, 45–48 (1955)
18. Exalto, J.: Ulcus jejuni nach Gastroenterostomie. Mitt. Grenzgeb. Med. Chir. *23*, 13 (1911)
19. Fielding, L. P., Hittinger, R.: The pylorus preserving gastrectomy: a prospective clinical trial. Surg. Gastroent. *10*, 251–254 (1976)
20. Goligher, J. C., Pulvertaft, C. N., de Dombal, F. T., Clark, C. G., Conyers, J. H., Duthie, H. L., Feather, D. B., Latchmore, A. J. C., Matheson, T. S., Harrop Shoesmith, J., Smiddy, F. G., Willson-Pepper, J.: Clinical comparison of vagotomy and pyloroplasty with other forms of elective surgery for duodenal ulcer. Brit. med. J. *1968 II*, 787–789
21. Griesser, G., Schmidt, H.: Statistische Erhebungen über die Häufigkeit des Karzinoms nach Magenoperation wegen eines Geschwürleidens. Med. Welt (Stuttg.) *35*, 1836–1840 (1964)
22. Hadley, G., M.: A follow-up of gastroenterostomy cases. Gastroenterologia (Basel) *83*, 48–51 (1955)
23. Helsingen, N., Hillestad, L.: Cancer development in the gastric stump after partial gastrectomy for ulcer. Ann. Surg. *143*, 173 (1956)
24. Holle, F.: Spezielle Magenchirurgie. Berlin, Heidelberg, New York: Springer 1968

25. Hopkinson, B. R.: A comparison of the results of vagotomy and pyloroplasty with vagotomy and gastroenterostomy for chronic duodenal ulcer. Brit. J. Surg. *53*, 1046–1048 (1966)
26. Kennedy, T., MacKay, C., Bedi, B. S., Koy, A. W.: Truncal vagotomy and drainage for chronic duodenal ulcer disease: a controlled trial. Brit. med. J. *1973 II*, 71–75
27. Kronborg, O.: Truncal vagotomy and drainage in 500 patients with duodenal ulcer. Scand. J. Gastroent. *6*, 501–509 (1971)
28. Lawson, H. H.: Effect of duodenal contents on the gastric mucosa under experimental conditions. Lancet *1964 I*, 469–472
29. Lewisohn, R.: The frequency of gastrojejunal ulcers. Surg. Gynec. Obstec. *40*, 70 (1925)
30. Maki, T., Shiratori, T., Hatafuku, T., Sugawara, K.: Pylorus preserving gastrectomy as an improved operation for gastric ulcer. Surgery *61*, 834–845 (1967)
31. McCann, J. C.: Experimental peptic ulcer. Arch. Surg. *19*, 600 (1969)
32. Morgenstern, L.: Vagotomy, gastroenterostomy and experimental gastric cancer. Arch. Surg. *96*, 920–923 (1968)
33. Müller, C., Stalder, G. A., Allgöwer, M.: Die proximal selektive Vagotomie beim Ulcus ventriculi. In: Ulcus ventriculi. Becker, H. D., Peiper, H. J. (Hrsg.). Stuttgart: Thieme 1977
34. Nissen, R.: Ulcus ventriculi und duodeni, 50 Jahre operativer Behandlung. Schweiz. med. Wschr. *100*, 9–18 (1970)
35. Postlethwait, R. W.: Five year follow-up results of operations for duodenal ulcer. Surg. Gynec. Obstet. *137*, 387–392 (1973)
36. Schmilinsky, H.: Die Einleitung des gesamten Duodenalsaftes in den Magen (Innere Apotheke). Zbl. Chir. *45*, 416 (1918)
37. Small, W. P.: The recurrence of ulceration after surgery for duodenal ulcer. J. roy. Coll. Surg. Edinb. *9*, 255–278 (1964)
38. Swynnerton, B. F. A.: The late results of gastro-jejunostomy for duodenal ulcer. Gastroenterologia (Basel) *83*, 51–53 (1955)
39. Wangensteen, O. H., Varco, R. L., Walpole, S. H., Trach, B.: Gastric acidity before and after operative procedure with special reference to the role of the pylorus and antrum. Ann. Surg. *112*, 262 (1940)
40. Wastell, C.: Long term clinical and metabolic effects of vagotomy with either gastrojejunostomy or pyloroplasty. Ann. roy. Coll. Surg. Engl. *45*, 193 (1969)
41. Wheldon, E. J., Venables, C. W., Johnston, I. D. A.: Late metabolic sequelae of vagotomy and gastroenterostomy. Lancet *1970 I*, 437–440
42. Wilhelmj, C. M., O'Brien, F. T., McCarty, H. H., Hill, F. C.: The role of the duodenal secretion in the prevention of experimental jejunal ulcer. Amer. J. Physiol. *117*, 79 (1936)
43. Wölfler, A.: Gastroenterostomie. Zbl. Chir. *8*, 705 (1881)
44. Woodward, E. R., Lyon, E. S., Landor, J., Dragstedt, L. R.: The physiology of the gastric antrum. Experimental studies on isolated antrum pouches in dogs. Gastroenterology *22*, 766 (1954)

Kapitel 19

Konsequenzen

J. R. SIEWERT und A. L. BLUM

In den vorangegangenen Kapiteln sind die Prinzipien einer operativen Therapie konsequent unter dem Gesichtspunkt des Wirkungsmechanismus und der Nebenwirkungen unabhängig von der zu behandelnden Läsion dargestellt worden. Bei der Abwägung der vorgetragenen Argumente fällt das Urteil zugunsten der Vagotomie aus. Ihr Wirkungsmechanismus ist gut untersucht. Im Vergleich zur Resektion sind der Mangel an Nebenwirkungen und das minimale Operationsrisiko überzeugend. In konsequenter Verfolgung dieses Vorteils kann die Pyloroplastik nicht ein Routinebestandteil der Vagotomie sein, zumal ihre generelle Notwendigkeit unbelegt ist. Sie ist ein eigenständiger chirurgischer Eingriff, der auch einer eigenen Indikation bedarf, die in der klinisch relevanten Pylorusstenose zu sehen ist. Die Vagotomie muß heute als etabliertes operatives Prinzip akzeptiert werden. Ihre operative Technik ist ebenso standardisiert wie die der Resektion. Es ist an der Zeit, daß die Vagotomie die Universität verläßt und allen Ulcus-Kranken zugute kommt. Inwieweit dieses operative Prinzip bei den verschiedenen Formen der Ulcuskrankheit erfolgreich angewandt werden kann, wird in den folgenden Kapiteln geprüft.

Praktische Therapie

Kapitel 20

Problemstellung

J. R. Siewert und A. L. Blum

Die wichtigste ärztliche Leistung im Rahmen der praktischen Therapie ist die Indikationsstellung. Eine Voraussetzung für diesen Entscheidungsprozeß ist die Sicherung der Diagnose und die Formulierung des Therapieziels. Eine Ulcusheilung und Beschwerdefreiheit stellen das Idealziel dar. In der Praxis muß man sich aber oft mit Teilerfolgen begnügen.

Über die Indikation zur konservativen Therapie ist an sich nicht viel zu sagen. Jeder Ulcus-Kranke wird zunächst konservativ behandelt. Je invasiver allerdings die konservative Therapie ist – Cimetidin ist ein Beispiel für eine relativ invasive Therapie – um so wichtiger werden auch für den Internisten die Fragen der Indikationsstellung. Ist schon beim ersten Ulcusschub Cimetidin indiziert? Wann ist eine konservative Therapie als erfolglos anzusehen? Wann spätestens muß die Indikation zu einer chirurgischen Therapie erfolgen?

Eine chirurgische Indikation bedeutet, unter Berücksichtigung der individuellen Eigenschaften des Patienten und seiner Erkrankung zum rechten Zeitpunkt um am rechten Ort die geeignete Form des Eingriffs zu bestimmen. Auslösend für derartige Überlegungen ist der Leidensdruck des Patienten. Wie aber ist dieses subjektive Schmerzerlebnis zu objektivieren und zu quantifizieren? Der Arzt hat die Aufgabe, den diesem Leidensdruck entspringenden Wunsch nach einer Operation zu kanalisieren. Ob er im Individualfall bremsend oder fördernd eingreifen soll, würde er gern von objektiven Faktoren abhängig machen. Gibt es solche Fakten?

Die Verfahrenswahl – auch sie ist Gegenstand der Indikationsstellung – wird auf Grund pathophysiologischer Überlegungen, auf Grund mitgeteilter unkontrollierter Ergebnisse, am besten aber auf Grund kontrollierter Studien erfolgen. Im Gegensatz zu den Fakten Patient und Ulcuskrankheit, die nicht oder nur sehr aufwendig in ihrem Wert für die Indikationsstellung in Studien abgeklärt werden können, stehen für die Verfahrenswahl wieder Fakten zur Verfügung. Eine kritische Wertung dieser Fakten ist für die chirurgische Therapie der Ulcuskrankheit von großer Bedeutung.

Kapitel 21

Therapieziele beim peptischen Ulcus

K. H. HOLTERMÜLLER

1. Einleitung

Die Entscheidung zur Therapie einer Erkrankung beruht im wesentlichen auf der Abwägung von drei Faktoren: 1. dem natürlichen Krankheitsverlauf, 2. der Effektivität, diesen Krankheitsverlauf zu ändern, und 3. den Risiken und Kosten der Therapie. Die Kenntnis des natürlichen Krankheitsverlaufes erlaubt die Definition der therapeutischen Ziele. Die Wirksamkeit eines Behandlungsverfahrens, den natürlichen Krankheitsverlauf zu beeinflussen, und die Abwägung der Nebenwirkungen der Behandlung für den Patienten stellen die erforderliche, wissenschaftliche Grundlage für eine Entscheidung zur Behandlung dar.

Das Ziel der Behandlung des peptischen Ulcusleidens muß die Heilung der Ulcuskrankheit sein. Schmerzfreiheit, beschleunigte Ulcusheilung und Verhinderung der Ulcuskomplikationen sind Ziele der Therapie des Ulcusschubes (Tabelle 1). So wünschenswert auch die Beeinflussung dieser Faktoren sein mag, so ist weitaus wichtiger die Senkung der Rezidivrate und damit die langfristige Änderung des natürlichen Krankheitsverlaufes des peptischen Ulcusleidens (Tabelle 1).

In diesem Kapitel soll untersucht werden, wie die einzelnen Therapieziele zu objektivieren und zu werten sind. Ferner soll geprüft werden, ob die vorliegenden therapeutischen Studien einige der Therapieziele erfüllen, und welche Kriterien zu beachten sind, um die Ergebnisse solcher Studien allgemein übertragbar zu machen.

Tabelle 1. Ziele der Ulcustherapie

1. Schmerzfreiheit des Patienten	}	Heilung des Ulcusschubes
2. Beschleunigung der Ulcusheilung und Verhinderung der Ulcuskomplikationen	}	Heilung des Ulcusschubes
3. Verhinderung der Rezidivulcera	→	Heilung der Ulcuskrankheit

2. Therapieziele

2.1 Schmerzlinderung

Die rasche Schmerzfreiheit des Patienten im akuten Schub der Erkrankung ist ein Ziel der Ulcustherapie. Die bisher akzeptierte Lehrmeinung ist, daß der viscerale Ulcusschmerz durch eine Irritation von Nervenendigungen in der Magen- und Duodenalwand durch freigesetzte Salzsäure ausgelöst wird. In einer Serie sorgfältig durchgeführter, experimenteller Beobachtungen konnten Bonney u. Pickering [6] nachweisen, daß das Unterschreiten des pH-Bereiches von 2,2–3,0 beim Ulcus-ventriculi-Patienten und des pH-Bereiches von 1,5–2,5 beim Ulcus-duodeni-Patienten zur Auslösung von Schmerzen führt. Die Instillation von Salzsäure verursachte beim Patienten mit floridem Ulcus Schmerzen, die durch die Gabe von Alkali sehr schnell gelindert wurden [6]. Patterson u. Sandweiss haben Motilitätsstörungen als Ursache des Ulcusschmerzes impliziert [23]. Klassische Ulcussymptome lassen sich nur bei 52% der Patienten mit floridem Ulcus duodeni und bei 26% der Patienten mit akutem Ulcus ventriculi nachweisen [4]. Diese klinischen Beobachtungen sprechen gegen eine ausschließliche Auslösung des Ulcusschmerzes durch Magensäure, sondern machen wahrscheinlich, daß auch Motilitätsstörungen und andere Faktoren für die Schmerzentstehung verantwortlich sein könnten.

Mehrere Studien haben bei Patienten mit peptischen Ulcera die Wirkung neutralisierender Substanzen auf die typische Ulcusschmerzsymptomatik geprüft [15, 18, 25, 33]. In einer Untersuchung an 16 Patienten mit Magenulcera besserten sich die Ulcussymptome nach Gabe von Antacida statistisch signifikant im Vergleich zur Wirkung eines Placebopräparates [15]. Im Gegensatz dazu konnte bei Patienten mit Ulcus duodeni keine statistisch signifikante Wirkung der Antacida auf die Ulcusschmerzsymptomatik nachgewiesen werden [15, 18, 33]. Die Analyse der Studie [33] zeigt, daß arithmetisch Antacida häufiger wirksam waren als ein Placebo. Eine statistische Absicherung ließ sich jedoch nicht erreichen. Dies bedeutet, daß der Unterschied zwischen der Testsubstanz (Antacidum) und dem Placebo gering ist. Erst die Untersuchung einer größeren Patientengruppe würde solche Unterschiede signifikant werden lassen.

2.1.1 Objektivierung der Schmerzlinderung

Die Objektivierung des Symptoms Schmerz und die Objektivierung der Beeinflussung dieses Symptoms, also der Nachweis der Schmerzlinderung, erfordert die Beachtung gewisser Kriterien bei der Durchführung klinischer Studien. In allen klinischen Studien ist die Annahme impli-

ziert, daß die untersuchte Patientengruppe so eindeutig definiert und die Meßmethode so verläßlich ist, daß die Ergebnisse reproduzierbar und übertragbar werden. In keiner der therapeutischen Studien über den Ulcusschmerz [15, 18, 25, 33] wurde jedoch angegeben, welchen Grad an Übereinstimmung verschiedene Untersucher bei der Beurteilung der Beschwerden erzielten. Die Verläßlichkeit der Meßmethode wurde somit nicht geprüft. Dieses Fehlen der Bestimmung des "observer errors" stellt einen wesentlichen Mangel in der Anlage dieser Studien dar. Die Analyse der Beschwerden des Patienten und ihre Zuordnung als ulcustypisch durch *einen* Untersucher ist *nicht* ausreichend, da keine Abschätzung der subjektiven Voreingenommenheit des Untersuchers möglich ist. Zur Beurteilung der Wirkung eines Therapeuticums in bezug auf die Schmerzlinderung ist es erforderlich, daß *mehrere* Untersucher nach vorgegebenen Kriterien die Beschwerden des Patienten ohne Kenntnis der Therapie, d.h. „blind" klassifizieren und ihre Abweichung als "observer error" angeben.
Die oben erwähnten Ergebnisse wären auch zu erwarten, wenn die untersuchte Patientengruppe entweder ungewöhnlich gut auf ein Placebo anspräche oder einen hohen Anteil an therapierefraktären Patienten enthielte. Das Versagen einer experimentellen Studie, einen statistisch gesicherten Unterschied zwischen Placebo und Wirksubstanz nachzuweisen, kann sich immer dann ergeben, wenn der Größenunterschied, der statistisch belegt werden soll, gering ist. Für den behandelnden Arzt ergibt sich aus der Analyse der Untersuchungen die Schlußfolgerung, daß Ulcustherapeutica, z.B. Antacida, zur Linderung des Ulcusschmerzes eingesetzt werden sollen, obwohl ihre Wirksamkeit wahrscheinlich nicht wesentlich größer ist als die eines Placebopräparates.

2.1.2 Wertung der Schmerzlinderung

Der Ulcuspatient wünscht in erster Linie eine symptomatische Therapie, d.h. eine Behandlung, die Schmerzen lindert. Die Schmerzlinderung ist *ein* wesentliches Ziel der Ulcustherapie, jedoch muß mit der subjektiven Besserung des Patienten die Abheilung des Ulcus einhergehen. Eine symptomatische Therapie, z.B. mit einem Analgetikum, ohne Beschleunigung der Abheilung, würde den Ulcuspatienten gefährden, da Komplikationen der Erkrankung wie Blutung, Perforation etc. solange auftreten können, wie das Ulcus fortbesteht. Neuere Untersuchungen [24, 25] haben gezeigt, daß Beschwerdefreiheit und Ulcusheilung nicht unbedingt parallel verlaufen. Besserung oder Persistenz der Ulcussymptome sind kein verläßlicher Hinweis auf das Abheilen oder das Fortbestehen des peptischen Ulcus [4, 25]. Jede Ulcustherapie sollte also sowohl Schmerzen beseitigen als auch das Ulcus zur Abheilung bringen.

Wie die zahlreichen durchgeführten Studien belegen, ist bisher in der Schmerzlinderung kein Medikament einem Placebopräparat eindeutig überlegen. Das Therapieziel, Schmerzen zu lindern, wird sich nur erreichen lassen, wenn weitere Faktoren in der Pathogenese des Ulcusschmerzes aufgeklärt werden. Die bisher vorliegenden klinischen Studien lassen die Deutung zu, daß die Neutralisation von Magensäure allein nicht ausreicht, um den Patienten schmerzfrei werden zu lassen.

2.2 Beschleunigung der Ulcusheilung

2.2.1 Objektivierung der Ulcusheilung

Neben der Schmerzlinderung ist die Beschleunigung der Ulcusheilung ein weiteres Ziel der Therapie des Ulcusschubes. Zur Objektivierung der Ulcusheilung wurde früher ausschließlich die Radiologie herangezogen. In neueren Studien wird die Abheilung des Ulcus allein nach endoskopischen Kriterien beurteilt. Bei der Bestimmung der Ulcusgröße wird jedoch im allgemeinen die intra- und interindividuelle Schwankung bei der endoskopischen Messung des Ulcus nicht angegeben. Scheurer u. Mitarb. [28] haben in ihrer Studie zur „Spontanheilung" des peptischen Ulcus eine mittlere Varianz von 13% bei der endoskopischen Größenbestimmung des Ulcus angegeben. In dieser Untersuchung wurde die Varianz jedoch nicht nach Ulcusgröße und Ulcuslokalisation aufgeschlüsselt, so daß zum Beispiel bei der Messung von großen Ulcera im Duodenum der "observer error" erheblich größer sein könnte. Falls bei der endoskopischen Erfassung der Ulcusgröße ein erheblicher Irrtum zwischen verschiedenen Untersuchern besteht, wird die Umwandlung der linearen Größen in eine Flächengröße die Ungenauigkeit der Zahlenangabe noch verstärken. Diese Überlegungen zeigen, daß die Anwendung der Endoskopie allein noch nicht die Gewähr für ein objektives Meßverfahren bietet. Wie bei jeder anderen Messung muß die Variabilität, die sich aus dem "observer error" ergibt, auch bei der Endoskopie angegeben werden. Nur wenn die endoskopische Größenbestimmung des Ulcuskraters ein reproduzierbares Meßverfahren ist, können auch Größenänderungen eines Ulcus Rückschlüsse auf einen Therapieerfolg oder ein Versagen der Behandlung gezogen werden.
Zahlreiche kontrollierte Untersuchungen belegen eine hohe Spontanheilung des Ulcus ventriculi und Ulcus duodeni [1, 7, 10, 12–15, 18–22, 24–26, 28–30]. Die Spontanheilungsquote, d.h. die Abheilungsrate unter Placebo und meist auch adjuvanter Antacidatherapie, schwankt in den verschiedenen geographischen Regionen außergewöhnlich stark. In Tabelle 2 u. 3 sind die prozentualen Spontanheilungsraten und die Abheilungsraten unter einer medikamentösen Therapie, die in den einzelnen

Tabelle 2. Vergleich der Spontanheilung und der Heilung unter Therapie (ausgedrückt als % der vollständig geheilten Ulcera) bei peptischen Ulcera. Auffallend ist der unterschiedliche Spontanheilungsverlauf in verschiedenen Ländern (s. auch Tabelle 3)

Medikament	Land	Patientenzahl	Ulcusheilung in 4 Wochen in %	
			Placebo	Verum
Antacidum	USA	16	50	100
Antacidum	USA	74	45	78
Carbenoxolon-NA	Deutschland	44	30	83
Carbenoxolon-NA	Deutschland	360	55	70
Carbenoxolon-NA	England	46	27	45
Carbenoxolon-NA	England	34	22	69
Pirenzepin	Deutschland	36	55	94
Bismuth-Salz	England	20	36	91

Tabelle 3. Vergleich der Spontanheilung und der Heilung unter Therapie (ausgedrückt als % der vollständig geheilten Ulcera) bei peptischen Ulcera. (*Beachte* N. S. = Nicht signifikant; die Studien mit Anticholinergica wurden nur über 21–25 Tage ausgeführt. Auffallend ist der unterschiedliche Spontanheilungsverlauf in den verschiedenen Ländern (s. auch Tabelle 2)

Medikament	Land	Patientenzahl	Ulcusheilung in 4 Wochen in %	
			Placebo	Verum
Anticholinergicum	Australien	40	25	55
Anticholinergicum	USA	30	57	81 (N. S.)
Cimetidin	Deutschland/ Schweiz	78	58	76
Cimetidin	Deutschland	67	79	88 (N. S.)
Cimetidin	Deutschland	39	50	65 (N. S.)
Cimetidin	Schottland	40	25	85
Cimetidin	Norwegen	42	60	85 (N. S.)
Cimetidin	England	89	29	63; 76[a]
Cimetidin	Frankreich	53	37	69

[a] 63% Heilung unter 1000 mg Cimetidin; 76% Heilung unter 2000 mg Cimetidin.

Ländern ermittelt wurden, wiedergegeben. Die Ursache für den unterschiedlichen Heilungsverlauf in den verschiedenen Ländern ist nicht klar. In Erwägung gezogen werden müssen geographische Varianten der Epidemiologie der Ulcuskrankheit, die Hinweise auf eine Heterogenität des Ulcusleidens geben, ebenso wie Unterschiede in der adjuvanten Antacidatherapie. Die Dosierung und chemische Zusammensetzung der in

Tabelle 4. Kriterien, die in kontrollierten Studien bei der Ulcustherapie eingehalten werden sollten, um die Ergebnisse allgemein übertragbar zu machen

1. Randomisierung und zweifache Blindheit
2. Ausreichend große Patientenzahl und Behandlungsdauer (mindestens 1 Jahr)
3. Definition der Ulcuspopulation (Alter, Geschlecht, Ulcusanamnese etc.)
4. Definition der ulcustypischen Symptome und Bestimmung des "Observer Errors"
5. Objektive Ulcusdiagnose (Endoskopie)
6. Reproduzierbare Größenbestimmung der Ulcera mit Angabe des "Observer Errors"
7. Definition des Behandlungszieles (Ulcusheilung, Senkung der Rezidivrate etc.)
8. Beschreibung des Behandlungsplanes (Initialtherapie, Erhaltungstherapie)
9. Kontrolle zusätzlicher therapeutischer Maßnahmen (andere Medikamente, Hospitalisierung etc.)
10. Definition der Ausschlußkriterien
11. Angabe der Ausfallquote
12. Prospektive Wahl der statistischen Methoden

den verschiedenen Studien verwendeten Antacidapräparationen könnte zum Teil für die beobachteten Unterschiede verantwortlich sein. In England wurden calciumhaltige Antacida eingesetzt, in Mitteleuropa und in den Vereinigten Staaten von Nordamerika dagegen calciumfreie Antacidapräparate [2, 13, 17, 20, 21, 24]. Es kann auf Grund der vorliegenden Ergebnisse nicht ausgeschlossen werden, daß die Unterschiede in der adjuvanten Therapie in den einzelnen Studien für die Diskrepanz der Ulcusheilung in der sogenannten Placebogruppe verantwortlich sein könnten [16]. Eine adjuvante Therapie kann somit falsch positive oder falsch negative Ergebnisse erbringen. Nur eine Standardisierung der Begleittherapie wird neben der Beachtung der anderen Kriterien (Tabelle 4) die Möglichkeit zum Vergleich therapeutischer Studien geben.

2.2.2 Bewertung der beschleunigten Ulcusheilung

Die Beschleunigung der Ulcusheilung und die Vermeidung von Ulcuskomplikationen ist ein wesentliches Ziel der Behandlung der Ulcuserkrankung. Der Nachweis, daß ein Therapeuticum Ulcuskomplikationen verhindert, ist nur sehr schwer zu führen, da während eines zunächst gutartig verlaufenden Schubes Komplikationen wie Blutung, Perforation, Penetration etc. nur selten auftreten (s. Kap. 6). Erst sehr große Studien mit Vergleichskollektiven könnten hier einen vielleicht vorhandenen Unterschied statistisch absichern. Da die medikamentöse Therapie des Ulcusschubes nur die Abheilung des Ulcus beschleunigt, also die Deckung des Oberflächendefektes bewirkt, steht zu vermuten, daß Sekundärveränderungen wie narbige Schrumpfung auch bei schnellerer Abheilung auftreten können. Eine schnellere Abheilung des Ulcus wird einige Komplikationen wahrscheinlich verhüten, während andere Komplikationen wie eine Narbenbildung wohl kaum zu verhindern sind. Zum gegenwärtigen Zeitpunkt lassen die in ihrer Patientenzahl begrenzten klinischen Studien nur eine Aussage über die Beschleunigung der Ulcusheilung zu. In Tabelle 2 u. 3 sind die Abheilungsraten nach einer medikamentösen Therapie der Spontanabheilung unter Placebo gegenübergestellt. Man sieht, daß in Doppelblindstudien zahlreiche Pharmaka zu einer Beschleunigung der Ulcusheilung führen. Eine Beeinflussung der Komplikationsrate während der Schubtherapie ließ sich nicht nachweisen.

Von Bedeutung für die Behandlung des akuten Ulcusschubes ist, daß kein enger Zusammenhang zwischen einer Ulcusheilung und Ulcusbeschwerden besteht. Kontrollierte, randomisierte Studien haben gezeigt, daß Ulcusbeschwerden über die Heilung hinaus persistieren oder bereits lange vor der Abheilung des Ulcus verschwinden können [25, 27]. Ulcussymptome zeigen nicht mit Sicherheit eine aktive Ulcuserkrankung an [4]. Diese Erkenntnis verpflichtet den behandelnden Arzt, den Therapieerfolg *nicht nur* durch subjektive Eindrücke, sondern auch durch den objektiven Nachweis (Endoskopie) der Ulcusheilung sowohl beim Ulcus ventriculi wie auch beim Ulcus duodeni zu verifizieren (s. Kap. 24). Zahlreiche Pharmaka (Tabelle 2 u. 3) stehen heute zur Ulcustherapie zur Verfügung, von denen gegenwärtig nur die Histamin-H_2-Receptorantagonisten Carbenoxolon-Natrium und Antacida für den behandelnden Arzt von Bedeutung sind [3, 11, 16]. Neben der Wirksamkeit der Medikamente bei der Therapie des unkomplizierten Ulcusleidens müssen die Nebenwirkungen und der Preis des Präparates berücksichtigt werden. Die kritische Analyse der vorliegenden Studien und die zahlreichen noch offenen Fragen der Ulcustherapie sollten den Arzt veranlassen, die Komplexität des Problems Ulcustherapie zu sehen, nicht aber in einen therapeutischen Nihilismus zu verfallen.

2.3 Senkung der Rezidivneigung

2.3.1 Objektivierung des Ulcusrezidives

Bis heute ist ungeklärt, welche Faktoren für die typische Periodizität des Ulcusleidens und das Auftreten von Rezidiven verantwortlich sind. Die medizinische Forschung hat der Aufklärung der Ursachen für das Ulcusrezidiv kaum Beachtung geschenkt. Jede Ulcustherapie wird aber daran gemessen werden, ob es gelingt, durch ein Ulcustherapeuticum die für den Krankheitsverlauf typischen Rezidivulcera zu verhindern. Rezidivulcera wurden früher ausschließlich dann diagnostiziert, wenn typische Ulcussymptome Anlaß zu einer Röntgenuntersuchung gaben. Retrospektive wie auch prospektive Studien fanden eine Häufigkeit von Rezidivulcera, die zwischen 42 und 88% lag (s. Kap. 6). Neuere klinische Studien, die das Rezidivulcus endoskopisch sicherten, bestätigten ebenfalls die oben beschriebene Dissoziation zwischen Ulcussymptomen und Vorhandensein eines Ulcus [5, 27]. Ein Rezidivulcus kann bestehen, ohne daß der Patient klassische Ulcussymptome hat. Bodemar u. Walan [5] fanden bei Patienten mit abgeheiltem peptischen Ulcus eine endoskopisch gesicherte Rezidivrate von 83% bei einer mittleren Nachbeobachtung von 4 Monaten. Etwa ein Viertel der Patienten mit einem Rezidivulcus hatten kaum oder keine Symptome [5]. Da beim Rezidivulcus Ulcussymptome ebenfalls wenig empfindliche Parameter für die Diagnose der Ulcuskrankheit sind, ist es erforderlich, in kontrollierten Studien die Rezidive durch objektive Untersuchungsmethoden (Endoskopie) zu verifizieren.

2.3.2 Bewertung der Rezidivverhütung

Das entscheidende Ziel bei der Behandlung der peptischen Ulcuskrankheit ist die Verhinderung der Rezidive. Rezidivfreiheit bedeutet Änderung des natürlichen Krankheitsverlaufes. Rezidive dagegen bedeuten Beschwerden und Gefahren, hervorgerufen durch Komplikationen der Ulcuskrankheit. Bei Patienten mit hoher Rezidivrate und beim Versagen der medikamentösen Therapie wird im allgemeinen die Indikation zu einer elektiven Operation gestellt. An den Komplikationen elektiver Operationen sterben jedoch gleichviele Patienten wie an Ulcusblutungen oder Ulcusperforationen (s. Kap. 6). Eine Senkung des Auftretens von Rezidivulcera würde somit auch die Letalität des Ulcusleidens herabsetzen. Falls sich die Rezidivhäufigkeit durch eine medikamentöse Therapie senken läßt und damit der natürliche Verlauf der Ulcuskrankheit beeinflußt wird, ist wesentlich mehr erreicht als durch Manipulation eines Ulcusschubes.

Die bisher vorliegenden Ergebnisse kontrollierter Langzeitstudien zur Rezidivprophylaxe sind widersprüchlich [5, 9, 27, 34]. Längere Verlaufsbeobachtungen an größeren Patientengruppen könnten erst den Nachweis erbringen, daß eine medikamentöse Dauerbehandlung den natürlichen Krankheitsverlauf der Ulcuskrankheit ändert und Rezidive verhindert. Die Aufklärung der Faktoren, die die charakteristische Periodizität des Ulcusleidens bedingen, wird meiner Ansicht nach erforderlich sein, bevor eine medikamentöse Therapie zur Heilung der Ulcuserkrankung erfolgversprechend eingesetzt werden kann.

Die Untersuchung von Bodemar u. Walan [5] hat nicht nur die Rezidivrate unter einer Placebotherapie und unter einer wirksamen Prophylaxe untersucht, sondern hat auch versucht, die sozioökonomische Bedeutung der Ulcuserkrankung zu erfassen (vgl. Kap. 6). Die Autoren konnten nachweisen, daß auf Grund der Rezidivneigung der untersuchten Ulcuspopulation 49,3 Arbeitstage pro Patient und pro Jahr in der Placebogruppe verlorengingen. Im Gegensatz dazu betrug der mittlere Verlust an Arbeitstagen nur 2,8 Tage pro Patient pro Jahr in der mit Cimetidin behandelten Patientengruppe. Diese Ergebnisse stellen die ersten Daten über die volkswirtschaftlichen Ersparnisse dar, die erreicht werden können, wenn ein wirksames Medikament eingesetzt wird. In weiteren Studien sollte untersucht werden, wie eine Langzeitbehandlung der Ulcuskrankheit eine Kosten/Nutzen-Rechnung beeinflußt. Faktoren, die bei einer Kosten/Nutzen-Rechnung berücksichtigt werden sollten, sind Kosten für die ambulante Diagnose und Therapie, Kosten für stationäre Behandlung, Kosten, bedingt durch den Arbeitsausfall etc. Die Erarbeitung dieser Daten in großen Studien und ihre Analyse wird zeigen, welche Bedeutung einer wirksamen medikamentösen Ulcustherapie bei der Verminderung wirtschaftlicher Verluste zukommt, die durch eine Erkrankung hervorgerufen werden. Zukünftige therapeutische Studien müssen die Beeinflussung sozioökonomischer Faktoren durch die Ulcustherapie untersuchen (Tabelle 4). Die Wirksamkeit eines Therapieprinzips sollte auch daran gemessen werden, ob es gelingt, Faktoren wie Arbeitsausfall der Patienten auf Grund der Erkrankung deutlich herabzusetzen.

3. Kriterien für klinische Studien in der Ulcustherapie

Die Analyse des natürlichen Krankheitsverlaufes der peptischen Ulcuserkrankung verdeutlicht die Notwendigkeit einer wirksamen, medikamentösen Behandlung des Ulcusleidens (s. Kap. 6). Der Nachweis, daß ein Medikament den Ulcuspatienten rascher schmerzfrei macht, daß ein Ulcus schneller abheilt und daß die Rezidivrate der Ulcuskrankheit vermindert wird, erfordert unterschiedlich angelegte, kontrollierte, randomisierte Studien. Der Sinn dieser Untersuchungen ist es, allgemeinverbindliche Ergebnisse zu erzielen, die auf ein größeres Krankengut angewendet werden können. Diese Zielsetzung erfordert, daß solche Studien die in Tabelle 4 angeführten Kriterien erfüllen. Die Notwendigkeit für diese Kriterien ergibt sich aus der Analyse der vorliegenden Therapiestudien und den widersprüchlichen Ergebnissen zahlreicher kontrollierter Untersuchungen.
Zwischen 1964 und 1974 wurden zahlreiche randomisierte, kontrollierte Studien durchgeführt mit dem Ziel, eine wissenschaftlich gesicherte Ulcustherapie zu erarbeiten. Die Ergebnisse dieser Untersuchungen haben bisher in nur sehr geringem Maße das therapeutische Handeln der Mehrheit der Ärzte beeinflußt [8, 32]. Widersprüchliche Resultate kon-

Tabelle 5. Kriterien für die Beurteilung der Wirksamkeit eines Ulcustherapeuticums bei ambulanter Behandlung von Ulcuspatienten in der Reihenfolge ihrer abnehmenden praktischen Bedeutung

1. Senkung der Letalitätsrate
2. Verminderung der elektiven, chirurgischen Behandlung des Ulcusleidens
3. Beeinflussung der Dauer der Rekonvaleszenz und/oder der Arbeitsunfähigkeit
4. Senkung der Hospitalisierungsrate
5. Senkung der Rezidivrate
6. Schmerzfreiheit des Patienten
7. Beschleunigung der Ulcusheilung

trollierter Studien über die Wirksamkeit neuerer Ulcustherapeutica, die Therapieziele zu erfüllen, sind die Folge methodischer Fehler bei der Planung der Studie, der Patientenselektion, der Wahl der Beobachtungsperiode und der Definition statistisch zu sichernder Erfolgskriterien etc. Erst die Beachtung der angeführten Therapieziele (Tabelle 1) und der Kriterien für die Durchführung kontrollierter Studien bei der medikamentösen Ulcusbehandlung (Tabelle 4) wird mit dazu beitragen, verbindliche Empfehlungen für die Standardtherapie der Ulcuserkrankung aus den Ergebnissen klinischer Prüfungen abzuleiten. Jede rationale Therapie einer Erkrankung setzt die kontrollierte, randomisierte Studie voraus.

Der Einfluß, den eine sorgfältige geplante Untersuchung mit klar definiertem Behandlungsziel auf das therapeutische Vorgehen des Arztes hat, wird belegt durch die Studie zur Therapie der chronisch aktiven Hepatitis [31]. Die Auswirkung dieser Untersuchung zeigt, daß kontrollierte, randomisierte Therapiestudien sehr schnell die Standardtherapie beeinflussen, wenn durch die gewählte Behandlung der natürliche Krankheitsverlauf geändert wird.

4. Schlußfolgerungen

Der natürliche Krankheitsverlauf der Ulcuserkrankung macht eine wirksame medikamentöse Behandlung erforderlich, deren Versagen erst die Indikation zur chirurgischen Therapie ergibt. Berücksichtigt man darüber hinaus die erhebliche sozioökonomische Bedeutung des Ulcusleidens, so wird ersichtlich, daß auch aus volkswirtschaftlicher Sicht alle Anstrengungen um eine wirksame Ulcustherapie gerechtfertigt sind. Die Kenntnisse des natürlichen Krankheitsverlaufes und die sozioökonomische Bedeutung der Ulcuserkrankung lassen mich die Kriterien neu formulieren, an denen die Wirksamkeit einer medikamentösen Ulcustherapie

pie gemessen werden sollte (Tabelle 5). Zukünftige therapeutische Studien sollten diese Forderungen berücksichtigen. Ein Ulcustherapeuticum oder eine Kombination verschiedener Behandlungsverfahren kann nur dann als wirksam gelten, wenn bei einer ambulanten Therapie des unkomplizierten peptischen Ulcus eine günstige Beeinflussung dieser angeführten Kriterien ohne Gefährdung des Patienten nachweisbar ist. Schmerzfreiheit, Heilungsbeschleunigung und Verhinderung von Komplikationen, Senkung der Rezidivrate, Beeinflussung der Dauer der Arbeitsunfähigkeit, Senkung der Hospitalisierungsrate, Verminderung der Notwendigkeit zur elektiven, chirurgischen Behandlung und schließlich die Senkung der Letalität müssen Therapieziele einer medikamentösen Ulcustherapie sein. Die *Heilung der Ulcuskrankheit* ist das Ziel einer wissenschaftlich begründeten Ulcustherapie.

Literatur

1. Baume, P.E., Hunt, J.H., Piper, D.W.: Glycopyronium bromide in the treatment of chronic gastric ulcer. Gastroenterology *63*, 399–406 (1972)
2. Binder, H.J., Cocco, A., Crossley, R.J., Finkelstein, W., Front, R., Friedmann, G., Groarke, J., Hughes, W., Johnson, A.F., McGuigan, J.E., Summers, R., Vlahcevic, R., Wilson, E.C., Winship, D.H.: Cimetidine in the treatment of duodenal ulcer. A multicentre double blind study. Gastroenterology *74*, 380–388 (1978)
3. Blum, A.L., Siewert, J.R., Halter, F.: Ulcustherapie mit Cimetidin. Dtsch. med. Wschr. *103*, 135–139 (1978)
4. Blum, A.L., Sonnenberg, A., Hess, A., Würsch, T.G., Walser, R., Koelz, H.R., Pelloni, S., Schmid, P.: Ulcer like symptoms are specific but not sensitive signs of ulcer disease. Gastroenterology *74*, 1116 (1978) (abstract)
5. Bodemar, G., Walan, A.: Maintenance treatment of recurrent peptic ulcer by cimetidine. Lancet *1978 I*, 403–407
6. Bonney, G.L.W., Pickering, G.W.: Observation on the mechanism of pain in ulcer of stomach and duodenum. Clin. Sci. *6*, 63–111 (1948)
7. Bowers, J., Forbes, J., Freston, J.: Effect of nighttime anisotropine methylbromide (AMB) on duodenal ulcer (DU) healing: a controlled trial. Gastroenterology *72*, 1032 (1977) (abstract)
8. Christensen, E., Juhl, E., Tygstrup, N.: Treatment of duodenal ulcer. Randomized clinical trials of a decade (1964–1974). Gastroenterology *73*, 1170–1178 (1977)
9. Cocking, J.B.: A trial of amylopectin sulfate (SN–263) and propantheline bromide in the longterm treatment of chronic duodenal ulcer. Gastroenterology *62*, 6–10 (1972)
10. Doll, R., Hill, I.D., Hutton, F.C.: Treatment of gastric ulcer with carbenoxolone sodium and oestrogens. Gut *6*, 19–24 (1965)
11. Drugs for duodenal ulcer. Editorial. Lancet *1977 II*, 1012–1013
12. Gheorghiu, Th., Frotz, H., Dole, A.: The therapeutic effect of carbenoxolone in duodenal ulcer. Preliminary analysis of a multi-centre double blind trial. Fourth Symposion on carbenoxolone, pp. 257–265. Mexico, London: Butterworth 1975
13. Gillespie, G., Gray, G.R., Smith, I.S., Mackenzie, I., Crean, G.P.: Short term and maintenance cimetidine treatment in severe duodenal ulceration. In: Cimetidine. Burland, W.L., Simkins, M.A. (eds.), pp. 240–247. Amsterdam, Oxford: Excerpta Medica 1977

14. Hampel, K. E., Billich, C., Dannenmeier, H. D., Fintelmann, V., Fischer, R., Schmid, E., Treske, U., Walz, A.: Therapie des Ulcus ventriculi et Ulcus duodeni mit Carbenoxolon-Natrium (Doppelblindversuch). Münch. med. Wschr. *114*, 925–929 (1972)
15. Hollander, D., Harlan, J.: Antacids vs Placebos in peptic ulcer therapy. J. Amer. med. Ass. *226*, 1181–1185 (1973)
16. Holtermüller, K. H., Bohlen, E., Castro, M., Weis, H. J.: Überlegungen zur Therapie mit Antacida. Med. Klin. *72*, 1229–1241 (1977)
17. Ippoliti, A. F., Sturdevant, R. A. L., Isenberg, J. I., Binder, M., Camacho, R., Cano, R., Cooney, C., Kline, M. M., Koretz, R. L., Meyer, J. H., Samloff, M., Schwabe, A. D., Strom, E. A., Valenzuela, J. E., Wintroub, R. H.: Cimetidine versus intensive antacid therapy for duodenal ulcer. A multicenter study. Gastroenterology *74*, 393–395 (1978)
18. Littman, A., Welch, R., Fruin, R. C., Aronson, A. R.: Controlled trials of aluminium hydroxide gels for peptic ulcer. Gastroenterology *73*, 6–10 (1977)
19. Ludwig, H.: Behandlung von Ulcus ventriculi und Ulcus duodeni mit LS 519 – eine Doppelblindstudie. Therapiewoche *27*, 1664–1670 (1977)
20. Malchow, H., Sewing, K. F., Albinus, M., Horn, B., Schomerus, H., Dölle, W.: Cimetidin in der stationären Behandlung des peptischen Ulcus. I. Wirkung auf die Heilung des Ulcus duodeni. Dtsch. med. Wschr. *103*, 149–152 (1978)
21. Multicentre Trial: The effect of cimetidine on duodenal ulceration. In: Cimetidine. (Burland, W. L., Simkins, M. A., eds.), pp. 260–271. Amsterdam, Oxford: Excerpta Medica 1977
22. Multicentre Trial: Treatment of gastric ulcer by cimetidine. In: Cimetidine. (Burland, W. L., Simkins, M. A., eds.), pp. 287–292. Amsterdam, Oxford: Excerpta Medica 1977
23. Patterson, T. L., Sandweiss, D. J.: The relationship between gastro-duodenal motility phases and symptoms associated with duodenal ulcer in the human. Amer. J. dig. Dis. *9*, 375–392 (1942)
24. Peter, P., Gonvers, J. J., Pelloni, S., Weber, K., Sonnenberg, A., Strohmeyer, G., Hofstetter, J. R., Blum, A. L.: Cimetidine in the treatment of duodenal ulcer. In: International symposion on histamine-H_2-receptor antagonists. (Creutzfeldt, W., ed.), pp. 190–199. Amsterdam, Oxford: Excerpta Medica 1978
25. Peterson, W. L., Sturdevant, R. A. L., Frankl, H. D., Richardson, C. T., Isenberg, J. I., Elashoff, J. D., Sones, J. Q., Gross, R. A., Mc Callum, R. W., Fordtran, J. W.: Healing of duodenal ulcer with an antacid regimen. New Engl. J. Med. *297*, 341–345 (1977)
26. Salmon, P. R., Brown, P., Williams, R., Read, H. E.: Evaluation of colloidal bismuth (Denol) in the treatment of duodenal ulcer employing endoscopic selection and follow up. Gut *15*, 189–193 (1974)
27. Saunders, J. H. B., Wormsley, K. G.: Long term effects and after effects of treatment of duodenal ulcer with metiamide. Lancet *1977 I*, 765–767
28. Scheurer, U., Witzel, L., Halter, F., Keller, H.-M., Huber, R., Galeazzi, R.: Gastric and duodenal ulcer healing under placebo treatment. Gastroenterology *72*, 838–841 (1977)
29. Semb, L. S., Berstad, A., Myren, J., Foss, J. Chr., Carlsen, E., Kruse-Jensen, A.: A double blind multicentre comparative study of cimetidine and placebo in short-term treatment of active duodenal ulceration. In: Cimetidine. (Burland, W. L., Simkins, M. A., eds.), pp. 248–253. Amsterdam, Oxford: Excerpta Medica 1977
30. Sewing, K. F., Malchow, H., Albinus, M., Horn, B., Schomerus, H., Dölle, W.: Cimetidin in der stationären Behandlung des peptischen Ulcus. II. Doppelblindstudie bei Ulcus ventriculi. Dtsch. med. Wschr. *103*, 152–154 (1978)
31. Soloway, R. D., Summerskill, W. H. J., Baggenstoss, A. H., Geall, M. G., Gitnick, G. L., Elveback, L. R., Schoenfield, L. J.: Clinical, biochemical, and histological remission of severe chronic active liver disease: a controlled study of treatments and early prognosis. Gastroenterology *63*, 820–833 (1972)

32. Sturdevant, R. A. L.: How should results of controlled trials affect clinical practice. Gastroenterology *73*, 1179–1181 (1977)
33. Sturdevant, R. A. L., Isenberg, J. I., Secrist, D., Ansfield, J.: Antacid and placebo produced similar pain relief in duodenal ulcer patients. Gastroenterology *72*, 1–5 (1977)
34. Sun, D. C., Ryan, M. L.: A controlled study on the use of propantheline and amylopectin sulfate (SN–263) for recurrences in duodenal ulcer. Gastroenterology *58*, 756–761 (1970)

Kapitel 22

Notwendige Diagnostik des peptischen Ulcus

R. OTTENJANN
Mit einem Anhang von M. L. HEFTI, H. H. BRÄNDLI, J. BIVETTI, U. VON BÜREN und A. L. BLUM

Das peptische Ulcus ist eine morphologische Läsion der Schleimhaut, die sicherste diagnostische Methode ist daher die morphologische Untersuchung mit Endoskopie und Biopsie. Andere diagnostische Verfahren treten daneben in den Hintergrund.

1. Verfahren: Anamnese

1.1 Prinzip

Das Gespräch mit dem Patienten ist die Grundlage für alle weiteren diagnostischen Verfahren.

1.2 Praktische Durchführung

Nachdem der Patient die Beschwerden mit seinen eigenen Worten beschrieben hat, werden folgende drei gezielten Fragen gestellt:
I. Verläuft die Erkrankung in Schüben? Sind einige Wochen mit eindeutigen Beschwerden gefolgt von Wochen bis Monaten, in denen der Patient ganz oder weitgehend beschwerdefrei ist?
II. Treten die Oberbauchbeschwerden jetzt jeden Tag und mit einer regelmäßigen Tagesrhythmik auf?
III. Stehen die Beschwerden in einem zeitlichen Zusammenhang mit der Nahrungseinnahme? Treten sie beispielsweise vorwiegend nachts, etwa 5–7 Stunden nach dem Abendbrot auf? Werden sie durch Nahrungseinnahme ("food relief") oder Antacidaeinnahme gebessert?
Falls der Patient alle drei Fragen bejaht, wird von ulcusartigen Beschwerden gesprochen. Wenig bedeutungsvoll für die Beurteilung sind

folgende Kriterien: Jahreszeit der Schübe (angebliche Häufung in Frühling und Herbst); Dauer der Erkrankung und der einzelnen Schmerzepisoden; Lokalisation der Beschwerden (Schmerz, Unbehagen, abnorm starkes Hungergefühl etc.); Unverträglichkeit für bestimmte Nahrungsmittel. Diagnostisch und prognostisch bedeutungsvoll ist die entscheidende Zusatzfrage nach Komplikationen, speziell Blutungen und Perforationen. Ein in den Rücken ausstrahlender Schmerz soll typisch für eine Ulcuspenetration sein. Bei Patienten mit Erbrechen wird auf Grund der anamnestischen Angaben zwischen Stenoseerbrechen und Erbrechen anderer Genese differenziert.

1.3 Wertung

Bezüglich der Bedeutung der Anamnese sei kurz auf zwei retrospektive Studien eingegangen. Untersuchungen der Erlanger Klinik [12] bei 121 Patienten mit Ulcus duodeni haben nur in etwa der Hälfte der Fälle typische Ulcusbeschwerden ergeben; bei Patienten mit typischen und atypischen Beschwerden fand sich endoskopisch häufiger eine narbige Deformierung des Bulbus als ein florides Ulcus duodeni. Salmon [29] hat auf Grund einer statistischen Analyse klinischer und endoskopischer Daten bei insgesamt 174 gesicherten Ulcera duodeni resümiert, daß Ulcus-Symptome weder mit dem Vorhandensein eines Ulcuskraters noch mit dessen Rückbildung unter der Therapie eine gute Korrelation zeigen.

Auf Grund von prospektiven Studien aus Zürich zeigen nur etwa die Hälfte der jungen Ulcus-duodeni-Patienten ohne Zweitkrankheiten typische Ulcussymptome, und bei Alten mit prognostisch bedeutsamen Zweitkrankheiten liegt die Häufigkeit gar unter 10% [5]. Auch nach eigenen Beobachtungen scheinen beschwerdefreie Ulcera vor allem im höheren Alter vorzukommen.

Beim Ulcus ventriculi ist die Häufigkeit typischer Ulcusbeschwerden geringer als beim Ulcus duodeni. Bei den Patienten mit Narben ist sie geringer als bei jenen mit aktiven Ulcerationen, doch sind Ulcusbeschwerden keinesfalls beweisend für eine aktive Ulceration. Das gleiche kommt in Verlaufsstudien zum Ausdruck [22, 31]. Bei nur der Hälfte der Patienten gehen Abheilung und Beschwerdefreiheit parallel, und nach erfolgter Abheilung kommt es bei einem Drittel der Patienten zum paradoxen Wiederauftreten von Beschwerden ohne Ulcus oder zum asymptomatischen Rezidiv.

Bei aller Bedeutung ist der Wert der anamnestischen Angaben somit relativ. Keinesfalls kann auf Grund der Anamnese eine Diagnose gestellt und entsprechend behandelt werden.

2. Verfahren: Fiberendoskopie

2.1 Prinzip

Panendoskope erlauben die Untersuchung des gesamten oberen Gastrointestinaltraktes bis in die pars III duodeni einschließlich fotographischer Dokumentation, gezielter Biopsie und – selten erforderlich – Cytologie.

2.2 Praktische Durchführung

Die zur Zeit besten Instrumente für Routineuntersuchungen sind dünne sogenannte Vorausblick-Endoskope (prograde) (Geradeaus-Optik), z. B. das Endoskop GIF-P2 der Firma Olympus. Bei geringer Belästigung des Patienten und sehr leichter Einführbarkeit erlauben diese Instrumente unter anderem eine besonders einfache Inversion zur Inspektion von Fundus und Kardia sowie eine lückenlose Inspektion des Bulbus duodeni.

Die Prämedikation zur Endoskopie ist nicht prinzipiell erforderlich und kann, z. B. bei ambulanten Patienten, unterbleiben. Sie besteht aus einem anaesthesierenden Rachenspray (z. B. Scandicain-Spray) und der raschen intravenösen Injektion von Diazepam (Valium®) oder Thalamonal bis zum Eintreten der Dysarthrie. Die übliche Dosis von Diazepam beträgt bei jungen Patienten 10 mg, bei über 60jährigen 5 mg. Die Untersuchung wird in Linksseitenlage durchgeführt und sollte, falls keine Biopsien notwendig sind, nicht mehr als 10 min betragen. Alle Läsionen werden biopsiert und gelegentlich auch cytologisch untersucht.

2.3 Wertung

Wenn eben möglich, sollte bei Verdacht auf ein Ulcus pepticum primär eine Oesophago-Gastro-Duodenoskopie durchgeführt werden; Voraussetzung ist allerdings, daß diese Methode beherrscht wird. Die Oesophago-Gastro-Duodenoskopie ist, was die morphologische Analyse des Ulcus betrifft, die sicherste Methode, sie ist zudem – wenn sie rite et recte ausgeführt wird – praktisch gefahrlos. Ihre diagnostische Aussagekraft wird in Abschn. 2.4 und 2.5 besprochen.

Die moderneren Panendoskope erlauben eine vollständige Untersuchung *in einem Arbeitsgang*. Die vor einigen Jahren von Salmon u. Mitarb. [26] aufgestellte Forderung, daß der Bulbus duodeni kombiniert endoskopisch mit prograder und lateraler Optik zu untersuchen sei, da manches Ulcus, das unmittelbar distal des Pylorus gelegen sei, dem

Nachweis mit prograder Optik entgehe, kann heute nicht mehr aufrechterhalten werden. Die neuentwickelten dünnen Fiberendoskope (Pädiater-Endoskope) erlauben eine lückenlose Betrachtung des Bulbus duodeni.

Eine weitere Frage ist die nach der Notwendigkeit der bioptischen Untersuchung der Ulcera im Bulbus duodeni. Generell kann man auf eine *Biopsie beim makroskopisch unauffälligen Ulcus duodeni verzichten*, weil die beim Magenulcus so wichtige Frage nach der Malignität hier nicht gestellt werden muß. Das Carcinom im Duodenum, das wie ein Ulcus aussieht, ist zumindest im Bulbus eine Rarität; die Incidenz beträgt nach Eger [10] 0,03%. Dennoch möchten wir auf Grund von 3 eigenen Fällen, die wir in den letzten Jahren erlebt haben, dafür plädieren, *bei großen (Riesenulcera) oder anderweitig auffälligen Ulcera* im Bulbus (aufgeworfener Rand, unregelmäßiger Grund) mehrfach *Biopsien* auszuführen. Wir haben in einem Falle eines 70jährigen Patienten mit einem Riesenulcus im Bulbus ein Gastrinom im Ulcusgrund nachweisen können; die nachfolgenden Untersuchungen ergaben eine Hypergastrinämie und einen Anstieg der Gastrin-Werte im Serum nach Secretin, laparoskopisch wurden Metastasen des Gastrinoms in der Leber gefunden. Bei einem 2. Patienten ergab die Biopsie aus einem Risenulcus im Bulbus ein Carcinom, es handelte sich also um ein malignes Ulcus duodeni. Der 3. Fall war ein malignes Lymphom. Ähnliche Beobachtungen sind auch von anderen Untersuchern mitgeteilt worden (Blum, persönliche Mitteilung von 2 Fällen).

2.4 Vergleich Radiologie – Endoskopie

Welcher Stellenwert kommt den morphologischen Methoden in der Ulcus-Diagnostik zu, der indirekten röntgenologischen und der direkten endoskopischen-bioptischen Untersuchungen? Vergleichende Untersuchungen haben gezeigt, daß etwa jedes 4. endoskopisch nachgewiesene Ulcus im Bulbus dem Röntgennachweis entgeht [16] und daß mehr als 10% der Röntgenulcera im Bulbus endoskopisch nicht gefunden werden [25]. Nur in etwa der Hälfte der Fälle decken sich Röntgen- und endoskopischer Befund, wenn Bulbusnarbe und Narbenbulbus mit berücksichtigt werden [12, 16]. Die Ergebnisse der bisher vorliegenden Untersuchungen lassen also eine deutliche Überlegenheit der Endoskopie gegenüber der Röntgenuntersuchung in der Diagnostik der Ulcus duodeni erkennen.

Noch schlechter schneidet die Röntgenuntersuchung beim Magenulcus ab. Pathologisch-anatomisch konnte bei 80% von insgesamt 319 Patienten, die wegen eines röntgenologisch festgestellten Magenulcus zur operativen Behandlung eingewiesen worden waren, im Resektionspräparat

Diagnostische Trefferquote

- Magenulcera -

n = 112

Röntgen	91 - 71.5 %
Gastroskopie	106 - 94.6 %
Biopsie	109 - 97.3 %

(3 maligne Ulcera bioptisch »benigne«)

Abb. 1. Diagnostische Trefferquote von Röntgenuntersuchung, Gastroskopie und Biopsie bei Patienten mit Magenulcera (nach Nelson u. Mitarb. [19])

ein Ulcus nachgewiesen werden, in 8% fand sich nur eine Narbe und in 12% konnten weder Ulcus noch Narbe gesehen werden [4]. 5% der Magenulcera (bei 319 Patienten) erwiesen sich als histologisch maligne; nach dem Röntgenbefund waren 18% als möglicherweise maligne beurteilt worden. Zu berücksichtigen ist weiterhin, daß etwa 10% der röntgenologisch als benigne beurteilten Ulcera ventriculi maligne sind [17]. Aus einer Studie von Nelson [18] geht hervor, daß bei 97 Patienten mit einem Magenulcus die Trefferquote der Röntgenuntersuchung 72% betrug, die Gastroskopie in 95% positiv war und die bioptische Differenzierung von malignen und benignen Ulcera in 97% gelang; 3 Magenulcera, die endoskopisch benigne aussahen, erwiesen sich bioptisch als maligne (Abb. 1). In einer eigenen Untersuchung, die insgesamt 70 Patienten mit Magenulcera umfaßte, ergab die bioptische Untersuchung der endoskopisch benigne beurteilten Ulcera dreimal maligne Strukturen (4%). Noch aufschlußreicher sind die Ermittlungen von Dagradi u. Mitarb. [8] über die Trefferquote der Röntgenuntersuchung bei multiplen Magenulcera. Während die Trefferquote der Röntgenuntersuchung in dieser Studie bei insgesamt 79 Patienten mit solitären Magenulcera 61% betrug, erreichte die Röntgenuntersuchung bei multiplen Magenulcera nur eine Trefferquote von 26%, das sind 26 von insgesamt 101 multiplen Ulcera ventriculi.

2.5 Diagnose des Magencarcinoms und Magenfrühcarcinoms

Bezüglich der lokalen Assoziation von Ulcus und Carcinom lassen sich nach Ichikawa [13] 5 Typen unterscheiden: der 1. Typ entspricht dem ulcerierten Carcinom, das endoskopisch leicht erkennbar ist. Der Typ 2 stellt ein Ulcus dar, das von einem malignen Prozeß umgeben ist. Es entspricht dem early-gastric-cancer-Typ II c + III der japanischen Klassifikation. Der Typ 3 unterscheidet sich vom Typ 2 nur durch den sehr schmalen Carcinom-Saum. Beim Typ 4 findet sich ein halbmondförmiger Carcinomsaum am Ulcusrand. Besondere diagnostische Probleme bereitet der Typ 5. Hier findet sich nur ein kleines fokales Carcinom irgendwo am Rande eines Ulcus, an diesem kleinen Carcinomherd kann

man leicht vorbeibiopsieren. Dieser letztgenannte Typ 5 fand sich in der Studie von Ichikawa [13] in 5% (18 von 361).
Durch röntgenologische Untersuchungen wurde schon vor vielen Jahren gezeigt, daß die Rückbildung einer Ulcusnische (im Röntgenbild) kein Beweis für die Benignität des Ulcus ist; in 0,5% bis zu 4% wurde eine Nischenrückbildung bei malignen Ulcera gefunden [17]. Japanische Autoren haben nachweisen können, daß Ulcera im Bereich von oder in Assoziation mit malignen Läsionen (vor allem beim early-gastric-cancer) reepitheliasiert werden können [13, 24]. Darum genügt es nicht, ein Magenulcus röntgenologisch oder endoskopisch nachzuweisen. Die Mehrfachbiopsie aus Ulcusgrund und -rand ist zwingend erforderlich; aber auch das ist nicht ausreichend. Eine Kontroll-Endoskopie und Biopsie sind unerläßlich, auch nach Rückbildung der Ulcusnische im Röntgenbild und wenn endoskopisch ein Ulcus nicht mehr erkennbar oder eine Narbe nachweisbar ist.
Die lokale Assoziation von Ulcus und Carcinom ist nicht, wie man früher glaubte, Ausdruck der malignen Degeneration des Ulcus. Ihre et al. [21] haben bei 473 Patienten mit einem Magenulcus Untersuchungen darüber angestellt, wie häufig sich bei diesen Patienten nach einer Periode von mehr als 10 Jahren ein Magencarcinom entwickelt hat; sie fanden in dieser Gruppe von 473 Patienten 9 Fälle von Magencarcinom, das sind 2% (für die betreffende Altersgruppe war die Erwartungsrate für ein Magencarcinom auf 5% geschätzt worden). Endoskopische und bioptische Kontrolluntersuchungen sind also beim Magenulcus nicht erforderlich, weil eine maligne Degeneration zu befürchten ist, sondern weil eine Neigung zu Ulcusbildung im Bereich maligner Läsionen zu bestehen scheint.

3. Verfahren: Magensaftanalyse

3.1 Prinzip

Bestimmung des Nüchternvolumens, der basalen Sekretionsmenge und der Sekretionsmenge nach einem maximalen Sekretionsreiz.

3.2 Praktische Durchführung

Eine Magensonde wird unter radiologischer Kontrolle transnasal so eingelegt, daß ihre Spitze an den tiefsten Punkt des Antrum zu liegen kommt. Anschließend wird während 165 min mit niedrigem Sog entweder von Hand oder mittels einer Pumpe aspiriert. Am besten eignen sich Aspirationspumpen mit intermittierenden Saugintervallen von wenigen

Sekunden Dauer und sogfreien Intervallen. Nach einigen Saugintervallen sollte die Pumpe ein Intervall mit positivem Druck entwickeln. Dadurch wird die Sonde mit Luft durchblasen und ein Festsaugen an der Magenwand verhindert. Der Magensaft wird in 15-min-Intervallen gepoolt und auf pH 7 titriert. Das Nüchternvolumen wird wie folgt berechnet: $V_n = V_{0-15\,\mathrm{min}} - {}^1/_4\, V_{15-75\,\mathrm{min}}$. Der von der 15.–75. min gemessene Säureausstoß, berechnet durch Multiplikation von Säurekonzentration mit Sekretvolumen, ausgedrückt in mval/h, ist die basale Säuresekretion (BAO). In der 75. min wird die Sekretion durch subkutane Injektion von Pentagastrin (6 µg/kg) oder Betazol (1,7 mg/kg) maximal stimuliert.
Die Summe der vier höchsten aufeinanderfolgenden 15-min-Sekretionsmengen von Säure ist der maximale Säure-Ausstoß (maximal acid output, MAO).
Zudem sind noch folgende Meßwerte – und leider auch Abkürzungen – in Gebrauch: BAC (basal acid concentration) = mittlere basale (bzw. unstimulierte) Säurekonzentration; MAC (maximal acid concentration) = höchste gemessene Säurekonzentration während maximaler Säurestimulation, z. B. mit Pentagastrin; PAO (peak acid output) = Summe der beiden höchsten während zwei aufeinanderfolgenden 15-min-Perioden gemessenen Säuresekretionsmengen.

3.3 Wertung

3.3.1 Diagnose des unkomplizierten Ulcus

Untersuchungen über die Korrelation der basalen (BAO) und der stimulierten HCl-Sekretion des Magens und peptischen Ulcera im Magen und

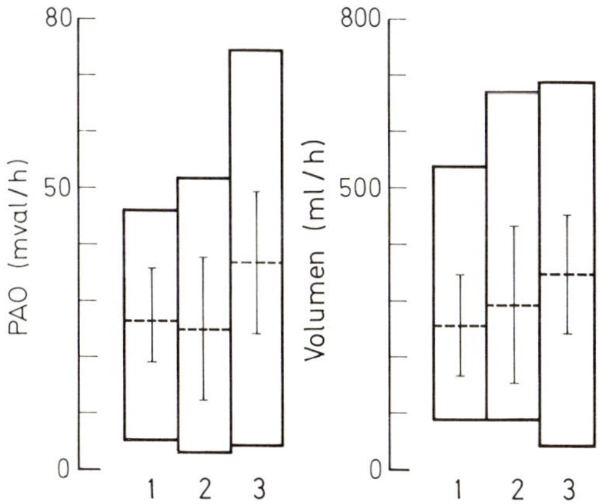

Abb. 2. Ergebnisse der Sekretionsanalyse (PAO-Mittelwerte, Standardabweichung und Streubreiten) bei 3 Diagnose-Gruppen: Gruppe 1 – Normalpersonen ohne chronische Gastritis, Gruppe 2 – Patienten mit Ulcus ventriculi, Gruppe 3 – Patienten mit Ulcus duodeni

im Duodenum wurden in den letzten Jahren von zahlreichen Arbeitsgruppen untersucht und publiziert. Eigene Untersuchungsergebnisse sind in der nachfolgenden Abbildung aufgezeigt (Abb. 2). Daraus ist ersichtlich, daß bei den drei untersuchten Gruppen – Gruppe 1: Normalpersonen ohne chronische Gastritis, Gruppe 2: Patienten mit Ulcus ventriculi und Gruppe 3: Patienten mit Ulcus duodeni – die Sekretionswerte für die Gipfelsekretion (PAO) ganz erhebliche Streuungen aufweisen. Die Mittelwerte der Volumina sind zwar in der Gruppe mit Ulcus ventriculi etwas geringer und in der Gruppe mit Ulcus duodeni etwas höher als bei Normalpersonen, die Einzelwerte aber weichen so erheblich voneinander ab, daß sie diagnostisch kaum von Bedeutung sind. Weniger als ein Drittel der Ulcus-duodeni-Kranken hat eine Hyperchlorhydrie und nicht wenige Magengeschwürkranke haben eine normale Säuresekretion [3]. Eingehende Untersuchungen über das HCl-Sekretionsverhalten bei Ulcus duodeni und Ulcus ventriculi wurden vor allem von Baron vorgelegt. Auf diese Arbeiten sei hier verwiesen [1, 2].

3.3.2 Diagnose des Zollinger-Ellison-Syndroms

Die Werte der HCl-Sekretionsanalyse können Hinweise auf das Vorliegen eines Zollinger-Ellison-Syndroms liefern. Ein solcher Verdacht ist immer dann gegeben, wenn die basale Sekretion (BAO) 15 mval/h übersteigt und wenn die Relation von basaler Sekretion zu maximal stimulierter Sekretion (BAO/MAO) und das Verhältnis von basaler HCl-Konzentration zur maximal stimulierter HCl-Konzentration (BAC/MAC) mehr als 60% beträgt [23]. Wie sicher sind aber diese Kriterien, wie hoch sind die falsch-positiven und die falsch-negativen Resultate? Nach Lewin u. Mitarb. [18] ist bezüglich der basalen Sekretion und der Relation BAO/MAO in 4% mit falsch-positiven Ergebnissen zu rechnen und bezüglich der Relation BAC/MAC sogar mit 10%. Viel höher aber sind die falsch-negativen Resultate, sie betreffen 20–50% aller HCl-Analysen beim Zollinger-Ellison-Syndrom [18].

3.3.3 Prognostische Bedeutung der Sekretionsanalyse

Hier stellt sich auch die Frage, welche prognostische Bedeutung einer erhöhten Säuresekretion zukommt. Die erste diesbezügliche Langzeitstudie haben jüngst Novis u. Mitarb. [20] publiziert. 1962 wurden 176 Studenten mit dem maximalen Histamin-Test untersucht. 10 Jahre später konnten 142 nachuntersucht werden. In dieser Gruppe waren drei Probanden mit einem Ulcus duodeni. Bei der ersten Untersuchung war bei diesen Probanden eine hohe basale und eine hohe maximal stimulierte HCl-Sekretion aufgefallen. 13 Studenten mit ausgesprochen hohen

Werten für die BAO (mehr als 10 mval/h) und die MAO (mehr als 40 mval/h) haben jedoch kein Ulcus duodeni entwickelt (besser, bei ihnen ist kein Ulcus duodeni nachgewiesen worden.)

4. Andere diagnostische Verfahren

4.1 Serumgastrin

Die Bestimmung des Nüchtern-Gastrinspiegels im Serum ist indiziert bei Verdacht auf ein Zollinger-Ellison-Syndrom. Hohe Gastrinwerte sind auch bei Achlorhydrie zu erwarten und treten gelegentlich bei Patienten mit Ulcus duodeni auf [11]. Die Unterscheidung des Zollinger-Ellison-Syndroms von anderen Zuständen mit erhöhtem Nüchterngastrinspiegel gelingt mit dem Secretin-Stimulationstest. Nach Injektion von Secretin (1 KE/kg i.v.), steigt das Serumgastrin beim Zollinger-Ellison-Syndrom weiter an, während es in allen übrigen Fällen, einschließlich Achlorhydrie und Ulcus duodeni, abfällt [15]. Die Normalwerte von Gastrin variieren je nach dem verwendeten Antikörper von Labor zu Labor und können nicht global angegeben werden.

4.2 Pepsinogen in Blut und Urin

Die Ausscheidung von Pepsinogen im Urin und die Konzentration im Blut korrelieren mit der Säuresekretion. Die Untersuchungen sind von wissenschaftlichem Interesse [27].

4.3 Schleimsekretion und Zellabschilferung

Es handelt sich um Untersuchungen von zur Zeit rein wissenschaftlichem Interesse [9].

4.4 Motilitätstests

Tests der Magenmotilität haben bisher keine diagnostische Relevanz erlangt [28]. Die Diagnose eines Retentionsmagens erfolgt ohne Motilitätstests durch Aspiration eines pathologisch hohen (>100 ml) Nüchternvolumens bei der Endoskopie, allenfalls im Sekretionstest oder durch entsprechende Darstellung bei der radiologischen Untersuchung.

4.5 Psychiatrische Exploration

Die routinemäßige psychiatrische Exploration wird in gewissen Zentren vor der Indikationsstellung der chirurgischen Ulcustherapie durchgeführt [28].

5. Praktische Durchführung der Diagnostik

Unsere Auffassung über die notwendige Diagnostik des peptischen Ulcus ist im folgenden flow-diagramm aufgezeigt (Abb. 3). Ergibt die endoskopische Untersuchung ein Ulcus duodeni, so ist die Diagnostik in aller Regel beendet und die Therapie kann eingeleitet werden. Findet sich ein Ulcus im Magen, so sind – auch wenn es benigne aussieht – Mehrfachbiopsien aus Ulcusgrund und -rand unbedingt erforderlich. 4–6 Wochen nach Einleitung der Therapie ist eine endoskopisch-bioptische Kontrolle zwingend geboten. Bei Persistenz des Ulcus über mehr als 3 (bis 6) Monaten ist eine Operation indiziert: Ist das Ulcus nicht mehr nachweisbar aber in diesem Bereich eine Narbe erkennbar, so ist eine weitere bioptische Kontrolle unumgänglich. Ergibt sich klinisch und insbesondere bei entsprechender Rezidivhäufigkeit oder Penetranz des Leidens der Verdacht auf ein Zollinger-Ellison-Syndrom, so sind Mehrfachuntersuchungen des Gastrin-Spiegels im Nüchtern-Serum erforderlich: Bestätigen oder bekräftigen diese Resultate der Gastrinanalysen den Verdacht, so ist ein Secretin-Test (paradoxe Stimulation der Gastrin-Sekretion bei Zollinger-Ellison-Syndrom) und eventuell der Calcium-Infusionstest (Stimulation der Gastrin-Sekretion bei ZES) anzuschließen.

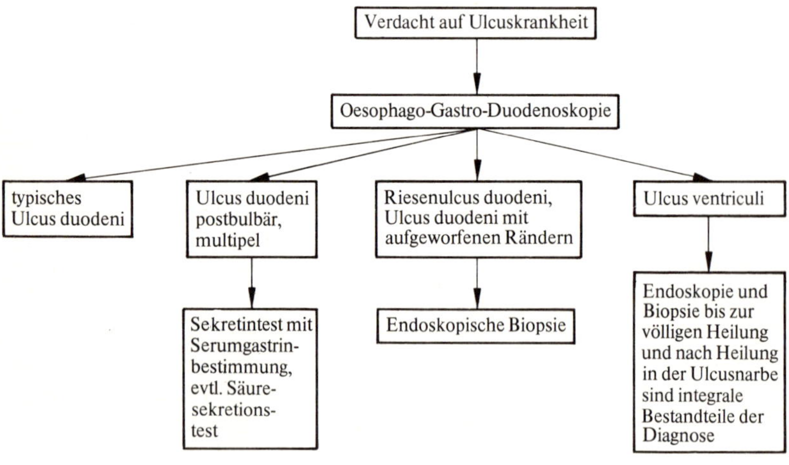

Abb. 3. Flußdiagramm der notwendigen Diagnostik bei Verdacht auf Ulcuskrankheit

Anhang
Verfahren: Radiologie

M. L. Hefti, H. H. Brändli, J. Bivetti, U. von Büren und A. L. Blum

A.1 Prinzip

Radiologische Untersuchung des oberen Magendarmtraktes während und nach Trinken einer Bariumsuspension, wobei Prallfüllungen und Darstellung im Doppelkontrast einander ergänzen.

A.2 Praktische Durchführung

Die radiologische Darstellung von Speiseröhre, Magen und Zwölffingerdarm läßt sich kaum standardisieren [6]. Die Technik der Untersuchung hängt unter anderem von folgenden 5 Gegebenheiten ab:
a) *Der Vermutungsdiagnose* (gezielte und wiederholte Darstellung des Magendarmabschnitts mit der vermuteten Läsion).
b) *Der individuellen topographischen Anatomie von Speiseröhre, Magen und Zwölffingerdarm* (z. B. ausgeprägte hintere Kaskade, Status nach Magenoperationen, Duodenum mobile).
c) *Der Ausbildung und Schule* des Untersuchers (z. B. Schwergewicht auf Prallfüllung oder Doppelkontrastdarstellung, akademisch oder praktisch orientiertes Röntgeninstitut).
d) *Art der Apparatur und Qualität der technischen Assistenz* (z. B. Verzicht auf gewisse Aufnahmen zugunsten der BV-Durchleuchtung oder Verzicht auf Übersichtsaufnahmen auf dem Bucky-Tisch zugunsten von Zielaufnahmen bei Fehlen einer qualifizierten Assistenz).
e) *Möglichkeit einer nachfolgenden Endoskopie.*
Immerhin können gewisse Richtlinien für ein radiologisches Minimalprogramm bei Verdacht auf ein Ulcus des Magens oder des Zwölffingerdarms aufgestellt werden. Das *folgende Minimalprogramm* hat sich in der Praxis von je zwei praktisch tätigen Gastroenterologen (Hefti und Brändli) und Radiologen (Bivetti u. von Büren) bezüglich diagnostischer Aussagekraft einerseits und Strahlenbelastung, Zeitaufwand und Kosten andererseits bewährt. Dieses Minimalprogramm umfaßt die folgenden konsekutiven Schritte:
1. Darstellung des Bulbus in verschiedenen Projektionen und Füllungszuständen:
Prallfüllung "en face" im Stehen
Prallfüllung im Profil im Stehen

Prallfüllung in Bauchlage
Doppelkontrastdarstellung in Rückenlage
Technik: Zielaufnahmen, z.B. Format 18 × 24 cm in 4 geteilt.
Falls sich der Magen nicht zeitgerecht entleert, hilft außer Geduld allenfalls ein Eßlöffel Metoclopramid (Paspertin-Sirup).

2. Darstellung des Korpus und des Antrums, speziell der kleinen Kurvatur in Prallfüllung:
Technik: Zielaufnahme im Stehen, leichte Fechterstellung, Format 24 × 30 cm, bei Bedarf leichte Kompression.

3. Darstellung der großen Kurvatur in Prallfüllung:
Technik: Zielaufnahme im Stehen, Rücken zum Bildschirm, Format 24 × 30 cm.

4. Darstellung der unteren Speiseröhre, des oesophagogastrischen Übergangs, der Kardia und des Fundus:
Nach vorangegangener Prallfüllung des Magens und Verabreichung eines Brausepulvers, während dem Schlucken von Bariumsuspension.
Technik: Zielaufnahmen, einmal in Bauchlage und einmal in Rückenlage, Format 24 × 30 cm in 2 geteilt.

5. Darstellung des Antrums im Doppelkontrast und des Fundus in Prallfüllung:
Technik: Zielaufnahme in Rückenlage, rechte Körperseite leicht erhöht, Format 24 × 30 cm.

6. Darstellung der kleinen Kurvatur im Doppelkontrast:
Technik: Zielaufnahme, wobei der Patient mit dem Kipptisch aufgestellt wird, leichte Fechterstellung, Format 24 × 30 cm.

7. Darstellung des Fundus im Doppelkontrast und des Antrums in Prallfüllung, sowie des Bulbus duodeni und der Duodenalschleife:
Technik: Übersichtsaufnahme auf dem Bucky-Tisch, Patient in Bauchlage, linke Körperseite leicht erhöht, Fokus-Filmabstand 100 bis 120 cm, Format nach Bedarf.

8. Darstellung von Magenhinter- und -vorderwand in Prallfüllung:
Technik: Zielaufnahme in rechter Seitenlage, Format 24 × 30 cm.
Auf diese Aufnahme kann bei eindeutig normalem Durchleuchtungsbefund in vielen Fällen verzichtet werden.
Zum vorgeschlagenen Minimalprogramm gehören, je nach Umständen, zusätzliche gezielte Aufnahmen.
Das vorgeschlagene Programm ist ein praktisch durchführbarer Kompromiß zwischen der Prallfüllungstechnik und der Doppelkontrastuntersuchung. Die ausführliche Doppelkontrastdarstellung des Magens ist ein recht umständliches, für die tägliche Praxis wenig geeignetes Verfahren.

Literatur

1. Baron, J. H.: Gastric secretion in healthy man. 1949–1969. Lancet *1970 II*, 547
2. Baron, J. H.: The clinical use of gastric function tests. Scand. J. Gastroent. *5*, Suppl. 6, 9 (1970)
3. Baron, J. H., Williams, J. H.: Use of gastric function tests by British gastroenterologists. Brit. med. J. 1971 I, 196
4. Barson, A. J., Kirk, R. S., Lewis, F. W.: Gastric ulcers: A comparison of surgical, radiological, and pathological diagnosis. Brit. J. Surg. *57*, 926 (1970)
5. Blum, A. L., Sonnenberg, A., Hess, H., Würsch, T. G., Walser, R., Koez, H. R., Pelloni, S., Schmid, P.: Ulcer like symptoms are specific but not sensitive signs of ulcer disease. Gastroenterology *74*, 1978 (in press)
6. Burhenne, H. J.: Technique of examination of the stomach and duodenum. In: Alimentary tract roentgenology. Margulis, A. R., Burhenne, J. J. (eds.), pp. 425–449. St. Louis: Mosby 1967
7. Cowley, D. J., Spencer, J., Baron, J. H.: Acid secretion in relation to recurrence of duodenal ulcer after vagotomy and drainage. Brit. J. Surg. *60*, 517 (1973)
8. Dagradi, A. E., Falkner, R. E., Lee, E. R.: Multiple benign gastric ulcers. Amer. J. Gastroent. *62*, 36 (1974)
9. Domschke, W., Domschke, S., Classen, M., Demling, L.: Some properties of mucus in patients with gastric ulcer. Effect of treatment with carbenoxolone sodium. Scand. J. Gastroent. 7, 647–651 (1972)
10. Eger, S. A.: Primary malignant disease of the duodenum. Arch. Surg. *27*, 1087 (1933)
11. Feuerle, G. E.: Gastrin in der inneren Medizin. In: Ergebnisse der Gastroenterologie. Stelzner, F., Wewalka, F., Classen, M. (Hrsg.), S. 51–56. Demeter Gräfeling 1975
12. Frühmorgen, P., Jenny, S., Classen, M., Bauerle, H., Koch, H., Demling, L.: Anamnese bei Ulcus und Narben im Bulbus duodeni. Dtsch. med. Wschr. *97*, 188 (1977)
13. Ichikawa, H.: Differential diagnosis between benign and malignant ulcers of the stomach. In: Clinics in gastroenterology. Sircus, W. (ed.), Vol. 2, No. 2, p. 329. London, Philadelphia, Toronto: Saunders 1973
14. Ihre, B. J. E., Barr, H., Havermark, G.: Ulcer-cancer of the stomach. A follow-up of 473 cases of gastric ulcer. Gastroenterologia (Basel) *102*, 78 (1964)
15. Klempa, I.: Gastrin in der Chirurgie. In: Ergebnisse der Gastroenterologie. Stelzner, F., Wewalka, F., Classen, M. (Hrsg.), S. 51–56. Gräfeling: Demeter 1975
16. Jenny, S., Frühmorgen, P., Classen, M., Bauerle, H., Fuchs, H., Demling, L.: Endoskopisch-radiologische Diagnostik des Bulbus duodeni (Ulcus, Narbe). Dtsch. med. Wschr. *97*, 118 (1971)
17. Kukral, J. C.: Gastric ulcer: An appraisal. Surgery *63*, 1024 (1968)
18. Lewin, M. R., Stagg, B. H., Clark, C. G.: Gastric acid secretion and diagnosis of Zollinger-Ellison-Syndrome. Brit. med. J. *1973 II*, 136
19. Nelson, R. S., Urrea, L. B., Lanza, F. L.: Evaluation of gastric ulcerations. Amer. J. dig. Dis. *21*, 389 (1976)
20. Novis, B. H., Marks, I. M., Bank, S., Sloan, A. W.: The relation between gastric acid secretion and body habitus, blood groups, smoking and the subsequent development of dyspepsia and duodenal ulcer. Gut *14*, 107 (1973)
21. Ottenjann, R.: Sekretionsanalysen des Magens. In: Klinische Gastroenterologie. Demling, L. (Hrsg.), S. 173. Stuttgart: Thieme 1973
22. Peter, P., Gonvers, J. J., Pelloni, S., Weber, K., Sonnenberg, A., Schmitz, H., Kiene, K., Strohmeyer, G., Hofstetter, J. R., Blum, A. L.: Cimetidin in der Behandlung des Ulcus duodeni. Dtsch. med. Wschr. (im Druck)
23. Rovelstad, R. A., Maher, F. T., Adson, M. A.: Gastric analysis. Surg. Clin. N. Amer. *51*, 969 (1971)

24. Sakita, T.: Endoscopy in the diagnosis of early ulcer cancer. In: Clinics in gastroenterology. Sircus, W. (ed.), Vol. 2, No. 2, p. 345. London, Philadelphia, Toronto: Saunders 1973
25. Salmon, P. R., Brown, R., Htut, H., Read, A. E.: Endoscopic examination of the duodenal bulb: clinical evaluation of forward- and side-viewing fibreoptic system in 200 cases. Gut *13*, 170 (1972)
26. Salmon, P. R.: Endoscopic observations on the healing of duodenal ulcer. In: Das peptische Ulcus – Pathophysiologie, Diagnose, Therapie. Demling, L., Moser, K., Rösch, W. (Hrsg.), S. 79. Stuttgart, New York: Schattauer 1973
27. Samloff, M. I., Secrist, D. M., Passaro, E.: Serum group I pepsinogen levels and their relation to gastric acid secretion in patients with and without recurrent ulcer. Gastroenterology *70*, 309–313 (1976)
28. Siewert, R., Blum, A. L.: Symposium: Gastrointestinale Motilität – methodische Probleme, klinische Relevanz. Z. Gastroent. *15*, 156–221 (1977)
29. Small, W. P., Cay, E. L., Dugard, P., Sircus, W., Falconer, C. W. A., Smith, A. N., McManus, J. P. A., Bruce, J.: Peptic ulcer surgery: selection for operation by "earning". Gut *10*, 996–1003 (1969)
30. Tauxe, R. V., Wright, L. F., Hirschowitz, B. I.: Marginal ulcer in achlorhydric patients. Ann. Surg. *181*, 455 (1975)
31. Weber, B. K., Giger, M., Sonnenberg, A., Mattle, W., Stuby, K., Blum, A. L.: Therapie und Langzeitprophylaxe des Ulcus duodeni mit Cimetidin. Z. Gastroent. 1978 (im Druck)

Kapitel 23

Praktische Therapie: Indikation und Plan der konservativen Therapie

A. L. Blum

1. Definitionen

Spontanheilung: Heilung einer Erkrankung beim Ausbleiben jeglicher ärztlicher Intervention. Arzt-Patientengespräche und die Verabreichung von Placebo können den Krankheitsverlauf beeinflussen, vor allem bei Erkrankungen mit einer großen Selbstheilungstendenz. Bei der Durchführung einer solchen Behandlung darf nicht von einer Spontanheilung gesprochen werden.

2. Behandeln oder Spontanheilung abwarten?

Angesichts der oft zitierten Spontanheilungstendenz der Ulcusschübe kann man sich fragen, ob ein Ulcus überhaupt medikamentös behandelt werden soll. Die Antwort auf diese Frage ist ein eindeutiges JA, und zwar aus folgenden Gründen:
a) Über die Spontanheilungstendenz des Ulcusschubes ist praktisch nichts bekannt. Wenn immer in der Literatur über eine „Spontanheilungstendenz" gesprochen wird, ist von der Ulcusheilung unter ärztlicher Kontrolle, im allgemeinen bei gleichzeitiger Verabreichung von Placebo, die Rede. In diesen Fällen handelt es sich selbstverständlich nicht um Spontanheilungen. Ein Placebo ist unter Umständen ein hochwirksames Therapeuticum. Die klinische Beobachtung, daß sich Ulcusbeschwerden unter der ärztlichen Behandlung unabhängig von der Art der Therapie in wenigen Tagen bessern, ist ein wichtiger Hinweis auf die Wirksamkeit einer Placebotherapie. Die Wirksamkeit eines Placebo läßt sich in kontrollierten Studien kaum erfassen. In einer französischen Untersuchung über die Ulcusheilung wurde ein Arzt, der seine Patienten mit großem persönlichen Einsatz behandelte, mit einem anderen Arzt verglichen, der sich nach der Diagnosestellung zurückzog, um „der Na-

tur ihren Lauf zu lassen". Die Patienten der ersten Gruppe zeigten eine raschere Ulcusheilung als die Patienten der zweiten (1).

b) Von einigen Medikamenten ist gezeigt worden, daß sie besser wirksam sind als ein Placebo (vgl. Kap. 10, 11 u. 12).

Der Verzicht auf eine Behandlung ist möglicherweise gerechtfertigt, falls bei einem völlig asymptomatischen Patienten ein Ulcus zufällig entdeckt wird, beispielsweise anläßlich einer endoskopischen retrograden Cholangio-Pancreaticographie.

Tabelle 1. Prognose des Ulcusschubes

Kriterien	Einfluß auf Prognose		
	Gut	Schlecht	Fraglich
Alter			Wahrscheinlich irrelevant; angeblich hohes Alter ungünstig
Geschlecht			bei Frauen schlechter?
Familiäre Ulcusbelastung			Schlecht?
Bisheriger Verlauf			
Anzahl der Schübe	Bisher kein Schub	2 Schübe/ 2 Jahre	
Komplikationen, z.B. Blutung	Keine	durchgemacht	
Langsame Ulcusheilung in früheren Schüben		Schlecht	Schlecht
Art des Geschwürs			
Größe	Mittlere Heilungsgeschwindigkeit proportional der Größe		
Lage			Bulbushinterwand und postbulbär schlecht?
Viel duodenogastraler Reflux bei UV			Schlecht?
„Hypersekretion" bei UD			Schlecht?
Starke Beschwerden			Wahrscheinlich irrelevant
Begleitumstände			
Zweitkrankheit			Z. B. Emphysem, Lebercirrhose schlecht?
Alkohol			Abusus schlecht?
Nicotin		Abusus	
Medikamente		Salicylate	Andere Antirheumatica? Corticosteroide?
Ungünstige psychosoziale Situation			Gastarbeiter? Neurosen?

3. Die Bedeutung prognostischer Faktoren im Therapieplan

Tabelle 1 zeigt die Prognose des Ulcusschubes. Bis heute sind erst wenige Faktoren identifiziert worden, die das Stellen einer Prognose erlauben, nämlich die Anzahl der bisherigen Schübe, das bisherige Auftreten von Komplikationen, die Ulcusgröße, gewisse Zweitkrankheiten wie eine

Tabelle 2. Behandlung des Ulcusschubes

Untersuchung vor Therapiebeginn	–Beim Ulcus ventriculi sind Endoskopie und Biopsie obligat –Beim Ulcus duodeni kann auf Endoskopie verzichtet werden, falls sich auf technisch einwandfreien Bildern bei sonst normalem Befund ein Ulcuskrater, allenfalls auch eine Deformation im Bulbus duodeni darstellt
Medikamente	
Antacidum	–Bei starken Beschwerden Gel (z. B. Al-Mg-Hydroxyd, 10–15 ml) 1 u. 3 Std nach den Hauptmahlzeiten Bei geringen (Rest-)Beschwerden Gel oder Lutschtabletten nach Bedarf –Keine Beschwerden: kein Antacidum
Cimetidin	Indikationen 1. Im ersten Schub kein Cimetidin, außer bei einer a) Komplikation: Penetration, nach schwerer Blutung, b) fehlender Heilungstendenz nach vierwöchiger Antacidatherapie, c) Zweitkrankheit, die erfahrungsgemäß zu Komplikationen führt und (oder) die Heilung verzögert, z. B. chronische Niereninsuffizienz mit Dialyse 2. Klare Indikation bei langer Ulcusanamnese, vielen Rezidiven, starkem Leidensdruck Dosis, Behandlungsdauer 1. Erste 4 Wochen 1 g/tgl., d. h. je 1 Tablette à 200 mg zu den Hauptmahlzeiten und 2 Tabletten vor dem Schlafengehen. Auch bei raschem Abklingen der Beschwerden beträgt die minimale Behandlungsdauer 4 Wochen 2. Fortführung der Behandlung von der 4. bis zur 8. (evtl. 12.) Woche a) 1 g/tgl., wenn Ulcus kleiner, aber noch nicht geheilt b) 2 g/tgl., wenn Ulcus nicht kleiner
Verlaufskontrollen	–Bei erstem Schub eines Ulcus duodeni und günstiger Prognose kann darauf verzichtet werden –In den übrigen Fällen nach 4 Wochen Kontrolle mit der gleichen Methode wie vor Therapiebeginn –Bei unvollständiger Heilung weitere Kontrolle nach 8, evtl. auch 12 Wochen –Beim Ulcus ventriculi Biopsien auch aus der Ulcusnarbe
Therapieversager	–Patienten, bei denen das Ulcus nach 8 Wochen keine Heilungstendenzen zeigt und nach 12 Wochen nicht geheilt ist

Tabelle 3. Langzeitprophylaxe mit Cimetidin

Untersuchung vor Therapiebeginn	Endoskopischer Beweis der vollständigen Ulcusheilung. Bei Patienten mit Ulcus ventriculi sicherer Ausschluß eines Frühcarcinoms mit Biopsie und Cytologie
Dosis	400 mg/tgl., d. h. 2 Tabletten à 200 mg vor dem Schlafengehen
Verhütung von Frührezidiven	*Therapiedauer* 3 Monate *Indikation* soll im Anschluß an jede Cimetidintherapie erwogen werden; Therapie ist indiziert beim Vorliegen prognostisch ungünstiger Faktoren
Langzeitprophylaxe i. e. S.	*Therapiedauer* mindestens 6 Monate, evtl. jahrelang *Indikation* im Anschluß an den ersten Schub keine Langzeitprophylaxe außer a) nach einer Komplikation: Penetration, schwere Blutung b) bei einer Zweitkrankheit, die erfahrungsgemäß zu häufigen und schweren Rezidiven führt, z. B. bei chronischer Niereninsuffizienz, oder bei Patienten, bei denen ein Rezidiv unter allen Umständen vermieden werden soll und eine chirurgische Therapie kontraindiziert ist, z. B. bei Herzkranken unter Daueranticoagulation Bei langer Ulcusanamnese, vielen Rezidiven und starkem Leidensdruck gegenüber chirurgischer Therapie abwägen
Verlaufskontrollen	Endoskopie bei Ulcusbeschwerden
Therapieversager	Ulcusrezidiv unter Cimetidin

Niereninsuffizienz, der Nicotinabusus und die Einnahme von ulcerogenen Medikamenten, vor allem Salicylaten (vgl. Kap. 2 u. 6). Das Stellen einer Prognose wird weiter dadurch erschwert, daß offensichtlich die Prognose geographischen Schwankungen unterworfen ist. Noch weniger als über die Prognose des einzelnen Schubes ist über die Prognose der Ulcuskrankheit, d. h. über die Häufung von Rezidiven und die Wahrscheinlichkeit von Komplikationen bekannt. Gewisse Anhaltspunkte über die Langzeitprognose lassen sich ebenfalls aus den in Tabelle 1 festgehaltenen Kriterien gewinnen.

Die Prognose der Ulcuskrankheit beeinflußt die Art der Behandlung. Insbesondere hängt der Entschluß zur Cimetidintherapie von der mutmaßlichen Prognose der Erkrankung ab (Tabelle 2 u. 3).

4. Therapieplan

Die Behandlung des Ulcusschubes mit Antacida und Cimetidin ist in Tabelle 2, die Langzeitprophylaxe mit Cimetidin in Tabelle 3 festgehal-

ten. Zusätzliche allgemeine Maßnahmen werden in Kap. 7, spezielle Probleme der Antacida- und Cimetidintherapie in Kap. 10 u. 11 beschrieben. Kapitel 10, 11 u. 12 geben Alternativen zur Antacidum- und Cimetidintherapie. Im übrigen sei auf die Kapitel über notwendige Diagnostiken [Kap. 22], Erfolgskontrollen [Kap. 24] und eine Indikation zur chirurgischen Therapie [Kap. 25, 26, 27] hingewiesen.
Die Hospitalisation bewirkt beim Ulcus duodeni und ventriculi eine rasche Schmerzfreiheit und beschleunigt – wie kontrollierte Studien gezeigt haben – die Heilung. Sie wirkt jedoch nicht besser als eine ambulante Cimetidintherapie. Die Verabreichung von Cimetidin unter stationären Verhältnissen führt nicht zu besseren Therapieresultaten als die ambulante Therapie – besser als gut kann ein Behandlungsresultat nicht sein. Die Kosten und die Beschneidung der Lebensqualität sind ein weiterer Grund dafür, daß die Hospitalisation nicht zum therapeutischen Repertoir gehören sollte. Wird ein Ulcus im Spital diagnostiziert, empfiehlt sich ein raschmögliche Entlassung und ambulante Therapie – es sei denn, daß die Hospitalisation wegen einer Zweitkrankheit oder, selten einmal, aus sozialen Gründen indiziert ist.
Von manchen Autoren wird eine stationäre Fortführung der konservativen Therapie empfohlen, wenn unter ambulanter Therapie das Ulcus nicht oder nur verzögert abheilt. Die Gründe für diese Empfehlung werden auf p. 315 diskutiert. Es ist letztlich eine subjektive Entscheidung, ob man in solchen Fällen die Hospitalisation als unnötigen Umweg vor einer unumgänglichen Operation betrachtet oder ob man „nichts unversucht lassen will".

Literatur

1. Sarles, H., Camatte, R., Sabel, J.: A study of the variations in the response regarding duodenal ulcer when treated with placebo by different investigators. Digestion *16*, 289–292 (1977)

Kapitel 24

Therapiekontrollen beim Ulcus ventriculi und duodeni

E. SEIFERT

1. Definitionen

1.1 Therapieerfolg

Die Therapie des Ulcusschubes ist erfolgreich, wenn a) das Ulcus mit dem Einsetzen der Therapie an Größe abnimmt und innerhalb von höchstens 3 Monaten vollständig und komplikationsfrei abheilt und b) wenn der Patient nach höchstens 2 Wochen beschwerdefrei wird. Eine Ulcusheilung mit fortbestehenden Ulcusbeschwerden bedeutet einen Teilerfolg der Therapie. Bei einer verzögerten oder fehlenden Heilung ohne oder mit Beschwerdefreiheit liegt ein Mißerfolg der Therapie vor. Die Therapie der *Ulcuskrankheit* ist erfolgreich, wenn nach einem erfolgreich behandelten Ulcusschub kein Rezidiv auftritt.

1.2 Therapieversager

Patienten mit Ulcuskomplikationen nach Therapiebeginn oder verzögerter Heilung (keine Tendenz zur Verkleinerung innerhalb von 4 Wochen, keine vollständige Abheilung innerhalb von 3 Monaten) sind Therapieversager. Versager der konservativen Therapie eines Ulcusschubes stellen eine je nach Umstand relative oder absolute Indikation zur chirurgischen Therapie dar. Patienten mit fortbestehenden oder trotz Ulcusheilung wiederauftretenden subjektiven Beschwerden sind keine Therapieversager.

Bei einer Langzeittherapie mit dem Ziel der Rezidivprophylaxe werden als Therapieversager jene Patienten bezeichnet, welche ein Ulcusrezidiv mit oder ohne Beschwerden entwickeln. Das Wiederauftreten von subjektiven Beschwerden ohne objektivierbares Ulcus ist kein Ausdruck eines Versagens der Therapie.

1.3 Besserung unter konservativer Therapie

Dieser Ausdruck wird häufig mißbraucht, um die unvollständige Abheilung innerhalb von 3 Monaten zu beschönigen, und sollte vermieden werden.

2. Zweck der Therapiekontrollen

Im Rahmen doppelblinder randomisierter Studien zur Erprobung der klinischen Wirksamkeit eines Medikamentes sind die Therapiekontrollen ein wissenschaftliches Instrument. Sie erfolgen mit einer für den praktischen Gebrauch unnötigen Ausführlichkeit, auf die hier nicht näher eingegangen wird. Die Anforderungen an kontrollierte randomisierte Doppelblindstudien werden in Kapitel 21 (Therapieziele) besprochen. Im folgenden wird auf den Zweck praktisch orientierter Therapiekontrollen eingegangen.

2.1 Ulcus ventriculi

Beim Ulcus ventriculi sind die Therapiekontrollen ein Teil der Diagnose. Eine endoskopisch und bioptisch objektivierte zeitgerechte Abheilung des Ulcus ventriculi ist ein entscheidendes Argument zugunsten einer benignen Ulceration. Eine verzögerte Abheilung läßt auch bei Fehlen von Malignitätszeichen in den Biopsien den Verdacht auf ein Malignom weiter bestehen. Die Kontrolle ist erst dann abgeschlossen, wenn die Nische abgeheilt ist. 5% aller makroskopisch als benigne klassifizierten Ulcera ventriculi sind Malignome, meist vom Typ des early cancer [7].

2.2 Ulcus duodeni

Beim Ulcus duodeni bezwecken die Therapiekontrollen in erster Linie, die dem Patienten verschriebene Therapie auf ihre Wirksamkeit zu prüfen. Ungünstige Resultate anläßlich einer Erfolgskontrolle sind der Anlaß für das Verschreiben einer intensiven Therapie, z.B. Cimetidin + Antacida statt Antacida allein, Cimetidin + Antcholinergica + Antacida statt Cimetidin + Antacida, Medikamente + Hospitalisation statt ambulanter Durchführung der Therapie. Ein ungünstiger Verlauf trotz korrekt verschriebener und befolgter Therapie ist bei Patienten mit gewissen Zweitkrankheiten, z.B. chronischer Niereninsuffizienz, zu erwarten. Falls keine solche Zweitkrankheit bekannt ist, zwingt der ungünstige Verlauf zu differentialdiagnostischen Überlegungen, z.B. zum Ausschluß eines Zollinger-Ellison-Syndroms.

2.3 Langzeitbehandlung zur Rezidivprophylaxe

Diese Art der Behandlung ist erst in den letzten Jahren im Zusammenhang mit der Cimetidintherapie populär geworden. Der Zweck der Kontrolluntersuchungen besteht hier selbstverständlich im Erfassen von Rezidiven. Da darüber noch zu wenig bekannt ist, weil häufig Rezidive ohne Beschwerden auftreten, kann über diese Art von Kontrolluntersuchungen zur Zeit noch nichts Bindendes gesagt werden.

3. Kriterien der Erfolgsbeurteilung

3.1 Ulcussymptome

Schmerzen sind subjektive Empfindungen und daher schwer zu objektivieren. Sie sind aber für den Patienten das gravierendste Zeichen der Erkrankung. Deshalb ist das Verschwinden subjektiver Symptome ein wesentliches Kriterium der Erfolgsbeurteilung. Schon deshalb sollte der Patient selbst an der Beurteilung der Wirksamkeit seiner Behandlung mitarbeiten. Ein günstiger Weg besteht darin, die subjektiven Beschwerden des Kranken von ihm selbst protokollieren zu lassen.

In kontrollierten klinischen Studien ist die Erfassung subjektiver Beschwerden technisch aufwendig und erfordert die Beurteilung durch mindestens zwei unabhängige Therapeuten, welche, wenn möglich, den endoskopischen Befund nicht kennen und dem Patienten keine therapeutischen Ratschläge erteilen. Für die Praxis sind solche Manöver überflüssig. Es ist im Gegenteil wünschenswert, daß derselbe Arzt die Kontrollen durchführt und die Therapie leitet.

Für die Beurteilung der Ulcusbeschwerden ist die Kenntnis des Beschwerdebildes der Ulcuskranken von großer Bedeutung. Typische postprandiale „Ulcusschmerzen“ mit Besserung auf Nahrungseinnahme werden von weniger als der Hälfte der Ulcuspatienten empfunden. Die überwiegende Mehrzahl der über 60jährigen Ulcuspatienten mit Zweitkrankheiten empfinden Schmerzen ohne festen Tagesrhythmus oder keine Schmerzen, sondern Anorexie, Gewichtsverlust und Schwäche infolge ihrer Anämie (vgl. Kap. 4).
Falls der Patient angehalten wird, Antacida nur beim Auftreten von Beschwerden einzunehmen, kann der Antacidumverbrauch als Ausdruck der Beschwerdehäufigkeit und Intensität benützt werden. Die Beschwerdeschwelle bis zum Einnehmen von Antacida ist allerdings großen subjektiven Schwankungen unterworfen. Ein wichtiger Punkt neben der Befragung nach Ulcussymptomen ist das Erfassen der Tabletteneinnahme. In Anbetracht der Tatsache, daß viele Ulcuspatienten ihre Medi-

kamente nicht oder nur unregelmäßig einnehmen [5], empfiehlt es sich, den Patienten seine Medikamente zu den Konsulationen mitbringen zu lassen und den Konsum durch Ausmessen oder Abzählen zu ermitteln.

3.2 Ulcusheilung, Ulcusgröße

Die Abheilung des Ulcus ventriculi muß endoskopisch-bioptisch objektiviert werden. Das mindeste Erfordernis ist die makroskopisch eindeutige und bioptisch verifizierte vollständige Reepithelisierung. Falls der Aspekt der Narbe im geringsten Maße atypisch erscheint – falls beispielsweise Faltenabbrüche, Plateaus, höckerige Randsäume und Gebiete mit Wandstarre vorhanden sind – geben wir uns mit der Diagnose der Narbenbildung nicht zufrieden, sondern führen eine weitere bioptische Kontrolle der Narbe nach 1 bis 2 Monaten durch.
Beim Ulcus duodeni sind die Meinungen geteilt. Einige Autoren, z.B. Feurle, erachten es als sinnlos, Nachkontrollen beim Ulcus duodeni durchzuführen, weil das einzig wichtige Kriterium des Behandlungserfolges die Schmerzfreiheit sei, weil das Ulcus duodeni früher oder später auf jeden Fall abheile und weil der Untersucher nie in der Unsicherheit lebe, bei der ersten Untersuchung ein Malignom verpaßt zu haben. Wir können uns dieser Ansicht nicht anschließen. Wir erachten die Objektivierung der Abheilung als wichtig, denn nur eine völlige Reepithelisierung des Ulcus macht Komplikationen wie eine Blutung und Perforation unmöglich, erlaubt den Abbruch der Therapie und allenfalls den Beginn einer Rezidivprophylaxe. Ferner ist durch prospektive Studien gezeigt worden, daß Heilung und Beschwerdebild nur bei etwa der Hälfte der Patienten parallel gehen. Bei den übrigen persistieren die Beschwerden trotz Heilung des Geschwürs, oder – seltener – persistiert das Geschwür trotz Verschwinden der Beschwerden (vgl. Kap. 9 u. 20). Würde man sich nur auf das Beschwerdebild verlassen, entstünde ein falsches Bild. Das persistierende Ulcus, insbesondere das persistierende stumme Hinterwandulcus des Bulbus duodeni, ist ein therapeutisches Problem.
Welche Mittel zur Nachkontrolle des Ulcus duodeni eingesetzt werden sollen, ist ein Anlaß zu weiteren Kontroversen. Falls die Diagnose mittels Radiologie gestellt worden ist, kann eine radiologische Kontrolluntersuchung vertretbar sein – vorausgesetzt, daß das Ulcus duodeni und allenfalls Narben im Bulbus die einzigen pathologischen Befunde darstellen. Gegen radiologische Kontrolluntersuchungen ist einzuwenden, daß die Beurteilung der Heilung und vor allem die Größenmessung des Ulcus radiologisch schwierig, wenn nicht unmöglich sind. Spasmen imponieren häufig als Deformationen, Narbennischen als Ulcusnischen

und umgekehrt. Aus diesen Gründen führen wir beim Ulcus duodeni routinemäßig eine endoskopische Kontrolle der Ulcusheilung durch.

Zur endoskopischen Diagnose und Erfolgsbeurteilung gehört unserer Ansicht nach eine *Messung der Ulcusgröße*. Diese erfolgt mit einem endoskopisch einführbaren Meßstab oder einfach durch Anlegen der gespreizten Biopsiezange an das Geschwür. Leider wird die Größenmessung von Ulcera von vielen Endoskopikern nicht geübt, obwohl sich die Messung innerhalb von wenigen Sekunden durchführen läßt, den Patienten nicht belastet und den Wert der Endoskopie erhöht. Den in Größenmessungen noch nicht erfahrenen Endoskopikern wird zu einigen Übungen an einem Phantom oder Modell (z.B. Schachteln verschiedener Größe mit aufgemalten Ulcera) geraten. Im übrigen ist darauf zu achten, daß die Kontrolluntersuchungen in der gleichen Art prämediziert werden wie die Erstuntersuchungen. Beispielsweise kann die Injektion von Atropin vor der ersten, nicht aber vor der zweiten Untersuchung zu erheblichen Größenunterschieden des Geschwürs führen.

3.3 Weitere Untersuchungen, Labortests

Diese richten sich nach der Art des verabreichten Medikamentes (s. Abschn. 4).

3.4 Prognostische Faktoren zur Festlegung des Zeitpunktes der Erfolgskontrollen

Der Zeitpunkt für die Erfolgskontrolle richtet sich unter anderem nach der Prognose der Abheilung. Ein wesentlicher prognostischer Faktor ist neben der Ulcusgröße [1, 2, 3, 4] offenbar auch die Ulcuslage. Ein Ulcus an der Bulbusvorderwand von weniger als einem Zentimeter Größe bei einem sonst gesunden jungen Patienten sollte innerhalb von 4 Wochen abgeheilt sein. Das Duodenalulcus an der Bulbushinterwand heilt nach eigener Erfahrung langsamer als das Vorderwandulcus. Das präpylorische Ulcus verhält sich ähnlich wie das Duodenalulcus. Das subkardiale Geschwür mit nur geringer Belegzellmasse und das große Ulcus ventriculi älterer Menschen haben erfahrungsgemäß eine schlechte Heilungstendenz. Um in solchen Fällen unnötige Belastungen zu vermeiden, soll die erste Kontrolle nicht nach den üblichen 4, sondern erst nach 6 Wochen erfolgen. Falls Zweifel an der Benignität des Ulcus bestehen, sollte die erste Kontrolluntersuchung bereits 2 Wochen nach der ersten Untersuchung durchgeführt werden.

4. Praktische Durchführung der Erfolgskontrollen

4.1 Wo?

Das Ulcus ist grundsätzlich eine ambulant zu behandelnde Erkrankung. Der Patient soll in seiner gewohnten Umgebung, bei Belassung seiner

Tabelle 1. Medikamente zur Therapie des gastroduonealen Ulcus

Medikament	Typische Nebenwirkungen	Empfehlenswerte Kontrollen	Maßnahmen bei Nebenwirkungen
Al-Mg-haltiges Antacidum-Gel	Durchfall bei hoher Dosierung	Befragung	Dosisreduktion
	Adsorption von Tetracyclin	Vermeiden der Interferenz	Absetzen
Cimetidin	GOT- und Kreatininerhöhung	Keine Kontrollen nötig	Keine Maßnahmen
	selten Drug fever, Allergien	Befragung	Absetzen
Anticholingergica	Mundtrockenheit	Befragung	Dosisreduktion
	Akkommodationsstörungen	Befragung	Dosisreduktion
	Harnretention	Befragung	Absetzen
Carbenoxolon-Na	Hypokaliämie, Schwäche, Hypertonie, Kopfschmerzen	Wöchentlich Serumkalium und Blutdruck	Dosisreduktion oder absetzen

Lebens- und Eßgewohnheiten behandelt werden. Ein Ulcustherapeuticum ist nur dann wirklich wirksam, wenn es auch unter diesen Bedingungen die Heilungsgeschwindigkeit des Ulcus beschleunigt [8].

4.2 Womit?

In den ersten 4 Wochen ist eine wöchentliche Kontrolle des Patienten mit Befragung auf subjektive Symptome indiziert. Falls der Patient Antacida nach Bedarf bei Beschwerden einnimmt, wird der wöchentliche Antacidumkonsum ermittelt und protokolliert. Eine Tagebuchkarte einfachster Art, in welcher der Patient jeden Tag sein Befinden tagsüber und in der Nacht mit gut, mäßig und schlecht taxieren kann, erleichtert die Befragung.
Spezifische Kontrollen richten sich nach der Art der medikamentösen Therapie. Tabelle 1 zeigt eine Übersicht der häufig verwendeten Ulcusmedikamente, ihrer Nebenwirkungen, der empfehlenswerten Kontrollen und der Maßnahmen bei Nebenwirkungen. Wöchentliche Blutkontrollen sind nur bei Carbenoxolon-Na-Therapie notwendig.

4.3 Wann?

Entscheidend ist der Zeitpunkt der ersten endoskopischen Kontrolle, welche üblicherweise nach 4 Wochen stattfindet. Ist die Prognose bezüglich der Heilung relativ ungünstig, kann die endoskopische Kontrolle a priori auf 6 Wochen nach Behandlungsbeginn angesetzt werden. Manche Autoren ziehen vor, die erste endoskopische Kontrolle beim Ulcus ventriculi nach 2 Wochen durchzuführen. Eine Kontrolle nach 2 Wochen erscheint uns bei dieser Erkrankung dann sinnvoll, wenn auf Grund der ersten Untersuchung makroskopisch begründete Zweifel bezüglich der Benignität bestehen, welche durch die bioptischen Untersuchungen nicht erhärtet werden konnten. Die Untersuchung nach 2 Wochen ist in diesen Fällen eine Ergänzung zur Erstuntersuchung. Ein Zeitplan zur Kontrolluntersuchung des Ulcus ventriculi findet sich in Abb. 1.

4.4 Wie lange?

Das Ulcus ventriculi ist zum sicheren Ausschluß einer Malignität endoskopisch bioptisch so lange zu kontrollieren, bis es völlig abgeheilt ist und bis auch im Zustand der Vernarbung die Benignität histologisch

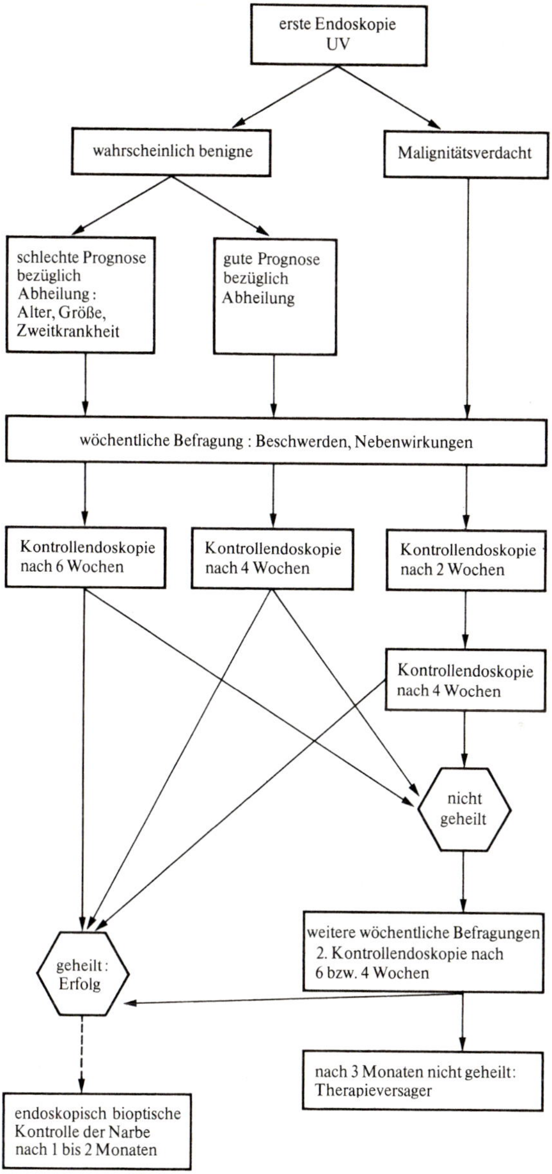

Abb. 1. Erfolgskontrollen beim Ulcus ventriculi

gesichert ist. Beim Ulcus duodeni soll die Abheilung endokopisch objektiviert werden, doch kann in Einzelfällen auf eine solche Kontrolle verzichtet werden.

4.5 Therapiekontrollen bei Langzeitbehandlung

Nach den bisherigen Erfahrungen mit der Cimitidin-Langzeitprophylaxe empfiehlt sich folgendes Vorgehen:
- Klinische Untersuchung mit Befragung bezüglich Symptomen und Nebenwirkungen alle 2 Monate.
- Sofortige Endoskopie bei Wiederauftreten von ulcusartigen bzw. möglicherweise ulcusverdächtigen Symptomen.
- Endoskopie in jedem Fall nach 12monatiger Langzeitprophylaxe, bei prognostisch ungünstigen Fällen ($\leqq$3 Rezidive in den letzten 2 Jahren vor Beginn der Prophylaxe, große, tiefe Ulcera mit Blutungen und anderen Komplikationen) alle 6 Monate.
- Wöchentliche Untersuchung mit Befragung während mindestens einem Monat nach Absetzen des Medikamentes; Endoskopie bei Wiederauftreten der Beschwerden.

5. Schlußfolgerungen

Erfolgskontrollen der Therapie sind beim Ulcus duodeni notwendig zur Anpassung der Behandlung an die Heilungsgeschwindigkeit, allenfalls auch zur Wahl des richtigen Zeitpunktes für den Beginn einer Langzeitprophylaxe. Beim Ulcus ventriculi ist die Erfolgskontrolle ein integraler Bestandteil der Diagnosestellung. Die Diagnose eines benignen Ulcus ventriculi darf erst dann gestellt werden, wenn das Ulcus zeitgerecht, innerhalb von weniger als 3 Monaten, unter Bildung einer makroskopisch und bioptisch einwandfreien Narbe abgeheilt ist. Das wichtigste Instrument der Erfolgskontrollen ist neben der Befragung des Patienten die Fiberendoskopie.

Literatur

1. Bardhan, K. D., Blum, A. L., Gillespie, G., et al.: Long term treatment with cimetidine in duodenal ulceration. Lancet *1977 I*, 900–901
2. Englert, E., Freston, J. W., Graham, D. Y., et al.: Cimetidine, antacid, and hospitalisation in the treatment of benign gastric ulcer. Gastroenterology *74*, 416–425 (1978)
3. Gray, G. R., Smith, I. S., Mackenzie, I., Gillespie, G.: Long-term cimetidine in the management of severe duodenal ulcer dyspepsia. Gastroenterology *74*, 391–401 (1978)

4. Peterson, W. L., Sturdevant, R. A. L., Frankl, H. D., et al.: The healing of duodenal ulcer with an antacid regimen. New. Engl. J. Med. *297*, 341–345 (1977)
5. Roth, H. P., Berger, D. G.: Studies on patient cooperation in ulcer treatment. 1. Observation of actual as compared to prescribed antacid intake on an hospital ward. Gastroenterology *38*, 630–633 (1960)
6. Scheurer, W., Witzel, L., Halter, F., et al.: Gastric and duodenal ulcer healing under placebo treatment. Gastroenterology *72*, 838–841 (1977)
7. Seifert, E.: Die Früherkennung des Magenkarzinoms. Klinik der Gegenwart, 8. Band, S. 639–646. München, Berlin, Wien: Urban u. Schwarzenberg 1973
8. Winship, D. H.: Cimetidine in the treatment of duodenal ulcer. Gastroenterology *74*, 402–406 (1978)

Kapitel 25

Indikationen zur chirurgischen Therapie beim unkomplizierten Ulcus ventriculi

H. D. Becker

1. Definition

Beim Ulcus ventriculi lassen sich, wie in Kap. 3 dargestellt ist, verschiedene Typen unterscheiden. Im folgenden soll ausschließlich über den Typ I nach Johnson berichtet werden, da Typ II und III mehr den Ulcera duodeni zuzuordnen sind.

Eine Indikation zur chirurgischen Therapie des Ulcus ventriculi ist immer dann gegeben, wenn durch ein chirurgisches Vorgehen die Ziele der Ulcustherapie besser erreicht werden können. Beim Ulcus ventriculi ist besonders die Verhütung von Komplikationen incl. der Malignomverkennung sowie die Verhütung von Rezidiven von Bedeutung.

Als *Therapieversager* sind Patienten zu bezeichnen, bei denen die allgemeinen Ziele der Ulcustherapie, wie Beschleunigung der Heilung, Verhütung von Komplikationen und Verhütung von Rückfällen, verglichen mit einem Kontrollkollektiv, nicht erzielt werden können (s. S. 288).

Tabelle 1. Ergebnisse der konservativen Therapie beim unkomplizierten Ulcus ventriculi (Larson u. Mitarb. [13])

Zahl der Patienten:	
Beobachtungsdauer: Mindestens 5 Jahre	
Heilung	21,7%
Besserung	15,8%
Keine Besserung	11,4%
Schlechter	7,2%
Unbekannt	5,4%
Unbefriedigend. daher chirurgische Therapie	38,5%

2. Verlaufsbeobachtungen bei konservativ behandelten Ulcus-ventriculi-Patienten

Der natürliche Verlauf (natural history) der Ulcuskrankheit ist bereits in Kap. 6 beschrieben worden, so daß hier nur einige für das Ulcus ventriculi charakteristische Gesichtspunkte dargestellt werden sollen.

2.1 Leistungsfähigkeit der konservativen Therapie beim Ulcus ventriculi

Die Angaben in der Literatur über die Leistungsfähigkeit der konservativen Therapie sind außerordentlich unterschiedlich. In Tabelle 1 sind die Ergebnisse der konservativen Therapie beim Ulcus ventriculi in einer Studie von Larson u. Mitarb. [13] wiedergegeben. Aus dieser Untersuchung geht hervor, daß nach einer Beobachtungsdauer von 5 Jahren und mehr nur 21,7% aller Patienten mit Ulcus ventriculi völlig beschwerdefrei sind, während fast 40% dieser Patienten einer chirurgischen Therapie zugeführt wurden.

Der Verlauf der Ulcus-ventriculi-Erkrankung bei einer konservativen Therapie ist vor allem durch eine hohe Zahl von Komplikationen belastet (siehe unten). In einer Untersuchung von Christiansen u. Mitarb. [3] ist der Verlauf nach einer konservativen Therapie des Ulcus ventriculi bezüglich der auftretenden Komplikationen analysiert worden. Nach 7–15 Jahren waren 40% von 329 Ulcus-ventriculi-Patienten verstorben. Als Ursache konnte bei 28% der Patienten eine Zweiterkrankung ermittelt werden, 12% der Patienten waren in dem beobachteten Zeitraum an Komplikationen der Ulcuskrankheit verstorben. Diese Befunde unterstreichen die Erkenntnis, daß das konservativ behandelte Ulcus ventriculi eine hohe Komplikationsrate und eine dadurch bedingte ulcusspezifische Letalität aufweist.

2.2 Wie sieht eine ausreichende konservative Therapie des Ulcus ventriculi aus?

Die Vielfalt der therapeutischen Prinzipien ist in den vorausgegangenen Kap. 9–18 dargestellt worden.

Zum jetzigen Zeitpunkt muß unter einer adäquaten konservativen Therapie des Ulcus ventriculi eine vierwöchige bis dreimonatige Cimetidinbehandlung zusammen mit Antacida – beziehungsweise eine Carbenoxolontherapie – verstanden werden. Eine stationäre Behandlung sowie die anderen oben aufgeführten Behandlungsprinzipien gehören z.Z. nicht zu einer ausreichenden konservativen Therapie (s. Kap. 23).

2.3 Wann ist eine konservative Therapie als erfolglos anzusehen?

Der Zeitpunkt, wann eine konservative Therapie als erfolglos abgebrochen werden soll, ist durch bisher publizierte Studien nicht festgelegt. Das entscheidende Kriterium ist eine unvollständige Heilung nach 3monatiger konservativer Therapie. Dieses Resultat kann auf Grund folgender Kriterien vorausgesagt werden: 1) Riesenulcus (500 mm^2) zu Behandlungsbeginn. 2) Keine Heilungstendenz nach 4wöchiger Therapie. 3) Keine 50% Verkleinerung der Ulcusfläche nach 6- bis 8wöchiger Therapie. Falls eines dieser Kriterien zutrifft, muß somit mit einem Therapieversagen gerechnet werden. Andererseits ergeben die nachfolgenden Ausführungen, daß Ulcus-ventriculi-Patienten, die einer chirurgischen Therapie zugeführt worden sind, im weiteren Verlauf eine zumindest gleichwertige, eventuell sogar bessere Prognose haben, als Patienten, die weiter konservativ behandelt werden.

Eine Beendigung der konservativen Therapie sollte auf jeden Fall dann vollzogen werden, wenn der Verdacht auf Malignität nicht endgültig entkräftet werden kann. Hierfür können verschiedene Gründe vorliegen. Vor allem muß gewährleistet sein, daß der Patient auch nach Abheilen des Ulcus einer endoskopischen Kontrolle unterzogen wird (s. Kap. 24).

3. Verfahrensspektrum

Grundsätzlich stehen für die chirurgische Behandlung des Ulcus ventriculi sowohl die Magenresektion wie die Vagotomie mit lokaler Ulcusexcision zur Verfügung.

4. Indikationen zum chirurgischen Vorgehen

In Tabelle 7 (S. 309) sind die Indikationen zur chirurgischen Behandlung des unkomplizierten Ulcus ventriculi zusammengefaßt. Außer bei den Komplikationen gibt es keine absolute Indikation zur chirurgischen Therapie. Es müssen jeweils die durch konservative Maßnahmen zu erzielenden Erfolge mit denen chirurgischer Eingriffe verglichen werden.

Verschiedene Argumente sind gegen ein chirurgisches Vorgehen beim rezidivierenden unkomplizierten Ulcus ventriculi vorgebracht worden [1]: Operationsletalität, Folgezustände der Operation (Postgastrektomiesyndrom, Postvagotomiesyndrom, unphysiologische Therapie, hohe Kosten). Auf diese Faktoren soll im folgenden eingegangen werden.

4.1 Indikationsstellung unter Berücksichtigung individueller Eigenschaften des Patienten

4.1.1 Letalität konservativ und chirurgisch behandelter Ulcus-ventriculi-Patienten

Die besonderen *Risikofaktoren* des Ulcus ventriculi sind das relativ hohe Alter der Patienten und die relative Häufigkeit von Zweitkrankheiten, welche wiederum eine Komplikation, wenn sie dann einmal auftritt, lebensgefährlicher macht. Die Häufigkeit der Komplikationen des Ulcus ventriculi an sich sind nicht größer als die des Ulcus duodeni, die Letalität der Komplikationen aber deutlich höher; dies gilt insbesondere für die Blutung, die mit einer Letalität von 25% und mehr belastet ist. Faktoren für das Auftreten von Komplikationen und Rezidiven eines Ulcus ventriculi sind evtl. dem Spontan-Verlauf der Ulcus-ventriculi-Erkrankung (natural history) zu entnehmen. Von Lindskov u. Mitarb. [14] wurde die erwartete und beobachtete Letalität bei Ulcus-ventriculi-Patienten in Abhängigkeit von Alter, Geschlecht und Art der Behandlung ermittelt (Tabelle 2a). Aus diesen Untersuchungen geht hervor, daß Ulcus-ventriculi-Patienten eine höhere Letalität als die Durchschnittsbevölkerung aufweisen. Bei Patienten zwischen dem 45. und 64. Lebensjahr liegt die beobachtete Letalität bei konservativ behandelten Ulcus-ventriculi-Patienten höher als bei der chirurgisch behandelten Vergleichsgruppe. Auch bei männlichen Patienten jenseits des 65. Lebensjahres findet sich das gleiche Verhältnis. Bei weiblichen Patienten dagegen ist die Letalität jenseits des 65. Lebensjahres bei konservativem oder chirurgischem Vorgehen etwa gleich.

4.1.2 Analyse der Todesursachen

Führt man nun eine Analyse der verschiedenen Todesursachen bei Ulcus-ventriculi-Patienten durch, so zeigt es sich, daß Ulcus-ventriculi-Patienten in einem hohen Prozentsatz Zweiterkrankungen aufweisen.

Tabelle 2a. Erwartete und beobachtete Letalität bei Ulcus-ventriculi-Patienten in Abhängigkeit von Geschlecht, Alter und Behandlung (Lindskov u. Mitarb. [14])

Altersgruppe (Jahre)	Geschlecht	Erwartete Letalität (%)	Beobachtete Letalität	
			Konservativ (%)	Chirurgisch (%)
45–64	M	6,5	30,1	20,1
	F	3,6	20,3	15,3
65–84	M	34,0	53,4	30,8
	F	23,3	41,8	46,9

Tabelle 2b. Erwartete und beobachtete Letalität bei Ulcus-ventriculi-Patienten in Abhängigkeit von Geschlecht und Behandlungsdauer (Lindskov u. Mitarb. [14])

Todesursache	Geschlecht	Behandlung			
		Konservativ		Chirurgisch	
		Erw.	Beob.	Erw.	Beob.
Alle Ursachen	M	14,4	33,0	12,4	20,7
	F	11,2	25,9	8,1	22,6
davon Ulcus-spezifische	M	0,1	7,5	0,1	6,2
Ursachen	F	0,1	7,5	0,1	6,8

Wie aus Tabelle 2b hervorgeht, ist eine ulcusspezifische Todesursache nur bei 7,5% der konservativ behandelten, beziehungsweise 6,4% der chirurgisch behandelten Patienten zu erheben. Als unspezifische Todesursachen sind bei konservativer Behandlung cardiovasculäre und pulmonale Ursachen häufiger, während nach operativer Behandlung die Zahl der Suicide höher liegen soll. Hirohata [9] dagegen beobachtete auch bei konservativ behandelten Ulcus-ventriculi-Patienten einen Anstieg der Lebercirrhosen und der Suicide, während wiederum die operierten Patienten bezüglich Zweiterkrankungen mit der Gesamtbevölkerung vergleichbar waren.
Es erhebt sich die Frage, ob ein alter Patient mit Ulcus ventriculi und einer Zweiterkrankung wegen des erhöhten Risikos erst recht operiert werden oder erst recht nicht operiert werden soll. Entscheidend für die Indikation zur Operation ist die Zweiterkrankung. Kann die Zweiterkrankung gut therapiert werden, sollten auch diese Patienten einer definitiven Therapie des Ulcus, d.h. einem chirurgischen Vorgehen zugeführt werden.

4.1.3 Koinzidenz von Ulcus ventriculi und Malignomen

Von besonderem Interesse ist die beobachtete Zahl von Malignomen bei Ulcus-ventriculi-Patienten nach konservativer und chirurgischer Therapie (Tabelle 2a).
Die Untersuchungen von Lindskov [14] zeigen, daß die Zahl der Malignome bei konservativ behandelten Patienten deutlich höher liegt. Vor allem Magencarcinome (siehe unten), jedoch auch andere gastrointestinale Tumoren, treten unter konservativer Behandlung signifikant häufiger auf als nach chirurgischer Therapie. Inwieweit es sich dabei um übersehene Magen-Carcinome handelt, muß offen bleiben. In neuester Zeit ist auch auf eine Häufung des Pankreascarcinoms bei konservativ

behandelten Ulcus-ventriculi-Patienten hingewiesen worden [2]. Das Bronchialcarcinom dagegen, dem man lange Zeit ein häufigeres Vorkommen nach Magenresektion bescheinigte, ließ sich in mehreren anderen Studien [2, 9, 14] nicht mehr vermehrt nachweisen.

4.2 Indikationsstellung in Abhängigkeit von den Eigenschaften der Ulcuskrankheit

Die Indikation zum chirurgischen Vorgehen läßt sich in Abhängigkeit von der Eigenschaft der Ulcuskrankheit unter zwei Gesichtspunkten sehen:

- Der Verdacht auf eine maligne Degeneration beziehungsweise das Vorliegen eines Magencarcinoms
- Risikofaktoren, die eine hohe Rezidivquote und damit eine Komplikationsquote beinhalten

4.2.1 Malignitätsverdacht

4.2.1.1 Ulcuscarcinom

Die Diskussion, ob aus einem benignen Ulcus ventriculi ein Carcinom entstehen kann, ist dahin präzisiert worden, daß ein Ulcuscarcinom nur anzunehmen ist, wenn der Geschwürsgrund jenseits der Muscularis-mucosae-Grenze liegt, im Geschwürsgrund eine ausgedehnte Fibrose nachweisbar ist, die Muscularis-mucosae am Geschwürsgrund durch Vernarbung verzogen und aufgeworfen ist und die Arterien und Venen im chronischen Ulcus entzündliche Gefäßveränderungen aufweisen [6]. Findet sich in diesen Fällen am Ulcusrand ein Carcinom, kann die Entstehung eines Ulcuscarcinoms angenommen werden. Die vorliegenden Studien zeigen, daß Magencarcinome nur in ca. 1% aus Ulcera ventriculi entstehen.

4.2.1.2 Magenfrühcarcinom (s. auch Kap. 22)

Ein größeres Problem stellen Frühformen des Magencarcinoms dar, die wie ein Ulcus ventriculi imponieren. In der Hand erfahrener Endoskopiker ist die Trefferquote der gezielten Biopsien auf über 95% angestiegen. Es bleibt jedoch ein – wenn auch geringer – Prozentsatz von Patienten, bei denen auch durch eine intensivste endoskopische und bioptische Untersuchung der Verdacht auf Malignität nicht ausgeräumt werden kann. Es ist schon darauf hingewiesen worden, daß auch Frühcarcinome, ähnlich wie Ulcera, mit einer Narbe abheilen können und daß erst aus der Probeexcision der Narbe die Diagnose des Carcinoms gestellt wird. Diese Befunde haben zur Konsequenz, daß alle Ulcera ventriculi, auch wenn sie röntgenologisch abgeheilt sind, einer erneuten endoskopischen und bioptischen Untersuchung unterzogen werden müssen. Des weiteren sollten alle Ulcera, die unter adäquater konservativer Therapie nicht innerhalb von sechs Wochen um 50%, innerhalb von acht bis zehn Wochen um 90% und innerhalb von zwölf Wochen vollständig (s. oben) abgeheilt sind, der chirurgischen Therapie zugeführt werden.

4.2.2 Erhöhtes Rezidivrisiko

Die Indikation für ein chirurgisches Vorgehen beim Ulcus ventriculi wäre erheblich leichter, wenn eindeutige Risikogruppen für ein Ulcusrezidiv definiert werden könnten. Folgende Faktoren werden z.Z. diskutiert, die eine hohe Rezidivquote beim Ulcus ventriculi bedingen können:

Eine *lange Anamnesedauer* scheint nach einigen Untersuchungen auf eine hohe Rezidivquote hinzudeuten.

Flood u. Henning [7] glaubten nachweisen zu können, daß ein Ulcus mit *langsamer Abheilungstendenz* häufiger rezidiviert als ein Ulcus mit kurzer Abheilungszeit; diese Befunde konnten jedoch in der Studie der VA-Hospitäler nicht reproduziert werden [15].

Die *Lokalisation an der großen Kurvatur* wird gelegentlich auch als Risikofaktor für ein Ulcusrezidiv angesehen.

Bewiesen ist dagegen das häufigere Auftreten von Ulcusrezidiven *bei Negern im Vergleich zu Weißen* und das häufigere Ulcusrezidiv bei Patienten mit einem sogenannten *Kombinationsulcus*, das heißt bei gleichzeitigem Vorliegen eines Ulcus duodeni.

Multiple Ulcera ventriculi scheinen eine deutlich längere Abheilungszeit zu benötigen, wenn man die Abheilungszeit eines jeden einzelnen Ulcus berücksichtigt. Die Rezidivquote dagegen ist jedoch nicht eindeutig höher.

Die sogenannten *Riesenulcera ventriculi*, zu denen auch das Altersulcus zählt, scheinen in einem geringgradig höheren Prozentsatz maligne Befunde zu verdecken. Die Abheilungszeit selbst sowie die Rezidivquote ist jedoch nicht eindeutig höher.

Rezidive eines bereits abgeheilten Ulcus ventriculi zeigen keine verlängerte Abheilungszeit. Auch ist die Quote des erneuten Rezidives eines Rezidivulcus nicht größer. Rezidivulcera nach vorausgegangenen Ulcuskomplikationen scheinen zu einem geringgradig höheren Prozentsatz wiederum zu Ulcuskomplikationen zu führen.

4.2.3 Wertung eines Ulcusrezidives

Ist ein chirurgisches Vorgehen beim Ulcusrezidiv indiziert? Es ist vermutet worden, daß

- die Malignitätsrate ansteigt,
- häufiger Komplikationen auftreten,

– Rezidivulcera schlechter abheilen,
– nach einem Rezidiv immer wieder Rezidive auftreten.

Alle diese Punkte entbehren eines wirklichen Beweises. Die Malignitätsrate steigt nicht an, wenn die oben beschriebenen Kriterien beachtet werden. Komplikationen sind beim Ulcusrezidiv nicht häufiger, aber auch nicht seltener als beim ersten Ulcus ventriculi. Rezidivulcera weisen keine schlechtere Abheilungstendenz auf, als erstmals auftretende Ulcera.

4.3 Verfahrenswahl

In die chirurgische Verfahrenswahl haben die Ergebnisse randomisierter kontrollierter prospektiver Studien, pathophysiologische Überlegungen und klinische Erfahrungen einzugehen. Für das Ulcus ventriculi sind zum jetzigen Zeitpunkt nur sehr wenige randomisierte Studien durchgeführt worden, so daß eine endgütige Entscheidung erst in der Zukunft gefällt werden kann. Dennoch sind wichtige Überlegungen bei der Verfahrenswahl anzustellen.

Die *Magenresektion* ist bis heute das Standardverfahren in der chirurgischen Behandlung des Ulcus ventriculi. Als Gesichtspunkte für die Leistungsfähigkeit der verschiedenen Operationsverfahren werden vor allem Letalität, Rezidivquote und Postgastrektomiebeschwerden herangezogen. Bei der Billroth I-Resektion muß beim unkomplizierten Ulcus ventriculi mit einer Letalität von ca. 2–4% gerechnet werden. Rezidive treten in 2–3% auf. Schwere Postgastrektomiebeschwerden werden in 3–5% beobachtet. Bei der Billroth II-Resektion lassen sich ähnliche

Tabelle 3. Resultate der Resektionsbehandlung des unkomplizierten Ulcus ventriculi

Autoren	Zahl der Patienten	% Letalität	% Rezidive	% Postgastrektomiebeschwerden
Billroth I				
Nielsen [18]	97	6	5	4
Duthie [4]	47	0	2,4	5
Mc Keown [17]	124	0,6	1,3	2,4
Salzer [19]	631	4,2	2,0	2,4
Billroth II				
Nielsen [18]	158	3	5	2
Kraus [12]	112	6	6	3
Welch [20]	424	4,7	1	2,4
Mc Keown [17]	80	1,2	1,3	2,4
Harvey [8]	448	2,9	1,5	1,6

Ergebnisse erzielen. Die Letalität beträgt 3–4%. Rezidive werden in 1–5% beobachtet. Postgastrektomiebeschwerden liegen in 2–4% vor. Betrachtet man diese Ergebnisse, fällt eine erhebliche Diskrepanz bezüglich der Postgastrektomiebeschwerden im Vergleich mit Ulcus-duodeni-Patienten auf. Offensichtlich ist bei Ulcus-ventriculi-Patienten nur in einem relativ geringen Prozentsatz mit postprandialen Beschwerden nach Billroth I- oder Billroth II-Resektionen zu rechnen (Tabelle 3).

Das Argument, die Resektion stelle eine unphysiologische Behandlung des chronischen Ulcus ventriculi dar, entbehrt weitgehend der Grundlage, da wir, wie oben dargelegt, über die Pathophysiologie der Ulcusentstehung nur sehr unvollständig unterrichtet sind. Es gibt auf der anderen Seite Hinweise, daß Rezidivulcera immer am gleichen Ort des Primärulcus auftreten, so daß durch die Resektion dieser Locus minoris resistentiae entfernt wird. Dadurch wäre eine kausale Therapie des Ulcus möglich.

Die in den letzten Jahren eingeführten nicht resezierenden Verfahren, vor allem die *Vagotomie*, stehen beim Ulcus ventriculi zum jetzigen Zeitpunkt noch im Experimentierstadium. Erste kontrollierte Untersuchungen zeigen, daß dieses Verfahren zwar mit einer geringen Letalität, jedoch offensichtlich mit einer höheren Rezidivquote behaftet ist.

Von Johnston [11] wurde eine prospektive Studie über die selektiv-proximale Vagotomie mit Ulcusexcision verglichen mit der Billroth I-Resektion, vorgelegt (Tabelle 4). Daraus wird ersichtlich, daß bei einer Beobachtungsdauer von 1–5 Jahren Patienten mit selektiv-proximaler Vagotomie weniger postoperative Beschwerden, besonders Diarrhoen, Erbrechen etc., aufweisen. Die Visick-Klassifikation weist 80% der mit selektiv-proximaler Vagotomie behandelten Patienten in den Gruppen 1 und 2 auf, während nach Billroth I-Resektion nur etwa 65% ein sehr gutes und gutes Operationsresultat aufweisen. Die Rezidivrate nach selektiv-proximaler Vagotomie ist jedoch sehr hoch, wie aus Tabelle 5 hervorgeht, die zwei kontrollierte, prospektive, randomisierte Studien über den Vergleich selektiv-proximaler Vagotomie und Billroth I aufzeigen.

Eine endgültige Wertung des Verfahrens läßt sich erst durch prospektive randomisierte Studien vornehmen.

4.4 Magenstumpfcarcinom nach Magenresektion (s. Kap. 17)

Als besondere Gefahr der Magenresektion ist das gehäufte Auftreten von Magenstumpfcarcinomen angeführt worden (Tabelle 6a u. b). Diese Überlegungen gelten jedoch nur für die Billroth II-Anastomose, während für Patienten mit Billroth I-Resektion eine höhere Magenstumpf-

Tabelle 4. Ergebnisse der selektiv-proximalen Vagotomie mit Ulcusexcission oder der Billroth I-Resektion beim unkomplizierten Ulcus ventriculi (nach Johnston [11])

OP-Verfahren	Zahl der Patienten	Beobachtungsdauer in Jahren	Postoperative Beschwerden %						Visick-Klassifikation			
			Völlegefühl	Diarrhoen		Dumping	Erbrechen		I	II	III	IV
				Leicht	Schwer		Galle	Nahrung				
Selektiv-proximale Vagotomie	45	1–5	10	13	0	9	6	9	50	30	12	8
									80 (I+II)			
Billroth I-Resektion	50	1–5	30	9	5	21	12	16	40	25	20	15
									65 (I+II)			

Tabelle 5. Rezidivrate nach selektiv-proximaler Vagotomie (SPV) plus Ulcusexcision bzw. Billroth I-Resektion beim unkomplizierten Ulcus ventriculi

		Autoren	
		Duthie [4, 5]	Madsen et al. [16]
Billroth I	Zahl der Patienten	50	22
	Rezidive	2	–
SPV	Zahl der Patienten	50	23
	Rezidive	6	2

Tabelle 6a. Häufigkeit und Intervall von Magenstumpfcarcinomen nach Billroth II-Resektion wegen peptischer Ulcera

Todeszeitpunkt nach der Magenresektion (Jahre)	Zahl der Patienten	Zahl der Magenstumpf-carcinome	Prozentualer Anteil von Magenstumpf-Ca an der Letalität
5–10	43	2	4,7
11–15	53	1	1,9
16–20	76	6	7,9
21–25	52	4	7,7
26–30	50	11	22,0
31–37	28	3	10,7
Insgesamt	302	27	8,9

Tabelle 6b. Häufigkeit von Magenstumpfcarcinomen in Abhängigkeit vom Ulcustyp

Ulcustyp	Zahl der Patienten	Zahl der Magenstumpf-carcinome	% entwickelte Magenstumpf-Ca	Mittleres Intervall (Jahre)
Ulcus ventriculi	91	12	13,2	19,0
Ulcus duodeni	211	15	7,1	27,4
Summe	302	27	8,9	

carcinomrate bislang nicht aufweisbar war. Es sollte jedoch betont werden, daß der exakte statistische Beweis für die Häufung von Magenstumpfcarcinomen im Billroth II-Magen bisher nicht erbracht werden konnte, da einerseits auch bei konservativ behandelten Magenulcera in einem hohen Prozentsatz im weiteren Verlauf Magencarcinome auftreten (s. oben), andererseits bei Patienten mit Ulcus duodeni, die sich einer Billroth II-Resektion unterzogen hatten, diese Komplikationen nicht beobachtet wird, obwohl die pathogenetisch angeschuldigten Mechanismen, wie Gallenreflux und daraus resultierender chronisch-atrophischer Gastritis in gleichem Maße vorhanden sind [1]. Außerdem wird nach Billroth I-Resektionen in einem vermehrten Maße ein Gallenreflux in den Magen gefunden, ohne daß es zu einem nachweisbaren Anstieg von Magencarcinomen, verglichen mit konservativ behandelten Patienten, kommt.

5. **Schlußfolgerungen** (Tabellen 7, 8, 9)

Die vorliegenden Untersuchungen zeigen, daß der Verlauf des Ulcus ventriculi durch das relativ frühzeitige chirurgische Vorgehen offensichtlich günstig beeinflußt werden kann. Auf der anderen Seite gibt es keinen Zweifel darüber, daß nicht alle Ulcera ventriculi primär einer chirurgischen Behandlung zugeführt werden müssen, da potente konservative Behandlungsmaßnahmen zur Verfügung stehen.
Eine Wertung der konservativen und chirurgischen Therapieverfahren beim unkomplizierten Ulcus ventriculi ist in Tabelle 8 versucht worden. Aus dieser Wertung läßt sich herauslesen, daß eine Indikation zum chir-

Tabelle 7. Indikation zur chirurgischen Behandlung des unkomplizierten Ulcus ventriculi

1. Verdacht auf Malignität
2. Ulcera mit schlechter oder gar keiner Abheilungstendenz
3. Multiple Ulcera ventriculi
4. Medikamenteninduzierte Ulcera ventriculi bei Patienten mit voraussichtlicher weiterer Medikamenteneinnahme
5. Sehr große, sogenannte Riesenulcera ventriculi
6. Ulcus-ventriculi-Rezidive nach vorausgegangener erfolgreicher konservativer Therapie
7. Rezidiv-Ulcera bei vorausgegangener Ulcuskomplikation

Tabelle 8. Wertung konservativer und chirurgischer Therapieverfahren bei Ulcus ventriculi für den Zeitraum von 5 Jahren

	Konservativ	Operativ
Gute Ergebnisse	45	85%
Letalität	6%	4%
Rezidive	60%	2%
Kosten	3400 DM	3500 DM
Risiken	groß	klein

Tabelle 9. Indikation zum operativen oder konservativen Vorgehen beim Ulcus ventriculi

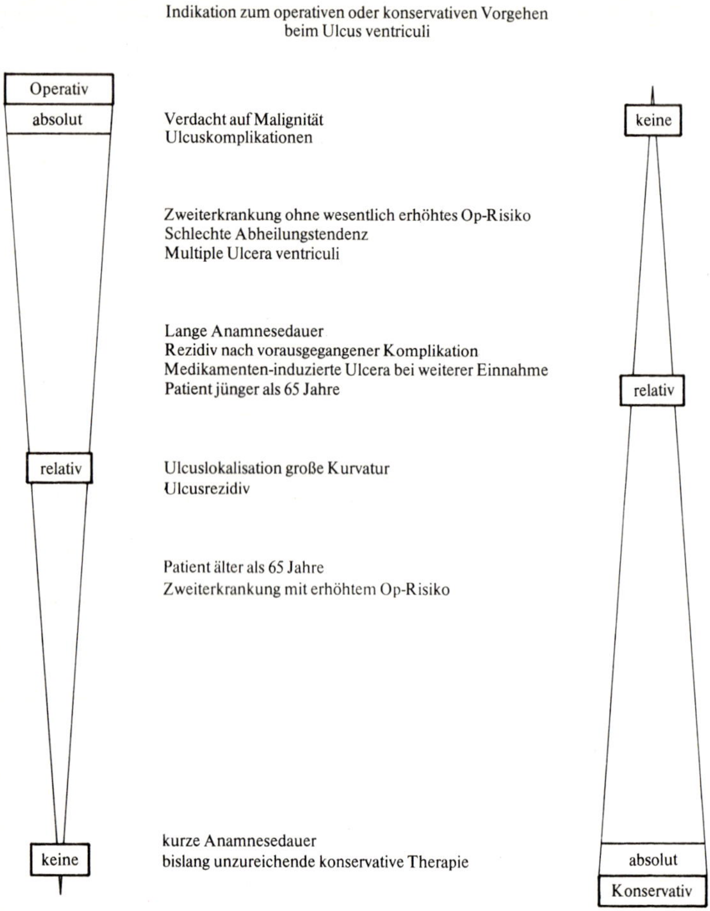

urgischen Vorgehen beim Ulcus ventriculi sicherlich großzügiger als beim Ulcus duodeni gestellt werden kann. Ein *konservatives Vorgehen* scheint vor allem bei kurzer Anamnesedauer, bislang unzureichender medikamentöser Therapie, fehlenden Risikofaktoren, wie Alter, Zweiterkrankungen, stattgehabte Komplikationen unter der Voraussetzung des Ausschlusses eines Malignoms vertretbar zu sein.

Mit anderen Worten:

Eine chirurgische Therapie des Ulcus ventriculi sollte diskutiert werden, wenn das Ulcus unter Antacida, unter Cimetidine beziehungsweise Biogastron nicht innerhalb von 12 Wochen vollständig abgeheilt ist. Die Voraussetzung ist immer, daß auch bei endoskopisch völlig benignem Aspekt durch mindestens zehn gezielt entnommene Biopsien die Dignität des Ulcus so früh und so weit wie möglich gesichert ist [20].

Literatur

1. Becker, H. D., Peiper, H. J.: Ulcus ventriculi. Stuttgart: Thieme 1977
2. Bonnevie, O.: Causes of death in duodenal and gastric ulcer. Gastroenterology *73*, 1000 (1977)
3. Christiansen, P., Amdrup, E., Fenger, C., Jensen, H. E., Lindskov, J., Nielsen, J., Damgaard-Nielsen, S. A.: Gastric ulcer. Non surgical treatment. Acta chir. scand. *139*, 466 (1973)
4. Duthie, H. L., Moore, K. T. H., Bardsley, D., Clark, C. G.: Surgical treatment of gastric ulcers. Brit. J. Surg. *57*, 784 (1970)
5. Duthie, H. L.: Surgery for gastric ulcer. World J. Surg. *1*, 29 (1977)
6. Eder, M.: Pathologische Anatomie des Ulcus ventriculi. In: Ulcus ventriculi. Bekker, H. D., Peiper, H. J. (Hrsg.). Stuttgart: Thieme 1977
7. Flood, C. A., Henning, G. C.: Recurrence in gastric ulcer under medical treatment. Gastroenterology *16*, 57 (1950)
8. Harvey, H. D.: Twenty-five years of experience with elective gastric resection for gastric ulcer. Surg. Gynec. Obstet. *113*, 191 (1961)
9. Hirohata, T.: Mortality from gastric cancer and other causes after medical or surgical treatment for gastric ulcer. J. nat. Cancer Inst. *41*, 895 (1968)
10. Johnson, H. D., Love, A. H. G., Rogers, N. C., Wyatt, A. P.: Gastric ulcer, blood groups and acid secretion. Gut 5, 402 (1964)
11. Johnston, D.: Rationale and results of highly selective vagotomy without a drainage procedure plus excision of the ulcer in the treatment of gastric ulcer. In: Ulcus ventriculi. Becker, H. D., Peiper, H. J. (Hrsg.). Stuttgart: Thieme 1977
12. Kraus, M., Mendeloff, G., Condon, R. E.: Prognosis of gastric ulcer. Ann. Surg. *184*, 471 (1976)
13. Larson, N. E., Cain, J. C., Bartholomeus, L. G.: Prognosis of medically treated small gastric ulcer. New. Engl. J. Med. *264*, 119 (1961)
14. Lindskov, J., Nielsen, J., Amdrup, P., Fenger, C., Jensen, H. E., Damgaard-Nielsen, S. A.: Causes of death in patients with gastric ulcer. Acta chir. scand. *141*, 670 (1975)
15. Littman, A., Hanscom, D. H.: The course of recurrent ulcer. Gastroenterology *61*, 592 (1971)
16. Madsen, P., Kronborg, O., Hansen, O. H., Pedersen, T.: Billroth I gastric resection versus truncal vagotomy and pyloroplasty in the treatment of gastric ulcer. Acta chir. scand. *142*, 151 (1976)
17. Mc Keown, K. C.: A study of peptic ulcer. Brit. J. Surg. *57*, 131 (1970)
18. Nielsen, J., Amdrup, E., Christiansen, P., Fenger, C., Jensen, H. E., Lindskov, J., Damgaard-Nielsen, A. A.: Gastric ulcer, surgical treatment. Acta chir. scand. *139*, 460 (1973)
19. Salzer, G.: Indikationen zur Resektion nach Billroth I und Billroth II einschließlich des hochsitzenden Ulcus. Klin. Med. *22*, 13 (1967)
20. Siewert, R., Blum, A. L.: Gastro-Duodenal-Ulcus: Indikation zur Operation. Langenbecks Arch. Chir. *345*, 193–201 (1977)
21. Welch, C. E., Burke, J. F.: An appraisal of the treatment of gastric ulcer. Surgery *44*, 943 (1958)

Kapitel 26

Indikationsstellung zur operativen Therapie des unkomplizierten Ulcus duodeni

G. E. Feurle

1. Definition und Einleitung

Ein *unkompliziertes Ulcus* ist ein Ulcus ohne Blutung, Penetration, Perforation oder Stenosebildung. Davon abzugrenzen ist das *atypische Ulcus.* In diesem Kapitel sind darunter das sogenannte Duodenitis-Syndrom, das asymptomatische Ulcus, das Duodenalulcus mit atypischen Beschwerden und das Ulcus ad pylorum zusammengefaßt.

Sowohl das unkomplizierte als auch das atypische Ulcus sind in ihrem Verlauf zwar nicht völlig risikofrei, in den meisten Fällen handelt es sich aber um gutartige Krankheiten mit hoher Spontanheilungstendenz. Die Operation demgegenüber stellt einen risikobehafteten und irreversiblen Eingriff dar. Man wird ihn erst durchführen, wenn trotz ausreichender, konservativer Therapie der durch die Ulcuskrankheit verursachte Leidensdruck das Operationsrisiko überwiegt. Erst dann besteht eine Indikation zur Operation.

Wie aber sieht eine ausreichende, konservative Ulcustherapie aus? Wann ist sie als erfolglos zu betrachten? Wie kann man so ungleiche Begriffe wie Leidensdruck und Operationsrisiko gegeneinander abwägen? Welche andere Faktoren beeinflussen die Entscheidung?

Beim Versuch, diese Fragen zu beantworten, kann man nicht von objektiven Daten ausgehen; kontrollierte Studien existieren nicht, und moderne Formen der Entscheidungsfindung [12] sind auf diesem Gebiet noch nicht angewandt worden. Es ist deshalb wichtig, sich klarzumachen, daß auch im Zeitalter der kontrollierten, doppeltblinden Studie – auf die wir uns, wie dieses Buch bezeugt, so oft stützen – bei der Indikationsstellung zur operativen Ulcustherapie keine „harten Daten" vorliegen, die uns die Entscheidung erleichtern. Die Kriterien und deren Wertung beruhen bei der Frage, wann operiert werden soll, auf ungesicherten und unmeßbaren Annahmen. Daher wird der folgende Beitrag auf weiten Strecken lediglich subjektiv begründet sein, dort wo er konkret wird, zum Widerspruch herausfordern und Banales nicht immer vermeiden können. Zunächst sollen die Voraussetzungen für die Stellung einer Operationsindikation diskutiert werden:

2. Daten über den Verlauf

2.1 Verlauf unter konservativer Therapie

Über den Verlauf der Ulcuskrankheit unter *konservativer Therapie* wird in den Kap. 8–13 u. 23 dieses Buches berichtet. Es soll hier noch einmal an die völlig verschiedenen Langzeitresultate der Studien von Krause [6] und Fry [4] erinnert werden. Es spricht einiges dafür, daß diese Ergebnisse nicht auf die heutige Zeit übertragen werden können. Epidemiologische Untersuchungen zeigen, daß das Duodenalulcus zu der Zeit, aus der die großen Studien stammen, und noch bis in die 60er Jahre wesentlich häufiger war als heute [9, 17] und wahrscheinlich eher höhere soziale Schichten betraf [8, 10, 13, 17]. Man denke jetzt an die Häufigkeit von Duodenalulcera bei Gastarbeitern. Zeitversetzt beobachtet man einen ähnlichen Wandel in Südafrika [14]. Außerdem haben sich die diagnostischen und therapeutischen Möglichkeiten seit Abschluß der genannten Studien erheblich erweitert (Endoskopie, H_2-Receptorantagonisten). Erst nach Auswertung der jetzt laufenden kontrollierten Langzeituntersuchungen werden sich neue und zuverlässige statistische Daten über den Verlauf der Ulcuskrankheit unter einer konservativen Therapie ergeben.

2.2 Verlauf nach chirurgischer Therapie

Die statistischen Angaben über die *Operationsergebnisse* sind demgegenüber in letzter Zeit recht einheitlich geworden. Unter der Voraussetzung einer selektiv proximalen Vagotomie (SVP) durch einen darin geübten Chirurgen ergeben sich eine Mortalität, die unter 0,5% liegt, postoperative Beschwerden wie Völlegefühl, Durchfälle, Dumping etc. in wenigen Prozenten und Ulcusrezidive in 0–10% der operierten Patienten.

2.3 Wie sieht eine ausreichende konservative Ulcustherapie aus?

Da ausreichende konservative Maßnahmen Voraussetzung für eine Operation sind, soll die konservative Therapie des Duodenalulcus noch einmal zusammengefaßt werden; dabei sind die Behandlung der Ulcuskrankheit und des Ulcusschubes zu unterscheiden.

2.3.1 Behandlung der Ulcusdiathese

Sie dürfte nur in den wenigen Fällen möglich sein, in denen es gelingt, die Lebensumstände, die zum Ulcus führen, endgültig zu ändern; Beispiele für solche Maßnahmen wären die Repatriierung eines Gastarbeiters, ein Arbeitsplatzwechsel, eine Ehescheidung.
Die Wirkung solcher Maßnahmen ist nicht vorhersehbar oder nachgewiesen, gleichwohl wird man in Einzelfällen nach gründlicher Diskussion mit dem Patienten solche Änderungen der Lebensumstände anraten. Die Möglichkeit, Ulcusschübe medikamentös zu vermeiden, wird noch diskutiert werden (s. Abschn. 2.4.2).

2.3.2 Behandlung des Ulcusschubes

Hier steht die *Aufklärung des Patienten* über den üblichen Krankheitsverlauf und die Theorie, daß psychische Faktoren eine Rolle bei der Entstehung des Ulcus duodeni spielen, an erster Stelle. Dem sollte sich ein Versuch anschließen, die Lebensumstände, in denen sich der Patient befindet, zu eruieren und den Patienten auf mögliche Zusammenhänge hinzuweisen. Eine formale Psychotherapie beim Ulcus duodeni hat sich in den meisten Fällen als nicht notwendig erwiesen. Besonders wichtig erscheint, den Patienten darüber aufzuklären, daß ein Ulcus duodeni niemals bösartig wird, da die eingestandene oder uneingestandene Krebsangst bei der Diagnose „Geschwür" verständlicherweise häufig ist.
Der zweite Schritt ist, mögliche *Noxen zu entfernen*. Die Bedeutung von Zigarettenkonsum, Salicylaten und Antirheumatica ist in Kap. 9 behandelt worden. Eine eventuelle Therapie mit Rauwolfia-Präparaten wird umgesetzt.
Die *Verteilung der Nahrungszufuhr* auf etwa 5 Mahlzeiten pro Tag ist ein Versuch, Magensäure zu puffern und Ulcusschmerzen zu mindern (s. Kap. 9). Die Wirksamkeit ist fraglich.
Weiterhin wird man in der Ulcusbehandlung *Antacida* anwenden. Es ist ein flüssiges, calciumfreies Antacidum zu empfehlen, das bei Beschwerden eine und eventuell 3 Stunden nach jeder Mahlzeit sowie beim Zubettgehen einzunehmen ist [3, 7] (s. Kap. 10).
Auf *H_2-Receptorantagonisten* kann man heutzutage kaum mehr verzichten, da diese Substanzen nachweislich die Abheilung des Ulcus beschleunigen. Lediglich bei leichten Ulcusrezidiven, die bereits früher rasch auf Antazida angesprochen haben und bei Grenzfällen des atypischen Ulcus wird man diese neue Stoffklasse nicht benötigen. Eine Ulcusbehandlung ohne H_2-Receptorantagonisten kann – wenn sich die

Frage stellt, ob eine Operation erforderlich wird – nicht ausreichend angesehen werden. Der Chirurg sollte einen solchen Patienten zurückschicken und eine erneute konservative Therapie, dieses Mal unter Einschluß der H_2-Receptorantagonisten, verlangen. Eine 4- bis 8wöchige Behandlung mit diesen Substanzen ist als Voraussetzung für eine Operation anzusehen (s. Kap. 11).
Auch unter *Carbenoxolon* heilen Duodenalulcera schneller ab, deshalb ist diese Stoffgruppe ebenfalls zu berücksichtigen. Da aber der Wirkungsnachweis bisher nur in wenigen Studien geführt wurde und da die Nebenwirkungen (Wasserretention, Hypokaliämie, Hochdruck etc.) häufig und manchmal schwerwiegend sind, wird man Carbenoxolon beim Ulcus duodeni erst bei Unverträglichkeit des H_2-Receptorantagonisten oder bei dessen Wirkungslosigkeit erwägen (s. Kap. 12).

2.4 Wann ist die konservative Therapie als erfolglos zu betrachten?

2.4.1 Im Ulcusschub

Der Schwerpunkt der Ulcustherapie ist die Behandlung des *Ulcusschubes*. Wenn nach 4wöchiger Therapie (Abschn. 2.3.2) Beschwerden und Ulcus persistieren, wird man eine gleichartige Behandlungsphase von ebenfalls 4 Wochen unter stationären Bedingungen durchführen (Abb. 1, s. a. S. 286). Dabei läßt sich die Compliance des Patienten (d. h. das Ausmaß, mit dem der Patient die Empfehlungen des Arztes befolgt und die verordneten Medikamente einnimmt) steigern, mögliche Noxen (Zigaretten, Salicylate etc.) sind besser kontrollierbar, und die Herausnahme des Patienten aus seinem ulcerogenen Milieu beschleunigt möglicherweise die Heilungstendenz. Der Effekt des stationären Aufenthaltes auf die Abheilungszeit des Ulcus ist allerdings nicht belegt. Wenn nach dieser stationären Behandlungsphase Beschwerden und Ulcus persistieren, dann ist die konservative Behandlung des Ulcusschubes als erfolglos anzusehen.

Wann ist die konservative Ulcustherapie »erfolglos«

A) anhaltendes Ulcus
nach 4 Wochen ambulanter
+ 4 Wochen stationärer Therapie

B) rezidivierendes Ulcus
nach dem 2. Rezidiv innerhalb
von 2 Jahren (d. h. 3. Ulcus)

Abb. 1. Faustregeln zu der Frage, wann eine Ulcusbehandlung als erfolglos zu betrachten ist

2.4.2 Bei der Langzeittherapie

Bei einem Rundgespräch von 4 Internisten und 4 Chirurgen hatten wir uns 1972 auf die Faustregel geeinigt, daß etwa beim zweiten Ulcusrezidiv (d.h. dem dritten Ulcus) innerhalb zweier Jahre die Operation ernsthaft erwogen werden soll [2]. Hierbei ist besonders die Anzahl der Rezidive pro Zeiteinheit bedeutungsvoll, d.h. je mehr Rezidive in kürzerer Zeit, desto dringlicher stellt sich die Operationsindikation.

Nach Einigung auf diese Regel ist die Möglichkeit nähergerückt, daß Ulcusrezidive durch kleine Dosen von H_2-Receptorantagonisten verhütet werden können; allerdings treten die Ulcera nach Beendigung der Prophylaxe rasch wieder auf [18]. Da bisher bei diesen Langzeitstudien keine intolerablen Nebenwirkungen der Medikamente beobachtet wurden, wäre zu erwägen, künftig Patienten mit Ulcusrezidiven erst nach erfolgloser Prophylaxe zu operieren. Mir scheint allerdings – Sonderfälle mit erhöhtem Op-Risiko ausgenommen – Sicherheit und Erfolg der Langzeitbehandlung mit diesen Antagonisten noch nicht gewährleistet, da die Studien noch nicht abgeschlossen sind. Das Risiko der SPV dagegen ist, wie mehrfach in diesem Buch besprochen, wohl bekannt. Außerdem sollte grundsätzlich jahrelanges Einnehmen von Medikamenten – und scheinen sie noch so harmlos – vermieden werden, wenn Alternativen vorhanden sind. Eine chronische, medikamentöse Prophylaxe oder Therapie ist kostspielig, sie vermag neben unvorhersehbaren somatischen auch psychologische Nebenwirkungen im Sinne einer Krankheitsfixierung zu erzeugen, und führt zu einer dauernden, sozial unerwünschten Bindung des Patienten an den Arzt. Die Meinungen darüber, ob Langzeitprophylaxe oder Operation, sind allerdings noch recht unterschiedlich. Eventuell läßt sich hier ein Kompromiß dergestalt finden, daß die prophylaktische Einnahme von H_2-Receptorantagonisten auf die 2 bis 3 Monate im Jahr beschränkt wird, in denen Ulcusbeschwerden auftreten. Eine endgültige Stellungnahme zu diesem Problem wäre z.Z. verfrüht.

Strenggenommen kann man natürlich in dieser Situation nicht von einer „erfolglosen Therapie" sprechen. Ob mit oder ohne Prophylaxe, das Auftreten von mehreren Ulcusrezidiven pro Zeiteinheit wirft aber in jedem Falle die Frage einer Operation auf.

Jeder, der Ulcuspatienten ambulant behandelt, kennt Verläufe einer Ulcuskrankheit über Jahrzehnte mit multiplen Schüben, die das Wohlbefinden des Patienten nur unwesentlich beeinträchtigen. Es ist sicherlich immer die Intensität der Ulcusbeschwerden zu berücksichtigen. Die in diesem Abschnitt aufgestellte Regel kann wie alle aufgeführten Kriterien nur als Teilaspekt der Entscheidungsfindung betrachtet werden.

Die Kriterien der „Erfolglosigkeit" der Behandlung sind in Abb. 1 zusammengefaßt.

3. Indikationsstellung

3.1 Beeinträchtigung der Lebensqualität

Diese ist wenig objektivierbar, aber besonders gewichtig. Man muß eine körperliche, seelische und soziale Beeinträchtigung durch die Ulcuskrankheit unterscheiden. Die körperliche und seelische Beeinträchtigung kann mit dem Begriff *Leidensdruck* umschrieben werden [15]. Da der Schmerz das Hauptsymptom des Ulcus duodeni ist, stellt er den wesentlichsten Index für das Ausmaß des Leidensdruckes dar.
Eine Möglichkeit, Häufigkeit und Intensität des *Ulcusschmerzes* quantitativ und reproduzierbar festzustellen, wäre es, den Antacidaverbrauch als Maß dafür zu benützen. Eine andere und bessere Methode wäre ein System, das Häufigkeit und Intensität des Ulcusschmerzes mit Punkten bewertet: Wieviel Stunden am Tag, wieviel Tage in der Woche, wie oft im Jahr litt der Patient an Schmerzen, wie lange hielt der Schmerz jeweils an: 30, 60, 120 min? Waren die Schmerzen stark genug, um a) das Wohlbefinden, b) leichte körperliche Tätigkeit, c) die Arbeitsfähigkeit gering oder erheblich zu beeinträchtigen? Andere Ulcussymptome wie nächtlicher Schmerz und Aufwachen sowie Erbrechen müßten zusätzlich gewichtet werden. Da die subjektive Schmerzempfindung des Einzelpatienten in dieser Wertung mit enthalten ist, würde dieser unmeßbare Faktor berücksichtigt. Ein derartiges System existiert aber noch nicht. Es ist auch fraglich, ob es dem weiten Spektrum des Ulcusverlaufs und der Unterschiedlichkeit der Leidensfähigkeit gerecht werden könnte. Ein Endpunkt ist sicherlich erreicht, wenn der Patient zu verstehen gibt, daß „es so nicht mehr weitergeht". Man wird den Patienten aber im allgemeinen schon vorher auf die Möglichkeit der Operation hinweisen.
Bei der *sozialen Beeinträchtigung* ist insbesondere das Arbeitsplatzrisiko bei häufigen Ulcusschüben zu berücksichtigen.

3.2 Lebensalter

Welche Rolle spielt das *Lebensalter* bei der Indikation zur Ulcusoperation? Bei *jungen Patienten* mit häufigen Rezidiven in kurzer Zeit wird man, obwohl man den Spontanverlauf des Ulcus nicht voraussehen kann, frühzeitig eine Operation erwägen, da die Alternative einer jahre- oder jahrzehntelangen Einnahme von Medikamenten mit unbekannten Langzeitnebenwirkungen und unabsehbar häufigen Ulcusschüben so zu vermeiden ist.
Ob im *hohen Alter* das unkomplizierte Ulcus eher oder später operiert werden soll, ist schwer zu entscheiden. Hierbei spielt weniger das Alter als das Operations- und Narkoserisiko die entscheidende Rolle. Bei die-

sen Patienten sind Langzeitnebenwirkungen der Medikamente weniger zu fürchten, dagegen eher Komplikationen durch das Ulcus. Dieser Punkt wird anschließend abgehandelt werden. Unsere Meinung ist es, daß man wegen des Narkoserisikos bei sehr alten Patienten die Operationsindikation zurückhaltend stellen sollte. Man wird die H_2-Receptorantagonisten, wenn erforderlich, auch in erhöhter Dosis oder als Dauertherapie verabreichen.

3.3 Drohende Komplikationen

Kann man *drohende Komplikationen* durch rechtzeitige chirurgische Maßnahmen verhüten? Dazu muß man die Frage beantworten, ob ein langjähriger Ulcusverlauf wirklich vermehrt zu Komplikationen führt. Es gibt hierzu die Untersuchung von Stolte [16], der zeigte, daß abhängig von der Dauer des Verlaufs die Blutungskomplikationen beim Ulcus duodeni zunehmen. Auch bei Krause [6] stieg der Prozentsatz der komplikationsträchtigen Fälle im Laufe der 25 Jahre stetig an. Andere Untersuchungen aber, insbesondere die von Fry, zeigten, daß in 3 konsekutiven Fünfjahresperioden die Anzahl der Patienten mit wenig Beschwerden allmählich von 2–3% auf 70–80% nach 15 Jahren anstieg [4].
Aus diesen widersprüchlichen Ergebnissen läßt sich also keine generelle Indikation zur Frühoperation des Ulcus duodeni ableiten. Bei Beachtung des Schemas in Abb. 1 wird man heutzutage eine Ulcuskrankheit mit Rezidiven von beeinträchtigender Schmerzintensität nicht mehr über Jahrzehnte konservativ behandeln, da das Operationsrisiko und die Operationsfolgen geringer sind als früher.

3.4 Risikofaktoren

Welche *Risikofaktoren* sind zu berücksichtigen?
Das „*tiefe Hinterwandulcus*", das zur Penetration oder Blutung neigt, die starke *Pylorusdeformität*, die eine Stenose befürchten läßt, *Teerstuhl* in der Anamnese, nicht behebbarer *Zigarettenabusus* und fortgesetzter übermäßiger und kombinierter Konsum von *Alkohol* und *Salicylaten* sind Faktoren, die das Ulcusrisiko und das Risiko von Komplikationen erhöhen und somit die Entscheidung zur Operation beeinflussen.
Rheumatiker, die regelmäßig auf Salicylate, Indomethacin o.ä., angewiesen sind, und Patienten, die eine *Nierentransplantation* erhalten sollen, sind ebenfalls gefährdet, Ulcera zu entwickeln. Deshalb wird die Operation in solchen Fällen eher durchgeführt werden. Demgegenüber sollte nach Ansicht der Mitarbeiter dieses Buches eine Dauertherapie mit *Glucocorticoiden* oder *chronischer Alkoholismus* keine eigenständige Indi-

kation zu einer früheren Operation darstellen. Weiter wird angenommen, daß das *Geschlecht* des Ulcuskranken und eine evtl. *familiäre Häufung* von Ulcera die Operationsindikation nicht zu beeinflussen braucht.

3.5 Säuresekretion

Heiß umstritten ist die Frage, ob *erhöhte Säuresekretion* die Operationsindikation verändern soll. Vor jeder geplanten Vagotomie ist nach Kap. 15 eine Säuresekretionsanalyse durchzuführen, die dem Chirurgen später eine Kontrollmöglichkeit gibt. Säurewerte stehen also bei Patienten, bei denen eine Operation diskutiert wird, zur Verfügung. Infolge der großen Fehlerbreite der Säuremessung sowie der sehr losen Korrelation von Säuremenge und Häufigkeit oder Stärke des Ulcusschubes [4] sind aber eindeutige Aussagen unmöglich.

Das Naturexperiment des Zollinger-Ellison-Syndroms (Gastrin-bildender Tumor mit sehr hoher Säuresekretion) aber zeigt, daß bei extrem hoher Säuresekretion Ulcera häufig und komplikationsträchtig sind. Derart hohe Säurewerte werden außer bei Gastrinompatienten auch manchmal beim gewöhnlichen Duodenalulcus erreicht. Es gibt hier ebenfalls eine breite Überlappungszone, die ja, wie bekannt, die Diagnose eines Zollinger-Ellison-Syndroms allein anhand der Säureanalyse nicht erlaubt. Es ist sehr wahrscheinlich, daß Patienten mit Säurewerten in diesem Bereich, ob nun ein Gastrinom vorliegt oder nicht, gleich häufig an einem Ulcus erkranken. Nun lassen sich zwar auch diese Säuremengen durch H_2-Receptorenblocker vermindern, dazu werden aber meist höhere Dosen benötigt, deren Unbedenklichkeit beim gutartigen, gewöhnlichen Duodenalulcus nicht gesichert ist. Eine deletäre Wirkung einer hohen Säurekonzentration beim Duodenalulcus ist demnach zwar nicht zu belegen, jedoch nicht unwahrscheinlich.

Deshalb sollte nach Meinung einiger Teilnehmer des Londoner Kreises, zu denen der Verfasser dieses Kapitels gehört, die Entscheidungsbildung, ob eine Operation indiziert ist, durch eine hohe Säuresekretion, z.B. basale Säure über 15 und stimulierte Säure über 40 mmol/Std, zugunsten der Operation beeinflußt werden. Der Stellenwert der Säuresekretion ist jedoch z.Z. nicht kalkulierbar.

3.6 Atypisches Ulcus

Wie ist beim *atypischen Ulcus* zu verfahren? Unter diesem Begriff ist folgende heterogene Gruppe zusammengefaßt worden:

Pseudoulcus oder Duodenitis-Syndrom [1, 5].

Hierunter versteht man ulcusähnliche Symptome, wobei aber endoskopisch kein Ulcus, sondern eine geschwollene und gerötete Schleimhaut, mit winzigen Erosionen im Bulbus duodeni zu finden ist. Da dieses Syndrom vermutlich ein Äquivalent des Ulcus duodeni darstellt und dem Auftreten des Ulcus duodeni jahrelang vorausgehen kann [1, 5], sollte es wie ein Duodenalulcus konservativ behandelt werden. Eine Operationsindikation wird sich nur dann ergeben, wenn trotz Einsatzes aller angeführten konservativen therapeutischen Maßnahmen und nach soweit wie möglich gehendem Ausschluß anderer Schmerzursachen die Beschwerden persistieren.

Beim *asymptomatischen* oder praktisch asymptomatischen Ulcus, das zufällig entdeckt wird, sollte man lediglich Noxen ausschalten und, wenn es keinen großen Eingriff in die Lebensgewohnheit darstellt, Zwischenmahlzeiten empfehlen. Da es noch keine Beweise dafür gibt, daß man mittels prophylaktischer Behandlung das Auftreten von Komplikationen verhüten kann, sollte man bei diesen subjektiv Gesunden keine medikamentöse Therapie betreiben.

Auch beim Ulcus duodeni mit *atypischen Beschwerden* wird man nach Ausschluß anderer Ursachen so lange wie irgend möglich konservativ verfahren, denn atypische Beschwerden persistieren häufig postoperativ.

Während bei diesen 3 Formen des atypischen Ulcus nur im Ausnahmefall eine Operation anzuraten ist, erweist sich beim *Ulcus im Pyloruskanal* eine Operation recht häufig als notwendig, da diese Form nicht selten trotz konservativer Therapieversuche zur Magenausgangsdeformität mit duodenogastrischem Reflux und/oder Pylorusstenose führt.

Diese Empfehlungen für die genannten Formen des atypischen Ulcus beruhen auf pathophysiologischen Erwägungen und persönlichen Erfahrungen. Objektive Daten liegen, wie kaum verwunderlich, nicht vor.

3.7 Andere Gesichtspunkte

Was gibt es bei der Entscheidung für oder gegen eine Operation beim Ulcus duodeni noch zu berücksichtigen?

Auf der Waage Abb. 2 sind einige Schwerpunkte angeordnet, die dem Arzt bei der Indikationsstellung bewußt sein sollten. Es sind Argumente gegen eine medikamentöse und für eine operative Therapie solchen gegenübergestellt, die gegen die Operation und für medikamentöse, konservative Maßnahmen ins Gewicht fallen.

Der hohe Dauererfolg der Operation wird durch die *Irreversibilität* der chirurgischen Maßnahme möglich, dies mag für manchen, der sich nicht festlegen will, von Bedeutung sein. Außerdem hat der Arzt zu bedenken, ob in der Tat durch eine Operation z.B. die Arbeitsfähigkeit wieder

hergestellt werden kann; jeder Chirurg kennt Patienten, die mit sehr guten funktionellen Ergebnissen operiert sind, aber sagen: „Ich bin magenoperiert, ich kann nicht mehr arbeiten."
Strittig ist, ob nach einer Operation ein *Symptomwandel* eintreten kann. Wenn man bei bestimmten Patienten eine irreversible psychische Konstellation als Ursache des Ulcusleidens annimmt, dann ist nicht ausgeschlossen, daß postoperativ der psychosomatische Leidensdruck sich anderen Organen zuwendet. Durch die Operation wird ja im besten Falle nur die Ulcusbildung unmöglich gemacht. Der Patient leidet statt an Ulcus duodeni dann an Verwachsungsbeschwerden, einem irritablen Colon mit Durchfällen oder Verstopfung, an einer Herzneurose etc., Beispiele, die jeden erschrecken. Da prospektive Untersuchungen, wie nicht anders zu erwarten, hierüber fehlen, lassen sich keine definitiven Antworten geben. Ich meine, daß bei extremen Fällen ein solcher Sym-

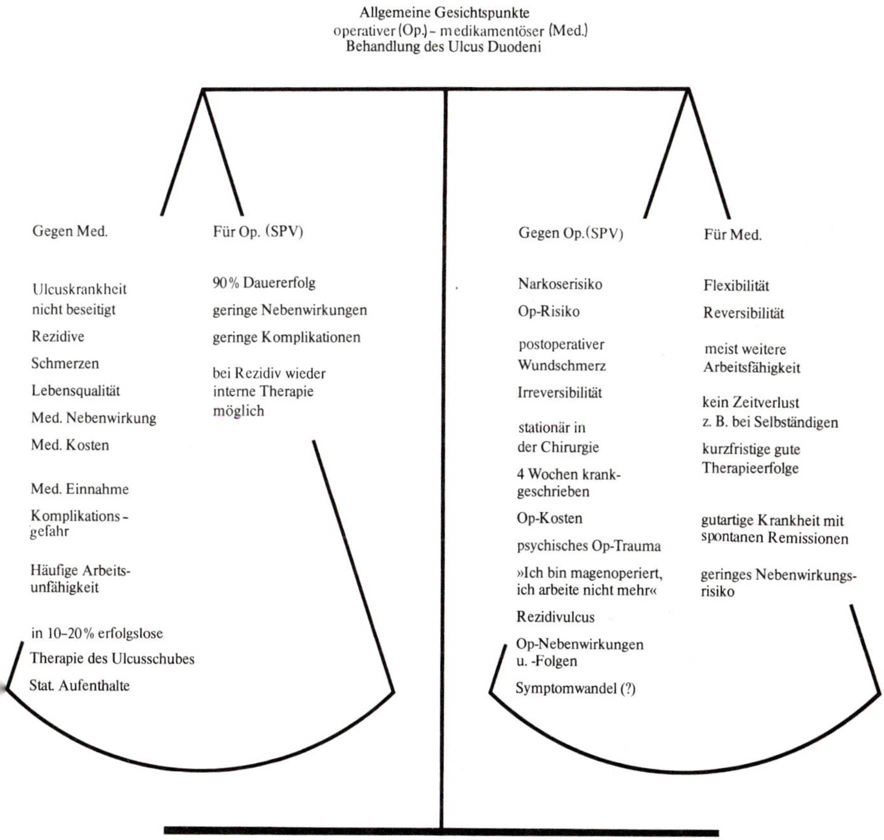

Abb. 2. Gesichtspunkte, die vor einer Operationsentscheidung zu überdenken sind

ptomwandel durchaus zu befürchten ist und daß diese Möglichkeit mit dem Patienten präoperativ besprochen werden muß. Eventuell muß man versuchen, dieses Problem psychosomatisch abklären zu lassen.
Was bedeutet es für die Operationsindikation, wenn man den Verdacht hat, daß der Patient die ärztlichen Ratschläge nicht befolgt und Medikamente nicht eingenommen hat (niedrige *Compliance* des Patienten)?
Wenn der Patient trotz Aufklärung über die Risiken bei seinem Verhalten bleibt und das Ulcus fortbesteht oder rezidiviert, ist nach den angeführten Kriterien das Versagen der konservativen Therapie anzunehmen. Für den behandelnden Arzt ist die interne Therapie dann erfolglos.

4. Verfahrenswahl

Bis vor etwa 10 Jahren gab es zu den Resektionen nach Billroth keine ernstzunehmende Alternative. Die trunculären und selektiv gastralen Vagotomien brachten hier bereits die ersten Zweifel. Seit der Einführung der selektiv proximalen Vagotomie (SPV) aber ist bei der Wahl der Operationsmethode eine große Unsicherheit eingetreten, die sich in den Ergebnissen der zitierten Umfrage bei deutschen Chirurgen äußert. Vielerorts ist danach immer noch die Resektion die Methode der Wahl. Die Internisten der Diskussionsrunde würden in den meisten Fällen des unkomplizierten Ulcus die Entscheidung für eine Operation hinauszögern, wenn der Chirurg in der Technik der selektiv-proximalen Vagotomie nicht ausgebildet ist. Die etwas höhere Rezidivrate nach selektiv-proximaler Vagotomie wiegt wenig gegenüber der durchschnittlich höheren Komplikationsrate bei und nach Resektionen. Das schließt den Einzelfall (z. B. in Magenresektion sehr erfahrener Chirurg, erhebliche Pylorusdysfunktion, ausgeprägte erosive Antrumgastritis, Kombination aus Duodenal- und Magenulcus, Ulcus ad pylorum mit hoher Rezidivrate nach SPV) selbstverständlich nicht aus.
Da bisher nicht gezeigt worden ist, daß die neben der SPV durchgeführte Pyloroplastik die Zahl der Ulcusrezidive senkt oder postoperative Komplikationen und Beschwerden vermindert, erscheint dieser zusätzliche Eingriff nicht überzeugend begründet. Aus internistischer Sicht ist beim unkomplizierten Ulcus duodeni eine selektiv proximale Vagotomie ohne Pyloroplastik die Methode der Wahl.

5. Schlußfolgerungen

Wie soll beim *Einzelpatienten* verfahren werden?
Voraussetzung für die Indikationsstellung ist die als *erfolglos* zu betrachtende konservative Ulcustherapie. Nach *unzureichender* konservativer Therapie braucht eine Operation des unkomplizierten Ulcus nicht disku-

tiert zu werden. Eine weitere unabdingbare Vorbedingung ist der *sichere Nachweis des Ulcus*. Das Ulcus muß nicht unbedingt z.Z. der Operation vorhanden sein. Wenn auf Grund häufiger Rezidive eine Operationsindikation angenommen wird, können Ulcusoperationen auch im Intervall durchgeführt werden. Man steht beim unkomplizierten Ulcus duodeni mit der Operation nicht unter Zeitdruck. Da man allerdings nie völlig ausschließen kann, daß dem letzten Ulcus keine weiteren mehr folgen werden, wird man, wenn nicht sehr regelmäßige Rezidive eine Projektion in die Zukunft erlauben, im allgemeinen nur dann operieren, wenn ein florides Ulcus besteht.

Versuch der Entscheidungshilfe

Wenn nach erfolgloser konservativer Therapie unter Berücksichtigung der allgemeinen Gesichtspunkte (Abb. 2) eine Entscheidung für oder gegen eine Operation zu fällen ist, kann der behandelnde Arzt eine Abwägung der verschiedenen Gesichtspunkte nach Abb. 3 durchführen: Zu seiner Meinungsbildung addiert er die Punkte oberhalb der Querlinie und subtrahiert davon die unterhalb der Querlinie entstandenen Zahlen. Ist das Ergebnis positiv, so spricht es für die Durchführung einer selektiv-proximalen Vagotomie, denn nur hierfür ist die Bewertung versucht worden. Ist das Resultat null oder negativ, wird man eine weitere konservative Therapie, z.B. eine Langzeitbehandlung mit H_2-Receptorantagonisten, durchführen.
Mehrere Begriffe wie „Beeinträchtigung der Lebensqualität" und „psychische Abnormität" sind zumindest z.Z. schlecht quantifizierbar. Man wird die Punktzahl etwa in dem vorgeschlagenen Rahmen abschätzen. In anderen Fällen, beispielsweise bei Patienten vor einer Nierentransplantation, wird man in der Bewertung „Komplikationen zu befürchten" auch über diesen Rahmen hinausgehen. Bei abnormen Patienten oder bei unüberwindlichen Sprachschwierigkeiten sind subjektive Gesichtspunkte wie Leidensdruck etc. kaum feststellbar.
Nach einem vorläufigen Entschluß zur Operation werden dem Patienten die zutreffenden Fragen und Diskussionspunkte, insbesondere die Risiken und Unannehmlichkeiten der fortgesetzten konservativen und chirurgischen Therapie, auseinandergesetzt. Falls der Patient bei klarer Abwägung der verschiedenen Gesichtspunkte zu einer Meinung gelangt, fließt diese in den weiteren Entscheidungsprozeß des Arztes ein.
Da das unkomplizierte Ulcus letztlich gutartig verläuft, fehlen hier absolut zwingende Operationsindikationen. Bei solchen „elektiven" Operationen fließen notwendigerweise in die ärztliche Entscheidung, die sich soweit wie möglich auf objektive Daten zu stützen hat, auch subjektive

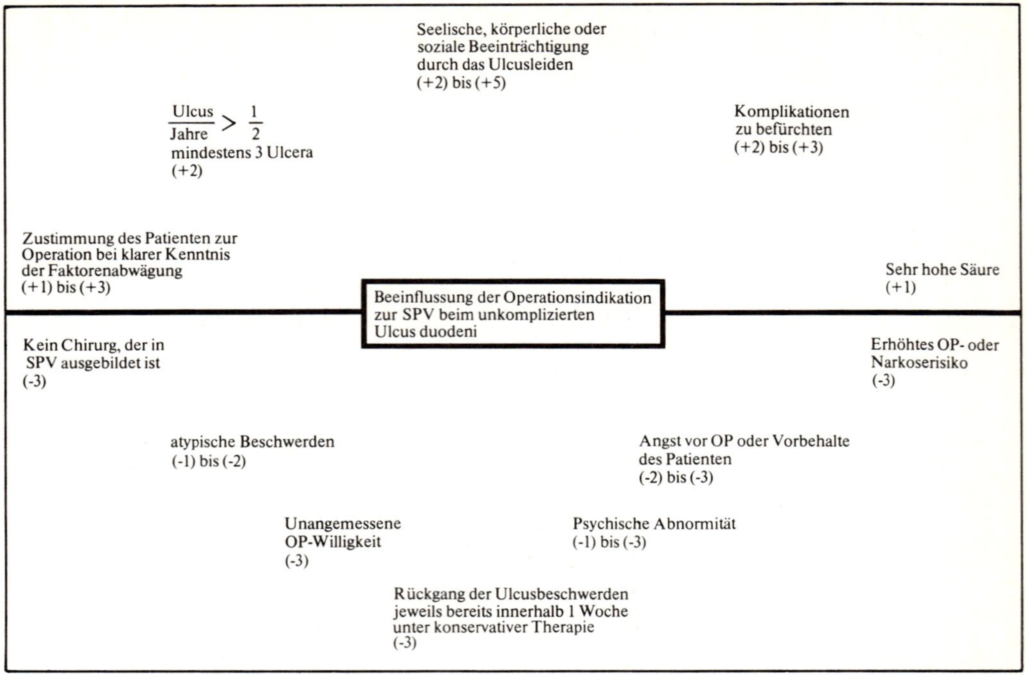

Abb. 3. Indikationsschema beim Ulcus duodeni mit dem Versuch, verschiedene Faktoren zu gewichten

Gesichtspunkte des Patienten ein. Der nicht objektivierbare Leidensdruck des Patienten gibt den Ausschlag und den Anstoß für die Operationsentscheidung des Arztes. Andererseits vermag nur der Arzt, gestützt auf seine Kenntnisse, dem Patienten den unerläßlichen Rat für oder gegen die Operation zu geben. Die Entscheidungen von Arzt und Patient sind somit voneinander abhängig.

Folgende Beispiele sollen den Gebrauch des Schemas verdeutlichen:

3 Ulcera in 3 Jahren	+2	
Deutliche Beeinträchtigung	+3	
	+5	Operation (SPV)
4 Ulcera in 3 Jahren	+2	
Jeweils leicht verlaufend	−3	
Sehr hohe Säure	+1	
	0	Nicht operieren
4 Ulcera in 3 Jahren	+2	
Deutliche Beeinträchtigung	+3	
Erhöhtes Op-Risiko	−3	
Angst des Patienten vor Op	−3	
	−1	Nicht operieren

Die Gewichtung der Punkte wird immer Anlaß zu Diskussionen und Meinungsverschiedenheiten bieten; ebenso selbstverständlich ist, daß ein derartiges Schema nie alle Einzelfälle zu erfassen vermag. Es kann unter günstigen Voraussetzungen den Entscheidungsprozeß etwas versachlichen und einige Gesichtspunkte vermitteln, die andernfalls vielleicht außer acht gelassen worden wären. Es bleibt die Hoffnung, daß laufende und künftige kontrollierte Studien die Indikationsfindung auf eine rationalere Basis stellen werden können.

Literatur

1. Beck, I. T., Kahn, D. S., Lacerte, M., Solymar, J., Callegarini, U., Geokas, M. C.: "Chronic duodenitis": A clinical pathological entity? Gut *6*, 376–383 (1965)
2. Blum, A. L., Arnold, R., Feurle, G., Hartel, W., Herfarth, Ch., Klempa, I., Koch, H., Siewert, R.: Rundtischgespräch: Ulkus – Vagus – Gastrin. Z. Gastroent. *14*, 123–137 (1976)
3. Feurle, G.: Effect of rising intragastric pH induced by several antacids on serum gastrin concentrations in duodenal ulcer patients and a control group. Gastroenterology *68*, 1–7 (1975)
4. Fry, J.: Peptic Ulcer: A profile. Brit. med. J. *1964 II*, 809–812
5. Krag, E.: Pseudo-ulcer and true peptic ulcer. Acta med. scand. *178*, 713–728 (1965)
6. Krause, U.: Long term results of medical and surgical treatment of peptic ulcer. Acta chir. scand. Suppl. *310*, Stockholm 1963

7. Levant, J. A., Walsh, J. H., Isenberg, J. I.: Stimulation of gastric secretion and gastrin release by single oral doses of calcium carbonate in man. New Engl. J. Med. *289*, 555–558 (1973)
8. Litton, A., Murdoch, W. R.: Peptic ulcer in south-west Scotland. Gut *4*, 360–366 (1963)
9. Mendeloff, A. I.: What has been happening to duodenal ulcer? Gastroenterology *67*, 1020–1022 (1974)
10. Morris, J. N., Titmuss, R. M.: Epidemiology of peptic ulcer. Lancet *1944 II*, 841–845
11. Novis, B. H., Marks, I. N., Bank, S., Sloan, W.: The relation between gastric acid secretion and body habitus, blood groups, smoking, and the subsequent development of dyspepsia and duodenal ulcer. Gut *14*, 107–112 (1973)
12. Pauker, S. G., Kassirer, J. P.: Therapeutic decision making: a cost-benefit analysis. New Engl. J. Med. *293*, 229–234 (1975)
13. Registrar general's decennial supplement on ocupational mortality for 1961. H. M. Stationery office 1971
14. Segal, I., Dubb, A. A., Tim, L. O., Solomon, A., Sottomayor, M. C. C. G., Zwane, E. M.: Duodenal ulcer and working-class mobility in an African population in South Africa. Brit. med. J. *1978 I*, 469–472
15. Siewert, R., Blum, A. L.: Gastro-Duodenal-Ulcus: Indikation zur Operation. Langenbecks Arch. Chir. *345*, 193–201 (1977)
16. Stolte, J. B.: Gross bleeding from digestive tract; frequency of manifest bleeding in peptic ulcer, with regard to duration of disease and to age of diseased. Acta med. scand. *116*, 584–593 (1944)
17. Susser, M.: Causes of peptic ulcer, a selective epidemiologic review. J. chron. Dis. *20*, 435–456 (1967)
18. Cimetidine for ever (and ever and ever...)? Brit. med. J. 1978 I, 1435–1436

Kapitel 27

Indikationen bei den Ulcuskomplikationen

E. H. FARTHMANN

1. Definitionen

Als *Ulcuskomplikationen* werden die freie Perforation, die Penetration, die Blutung, die Stenose und beim Ulcus ventriculi die maligne Entartung bezeichnet. Dieses Kapitel beschränkt sich in erster Linie auf die Perforation und die Blutung. Stenose und Blutung sind die Folgen einer Penetration, abhängig von ihrer Lage, Tiefe, Richtung und Geschwindigkeit. Dabei ist die Penetration als das Überschreiten der Organgrenze definiert. Der Malignitätsverdacht beim Magengeschwür ist ein präoperatives diagnostisches Problem, das Eingang findet in die Anzeigestellung zur Operation (s. Kap. 22).

Als *Indikationen* bei den Ulcuskomplikationen werden hier Kriterien für die Entscheidung verstanden,

- welcher Patient,
- zu welchem Zeitpunkt,
- nach welcher Methode

operiert werden soll. Sie umfassen mithin die Anzeigestellung zur Operation (Indikation im engeren Sinne), die Bestimmung des Interventionszeitpunkts und die Methodenwahl.

Ebenso wie in der elektiven Ulcuschirurgie wird die Erarbeitung von Indikationskriterien auch für die Ulcuskomplikationen durch das Fehlen prospektiver kontrollierter Studien erschwert. Die Notsituation des Kranken und die individuelle Streubreite der Komplikationen engen den Ermessensspielraum bei der Anzeigestellung und Methodenwahl ein. Trotz theoretischer Bedenken muß sich die kritische Analyse von Behandlungsergebnissen daher auf retrospektive Untersuchungen und Sammelstatistiken stützen.

Häufigkeiten. Die absoluten und relativen Häufigkeiten der Komplikationen weisen nur geringe Unterschiede für das Magen- und Duodenalgeschwür auf. Bei beiden Ulcustypen führt die Blutung vor der Perfora-

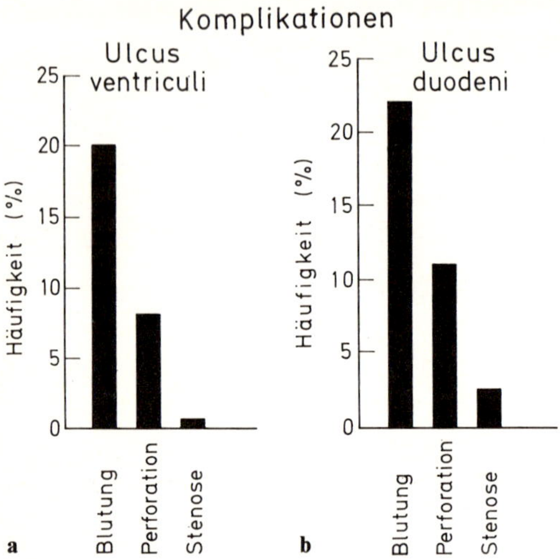

Abb. 1 a u. b. Häufigkeiten der Komplikationen des Ulcus ventriculi (**a**) und des Ulcus duodeni (**b**) bei 3939 bzw. 8707 operierten Patienten [12]

tion und der Stenose, sie ist die häufigste ulcusbedingte Todesursache. Relativ sind Perforation und Stenose beim Ulcus duodeni häufiger (Abb. 1 a u. b).

Bezogen auf die Operationsindikation kann sich die Häufigkeitsverteilung ändern. In einer Zusammenstellung über das Duodenalgeschwür nimmt bei Männern die Perforation die erste Stelle vor der Blutung und Stenose ein. Bei Frauen führte die Stenose vor der Blutung und Perforation [5]. Diese Angaben sind nur bedingt übertragbar, da sie geographische Besonderheiten reflektieren.

2. Ulcusperforation

2.1 Verlauf unter konservativer Therapie

Es besteht ein weitgehender Konsens, daß die freie Ulcusperforation eine Indikation zum operativen Vorgehen darstellt. Die konservative Behandlung bleibt seltenen Fällen veralteter Perforationen vorbehalten, in denen eine allgemeine Inoperabilität besteht. Die Frage der Indikationen bei der Perforation engt sich somit auf die Methodenwahl ein. Sie wird durch Letalität und Langzeitergebnisse bestimmt.

2.2 Verfahrensspektrum

Es stehen 2 prinzipielle Wege der Therapie zur Verfügung:

- Die alleinige Versorgung der Komplikation „Perforation". Dies erfolgt am raschesten durch einfache Übernähung, gegebenenfalls durch Excision des perforierten Ulcus und direkten Verschluß des Defektes.
- Die gleichzeitige endgültige Versorgung des Ulcusleidens durch Vagotomie oder Resektion.

2.3 Indikationsstellung

2.3.1 Patient und Erkrankung

Trotz einer erheblichen Streubreite der Einzelangaben lassen große Zusammenstellungen erkennen, daß die Sterblichkeit der Perforation beim Magengeschwür doppelt so hoch ist wie beim Duodenalulcus [2]. In diesem Befund drücken sich weniger unterschiedliche Behandlungsverfahren als heterogene Patientengruppen aus, kenntlich u. a. an der Altersverteilung.

Als diskriminierender Faktor für die Prognose hat sich die *Anamnesedauer* vor der Perforation erwiesen. Ein entsprechend untersuchtes Krankengut zeigt ohne Berücksichtigung der Anamnesedauer die gleiche Häufigkeit von Beschwerdefreiheit, Residualsymptomen und Reoperationen. In der Gruppe ohne Ulcusvorgeschichte blieben mehr als $^{2}/_{3}$ beschwerdefrei, während ein gleichgroßer Anteil der Kranken mit einer Anamnese Beschwerden behielt oder reoperiert werden mußte (Abb. 2a–c). Die Häufigkeit der Residualsymptome scheint von der Dauer der Geschwürsanamnese abhängig zu sein [3].

Der *Ulcustyp* scheint für die Häufigkeit weiterbestehender Symptome nicht verantwortlich zu sein. Beim Magengeschwür und Duodenalulcus weisen Beschwerdehäufigkeit und Reoperationsfrequenz die gleiche Größenordnung auf. Zur Art der Beschwerden zeigen Einzeluntersuchungen bei gleicher Frequenz von Rezidivulcus, Reperforation und Stenose eine höhere Blutungshäufigkeit nach Übernähung eines Magengeschwürs [23, 24].

Als gesichert ist die Abhängigkeit der Sterblichkeit vom *Zeitintervall* zwischen Perforation und Operation anzusehen. Die vorliegenden Untersuchungen stimmen darin überein, daß die Letalität innerhalb der ersten 24 Std um ca. 2% je Std auf über 50% ansteigt.

2.3.2 Verfahrenswahl

Zum *operativen Vorgehen* weisen retrospektive kumulative Analysen Letalitätsziffern aus, die für die Übernähung eines perforierten Ulcus dop-

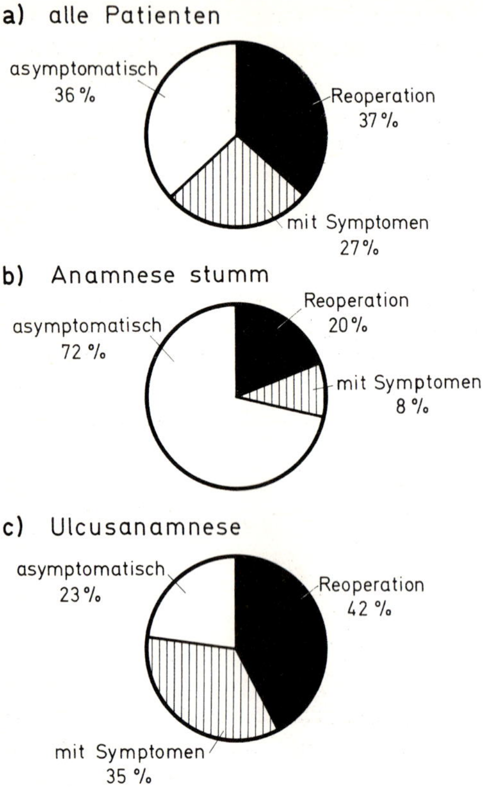

Abb. 2a–c. Nachuntersuchungsergebnisse bei Patienten nach Übernähung eines perforierten Ulcus duodeni (**a**), ohne Ulcussymptome vor der Perforation (**b**), mit früherer Ulcusanamnese (**c**) [26]

pelt so hoch liegen wie für die primäre Resektion [7]. Daraus kann nicht auf die Überlegenheit eines der Verfahren geschlossen werden. Man muß vielmehr davon ausgehen, daß sich in solchen Sammelstatistiken ein Selektionsprinzip ausdrückt, nach dem die primäre Resektion Patienten mit einem geringen Risiko vorbehalten blieb.

Diese Interpretation wird gestützt durch eine Differenzierung der Behandlungsresultate nach dem *Ulcustyp*: Aufgeschlüsselt nach Ulcus ventriculi bzw. Ulcus duodeni unterscheiden sich die Letalitätsziffern für Übernähung und Resektion nicht. Für eine vergleichende Beurteilung der Vagotomie in Verbindung mit einer Übernähung reichen die mitgeteilten Zahlen noch nicht aus.

Über die Spätresultate nach Übernähung und primärer Resektion liegen umfangreiche retrospektive Untersuchungen vor. Danach erreichen die

Ergebnisse der *Resektion* mit unter 80% Beschwerdefreiheit nicht die Resultate nach elektiver Operation. Eine vergleichende Untersuchung ergab eine auffallend hohe Rezidivrate nach einer Resektion [31]. In einem Vergleich zwischen einer *Vagotomie mit Antrektomie* und einer *Vagotomie mit Drainageoperation* bei der Perforation waren die postoperativen Beschwerden im wesentlichen gleich [20]. Die bisher mitgeteilten Resultate der *selektiven proximalen Vagotomie* in Verbindung mit einer Übernähung zeigen gute Langzeitergebnisse bei niedrigem Risiko an [18, 19, 27].

Aus diesen Daten ist zu schließen, daß bei einem kurzen Zeitintervall nach der Perforation Eingriffe zur definitiven Sanierung der Ulcuskrankheit mit vertretbarem Risiko durchgeführt werden können. Die Resultate erreichen nicht immer die der elektiven Operation, wahrscheinlich eine Folge unzureichender Indikationskriterien auf Grund fehlender präoperativer Analyse der Ulcuskrankheit.

Für die *Übernähung* ist aus umfangreichen Untersuchungen bekannt, daß in einem unausgewählten Krankengut etwa $^1/_3$ der Patienten beschwerdefrei bleiben, $^1/_3$ konservativ behandelbare Ulcussymptome behalten und $^1/_3$ sich einer Reoperation unterziehen müssen.

2.4 Schlußfolgerungen

Die ausgewerteten und hier wiedergegebenen Resultate bilden die Grundlage des taktischen Konzepts für die Behandlung der Ulcusperforation (Abb. 3):

- Die Behandlung ist grundsätzlich operativ. Die konservative Therapie bleibt seltenen Ausnahmen (verschleppte Perforation, hohes Lebensalter) vorbehalten.
- Ein perforiertes Ulcus bei leerer Anamnese kann übernäht werden, das Magengeschwür nach Excision zur histologischen Untersuchung.
- Die primäre Resektion ist für das chronische Ulcus ventriculi bei kurzem Zeitintervall zwischen Perforation und Operation geeignet.
- Das perforierte Duodenalgeschwür kann bei entsprechender Vorgeschichte mit Aussicht auf gute Langzeitergebnisse durch Übernähung in

	Übernähung	+ SPV	Resektion
Ulcustyp	Duodeni	Duodeni (Ventriculi)	Ventriculi
Anamnese	Leer	Kurz	Lang
Risiko	Hoch	Mäßig	Gering

Abb. 3. Taktisches Konzept für die operative Behandlung der Ulcusperforation

Verbindung mit einer selektiven proximalen Vagotomie behandelt werden, ohne daß durch die Erweiterung des Eingriffs das Risiko merklich erhöht wird.

3. Ulcusblutung

3.1 Vorbemerkungen

Indikationen bei der Ulcusblutung bestimmen den Entscheidungsprozeß, ob der Kranke durch die Blutung gefährdeter ist als durch einen operativen Eingriff, wann die konservative Therapie durch eine Operation abgelöst werden muß und nach welcher Methode operiert werden soll. Kriterien dieser Indikationsstellung können am natürlichen Verlauf der Erkrankung und an Behandlungsergebnissen entwickelt werden, soweit diese bekannt und nachprüfbar sind.

Blutungsrisiko. Der Häufigkeitsgipfel der Altersverteilung ist beim blutenden Magengeschwür gegenüber dem Duodenalulcus nach rechts verschoben (Abb. 4a u. b). Vor dem 30. Lebensjahr ist in zwei Dritteln der Fälle ein Ulcus duodeni Ursache der Blutung.

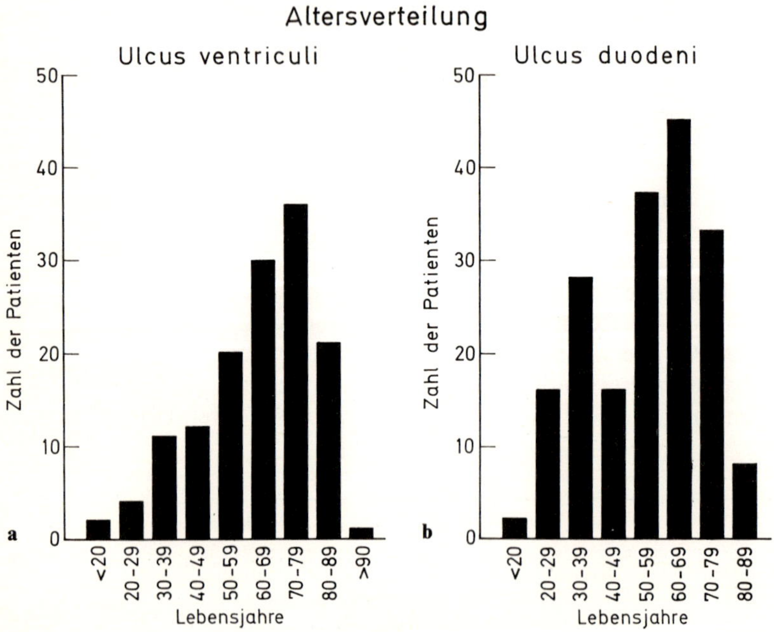

Abb. 4a u. b. Alterverteilung der Blutungen bei Ulcus ventriculi (**a**) und Ulcus duodeni (**b**) [11]

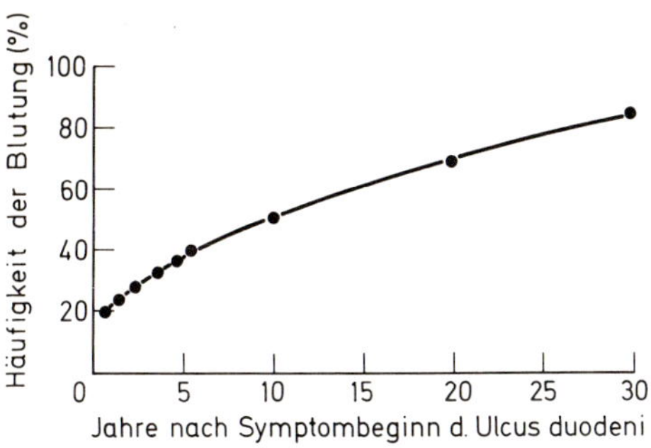

Abb. 5. Blutungshäufigkeit des Ulcus duodeni in Abhängigkeit von der Anamnesedauer [32]

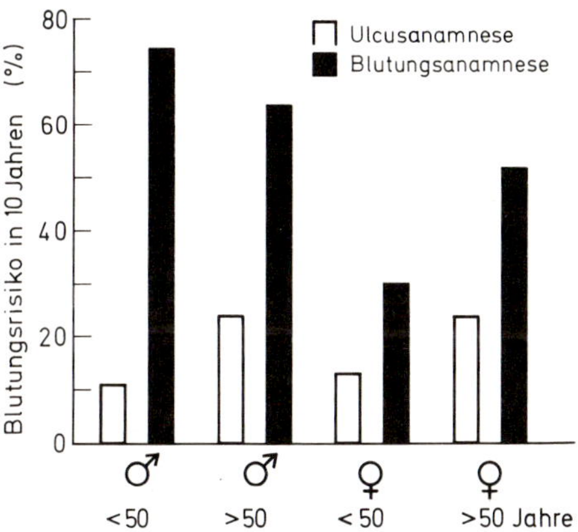

Abb. 6. Blutungsrisiko in 10 Jahren bei Patienten mit Ulcusanamnese und Blutungsanamnese [33]

Das Blutungsrisiko steigt mit der Anamnesedauer nahezu linear an (Abb. 5). Eine Blutung in der Vorgeschichte erhöht das Risiko bei Männern und Frauen in allen Altersgruppen (Abb. 6). Durch eine Zweitblutung wird das Risiko verdoppelt.

Die Erfahrung zeigt, daß der Verlauf des einzelnen Ulcusschubes entweder gleich kompliziert oder auch im Gesamtschub unkompliziert ist, d. h. der Erstbefund ist repräsentativ für den Verlauf des einzelnen Ulcusschubes.

Prognose. Die Prognose der gastrointestinalen Blutung wird in erster Linie von der Blutungsintensität bestimmt. Diese Erfahrung gilt für die klinisch definierte Blutungsstärke bei konservativer und operativer The-

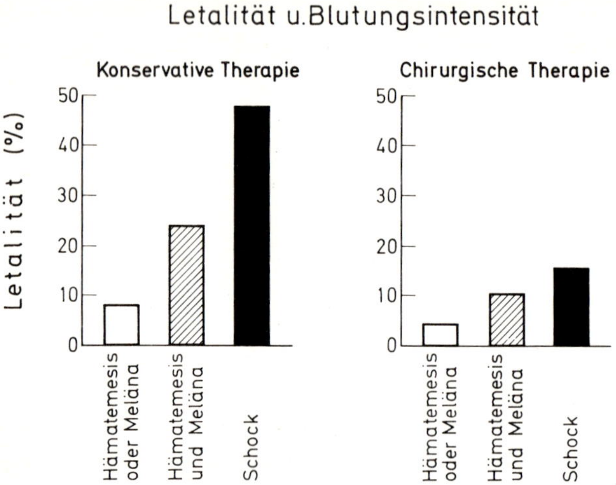

Abb. 7a u. b. Letalität der konservativen (**a**) bzw. chirurgischen (**b**) Therapie des blutenden Ulcus ventriculi in Abhängigkeit von der Blutungsintensität [17]

rapie (Abb. 7a u. b) ebenso wie für die Transfusionsmenge als Maß für den Blutverlust [28].
Das Lebensalter ist ein weiterer entscheidener prognostischer Faktor. Die Sterblichkeit steigt mit dem Alter linear an (Abb. 8).

3.2 Verlauf unter konservativer Therapie

Zweifellos stehen heute besonders wirksame Medikamente zur Behandlung der gastrointestinalen Blutung zur Verfügung. Aus diesem Grund

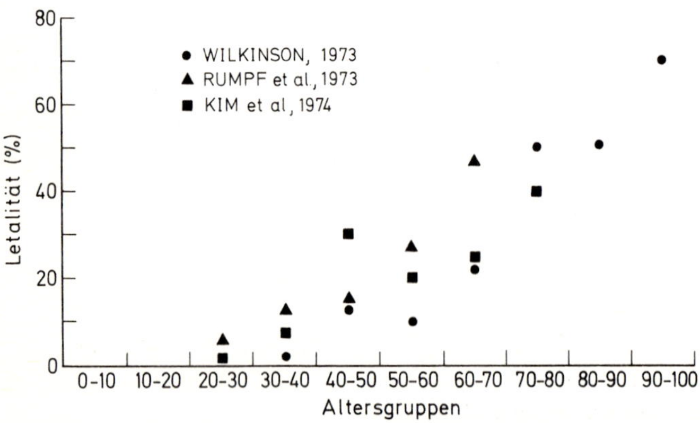

Abb. 8. Letalität der massiven Blutung in Abhängigkeit vom Lebensalter [15, 21, 34]

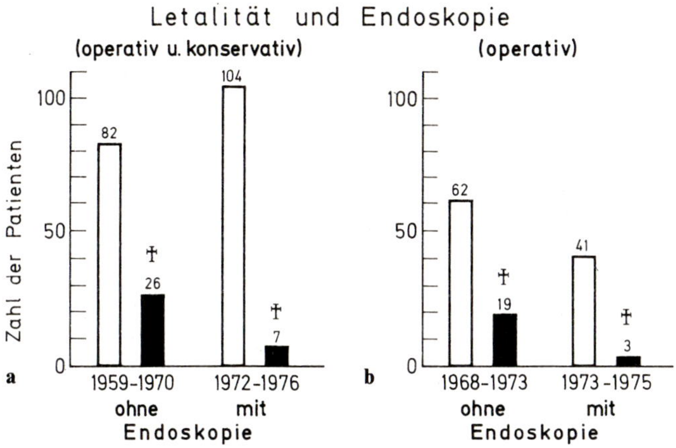

Abb. 9a u. b. Letalität der Blutung ohne und mit Notfallendoskopie im gesamten (**a**) und operativ behandelten (**b**) Krankengut [9, 16]

ist ein konservativer Therapieversuch unter gleichzeitiger ausreichender Schocktherapie immer vertretbar, wobei man unter einer adäquaten konservativen Therapie heute die Behandlung mit Cimetidin, Secretin oder Somatostatin zu verstehen hat. Nur für das Cimetidin liegen erste Studien vor, die die Wirksamkeit dieser Therapie beurteilen lassen. Vergleichbare Angaben für das Secretin oder das Somatostatin fehlen z.Z. noch. Aus den vorliegenden Angaben zum Cimetidin können global folgende Schlüsse gezogen werden:

1. Ob Cimetidin in der Behandlung der Ulcusblutung selbst nützt, ist noch nicht in Studien belegt.
2. Wenn die Blutung zum Stehen kommt, lassen sich offenbar Blutungsrezidive vermeiden [30] (Erosionen besser als Ulcera ventriculi, diese wieder besser als Ulcera duodeni).
3. Belegt ist der prophylaktische Effekt bei Patienten mit großer Streß-Ulcus-Gefährdung.

Wichtigster Gesichtspunkt der konservativen Therapie bei an sich operablen Patienten ist, daß der Umsteigezeitpunkt zur operativen Therapie im Bestreben, einen konservativen Behandlungserfolg zu erzielen, nicht verpaßt wird [30].

3.3 Verfahrensspektrum

Die Therapieziele des chirurgischen Vorgehens bei der gastrointestinalen Blutung sollten

- in der lokalen Blutstillung und
- in der Therapie der Grundkrankheit

gesehen werden. In diesem Sinne steht beim Ulcus duodeni die sachgerechte Umstechung, beim Ulcus ventriculi die Excision oder notfalls ebenfalls die Umstechung im Vordergrund der Maßnahmen. Die Therapie der Grundkrankheit kann dann durch Vagotomie oder Resektion angeschlossen werden.

3.4 Indikationsstellung

Kriterien der Indikationsstellung zum operativen Vorgehen sollen Risikogruppen definieren und den Zeitpunkt bestimmen, an dem die konservative Therapie durch die operative ersetzt werden muß. Für diese Entscheidung müssen Patientenmerkmale und Erkrankungs- bzw. Behandlungsmerkmale herangezogen werden:

3.4.1 Patient und Erkrankung

– *Blutungsintensität.* Als verläßliches und praktikables Maß hat sich der Transfusionsbedarf erwiesen. Er muß in Relation zur Zeit gesetzt werden (Grenze bei 4–6 Konserven).
– *Lebensalter.* Mit zunehmendem Lebensalter steigt das Risiko infolge der Blutung überproportional zum allgemeinen Operationsrisiko (Altersgrenze 60 Lebensjahre).
– *Mehrfacherkrankungen.* Komplizierende Zweiterkrankungen erhöhen das Risiko der Blutung. Sie fördern daher bei gegebener Operabilität den Entschluß zur chirurgischen Intervention.
– *Ulcusanamnese.* Eine längere Vorgeschichte, vor allem mit früheren Blutungsepisoden, spricht für eine frühzeitige Indikationsstellung, vor allem bei der frühen Rezidivblutung.
– *Ulcuslokalisation.* Bei gleicher Blutungsintensität erfordert die schlechtere Prognose des Ulcus ventriculi eher die operative Intervention als beim Ulcus duodeni.
– *Ulcuskomplikation.* Eine Coincidenz von Ulcuskomplikationen (Blutung und Stenose) fordert die Frühindikation.
In einigen Mitteilungen ist der Einfluß einer unverzüglichen Lokalisationsdiagnostik der Blutung durch routinemäßige Notfallendoskopie zu erkennen: Verkürzung des präoperativen Intervalls; Reduktion der Transfusionsmenge; Ausrichtung der Operationstaktik; Senkung der Operationsletalität; Verkürzung der Verweildauer [1, 13–15]. Wenn die Ergebnisse der Notfallendoskopie Eingang finden in die Indikationsstellung im Sinne der Frühoperation, nähern sich die Behandlungsergebnisse denen der elektiven Operation (Abb. 9). Trotz gegenteiliger Mitteilungen [8] wird daher die Notfallendoskopie wegen ihres hohen Informationswertes und der Förderung der Frühoperation empfohlen. Die

	SPV	Vagotomie + Umstechung	Resektion
Läsion	Erosion	Ulcus duodeni	Ulcus ventriculi
Blutungsintensität	leicht	mäßig-stark	mäßig stark
Blutungsanamnese	leer	kurz	rezidivierend
Patientenrisiko	hoch	mäßig	gering

Abb. 10. Taktisches Konzept für die operative Behandlung der Ulcusblutung

Ausweitung der operativen Behandlung auf nicht unmittelbar lebensbedrohende Blutungen ist gerechtfertigt durch die Resultate und durch das Risiko der Rezidivblutung (s. Kap. 31).

3.4.2 Verfahrenswahl

Die mitgeteilten Resultate der operativen Behandlung bei der Ulcusblutung sind nicht geeignet für eine vergleichende Wertung der verschiedenen Operationsverfahren. Die retrospektiven Untersuchungen unterscheiden sich in den Indikationskriterien zur operativen Behandlung, in den Selektionsprinzipien der Methodenwahl und in den komplementären Behandlungsmöglichkeiten. Eine Gegenüberstellung aus den letzten 20 Jahren zeigt eine breite Streuung und Überdeckung der Letalitätsziffern für resezierende und organerhaltende Verfahren [10].
Mit Vorbehalt ist ein Trend zu erkennen, der für das Ulcus duodeni die lokale Umstechung mit einer Vagotomie favorisiert.
In der operativen Behandlung der Ulcusblutung finden die Methoden der elektiven Ulcuschirurgie Anwendung: resezierende, organerhaltende und kombinierte Verfahren. Nichtresezierende Verfahren unter Belassung des Ulcus werden ergänzt durch seine Umstechung. Sie erfordert beim Ulcus duodeni auf Grund der Gefäßanatomie eine exakte Technik [4].
Taktische Ziele der Methodenwahl sind:
- sichere Blutstillung,
- Verhinderung des Blutungsrezidivs durch Sanierung der Ulcuskrankheit,
- geringes Operationstrauma und -risiko.

In die Entscheidung gehen daher sowohl allgemeine Faktoren wie Alter und Allgemeinzustand des Patienten als auch lokale wie Lokalisation und Chronizität des Ulcus ein. Hinzu kommen die Erfahrung des Operateurs und seine Vertrautheit mit den verschiedenen Verfahren. Nicht zu empfehlen ist das Verlassen einer bewährten Methode aus dem Anlaß einer Ulcuskomplikation wie der Blutung. Die Vielfalt der angewandten

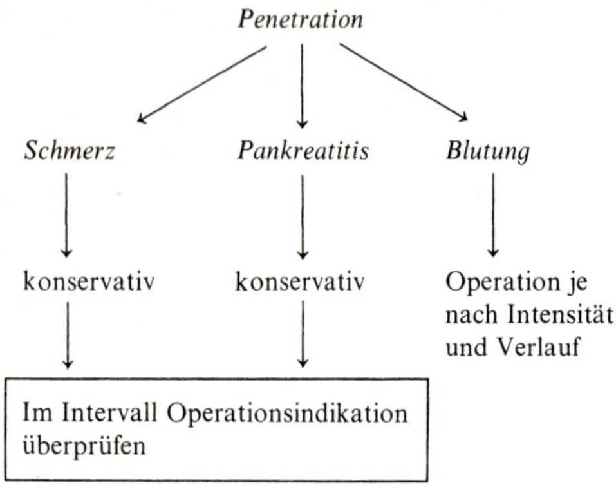

Abb. 11. Operationsindikation beim penetrierenden Ulcus duodeni [34]

Verfahren ist sowohl Ausdruck einer gewissen Ergebnisunsicherheit wie auch des Bemühens um eine Individualisierung der Therapie.

3.5 Schlußfolgerungen

Therapieempfehlungen für die Ulcusblutung haben eine empirische Basis. Es muß bezweifelt werden, ob prospektive Studien einen höheren Aussagewert haben. Mit diesen Vorbehalten wurde ein taktisches Konzept entwickelt (Abb. 10).

– Die *Indikationsstellung* zum operativen Vorgehen sollte im Sinne der Frühoperation erfolgen. Als Grenzwert wird ein Transfusionsbedarf von 4–6 Konserven/24 Std angesehen. Perakute Blutungen müssen unmittelbar operiert werden, die Notfallendoskopie kann während der Operationsvorbereitung durchgeführt werden.

– Die *selektive proximale Vagotomie* (SPV) kommt für erosive Magenblutungen in Betracht, wenn diese nicht wegen ihrer Intensität oder bei einem Rezidiv eine resezierende Behandlung bis zur Gastrektomie erfordern.

– Die *Vagotomie mit Ulcusumstechung* ist die Methode der Wahl beim blutenden Ulcus duodeni. Sie zeigt sich hier der Resektion überlegen, vor allem wenn sie im Sinne der Frühoperation angewendet wird. Die Möglichkeit einer SPV mit Erhaltung der Antruminnervation hängt davon ab, ob bei der Ulcusumstechung der Pylorus geschont oder rekonstruiert werden kann.

– Die *Magenresektion* bleibt dem chronischen Ulcus vorbehalten, vor allem bei einer Lokalisation im Magen. Sie kann beim penetrierenden Duodenalgeschwür auf Grund des in situ-Befundes erforderlich werden.

4. Penetration

Die Penetration eines gastroduodenalen Ulcus – definiert als ein die Organgrenzen des Duodenums oder des Magens überschreitendes Ulcus – kann sich in Schmerz, Pankreatitis und Blutung äußern. Schmerz und vor allem Pankreatitis werden zunächst konservativ behandelt. Die Operationsindikation soll im Intervall nach Abklingen des akuten Schubes überprüft werden. Für die Blutung gelten die oben aufgezeigten Regeln (Abb. 11).

5. Magenausgangsstenose

Die Operation bei Narbenstenosen, bedingt durch rezidivierende Ulcera duodeni, ist eindeutig, wenn sie mit klinisch manifester, objektivierbarer Störung der Magenentleerung einhergehen. Eine Operation ist dagegen nicht absolut notwendig bei Narben und Deformationen ohne klinisch relevante Störung der Magenentleerung (s. auch Kap. 16).

Literatur

1. Allan, R., Dykes, P.: A comparison of routine and selective endoscopy in the management of acute gastrointestinal hemorrhage. Gastroint. Endoscopy *20*, 154–155 (1974)
2. Becker, H. D.: Ulcusperforation. In: Das komplizierte gastroduodenale Ulcus. Hrsg. R. Häring. Stuttgart: Thieme (1978)
3. Berndt, V., Konrad, R. M., Biermann, B., Grabensee, B.: Katamnestische Beurteilung der Übernähung perforierter Magen- und Zwölffingerdarmgeschwüre. Chirurg *41*, 549–553 (1970)
4. Berne, C. J., Rosoff, L.: Peptic ulcer perforation of the gastroduodenal artery complex: Clinical features and operative control. Ann. Surg. *169*, 141–144 (1969)
5. Buckwalter, J. A., Ratermann, L.: Surgical duodenal ulcer. A disease entity? Arch. Surg. *93*, 154–160 (1966)
6. Chinn, A. B., Littell, A. S., Badger, G. F., Beams, A. J.: Acute hemorrhage from peptic ulcer, a follow-up study of 310 patients. New Engl. J. Med. *255*, 973–978 (1956)
7. Dittrich, H.: Die akute Perforation des Magens und Duodenums. Chirurg *11*, 495–498 (1968)
8. Dronfield, W. M., McIllmurray, M. B., Ferguson, R., Atkinson, M., Langman, M. J. S.: A prospective, randomized study of endoscopy and radiology in acute upper–gastrointestinal tract bleeding. Lancet *1977 I*, 1167–1169
9. Eichfuss, H. P., Farthmann, E., Horatz, K., Schreiber, H. W.: Die große Blutung aus Magen und Zwölffingerdarm. Dtsch. med. Wschr. *101*, 753–755 (1976)
10. Farthmann, E. H., Männl, H. F. K.: Ulcusblutung. In: Das komplizierte gastroduodenale Ulcus. Hrsg. R. Häring. Stuttgart: Thieme (1978)
11. Fiedler, H., Thiele, G.: Gastrointestinale Blutungen im internischen Krankengut eines Bezirkskrankenhauses. Eine retrospektive Studie aus den Jahren 1965–1974. Z. Gesamte Inn. Med. *31*, 574–579 (1976)
12. Fratkin, L. B.: A review of surgical therapy for peptic ulcer disease: 1942–1968. Amer. Surg. *39*, 470–474 (1973)

13. Hellers, G., Ihre, T.: Impact of change to early diagnosis and surgery in major upper gastrointestinal bleeding. Lancet *2*, 1250–1251 (1975)
14. Himal, H. S., Watson, W. W., Jones, C. W., Miller, L., Maclean, L. D.: The management of upper gastrointestinal hemorrhage: a multiparametric computer analysis. Ann. Surg. *179*, 489–493 (1977)
15. Hoare, A. M.: Comparative study between endoscopy and radiology in acute upper gastrointestinal haemorrhage. Brit. Med. J. *1*, 27–30 (1975)
16. Huber, P., Filippini, L.: Prognose der akuten oberen Gastrointestinalblutung vor und nach Einführung der Notfallendoskopie. Dtsch. med. Wschr. *102*, 1621–1624 (1977)
17. Jensen, H. E., Amdrup, E., Christiansen, P., Fenger, C., Lindskov, J., Nielsen, J., Damgaard-Nielsen, S. A.: Bleeding gastric ulcer. Surgical and non-surgical treatment of 225 patients. Scand. J. Gastroent. *7*, 535–540 (1972)
18. Johnston, D., Lyndon, P. P., Smith, R. B., Humphrey, C. S.: Highly selective vagotomy without a drainage procedure in the treatment of haemorrhage, perforation, and pylosic stenosis due to peptic ulcer. Brit. J. Surg. *60*, 790–797 (1973)
19. Jordan, P. H., Hedenstedt, S., Korompai, F. L., Lundquist, G.: Vagotomy of the fundic gland area of the stomach without drainage. A definitive treatment for perforated duodenal ulcer. Amer. J. Surg. *131*, 523–526 (1976)
20. Jordan, P. H., Korompai, F. L.: Evolvement of a new treatment for perforated duodenal ulcer. Surg. Gynec. Obstet. *142*, 391–395 (1976)
21. Kim, U., Dreiling, D. A., Kark, A. E., Rudick, J.: Factors influencing mortality in surgical treatment for massive gastroduodenal hemorrhage. Amer. J. Gastroent. *62*, 24–35 (1974)
22. Mcginn, F. P.: Effects of haemorrhage upon surgical operations. Brit. J. Surg. *63*, 742–746 (1976)
23. Nemanich, G. J., Nicoloff, D. M.: Perforated duodenal ulcer: longterm follow-up. Surgery *67*, 727–734 (1970)
24. Rees, J. R., Thorbjarnarson, B.: Perforated gastric ulcer. Amer. J. Surg. *126*, 93–97 (1973)
25. Rumpf, P., Hoffmann, E., Jacobs, G., Kremer, K.: Operationsindikation bei der akuten massiven Gastrointestinalblutung mit besonderer Berücksichtigung der Magen-Duodenalblutung. Zbl. Chir. *98*, 1531–1539 (1973)
26. Sawyers, J. L., Herrington, J. L., Mulherin, J. L., Whitehead, W. A., Mody, B., Marsh, J.: Acute perforated duodenal ulcer. Arch. Surg. *110*, 527–530 (1975)
27. Sawyers, J. L., Herrington, J. L.: Perforated duodenal ulcer managed by proximal gastric vagotomy and suture plication. Ann. Surg. *185*, 656–659 (1977)
28. Schiller, K. F. R., Truelove, S. C., Williams, D. G.: Haematemesis and melaena, with special reference to factors influencing the outcome. Brit. med. J. *1970 II*, 7–14
29. Siewert, R., Blum, A. L.: Gastroduodenalulcus: Indikationen zur Operation. Langenbecks Arch. Chir. *345*, 193–201 (1977)
30. Siewert, R., Schattenmann, G., Lepsien, G., Lüdtke, F. E.: Chirurgische Therapie der gastrointestinalen Blutung. In: Die gastrointestinale Blutung. Schreiber, H. W. Stuttgart: Thieme 1978
31. Skarstein, A., Hoisaeter, P. A.: Perforated peptic ulcer: a comparison of long term results following partial gastric resection or simple closure. Brit. J. Surg. *63*, 700–703 (1976)
32. Stolte, J. B.: Gross bleeding from the digestive tract. 2. The frequency of manifest bleeding in peptic ulcer with regard to the duration of the disease and to the age of the diseased. Acta med. scand. *116*, 584–593 (1944)
33. Wastell, C.: Chronic duodenal ulcer. London: Butterworth 1972
34. Wilkinson, R. H.: Management of acute upper gastrointestinal hemorrhage. Canad. J. Surg. *16*, 92–96 (1973)

Kapitel 28

Indikationen bei den akuten Ulcerationen

H. Troidl, W. Lorenz und F. Fischer

1. Definitionen

1.1 Streßulcus

Die akuten gastroduodenalen Schleimhautläsionen – auch unter dem Begriff Streßulcus beschrieben – sind Läsionen des oberen Intestinaltrakts, insbesondere des Magens, des Duodenums, gelegentlich auch des Oesophagus. Einzelheiten der Definition siehe Kap. 5.

1.2 Therapieerfolg bei konservativer Therapie

Darunter ist das Verhüten von Komplikationen (Blutung und Perforation) bei endoskopisch diagnostiziertem Streßulcus bzw. deren erfolgreiche konservative Therapie innerhalb einer nützlichen Frist zu verstehen. Selbstverständlich ist die Reepithelialisierung des Defektes als Therapieerfolg zu bewerten. In der Praxis muß man sich aber mit der Verhütung bzw. der Therapie der Komplikation begnügen.

1.3 Therapieversager bei konservativer Therapie

Als Therapieversager hat die freie Perforation bzw. die Blutung zu gelten, wenn mehr als 2500 ml bis maximal 3000 ml/24 Std Blutersatz zur Kreislaufstabilisierung benötigt wird.

2. Verlauf unter konservativer Therapie bzw. ohne Therapie

Die akuten gastroduodenalen Schleimhautläsionen sind im Schnitt mit 11% an der oberen gastroduodenalen Blutung beteiligt [10]. Die Mortalität dieser Erkrankung wird mit bis zu 70% angegeben, und zwar mit und ohne den heute üblichen konservativen und operativen therapeutischen Konzepten [3, 7, 9, 10]. Sie wird im wesentlichen von der Grundkrankheit bestimmt (s. u.).

2.1 Konservative therapeutische Konzepte

Die *konservative* Therapie ist gekennzeichnet durch die Behandlung der Grundkrankheit, d. h. Beseitigung eines etwa bestehenden Schocks, Behandlung einer bestehenden Sepsis etc. Die lokale Behandlung besteht in kontinuierlicher Magenabsaugung, wobei eine zusätzliche Eiswasserspülung mit Pufferlösungen empfohlen wird. Hinzu kommt heute eine Medikation mit dem H_2-Antagonisten Cimetidin (Tagamet) in einer Dosierung von 1–1,5 g bei normaler Nierenfunktion. Bei eingeschränkter Nierenfunktion wird das Tagament reduziert auf 400 mg/24 Std.
Dazu gehört eine möglichst frühzeitige orale Ernährung, wenn immer möglich.
Die Anwendung von Vitamin A, Secretin, Somatostatin und Vasopressin ist trotz erfolgversprechender Veröffentlichungen für eine breite klinische Anwendung noch nicht ausreichend gesichert [14, 18, 22]. Süßholzextrakte und Pepsinhemmer sind ebenfalls wirkungslos [14a]. *Obsolet ist sicher die Anwendung von Schluckthrombin* oder ähnlichen „lokalwirkenden", „blutungsstillenden" Mitteln. Sie sind abzulehnen, da sie einer exakten Diagnose oder Therapie hinderlich sind. Sie führen höchstens zur Bildung von großen Blutcoagula und damit zur Magendilatation und zur Schleimhautischämie.
Eine *Prophylaxe* bei entsprechend gefährdeten Patienten (Polytrauma, Sepsis, Verbrennung, respiratorische Insuffizienz etc.) besteht in den oben genannten, sog. konservativen Maßnahmen, d. h. Absaugen, Spülung mit Eiswasser bzw. Pufferlösungen, so lange der Patient nicht oral ernährt werden kann, dazu die Medikation von Cimetidin (Tagamet). *Die beste Prophylaxe ist sicher eine sobald als möglich begonnene orale Ernährung.*

2.2 Wann ist eine konservative Therapie als erfolglos anzusprechen?

Das Versagen der konservativen Therapie ist dann gegeben [20], wenn mehr als 2500 ml bis maximal 3000 ml Blut pro 24 Std durch eine Transfusion benötigt werden, nicht genügend gruppengleiches Blut zur Verfügung steht, der Venendruck bedrohlich abfällt oder 1 l Blut pro Std erforderlich ist, um einen konstanten zentralen Venendruck zu erreichen.

Dabei wird man sicher bei einer akuten gastro-duodenalen Mucosaläsion eher eine konservative Therapie fortsetzen, als bei der entsprechenden Situation einer Ulcusblutung. „Je früher, je besser", diese Faustregel, die etwas überspitzt für blutende Ulcera peptica gilt, ist bei einer Blutung auf dem Boden einer gastroduodenalen Mucosaläsion nicht angezeigt.

3. Verfahrensspektrum

Auf Grund der Tatsache, daß die akute gastroduodenale Läsion fast nie die *alleinige* Erkrankung, sondern immer die Folge einer anderen Erkrankung, z. B. Polytrauma, Sepsis, respiratorische Insuffizienz, Verbrennung, große chirurgische Eingriffe und/oder Hirnverletzungen ist, die Patienten also an sich schon schwer krank sind, andererseits die Ätiologie dieser Erkrankung nicht schlüssig bekannt ist [9, 18, 20], gibt es zwar eine meist der Situation angepaßte, aber in ihrem Wirkungsmechanismus nicht abgesicherte Therapie. Das Spektrum reicht von den oben geschilderten sog. konservativen Maßnahmen bis zu den operativen Verfahren, dessen extremer Vertreter die Gastrektomie ist.
Die Laser-Koagulation stellt hier vielleicht eine künftige Alternative dar [12].

4. Indikationsstellung

Bei der akuten gastroduodenalen Läsion geht es nicht um die Indikation für ein Medikament oder eine Operation, sondern um die Indikationen für eine Kombination von Maßnahmen. Eine *Voraussetzung für die Indikationsstellung* ist
die Kenntnis der Anamnese,
die Beurteilung des Allgemeinzustandes,
die Diagnose und
ein vorhandenes Therapiekonzept.
Die Anamnese muß Aufschluß geben über eine frühere Ulcuserkrankung und andere Grund- oder Begleiterkrankungen. Einen wesentlichen Punkt bei der Indikationsstellung und Wahl des therapeutischen Konzeptes nimmt die Beurteilung des Allgemeinzustandes ein, z. B. hohes Alter, nicht zu beherrschender Schock, eine Herzinsuffizienz oder sonstige Risikofaktoren.
Eine wichtige Voraussetzung für die Indikationsstellung und die Wahl des therapeutischen Vorgehens ist bei der akuten gastroduodenalen Mu-

Tabelle 1. Häufigkeit der Ursachen bei oberer gastrointestinaler Blutung. Chirurgische Universitätsklinik Marburg: 1974–1977, $n = 426$

Notfallendoskopischer Befund	Anzahl der Läsionen	
	(*n*)	(%)
Oesophagus		
Varicen	41	10
Ulcus oesophagi	17	4
Erosionen	14	3
Mallory-Weiss-Syndrom	9	2
Magen		
Ulcus	56	13
Anastomosenulcus	11	3
Erosionen	19	4
Polyp	3	1
Carcinom	6	2
Fundusvaricen	1	0
Duodenum		
Ulcus	74	17
Erosionen	3	1
Polyp	2	0
Mehrfachläsionen	62	15
Keine Läsionen	108	25
Zusammen	426	100

cosaläsion die *Kenntnis der genauen Diagnose.* Die akute gastroduodenale Läsion kann
als blutendes Ulcus,
als Einzelerosion,
als multiple Erosion,
als Perforation und – was von extremer Bedeutung ist – auch
als eine Kombination von Mehrfachläsionen auftreten.

Aus Tabelle 1 geht hervor, daß mit mindestens 15% Mehrfachläsionen bei der oberen gastrointestinalen Blutung zu rechnen ist, also mit einer Kombination von zum Beispiel Oesophagusvaricen und Erosionen im Fundus oder der Kombination von einem nicht blutenden Ulcus duodeni mit blutenden multiplen Erosionen im Fundus. Da die Indikation zur Umstechung eines blutenden exarcerbierten Ulcus leichter fällt, als die eventuell zu erwägende Gastrektomie bei multiplen Läsionen der Fundus-Corpus-Region, ist *das Wissen um die exakte Diagnose eine absolute Notwendigkeit.* Es gilt deshalb beim Verdacht auf akute Mucosaläsionen der Satz „*ohne Notfall-Endoskopie keine Therapie, mit Endoskopie: konservative oder operative Therapie*".

4.1 Indikationsstellung im Speziellen

Bei der Schwere der Krankheit und ihrer Gefährlichkeit haben die vorhandenen Therapiekonzepte und die *Beurteilung der Prognose der Grundkrankheit* einen wesentlichen Einfluß auf die Indikationsstellung. Unabhängig von der Art des Vorgehens zur Beherrschung der oberen gastroduodenalen Mucosaläsionsblutung ist die Letalität nahezu 70%, wenn die Grundkrankheit eine Sepsis ist (s. Tabelle 2). Diese Tabelle zeigt (Situation 2 – gastroduodenale Blutung bei Sepsis als Grundkrankheit), daß in 86% die Blutung zwar zum Stehen kam, aber trotzdem weniger als $^1/_3$ der Patienten überlebte.

Sicher werden auch *pathophysiologische Vorstellungen*, soweit sie fundiert sind, bei der Wahl des Therapiekonzeptes eine Rolle spielen. Dem *Histamin* scheint nach den derzeitigen Erkenntnissen beim Streßulcus eine *zentrale Rolle* zuzukommen [13, 20]. Auf Grund neuerer Untersuchungen [5, 14] kommt es über die unkontrollierte Rückdiffusion von H^+-Ionen nach einer Schädigung der Mucosabarriere [8, 11, 14] zur Freisetzung von Histamin aus den Mastzellen. Dieses Histamin aus den Mastzellen führt zu einer Permeabilitätsstörung und Dilatation der Capillaren in der Mucosa des Magens, daraus resultiert eine Minderdurchblutung der Schleimhaut. Diese so entstandene Mangeldurchblutung des Magens, insbesondere der Magenschleimhaut, bedeutet für den Zellstoffwechsel einen verminderten Antransport von Sauerstoff und energieliefernden Substanzen. Dies bedeutet außerdem eine verminderte Pufferkapazität [5, 8, 14].
Es ist verständlich, daß die Widerstandskraft der Magenschleimhaut gegen schädigende Substanzen auch gegenüber der proteolytischen Valenz (Säure und Pepsin) dadurch stark herabgesetzt ist. Eine ebenfalls durch die Minderdurchblutung resultierende verminderte

Tabelle 2. Übersicht aus 4 prospektiven klinischen Studien zur Frage der Therapie der akuten gastroduodenalen Läsion mit H_2-Blockern (aus Fischer et al., 1977 [10]). MET = Metiamid, CIM = Cimetidin

Nr.	Diagnose	*n*	Medikament	Blutungsstillung	Tatsächliche Überlebensrate
1.	Blutung bei Nierentransplantation und Cirrhose	11	MET	100%	36,3%
2.	Blutung bei Sepsis als postoperativer Komplikation	14	CIM	86%	28,5%
3.	Blutung bei Polytrauma	38	CIM	97%	50,0%
4.	Blutung bei Leberschaden, Cirrhose	12	CIM	100%	?

Regenerationskraft der Schleimhaut verschiebt zusätzlich das Pendel in Richtung aggressiver Faktoren (Säure und Pepsin). Das durch unkontrollierte Rückdiffusion [8, 11, 14] von H^+-Ionen durch die geschädigte Schleimhaut freigewordene Histamin führt natürlich auch zu einer direkten Stimulierung der Belegzellen, was eine vermehrte Salzsäureproduktion bedeutet. Die Hyperacidität wirkt einerseits wiederum als schädigender Faktor auf die Mucosa, andererseits resultiert bei dem Vorhandensein von mehr H^+-Ionen eine vermehrte, unkontrollierte H^+-Ionen-Rückdiffusion, und damit ist der Circulus vitiosus wieder geschlossen. *Auf diesem Hintergrund ist die Anwendung von H_2-Blockern (Tagamet) begründet.*

Die Vagotomie mit ihrer Wirkung der Säurereduktion und verminderter Pepsinsekretion [17, 19] scheint hier logisch begründet. Die zunächst angenommene Wirkung der Vagotomie im Sinne einer Verminderung der Magendurchblutung hat sich experimentell und klinisch nicht bewahrheitet. Nach den Untersuchungen von Olsen [15] führt die Vagotomie lediglich zu einer kurzdauernden Herabsetzung der Magendurchblutung. Dies erklärt vielleicht die hohe Rezidivblutungsrate (etwa 30%) nach alleiniger Vagotomie bei der oberen gastrointestinalen Mucosaläsion [2, 9, 15, 20, 21]. Die *Minderdurchblutung bzw. Ischämie* auf Grund endogener und exogener Faktoren wird von Davenport [5] in den Mittelpunkt der Ätiopathogenese der akuten gastroduodenalen Mucosaläsionen gesetzt. Auf Grund dieser ätiopathologischen Betrachtungsweise ist eine Vermehrung der Magenschleimhautdurchblutung, also in erster Linie eine Bekämpfung des Schocks, und eine Förderung der Mikrozirkulation die therapeutische Alternative schlechthin. Auch hier gibt es Ansatzpunkte für das Histamin, aber nicht für die neu entwickelten H_2-Receptorantagonisten, sondern mehr für die H_1-Receptorantagonisten (die üblichen Antihistaminica), über die Mikrozirkulation in der Hauptsache gesteuert wird [8]. *Auf Grund dieser Überlegung ist die Anwendung von H_1- und H_2-Blockern vertretbar.*

4.2 Verfahrenswahl

Im folgenden wird die Indikation für die Therapiekonzepte bei den akuten gastrointestinalen Läsionen aus der Art der Läsion abgeleitet (s. Tabelle 3; s. a. S. 392 :

– *Blutung aus akuten Erosionen (Regelfall)*

Die Blutung aus einer einzelnen Läsion bzw. aus multiplen Erosionen oder einem Ulcus wird nach endoskopischer Diagnose zunächst einer konservativen Therapie unterzogen. Durch diese therapeutischen Maßnahmen [H_2-Receptor-Antagonisten (Tagamet)] kommt man zu einer Erfolgsrate von etwa 70–80%. Dieser Erfolg der Therapie wird in Zukunft möglicherweise durch den Einsatz der Lasercoagulation [12] noch erhöht werden können.

Wie betont, wird man bei der akuten gastroduodenalen Mucosaläsion unter konservativer Therapie relativ lange zuwarten. Erst bei ihrem Versagen (s. Abschn. 2.2) muß man sich den operativen therapeutischen Konzepten je nach Situation und Art der Läsion, wie sie unter Nr. 2–6 der Tabelle 3 aufgeführt sind, zuwenden.

So wird man bei einer Blutung aus multiplen Erosionen die selektiv-proximale Vagotomie oder eine selektiv-gastrale Vagotomie mit der Li-

Tabelle 3. Indikation für Therapiekonzepte bei akuten gastrointestinalen Läsionen nach Situation (1–6) und Art der Läsion. SPV = Selektive proximale Vagotomie, SV = Selektive gastrale Vagotomie (s. S. 392)

No.	Situation	Läsion	Therapie
1	Blutung, Regelfall	Einzelne, multiple Erosionen, Ulcus	Möglichst lange konservative Therapie mit Cimetidin, Laser
2	Blutung, seltene Blutgruppe, keine Blutstillung	Multiple Erosionen	SPV oder SV mit Ligatur der 4 Hauptarterien + Cimetidin (s. S. 392)
3	Perforation	Ulcus	Übernähung (ohne Vagotomie) + Cimetidin
4	Blutung, seltene Blutgruppe, keine Blutstillung	Ulcus	Durchstechung (ev. unter Verzicht auf Vagotomie) + Cimetidin
5	Blutung, Perforation mit Ulcusanamnese	Ulcus	Durchstechung oder Übernähung mit SPV, Cimetidin
6	Mehrfachläsionen	Erosionen + U.duodeni Erosionen + Varicen	Durchstechung und SPV SPV und Boeremaknoten Cimetidin

gatur der 4 Hauptarterien, wie es Rittenhouse 1976 [16] vorgeschlagen hat, durchführen.

– *Perforation akuter Erosionen:* Handelt es sich um eine Perforation, so ist die Therapie der Wahl die Übernähung *ohne* Vagotomie mit postoperativer Medikation von Tagamet (etwa 4–6 Wochen).

– *Blutung aus akutem Ulcus ohne Anamnese:* Bei einer *Blutung aus einem Ulcus, ohne Ulcusanamnese,* wird das therapeutische Konzept aus einer Umstechung, evtl. unter Verzicht auf die Vagotomie, und einer Therapie mit Tagamet 1 g pro 24 Std über 4–6 Wochen bestehen.

– *Blutung aus akutem Ulcus mit Anamnese (reaktivierte Ulcuskrankheit):* Handelt es sich dagegen um eine *Blutung oder eine Perforation* eines akuten Ulcus *mit Ulcusanamnese,* wird die Therapie der Wahl eine Durchstechung bzw. Übernähung *mit* Vagotomie, wenn möglich mit einer selektiv-proximalen Vagotomie sein.

– *Mehrfachläsionen:* Handelt es sich um Mehrfachläsionen, d.h. um Kombinationen von verschiedenen tatsächlichen oder möglichen Blutungsquellen im oberen Intestinaltrakt, dann bestimmt der Ort und die Art, aber auch die Kombination der Läsionen das therapeutische Konzept. Bei einer Blutung aus Magen-Erosionen und einem Ulcus duodeni, welches nicht blutet, wird man eine selektiv-proximale Vagotomie mit der Ligatur der 4 Hauptarterien kombinieren. Das nicht blutende Ulcus

duodeni wird postoperativ mit der Medikation von Tagamet zu beeinflussen versucht.
Bei der Kombination von blutenden Erosionen und Oesophagusvaricen wird man neben der selektiv-proximalen Vagotomie zusätzlich noch einen Boeremaknoten einlegen oder eine transmurale Varicenumstechung ausführen. *Die Gastrektomie als therapeutisches Konzept bei der akuten* gastro-duodenalen Mucosaläsion, wie sie früher noch als sog. blinde Gastrektomie durchgeführt wurde, ist *heute* nicht mehr vertretbar.

5. **Schlußfolgerungen** (s. auch Kapitel 31)

Die akute gastro-duodenale Läsion ist eine gefährliche Erkrankung, deren Prävalenz im Zunehmen ist und deren Ätiopathogenese andererseits immer noch weitgehend ungeklärt ist, so daß logische therapeutische Konsequenzen derzeit nicht möglich sind. Bei der Indikation zur Anwendung der derzeitigen vorliegenden Therapiekonzepte ist neben der Kenntnis der Anamnese, der Beurteilung des Allgemeinzustandes, vor allem *die Diagnose* und die *Beurteilung der Prognose der Grundkrankheit* an sich von entscheidender Bedeutung. Bei den schwerkranken Patienten muß man bestrebt sein, solange wie möglich *konservativ* zu behandeln, was mit einer Erfolgsrate von 80% einhergeht. Diese Erfolgsrate wird durch die Anwendung von Tagamet und der Lasercoagulation noch verbessert. Erst nach Ausschöpfen aller konservativen Maßnahmen und deren Versagen wird man sich entscheiden müssen, operativ vorzugehen. Die Gastrektomie ist heutzutage sicher als obsolet zu betrachten.

Literatur

1. Baum, St., Nusbaum, M.: The control of gastrointestinal hemorrhage by selective mesenteric arterial infusion of Vasopressin. Radiology *98*, 497–505 (1971)
2. Byrne, J. J., Guardione, V.: Surgical treatment of stress ulcers. Amer. J. Surg. *125*, 464–467 (1973)
3. Crawford, F. A., Hammon, J. W., Shingleton, W.: The stress ulcer syndrome. Amer. J. Surg. *121*, 644–649 (1971)
4. Conn, H. O. et al.: Intraarterial vasopressin in the treatment of upper gastrointestinal hemorrhage: A prospective, controlled clinical trial. Gastroenterology *68*, 211–221 (1975)
5. Davenport, H. W.: Salicylate damage to the gastric mucosal barrier. New Engl. J. Med. *276*, 1307 (1967)
6. David, E., Mcilrath, D., Higgins, J.: Clinical experience with acute peptic gastrointestinal ulcers. Proc. Mayo Clin. *46*, 15–24 (1971)
7. Desmond, A. M., Reynolds, K. W.: Erosive gastritis. Brit. Journal of Surgery *59*, 5–12 (1972)

8. Drapanas, Th. et al.: Experiences with surgical management of acute gastric mucosal hemorrhage. Ann. Surg. *173*, 628–640 (1971)
9. Feifel, G., Heberer, G.: Die Problematik der akuten oberen gastrointestinalen Blutung. Chirurg. *48*, 204–211 (1977)
10. Fischer, M., Lorenz, W., Reimann, H.-J., Troidl, H., Rohde, H., Schwarz, B., Hamelmann, H.: Cimetidine prophylaxis of acute gastroduodenal lesions in patients at risk. Amsterdam: Excerpta Medica (in press)
11. Johnson, L., Overholt, B. F.: Release of histamine into gastric venous blood following injury by acetic or salicylic acid. Gastroenterology *52*, 505–509 (1967)
12. Kiefhaber, P., Nath, G., Moritz, K.: Endoskopische Blutstillung gastrointestinaler Blutungen mit einem leistungsstarken Neodym-Yag-Laser. Chirurg *48*, 198–203 (1977)
13. Lorenz, W.: s. Kapitel Ätiopathogenese des Streßulcus
14. Menguy, R., Gadacz, Th., Zajtchuk, R.: The surgical management of acute gastric mucosal bleeding. Arch. Surg. *99*, 198–208 (1969)
14a. Nussbaumer, U., Landolt, M., Röthlisberger, G., Akovbiantz, A., Keller, H., Weber, E., Blum, A. L., Peter, R.: Prospektive Studien über die postoperative Streßblutung: unwirksame Prophylaxe mit einem Pepsininhibitor und einem glycyrrhizinsäurefreien Süßholzextrakt. Schweiz. Med. Wschr. *107*, 276–279 (1977)
15. Olsen, W. R., Foley, W. J., Simon, M. A.: Vagotomy, gastric blood flow, and hemorrhage from gastritis. Amer. J. Surg. *119*, 183–190 (1970)
16. Rittenhouse, M., McFee, A. S., Aust, J. B.: Gastric devascularization: An alternate approach to the surgical treatment of massive, diffuse hemorrhage from gastritis. Sth. med. J. (Bgham, Ala.) *69*, 892–895 (1976)
17. Schult, H., Lorenz, W., Troidl, H., Rohde, H., Schluck, M., Rück, M.: Probleme bei der Bestimmung der proteolytischen Aktivität des menschlichen Magensaftes. Langenbecks Arch. Chir., Suppl. Chir. Forum *1974*, 97–99
18. Schumpelick, V., Horatz, K., Schreiber, H. W.: Das Streßulcus. Langenbecks Arch. Chir. *344*, 141–155 (1977)
19. Seidel, W., Troidl, H., Lorenz, W., Rohde, H., Richter, H., Drews, H., Hamelmann, H.: Eine prospektive, kontrollierte Studie zur selektiven Vagotomie beim chronischen Duodenalulcus: Frühergebnisse mit einer standardisierten Operationsauswahl und Operationstechnik. Klin. Wschr. *51*, 477–486 (1973)
20. Speranza, V., Basso, N.: Progress in the treatment of acute gastroduodenal mucosal lesions. World J. Surg. *1*, 35–46 (1977)
21. Sullivan, R. C., Waddell, W. R.: Accumulated experience with vagotomy and pyloroplasty for surgical control of hemorrhagic gastritis. Amer. J. Surg. *116*, 745–749 (1968)
22. Winawer, S. J., Sherlock, P., Sonenberg, M., Vanamee, P.: Die günstigen Wirkungen von menschlichem Wachstumshormon auf Streßulcera. Gastroenterology Service, Endocrine Service, Renal and Physiology Service, Department of Medicine, Memorial Sloan-Kettering Cancer Center u. Department of Medicine, Cornall University Medical College, New York, N.Y. 10021

Kapitel 29

Erfolgskontrollen bei chirurgischer Therapie

G. Feifel

1. Definitionen

Therapieerfolg und Besserung nach operativer Therapie werden einheitlich definiert:

Die dauerhafte Heilung des Ulcusleidens ohne Beschwerden und keine oder geringe operationsbedingten Nebenwirkungen (Visick I und II) kennzeichnen den *Erfolg*.

Eine *Besserung* liegt vor bei nur zeitweiser Abheilung des Ulcusleidens oder/und Beschwerdefreiheit im verlängerten Intervall. Zur Gruppe der durch chirurgische Therapie gebesserten Patienten sind auch jene zu zählen, die eine Symptomfreiheit trotz Ulcusnachweis erkennen lassen.

Als *Therapieversager* werden Patienten mit persistierendem oder rezidivierendem Ulcus und entsprechender Symptomatik, Patienten mit Ulcussymptomatik ohne Ulcus oder schweren operationsbedingten Funktionsstörungen (Visick III/2 und IV) gerechnet (vgl. Tabelle 4).

Die Bedeutung eines postoperativen *Symptomwechsels*, der bei entsprechendem Ausmaß auch als Therapieversager einzuordnen ist, wird von Blum in Frage gestellt. Nach eigenen Untersuchungen besteht kein Zweifel, daß es dieses postoperative Symptom „Symptomwechsel“ gibt, dessen schwere Formen mit 10–15% Häufigkeit gefunden werden [30]. Die Bestätigung dieser durch retrospektive Analyse gewonnenen Zahlen bleibt prospektiv zu erarbeiten. Ungeklärt ist, ob psychodynamische und soziale Faktoren beteiligt sind, deren Berücksichtigung präoperativ möglich gewesen wäre [5, 12, 18, 36, 38]. Bei der Definition des Therapieversagers sollte aber der enttäuschte und unzufriedene Patient miteinbezogen bleiben.

2. Zweck der Kontrolluntersuchung

Die Erfolgskontrolle nach einer operativen Behandlung unterscheidet sich von der nach einer konservativen Therapie insofern, als mögliche Nebenwirkungen der Operation zu berücksichtigen sind. Das objektivierte Operationsergebnis dient deshalb gleichzeitig der Sicherheit des Patienten und der Kontrolle des Operateurs. Eine so definierte Erfolgskontrolle ist nicht nur indiziert, sondern auch mit ihren Belastungen vertretbar. Eine Bewertung von Operationsmethoden in der Ulcuschirurgie ist hierdurch allerdings nicht möglich; sie bleibt klinischen Studien vorbehalten, die von geeigneten Zentren durchgeführt werden müssen. Die Alternativen, d.h. unkontrollierte Anwendung neuer Operationsmethoden oder die Beschränkung derselben auf spezielle Zentren verhindern eine sinnvolle Entwicklung in der Ulcuschirurgie.

Um die häufig vermißte Vergleichbarkeit von Operationsergebnissen zu gewährleisten, muß ein minimaler Konsens zur Frage standardisierter Nachuntersuchungen getroffen werden.

Zur Selbstzufriedenheit besteht in der Ulcuschirurgie kein Anlaß. Die Absolutzahlen der Mißerfolge sind in Anbetracht einer benignen Grunderkrankung noch immer hoch; z.B. wird die Zahl der Patienten mit Ulcusrezidiven in England und Wales auf jährlich 1750 geschätzt [17]. Der einzelne Operateur kann sich nicht damit begnügen, den Patienten postoperativ nur ein- oder zweimal zu sehen. Zur Beurteilung seiner eigenen Operationsergebnisse kann er sich auch nicht auf die Resultate ausgewählter Studienbedingungen berufen, so wertvoll sie zur Orientierung sein mögen. Schließlich liegen verwertbare Studien in ausreichender Zahl nur für das unkomplizierte Ulcusleiden vor; sie erstrecken sich selten über einen Zeitraum von mehr als 5–10 Jahren. Regelmäßige und fortlaufende Therapieerfolgskontrollen sind vor allem wegen der speziellen Rezidivproblematik in der Ulcustherapie notwendig. Sie sollten in Zukunft fester Bestandteil der klinischen Patientenbetreuung sein.

Bereits bei der postoperativen Entlassung ist der Kontrolltermin mit dem Patienten zu vereinbaren und dem einweisenden Kollegen mitzuteilen. Die Forderung nach einer vergleichbaren Erfolgsbeurteilung für Patient und Operateur ist optimal zu erfüllen, wenn folgende Voraussetzungen gegeben sind:

1. Einheitliche Definition von Zielkriterien,
2. Standardisierte Untersuchungsmethoden,
3. Differenzierung der Therapiekontrolle nach der Grunderkrankung, Beschwerdekomplex und Operationsmethode, da hierdurch Art, Umfang und Zeitpunkt der Nachuntersuchung bestimmt wird,
4. Organisation.

Tabelle 1. Kriterien der Erfolgsbeurteilung nach einer operativen Ulcustherapie

I. Letalität
II. Allgemeinzustand
III. Lokalbefund
1. Ulcusrezidiv
2. Mucosaveränderungen
IV. Funktionszustand
1. Sekretion
2. Passage und Motilität
a) Retention
b) Diarrhoe
c) Dumping
d) Dysphagie
e) Reflux
3. Stoffwechselfunktion

3. Kriterien der Erfolgsbeurteilung (Tabelle 1)

Die Beurteilung des Operationserfolges umfaßt zunächst eine Analyse der Todesursachen unter Berücksichtigung operationstechnisch bedingter Ursachen. Unabhängig von der durchgeführten Operation ist die Bewertung des Allgemeinzustandes, bei Beschwerden die Überprüfung des Lokalbefundes, ggf. von Nebenbefunden, sowie des Funktionszustandes vorzunehmen. Wie die Tabelle 2 zeigt, ist die Forderung nach standardisierten Untersuchungen noch nicht bei allen Methoden erfüllt, z.B. bei Feststellung eines Stenosegrades und der Entleerungszeit.

4. Praktische Durchführung der Kontrolluntersuchung

4.1 Untersuchungsmethoden nach Resektion

Die Kontrolluntersuchung nach Magenteilresektion (Hemigastrektomie, $^2/_3$–$^4/_5$-Resektion) – gleichgültig ob eine Gastroduodenostomie (B I) oder Gastrojejunostomie (B II) vorliegt – wird vom Beschwerdekomplex und vom zeitlichen Intervall zur Operation bestimmt. Praktisch alle Störungen nach einer Magenteilresektion (Postgastrektomiesyndrom) finden in charakteristischen Beschwerden ihren Ausdruck. Zu warnen ist vor dem Begriff „psychische Überlagerung“ und seiner Anwendung, bevor nicht alle Untersuchungsmethoden ausgenützt wurden, um operationstechnisch bedingte Störungen auszuschließen.

Tabelle 2. Faktoren der Nachuntersuchung

Kriterium	Definition	Methode	Klassifizierung
I. Letalität	Klinikletalität	Leistungsstatistik mit Differenzierung der Todesursachen	In Prozent
II. Allgemeinzustand	Körperliches und psychisches Befinden	Anamnese Exploration	Sehr gut Gut Befriedigend Unbefriedigend Schlecht
III. Lokalbefund			
1. Ulcusrezidiv	Nachweis oder Ausschluß eines peptischen Ulcus	Endoskopie, (Radiologie?)	Positiv Negativ Verdacht
2. Mucosaveränderung	Atrophie Dysplasie	Biopsie	Histologisch
IV. Funktionszustand			
1. Sekretion	HCl- und Gastrinverhalten	Sekretionsanalyse Gastrinbestimmung	BAO, MAO Säurereduktion (%)
2. Passage/Motilität			
a) Retention	Entleerungszeit	Radiologisch Szintimetrisch Endoskopisch	Stenosegrad bzw. Entleerungszeit
b) Diarrhoe	Häufige, ungeformte Stuhlentleerung	Anamnese	Nach Schweregrad und Dauer
c) Dumping	Gastrointestinal-kardiovasculäre Funktionsstörung p.c.	Anamnese	Nach Intensität Früh- und Spätform
d) Dysphagie/Reflux	Gastrooesophageale Funktionsstörung	Radiologie/Endoskopie pH-Metrie	Nach Schweregrad Dauer Histologie
3. Stoffwechselfunktion	Je nach Symptomatik		

Tabelle 3. Leitsymptome (kursiv), Zusatzsymptome und Ursachen der häufigsten Störungen nach einer Magenteilresektion (Postgastrektomiesyndrom)

Symptome	Ursachen
Druck- und Völlegefühl/Erbrechen Vorwiegend gallig, Gewichtsverlust Schmerzerleichterung durch Erbrechen	Reservoirverlust Duodenogastraler Reflux Afferent und Efferent-loop-Syndrom Stenosen
Schmerzen Erbrechen	Ulcusrezidiv
Schwäche, Übelkeit p. c. Schwindel, Schwitzen, Zittern, Herzklopfen, Darmkollern, Durchfall p. c.,	Dumping-Syndrom (Früh- oder Spätsyndrom)
Gewichtsverlust Kräfteverfall Diarrhoe, Erbrechen Anorexie	Gastro-colische Fistel Malabsorption, Malnutrition Stagnant-loop-Syndrom Sturzentleerung
Diarrhoe Gewichtsverlust Steatorrhoe	Sturzentleerung Dumping, pancreato cibiale Asynchronie
Adynamie Paraesthesien Steatorrhoe Knochenschmerzen	Malnutrition Resorptionsstörungen (Anämie, Hypoproteinämie, Osteoporose)

4.1.1 Anamnese und Fragebogen

Der Mittelpunkt einer effizienten Nachuntersuchung ist daher die Anamnese. Die Erfassung von so wichtigen Kriterien der Erfolgsbeurteilung wie Allgemeinzustand, Diarrhoe oder Dumping ist ausschließlich von der Sorgfalt, mit der sie erhoben wird, abhängig. Obligat sind Fragen nach charakteristischen Symptomen der häufigsten operationstechnisch bedingten Mißerfolge zu stellen [5, 11, 27, 43]. Die Leitsymptome und Ursachen des sog. Postgastrektomiesyndroms sind in Tabelle 3 aufgeführt. Die Gefahr einer groben Fehleinschätzung von seiten des Untersuchers und des Patienten kann durch Benützung eines Fragebogens verringert werden [4, 7, 36]. Hierbei ist auch nach postoperativ neu aufgetretenen körperlichen und psychischen Beschwerden zu fragen. Es empfiehlt sich, daß der Patient mit dem ausgefüllten Fragebogen zur Nachuntersuchung kommt, wo er aus ärztlicher Sicht erneut befragt wird. Dadurch soll eine einseitige Beurteilung verhindert werden. Ein derartiger Fragebogen ist auf S. 370 wiedergegeben.

4.1.1.1 Klassifizierung der Ergebnisse

Die Klassifizierung der gewonnenen Ergebnisse kann oft nur qualitativ oder semiquantitativ angegeben werden. Bislang fehlt eine Vereinbarung über einheitliche Bewertungsmaßstäbe, z. B. den diagnostischen Index beim Dumping-Syndrom oder der Schweregrad und die Dauer einer Diarrhoe [8, 41]. Einigkeit besteht in der Frage der Gesamtbeurteilung des Therapieerfolges, die nach Visick vorgenommen wird [8, 44]. Im Interesse einer vergleichbaren Beurteilung der Ergebnisse schlagen wir für die wichtigsten Kriterien folgende Klassifizierung vor (s. auch Tabelle 2):

1. Gesamtbeurteilung des Operationserfolges

Abgesehen von einigen Modifikationen der Originalbeurteilung hat sich das *Visick-grading* international durchgesetzt. Diese Beurteilung – allein aus der Sicht des Untersuchers gewonnen – wird jedoch der Situation des Patienten nicht gerecht. Oft sind Patienten bereit, postoperative Störungen wie z. B. Durchfälle in Kauf zu nehmen, wenn nur Schmerzfreiheit u. ä. erzielt wird. Cay u. Mitarb. [7] haben die Diskrepanz zwischen der Visickschen Klassifikation und der Selbstbeurteilung durch den Patienten eindrucksvoll belegt. Demnach sollte der Gesichtspunkt der *Lebensqualität* mit Hilfe einer Selbsteinschätzung zur Gesamtbeurteilung des Therapieerfolges herangezogen werden. In Tabelle 4 wird ein derartiges Diagramm vorgeschlagen. Nach der erwähnten Untersuchung ist nur in den schraffierten Feldern, d. h. bei eindeutig guten oder schlechten Ergebnissen, eine hohe Übereinstimmung der beiden Bewertungsmaßstäbe zu erwarten.

Tabelle 4. Gesamtbeurteilung des Therapieerfolges durch Kombination von Visicks Klassifikation und Selbstbeurteilung durch den Patienten. Die schraffierten Felder zeigen die zu erwartende gute Übereinstimmung beider Beurteilungsmethoden. Mit zum Teil stark divergierenden Ergebnissen ist in den nicht schraffierten Feldern zu rechnen

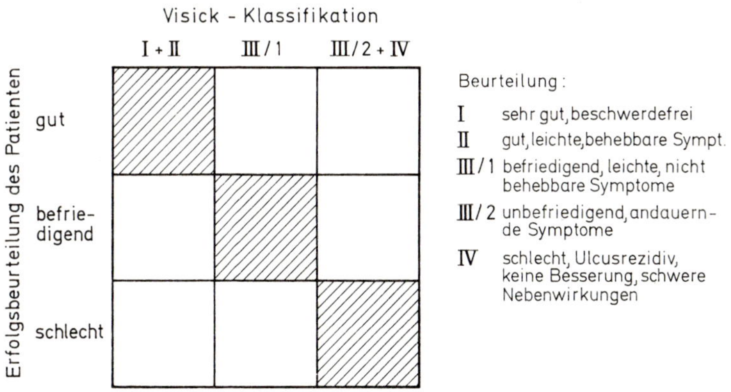

2. Sekretionsanalyse

Angaben der Meßergebnisse in Basal-Acid-Output (BAO) und Maximal-Acid-Output (MAO) in mval/Std.

3. Dumping

Gebräuchlich ist die Einteilung in leichte, mittelschwere und schwere Formen. Entsprechend den Angaben von Sigstad [41] empfiehlt sich ein klinisch-diagnostischer Index nach der in Tabelle 5 aufgeführten Bewertung.

4. Magenentleerung

Radiologisch ist die Beschreibung einer Sturzentleerung bzw. die Zeitangaben über im Magen verbleibendes Kontrastmittel möglich (vgl. Abschn. 4.2.1).

5. Diarrhoe

Eine Klassifizierung erfolgt nach Schweregrad (leicht, mittel, schwer) sowie nach Auftreten und Dauer (vorübergehend, episodisch, andauernd).

Tabelle 5. Bildung eines klinisch diagnostischen Index für das Dumping-Syndrom auf der Basis klinischer Symptome [41], 30–60′ p. c. Werte über +7 sprechen für, Werte unter 4 gegen ein Dumping-Syndrom

Klinische Symptome	Beurteilung
Schock, synkopaler Anfall	+5
Bewußtlosigkeit	+4
Bedürfnis zu liegen	+4
Atemnot	+3
Schwäche/Erschöpfung	+3
Schläfrigkeit, Gähnen, Apathie	+3
Herzklopfen	+3
Unruhe	+2
Schwindelgefühl	+2
Kopfschmerzen	+1
Wärmegefühl, Schwitzen, Blässe	+1
Übelkeit	+1
Völlegefühl, Meteorismus	+1
Darmkollern	+1
Aufstoßen	−1
Erbrechen	−4

6. Gastrooesophagealer Reflux
Histologische Klassifizierung oder durch Langzeit-pH-Metrie.

7. Stoffwechselfunktion
Hypoproteinämie bei Werten unter 6.5 g-% Serum-Eiweiß.
Hypalbuminämie bei Werten weniger als 3 g-%.
Nach Gastrektomie muß mit relativ häufig auftretender Anämie gerechnet werden, die im weitesten Sinne des Wortes auf eine mangelhafte Ernährung zurückzuführen ist und selten allein durch Eisenmangel, Vitamin B_{12}- oder Folsäure-Defizit zu erklären ist [6]. Von einer Anämie wird ausgegangen bei Männern bei weniger als $4{,}0 \times 10^6$ mm^3 Erythrocyten bzw. einem Hämoglobinwert von weniger als 13,5 g/100 ml; bei Frauen von weniger als $3{,}8 \times 10^6$ mm^3 Erythrocyten bzw. weniger als 11,5 g Hb/100 ml.

8. Körpergewicht
In Kilogramm unter Vergleich präoperativer Werte, am besten unter Angabe des Normalgewichts.

4.1.2 Endoskopie/Radiologie

Am operierten Magen ist die endoskopische Untersuchung der radiologischen Methode in der Regel überlegen [9, 43]. Bezüglich der Entleerungsfunktion und bei Verdacht auf eine Fistelbildung ist die radiologische Klärung vorzuziehen. Bestehen Zweifel an der Abheilung eines Geschwürs oder ergeben sich anamnestisch oder radiologische Hinweise auf ein Rezidivgeschwür oder einen gastrooesophagealen Reflux, so wird einhellig die Indikation zur Endoskopie befürwortet. Insbesondere jeder unklare Befund an der gastralen Schleimhaut erfordert die bioptische Klärung. Die Indikation zur Endoskopie besteht weiterhin bei Patienten mit Zustand nach Übernähung eines perforierten Geschwürs.

4.1.2.1 Bioptische Kontrollen im Restmagen

Nach einer Magenteilresektion wurde mit zunehmendem Intervall häufiger eine atrophische Gastritis im Magenrest festgestellt. 2 Jahre nach einem operierten Ulcus ventriculi fand sich z.B. in 73%, nach einem Ulcus duodeni in 46% eine atrophische Gastritis [39]. Mit dieser Beobachtung kann gelegentlich die nach B II auftretende *Eisenmangelanämie* erklärt werden. Andererseits zwingt der Nachweis einer atrophischen Gastritis oder einer schwere *Dysplasie* der Magenschleimhaut zu bioptischen Kontrollen wegen der Möglichkeit der malignen Entartung [37]. Grundsätzlich sollten Patienten mit einem Intervall von mehr als 15 Jahren seit einer Magenteilresektion jährlich endoskopiert werden, um ein *Magenstumpfcarcinom* auszuschließen.

4.1.3 Passage und Motilität

Hinweissymptome auf *Nahrungsmittelretention*, *Sturzentleerung*, *gastrooesophagealen Reflux* oder *Dysphagie* werden radiologisch untersucht.

4.1.4 Stoffwechselfunktion (Tabelle 2 u. 3)

Unabhängig von Operation, Beschwerdekomplex oder Grunderkrankung ist bei jeder Nachsorge das *Körpergewicht* zu bestimmen. Ein starker Gewichtsverlust ist oft der einzige und brauchbarste Index für eine schwere Funktionsstörung, die durch Spezialuntersuchungen wie Stuhlfettbestimmungen oder eine Pankreasfunktionsdiagnostik weiter geklärt werden muß [6, 8, 27, 28]. Bei allen Patienten nach einer Magenoperation, insbesondere nach Resektionsverfahren, ist die Bestimmung von Hämoglobin und Erythrocyten angezeigt, um rechtzeitig eine Anämie erkennen und differenzieren zu können. Jeder Hinweis auf eine Malabsorption oder ungeklärte Extremitätenschmerzen vor allem bei älteren Patienten erfordert die Überprüfung des Serum-Calcium und Phosphor, der alkalischen Phosphatase sowie eine Röntgenuntersuchung zum Ausschluß einer Osteomalacie [8].

4.2 Erfolgskontrollen nach Vagotomie

Auch nach einem nicht-resezierendem Eingriff hängt die objektive Erfolgskontrolle entscheidend von einer sorgfältigen Anamnese und Befunderhebung ab. Es gilt hierfür das auf S. 354 Gesagte. Leitsymptome und Ursache der häufigsten Störungen nach Vagotomieverfahren s. S. 173 ff., 371 ff. Die Klassifizierung der Ergebnisse erfolgt wie bei der Resektion entsprechend Tabelle 4. Stoffwechselfunktion s. Abschn. 4.1.4.

4.2.1 Endoskopie/Radiologie

Bei beschwerdefreien Patienten nach selektiv proximaler Vagotomie ist im Rahmen der Nachuntersuchung die endoskopische Kontrolle nicht notwendig. Gerade bei dieser Gruppe von Patienten sind jedoch asymptomatische Ulcusrezidive beobachtet worden, über deren Verlauf wenig bekannt ist [47]. Es wäre daher wünschenswert, auch diese Patienten regelmäßig endoskopisch zu kontrollieren, zumindest bis mehr Erfahrungen über deren Verlauf vorliegen.

Wie bei den Resektionsverfahren werden Hinweissymptome auf Ulcusrezidiv, Nahrungsmittelretention, gastrooesophagealen Reflux oder Dysphagie endoskopisch/radiologisch untersucht. Eine quantitative Erfassung der Entleerungskinetik des Magens ist nuklearmedizinisch mit einer halbflüssigen Testmahlzeit im Sitzen möglich. Die Beurteilung erfolgt entweder in Prozent × Entleerung pro min oder als 50%-Entleerungszeit (50%) [32].

4.2.2 Sekretionsanalyse

Von den zahlreichen Verfahren, intraoperativ die Vollständigkeit einer Vagotomie zu beweisen, konnte sich weder die intraoperative Nervenfärbung nach Lee, die pH-Metrie nach Grassi noch der Burge-Test bisher allgemein durchsetzen [1, 16, 20, 21]. Stattdessen steht die postoperative Sekretionsanalyse immer noch im Mittelpunkt aller Diskussionen über Erfolgskontrollen nach einer Vagotomie [40, 50]. Dies erscheint logisch, baut doch die Vagotomie auf dem pathogenetischen Prinzip der Säuretheorie auf und hat eine möglichst große Säurereduktion zum Ziel. Alle Teilnehmer des Seminars waren sich jedoch einig, daß das klinische Therapieziel nicht in der Säurereduktion – so wichtig sie als therapeutisches Prinzip sein mag – gesehen werden kann, sondern, daß es ausschließlich der *rezidivfreie* und *beschwerdefreie* Patient ist. Davon ausgehend ist die Indikation zur postoperativen Sekretionsanalyse kritisch zu überprüfen und zu fragen, welche sinnvolle Möglichkeiten der Vagotomie-Kontrolle zur Verfügung stehen.

4.2.2.1 Insulintest

Die breiteste Anwendung hat der Insulin-Test nach Hollander gefunden, der unter dem Einfluß einer Hypoglykämie zu einer Vaguserregung führt, deren Wirkung an der Säureantwort des Magens gemessen wird [19, 23]. Die Vielzahl von Interpretationskriterien, die angegeben wurden, sind bereits ein Hinweis auf die beschränkte Aussagekraft dieses Testes [14]. Auch bei Anwendung des neuesten korrigierten und standardisierten Kriteriums werden immer noch 3% falsch negative und 30% falsch positive Ergebnisse festgestellt, abgesehen davon, daß der Insulin-Test unter Berücksichtigung des Sekretionsverlustes über den Pylorus bzw. der Messung von duodenalem Reflux für eine breite Anwendung zu kompliziert geworden ist [13, 35]. Die Spezifität des Insulin-Tests hängt nicht nur von der Wahl der Interpretationskriterien ab, sondern auch vom postoperativen Untersuchungszeitpunkt. Ein Jahr nach einer Vagotomie zeigen 60–80% der Insulin-Teste ein positives Ergebnis [26, 33]. Der einzig sinnvolle Zeitpunkt für den Insulin-Test besteht deshalb 8–10 Tage postoperativ.

4.2.2.2 Potentielle Gefährdung durch Hypoglykämie

Daß eine Hypoglykämie die normale elektrische Hirnaktivität beeinträchtigt, ist zwar seit langem bekannt, fand jedoch im Rahmen der Diskussionen um den Insulin-Test bisher keinen Ausdruck [10, 42].

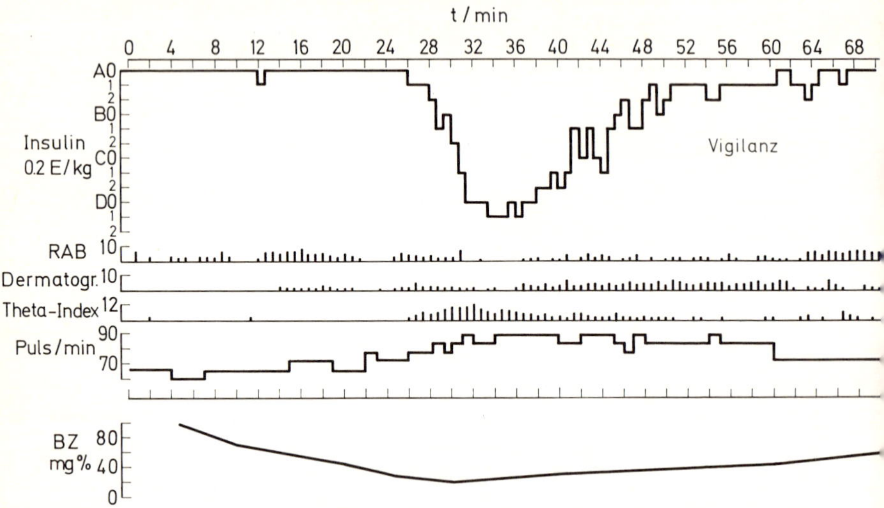

Abb. 1. Stadienfolge wechselnder Vigilanz bei einem 51jährigen Patienten während des Insulintestes. Ao-D2 als Einheit der awakefulness. 30 min nach Insulin mittlere, 33–37 min nach Insulin tiefe Schlafstadien mit Bewußtseinsminderung. RAB: Index rascher Augenbewegungen. Dermatogramm als Ausdruck von Schwankungen des Hautwiderstandes. Theta-Index: Maßzahl langsamer Wellen. Pulsfrequenzänderungen über QRS-Komplexe ausgezählt. t = Zeit in Minuten, BZ: Blutzuckerkonzentration (Hexokinasemethode) in mg-%

Trotz einer erstaunlichen Adaptationsbreite gesunder Versuchspersonen an Blutzuckerwerte bis unter 30 mg-% ist zu berücksichtigen, daß die Toleranzbreite des Gehirns bei älteren oder vorgeschädigten Kranken geringer ist [42].

In einer *eigenen Untersuchung* an 21 vagotomierten und bezüglich kardialer Risikofaktoren vorselektionierten Patienten wurden Serum-Kalium-, EKG- und EEG-Veränderungen unter einer Insulinhypoglykämie geprüft und einer Kontrollgruppe von 7 Patienten unter Pentagastrin gegenübergestellt. Das Serum-Kalium der Insulingruppe sank von $4{,}4 \pm 0{,}2$ mval/l auf $3{,}1 \pm 0{,}2$ mval/l und erreichte am Ende des Testes wieder den Normalbereich [15]. EKG-Veränderungen traten bei 2 Patienten in Form supraventriculärer und ventriculärer Extrasystolen sowie einer Verlängerung der QT-Zeit auf [19]. Die fortlaufende EKG-Registrierung zeigte unter Pentagastrin keine Veränderungen. Über gefährliche Rhythmusstörungen beim Insulin-Test liegen inzwischen zahlreiche Mitteilungen vor [14, 45].

Bei der Auswertung der *EEG-Befunde* wurde ein *Hypnogramm* zur Erfassung von Vigilanzänderungen in 40 sec-Epochen erstellt. Abbildung 1 zeigt die graphische Darstellung von Stadien wechselnder Vigilanz bei einem 56jährigen Patienten, wobei die stärkste Bewußtseinsminderung mit der stärksten Erniedrigung der Blutzuckerwerte zusammenfällt. Abbildung 2 zeigt die zu diesem Zeitpunkt zu beobachtenden bilateralen Deltawellen als Ausdruck einer reversiblen Encephalose mit Rückkehr zum Ausgangsverhalten zwischen der 63. und 70. min. Bei Patienten unter Pentagastrin wurden derartige Veränderungen nicht beobachtet. Ausführliche Methodik und weitere Befunde siehe [19, 31].

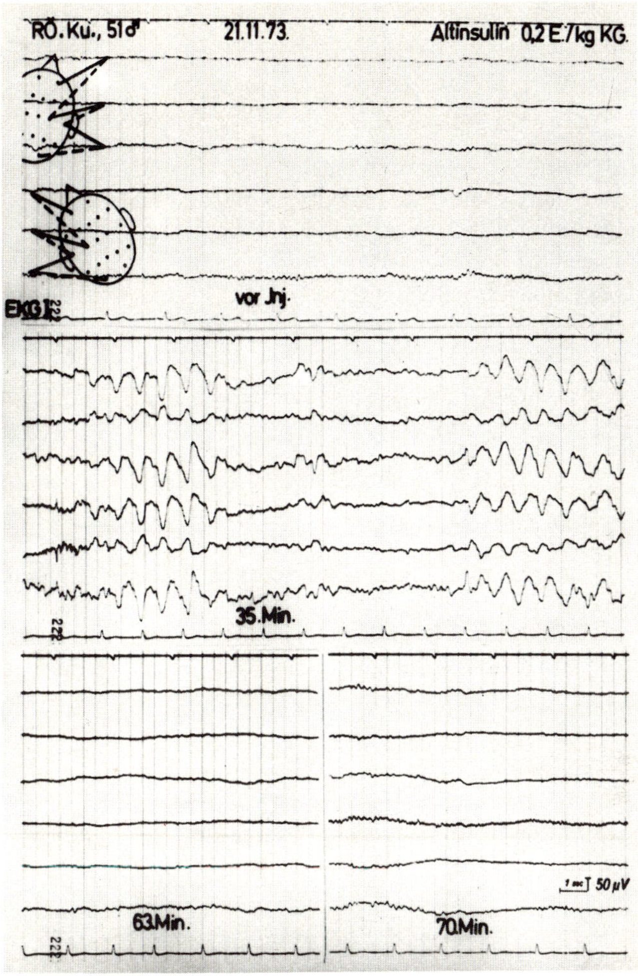

Abb. 2. Patient Rö., Ku., 51 J. Normales Ausgangsverhalten im EEG und EKG bei einem 51 jährigen Patienten vor Altinsulin (oberer Bildteil). In der 35. min nach 0,2 E/kg KG Altinsulin hohe langsame Wellen in bilateralen Serien, sowie im EKG Pulsbeschleunigung (mittlerer Bildteil). Von der 63.–70. min Rückkehr zum Ausgangsverhalten (unterer Bildteil)

Die Indikation zum *Insulin-Test* kann daher auf Grund seiner erwiesenen potentiellen Gefährlichkeit nur unter strengsten Sicherheitsvorkehrungen bei vorselektionierten Patienten gestellt werden [14]. Sie ist nur für wissenschaftliche Fragestellungen und bei vorhandener Einverständniserklärung des Patienten gegeben. Als Therapieerfolgskontrolle nach Vagotomie ist der Insulin-Test nicht geeignet, da sich keine Konsequenzen für den Patienten ableiten lassen. Als Erfolgskontrolle für den Operateur ist er zu gefährlich.

4.2.2.3 Pentagastrin-Test

Beim beschwerdefreien Patienten nach einer Resektion oder Vagotomie ist eine Sekretionsanalyse als Therapieerfolgskontrolle nicht erforderlich. Liegt ein Rezidivverdacht vor, sollte der ungefährliche Pentagastrin-Test durchgeführt und das *Serum-Gastrin* bestimmt werden. Dieses Vorgehen bietet zwei Vorteile:

1. Der Pentagastrin-Test übt eine gewisse *Kontrollfunktion* aus, indem er bei Patienten nach einer SPV – präoperative Ausgangswerte vorausgesetzt – eine relevante Säurereduktion erkennen läßt. Bei Werten zwischen 50 und 70% herabgesetzter stimulierter Säureproduktion kann nicht von einem chirurgisch-technischen Mißerfolg der Vagotomie gesprochen werden [1, 2, 16, 21, 40]. Vielmehr ist nach anderen Ursachen zu suchen.
2. Zur diagnostischen Hilfe wird der Pentagastrin-Test nicht nur bei Patienten mit Ulcus pepticum jejuni, sondern auch nach SPV, indem eine erhöhte Säuresekretion kombiniert mit erhöhtem Serum-Gastrinspiegeln den Ausschluß eines Zollinger-Ellison-Syndroms veranlassen muß. Hierfür sprechen auch die Beobachtungen von Bauer [3], der den postoperativen Pentagastrintest als eine Möglichkeit zur Erfassung anderer Geschwürsursachen, z. B. einer antralen G-Zell-Hyperplasie, ansieht.

4.2.3 Intraoperativer Elektrostimulationstest (Burge-Test)

Bei Abwägen der zahlreichen gegen den Elektrostimulationstest vorgebrachten Einwände und seiner Vorzüge (Tabelle 6) scheint er trotzdem die zur Zeit beste Möglichkeit der intraoperativen Erfolgskontrolle zu sein [26].

4.2.3.1 Technik und Kollektiv

Wir haben den Burge-Test mit dem Vagorec 4 bzw. 5[1] seit 1974 bei 245 Patienten durchgeführt (Abb. 3). In rund 4% aller Messungen war eine Auswertung wegen technischer Störungen nicht möglich. Die exakte Einstellung der Null-Linie erwies sich als das schwierigste technische Problem. Wie Abb. 4 zeigt, wird die Beurteilung des Vagotomieerfolges je nach Sorgfalt bei der Feststellung der Null-Linie beeinflußt. Jeder Druckanstieg über 2 mm wird definitionsgemäß als inkomplette Vagoto-

---

[1] Fa. Straumann AG, CH-4437, Waldenburg.

Tabelle 6. Argumente zum Burge-Test

Kontra	Pro
Methodik theoretisch angreifbar (compliance)	Zeitgerechte, intraoperative Kontrolle
Indirekter Rückschluß von Motilität auf Sekretion	Erzieherischer Wert für den Operateur
Zeitverlust	
Störanfälligkeit	
Vermehrter operativer und technischer Aufwand	
Eingeschränkte Narkose (kein Anticholinergicum)	
Interpretationsschwierigkeiten	

mie befundet. Das Kollektiv der getesteten, nicht selektionierten Patienten (Ulcus duodeni/SPV) läßt eine Unterteilung in 2 Gruppen zu und erlaubt eine Aussage sowohl über das operative Training als auch über die Monitorfunktion des Burge-Testes. Patienten der Gruppe I ($n=90$) wurde von 2 Operateuren operiert oder assistiert. Patienten der Gruppe II ($n=155$) wurden von 15 Operateuren operiert.

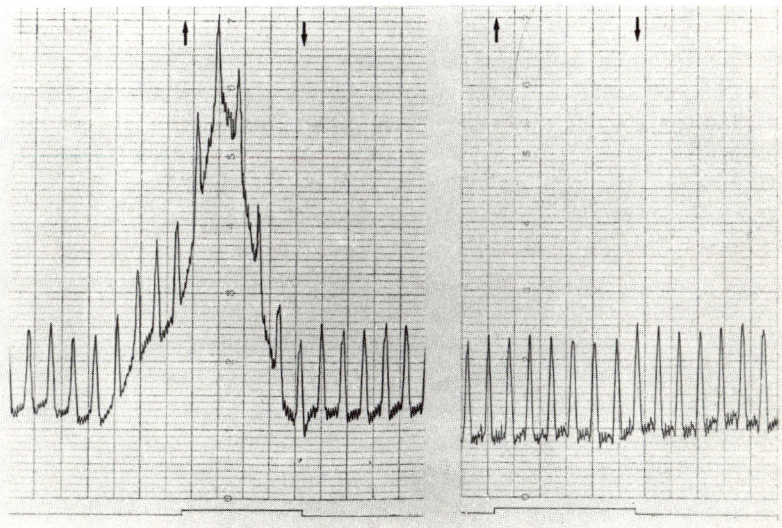

Abb. 3. Intraoperative Druckmessung (mmWS) links vor, rechts nach selektiv proximaler Vagotomie bei einer 38jährigen Patientin mit Ulcus duodeni. Die Pfeile bezeichnen Beginn und Ende der Stimulation

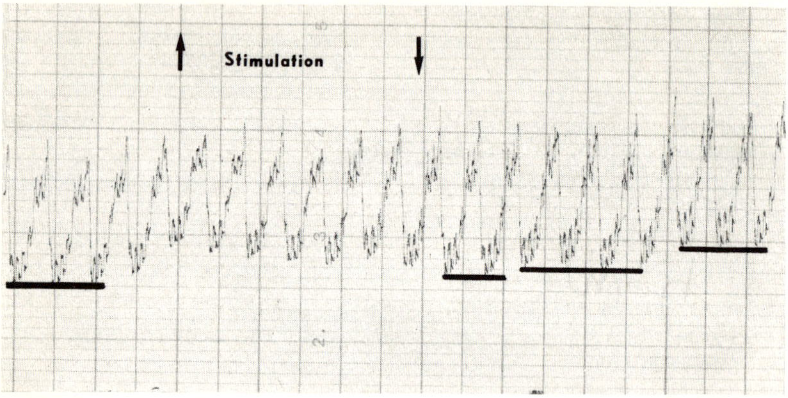

Abb. 4. Bedeutung einer exakten Einstellung der 0-Linie bei der Auswertung einer intraoperativen Druckmessung mit dem Vagorec 5

4.2.3.2 Bewertung und Ergebnisse

Bezüglich der Meßergebnisse wurden 4 Möglichkeiten definiert:

I. Kein Anstieg bei der 1. Messung = komplett.
II. Kein Anstieg nach einer Nach-Vagotomie = komplett.
III. 1–2 mm Anstieg = fraglich komplett.
IV. Mehr als 2 mm = inkomplett, trotz Nachvagotomie.

Aus der Tabelle 7 sind die Unterschiede der beiden Gruppen ersichtlich. Die Bedeutung des operativen Trainings kommt zum Ausdruck durch den höheren Anteil primär kompletter Ergebnisse in Gruppe I. Das bemerkenswerteste Resultat sehen wir in der Tatsache, daß in beiden Gruppen der Burge-Test in einem relativ hohen Prozentsatz (17,7 bzw. 20,7%) den Operateur zur Nachvagotomie veranlaßte. Vergleicht man diese Ergebnisse mit neueren Mitteilungen in der Literatur [25, 26], so ist festzuhalten, daß der Elektrostimulationstest zumindest für den Ler-

Tabelle 7. Ergebnisse des Elektrostimulationstestes bei 245 Patienten nach SPV

Druckanstieg	mm		Gruppe I			Gruppe II		
			n	%		*n*	%	
I	0	(komplett)	59	65,6	83,3 %	72	46,4	67,1 %
II	0	(komplett bei Nachvagotomie)	16	17,7		32	20,7	
III	1–2	(fraglich inkomplett)	13	14,5		38	24,5	
IV	>2	(inkomplett)	2	2,2		13	8,4	

nenden eine brauchbare Hilfe zur Vervollständigung seiner Vagotomie-Technik darstellt und somit von erzieherischem Wert ist [24–26, 34, 35].

4.3 Organisation der Nachsorge

Für die Organisation einer effizienten Nachsorge sind wenige, aber wichtige Voraussetzungen zu beachten. Die Nachsorge sollte in jeder chirurgischen Klinik klar in den Arbeits- und Zeitablauf eingeplant sein. Sie erfordert entweder eine eigene Sprechstunde oder sie wird im Rahmen der Ambulanz zeitlich festgelegt. Wichtig ist, daß der Operateur selbst sich vom Zustand seines Patienten überzeugt. Nur auf dem Weg einer direkten Rückkoppelung wird es möglich sein, Fehlentwicklungen rasch zu erkennen und zu beheben. Nachsorge kann also nicht dem Jüngsten oder dem, der gerade Zeit hat, überlassen bleiben. Ob sich Internisten, speziell Gastroenterologen, direkt bei der Untersuchung beteiligen, oder ob sie die erforderlichen Untersuchungen durchführen, wird regional zu entscheiden sein. Eine Therapieerfolgskontrolle ist nur aussagefähig, wenn sie vollständig durchgeführt wird und alle operierten Patienten erfaßt werden. Patienten, die nicht zur Nachuntersuchung kommen, sollten angeschrieben werden. Ein guter Kontakt zum Hausarzt ist für die Vollständigkeit der Nachuntersuchung der wichtigste Faktor. Über den zeitlichen Ablauf orientiert Tabelle 8a u. b.

5. Schlußfolgerungen

Die wichtigste postoperative Kontrolluntersuchung ist bei allen Patienten eine sorgfältige Anamnese in Kombination mit einem standardisierten Fragebogen (s. S. 370). Die Endoskopie ist am operierten Magen die zuverlässigste Methode. Sie ist indiziert bei allen persistierenden oder neu aufgetretenen Beschwerden nach Vagotomie, Beschwerden nach Billroth II-Resektion einschließlich der Vorsorgeproblematik, sowie bei Patienten nach Übernähung eines Geschwürs. Grundsätzlich bestimmt der Beschwerdekomplex Art und Umfang der Nachsorge, sowie der weiteren diagnostischen Klärung. Sekretionsuntersuchungen sind nur bei Patienten mit Rezidivbeschwerden angezeigt. Der Insulintest wird wegen seiner potentiellen Gefährlichkeit als Routinekontrolle abgelehnt zugunsten des Pentagastrintests.
Für die Therapieerfolgskontrolle nach einer operativen Ulcus-Therapie können in der täglichen Praxis nicht die strengen Maßstäbe einer klinischen Studie angelegt werden. Der offensichtliche Mangel an vergleichbaren Kriterien in der Erfolgsbeurteilung macht es jedoch erforderlich,

Tabelle 8a. Nachuntersuchung beim beschwerdefreien Patienten nach operativer Ulcusbehandlung

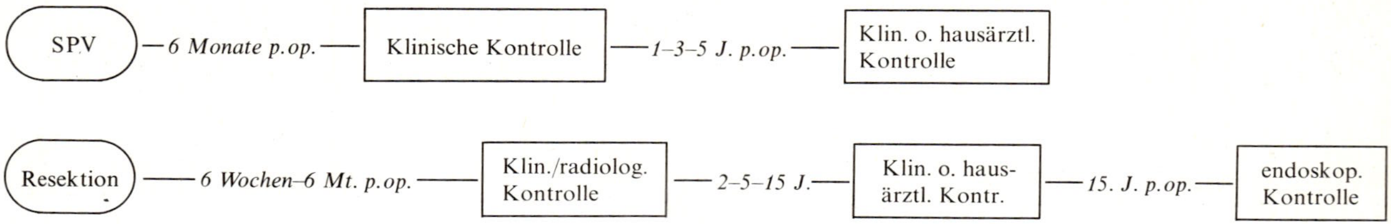

Tabelle 8b. Nachuntersuchung bei Patienten mit Beschwerden nach operativer Ulcusbehandlung

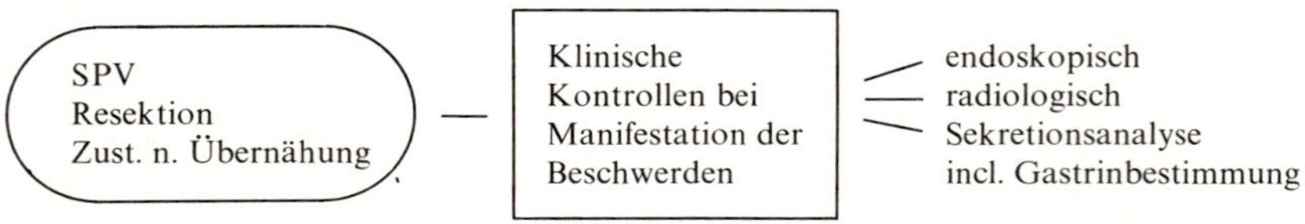
SPV
Resektion
Zust. n. Übernähung
Klinische Kontrollen bei Manifestation der Beschwerden
endoskopisch
radiologisch
Sekretionsanalyse
incl. Gastrinbestimmung

daß eine Übereinstimmung in den wichtigsten Fragen gefunden wird. Ausschlaggebend für die Art und den Umfang der Nachsorge ist die Festlegung des Zielkriteriums *Rezidivfreiheit*; d. h. daß nicht die Säurereduktion, sondern der rezidivfreie und beschwerdefreie Patient angestrebt wird. Alle Teilnehmer des Seminars waren sich ferner darüber einig, daß eine Erfolgskontrolle bei SPV prinzipiell zum Zeitpunkt der Operation wünschenswert ist, da hier noch die Möglichkeit zur Verbesserung besteht. Der Elektrostimulationstest erscheint von den intraoperativen Kontrollmethoden trotz zahlreicher Mängel und unvollständigen prospektiven Langzeitergebnissen der aussichtsreiche Weg, diesem Ziel näher zu kommen. Die wichtigste Voraussetzung für ein gutes Operationsresultat bleibt die solide Operationstechnik.

Literatur

1. Alexander-Williams, J.: How to be an adequate vagotomist. Surgery 75, 308–311 (1974)
2. Arnold, R., Creutzfeldt, W.: Präoperative Untersuchungen bei Rezidivulkus im operierten Magen. Dtsch. med. Wschr. *102*, 1684–1687 (1977)
3. Bauer, H., Holle, F.: Hypergastrinaemia expecting ulcer recurrence. Acta hepato-gastroent. *24*, 487–489 (1977)
4. Bennett, G.: Scientific medicine? Lancet *1974 II*, 453–456
5. Braasch, J. W., Brooke-Cowden, G. L.: Disability after gastric surgery. Surg. Clin. N. Amer. *56*, 607–611 (1976)
6. Bradley, E. L., Isaacs, J.: Postresectional anemia. Arch. Surg. *111*, 844–847 (1976)
7. Cay, E. L., Philip, A. E., Small, W. P.: Patient's assessment of the result of surgery for peptic ulcer. Lancet *1975 IV*, 29–31
8. Clark, C. G.: Nutritional and metabolic complications of partial gastrectomy. In: Vagotomy on trial. Cox, A. G., Alexander-Williams, J. (eds.), pp. 53–65. London: Heinemann 1973
9. Cotton, P. B., Rosenberg, M. T., Axon, A. T. R., Davis, M., Pierce, J. W., Price, A. B., Stevenson, G. W., Waldram, R.: Diagnostic yield of fibre-optic endoscopy in the operated stomach. Brit. J. Surg. *60*, 629–632 (1973)
10. Creutzfeldt, O. D., Meisch, J. J.: Changes of cortical neuronal acitivity and EEG during hypoglycemia. EEG Clin. Neurophysiol. Suppl. *24*, 158–160 (1963)
11. Drasar, B. S.: The blind loop syndrome. In: Human intestinal flora. Drasar, B. S., Hill, M. J. (eds.), pp. 174–177. Acad. Press 1974
12. Engel, G. L.: Memorial lecture: The psychosomatic approach to individual susceptibility to disease. Gastroenterology *67*, 1085–1091 (1974)
13. Faber, R. G., Russell, R. C. G., Parkin, J. v., Whitfield, P., Hobsley, M.: The predictive accuracy of the postvagotomy insulin test: A new interpretation. Gut *16*, 337–342 (1975)
14. Feifel, G., Falkenberg, P., Kemkes, B., Geier, E.: Die Problematik des Insulin-Tests als postoperative Vagotomiekontrolle. Münch. med. Wschr. *116*, 995–1000 (1974)
15. Feifel, G., Kemkes, B., Geier, E., Heimann, A.: Klinische Untersuchungen zur Problematik und Gefährdung beim Insulintest. Langenbecks Arch. Chir. Suppl. Forum *1974*, 107–111
16. Feifel, G.: Gastro-duodenale Ulcera und Erosionen. In: Chirurgie der Gegenwart. Zenker, R., Deucher, F., Schink, W. (Hrsg.), S. 1, Beitr. 23. München, Berlin, Wien: Urban & Schwarzenberg 1976

17. Fawcett, A. N., Johnston, D., Duthie, H. L.: Revagotomy for recurrent ulcer after vagotomy and drainage for duodenal ulcer. Brit. J. Surg. *56*, 111–116 (1969)
18. Freyberger, H.: Die Psychosomatik des Ulkuskranken. In: Vagotomie. Burge, H., Farthmann, E. H., Grassi, G., Hedenstedt, St. B., Hollender, L. F., Schreiber, H. W., Tanner, N. C. (Hrsg.), S. 197–199. Stuttgart: Thieme 1976
19. Geier, E.: Der Insulintest. Indikation – Technik – Interpretation. Diss. München 1975
20. Grassi, G.: A new test for complete nerve section during vagotomy. Brit. J. Surg. *58*, 187–189 (1971)
21. Grossman, M. I.: Some minor heresies about vagotomy. Gastroenterology *67*, 1016–1019 (1974)
22. Heberer, G., Feifel, G., Zumtobel, V., Wagner, S.: Operations-technisch bedingte Mißerfolge bei der Behandlung des Ulcus duodeni durch Vagotomieverfahren. Act. chir. aust. Suppl. *1976*, 95–99
23. Hollander, F.: The insulin test for the presence of intact nerve vagotomy. Gastroenterology 7, 607–609 (1946)
24. Hollanders, D.: Electrical stimulation and insulin tests used with bilateral selective vagotomy. Gastroenterology *12*, 629–631 (1971)
25. Inberg, K. R., Möller, C., Tavela, K., Kekomäki, M. P.: The burge test for completeness of vagotomy. Acta. chir. scand. *139*, 66–71 (1973)
26. Jacobs, G., Baumgartner, H., Feifel, G., Martinoli, S.: Proximal-selektive vagotomy. Langenbecks Arch. Chir. *345*, 217–220 (1977)
27. Johnston, I. D. A.: The metabolic consequences of peptic ulcer surgery. In: Surgical forum – gastric surgery. Smith, R. (ed.), p. 85. London, Boston: Butterworths 1975
28. Kamer, v. de, J. H., Huinink, H. T. B., Weijers, H. A.: Rapid method for the determination of fat in feces. J. Biol. Chem. *177*, 347–349 (1949)
29. King, Ch. E., Toskes, P. P.: Malabsorption following gastric resection. In: Postgastrectomy syndromes. Bushkin, F. L., Woodward, E. R. (eds.), pp. 129–146. London, Toronto, Philadelphia: Saunders 1977
30. Köhle, M.: Symptomwechsel nach Vagotomie unter Berücksichtigung psychosomatischer Befunde. Diss. München 1978
31. Kugler, J., Feifel, G., Kemkes, B.: Vegetative Zustandsänderungen und Vigilanzbestimmungen beim Insulintest. (In Vorbereitung)
32. Leisner, B.: Nuklearmedizinische Funktionsdiagnostik der Magenentleerung. Münch. med. Wschr. *20*, 695–696 (1977)
33. Lyndon, P. J., Greenall, M. J., Smith, R. B., Goligher, J. C., Johnston, D.: Serial insulin tests over a five-year period after highly selective vagotomy for duodenal ulcer. Gastroenterology *69*, 1188–1195 (1975)
34. Maybury, N. K., Faber, R. G., Hobsley, M.: Post-vagotomy insulin test: improved predictability of ulcer recurrence after corrections for height and collection errors. Gut *18*, 449–456 (1977)
35. Maybury, N. K., Russell, R. C. G., Faber, R. G., Hobsley, M.: A new interpretation of the insulin test validated and then compared with the Burge test. Brit. J. Surg. *64*, 673–676 (1977)
36. McColl, I., Drinkwater, J. E., Hulme-Moir, I., Donnan, S. P. B.: Prediction of success or failure of gastric surgery. Brit. J. Surg. *58*, 768–771 (1971)
37. Morson, B. C.: Precancer in the gastro-intestinal tract. Intern. Conf. Gastrointest. Cancer, Tel Aviv 6.–11. 11. 1977. Late-arrival abstracts 16, Nr. 3 (1977)
38. Overbeck, G.: Probleme der prognostischen Beurteilung und Therapie-Indikation bei chronisch Ulkuskranken. Münch. med. Wschr. *116*, 1865–1870 (1974)
39. Pulimood, B. M., Knudsen, A., Coghill, N. F.: Gastric mucosa after partial gastrectomy. Gut *17*, 463–470 (1976)

40. Seidel, W., Troidl, H., Lorenz, W., Rohde, H., Richter, H., Drews, H., Hamelmann, H.: Eine prospektive, kontrollierte Studie zur selektiven Vagotomie beim chronischen Duodenalulkus: Frühergebnisse mit einer standardisierten Operationsauswahl und Operationstechnik. Klin. Wschr. *51*, 477–485 (1973)
41. Sigstad, H.: A clinical diagnostic index in the diagnosis of the dumping syndrome. Acta. med. scand. *188*, 479–486 (1970)
42. Spatz, R., Kollmannsberger, A., Holzer, P.: Elektroenzephalographische Veränderungen bei Tolbutamid-induzierter Hypoglykämie
43. Stadelmann, O.: Die Endoskopie des operierten Magens. Langenbecks Arch. Chir. *345*, 307–308 (1977)
44. Visick, A. H.: A study of the failure after gastrectomy. Ann. Coll. Surg. *23*, 266–284 (1948)
45. DeVries, B. C., Holtkamp, H. C., Leeuwerik, P. J. J., Müller, H.: The insulin infusion test: a safe procedure? Brit. J. Surg. *65*, 121–122 (1978)
46. Witte, J., Zumtobel, V., Rattenhuber, U., Londong, W., Feifel, G., Lang, G., Hempen, C. H.: Manometrische Untersuchungen zum Einfluß der selektiven proximalen Vagotomie auf den unteren Oesophagussphinkter. Gastroenterologie *4*, 231–236 (1977)

Fragebogen für Magenoperierte

Name, Vorname . . . . Geburtsdatum . . . .
Adresse . . . . Telefon . . . .
Beruf . . . .

	Ja	Nein	Nicht sicher
1. *Sind Sie mit dem Erfolg Ihrer Magenoperation zufrieden?*	☐	☐	☐

2. *Welcher Zustand trifft für Sie zu?*
   - ☐ Ich fühle mich völlig gesund
   - ☐ Ich habe zeitweise Beschwerden
   - ☐ Ich habe starke Beschwerden und benötige eine Behandlung
   - ☐ Ich bin wegen meiner Beschwerden Invalide

2. *Falls Sie sich nicht völlig gesund fühlen:*
   - ☐ Ich habe Beschwerden von seiten der Verdauung bzw. des Magens
   - ☐ Es besteht ein Leiden anderer Art (z. B. eine Herzkrankheit)
   - ☐ Ich bin häufig traurig, nervös oder abgespannt

3. *Wie verhielt sich Ihr Körpergewicht nach der Operation?*
   - ☐ Es blieb etwa gleich wie vor der Operation
   - ☐ Es hat stark abgenommen
   - ☐ Es hat stark zugenommen

Mein jetziges Gewicht ist ______ kg, meine jetzige Größe ist ______ cm.

5. *Hatten Sie während längerer Zeit folgende Beschwerden:*
   (Bitte jede einzelne Frage beantworten)

	Nein noch nie	Nur vor Operation	Erst seit Operation	Vor und nach Operation
a) Leibschmerzen oder Druckgefühl nach dem Essen	☐	☐	☐	☐
b) Leibschmerzen, die sich durch Essen bessern	☐	☐	☐	☐
c) Appetitlosigkeit, Übelkeit, Brechreiz	☐	☐	☐	☐
d) Sodbrennen, Brennen hinter Brustbein	☐	☐	☐	☐
e) Aufstoßen von Luft oder Säure	☐	☐	☐	☐
f) Völlegefühl schon nach kleinen Mahlzeiten . .	☐	☐	☐	☐
g) Erbrechen der Nahrung	☐	☐	☐	☐
h) Erbrechen von galliger Flüssigkeit	☐	☐	☐	☐
i) Müdigkeit oder Schwitzen nach dem Essen . .	☐	☐	☐	☐
k) Durchfall	☐	☐	☐	☐
l) Verstopfung	☐	☐	☐	☐
m) Magen- bzw. Verdauungsstörungen anderer Art	☐	☐	☐	☐

	Regelmäßig	Gelegentlich	Nie
6. *Rauchen Sie?*	☐	☐	☐
Trinken Sie Alkohol?	☐	☐	☐

7. *Nennen Sie uns die Adresse Ihres Hausarztes* . . . .
   . . . .

8. *Welche Medikamente nehmen Sie zur Zeit ein?* . . . .
   . . . .

Ort . . . . Datum . . . .

Kapitel 30

Indikationen beim postoperativen Rezidivulcus

CH. HERFARTH und N. MERKLE

1. Definitionen

Jedes *postoperative Rezidivulcus* nach einer Operation, die wegen eines Ulcus durchgeführt wurde, ist ein postoperatives Rezidivulcus. Das Rezidivulcus tritt im Magen, Duodenum oder Jejunum auf. Es ist nicht notwendig, daß das Ulcus wieder an der gleichen Stelle entsteht. Nach resezierendem Verfahren ist der ulcustragende Ort in der Regel von vornherein beseitigt.

Nach einer Vagotomie wegen eines Ulcus duodeni kann das Ulcus entweder an gleicher Stelle persistieren, neu auftreten oder es kann sich ein Ulcus ventriculi entwickeln.

Typisch für das Ulcus *nach einer B I-Resektion* ist die peptische Läsion im Duodenum, direkt an der Anastomose, in Ausnahmefällen am Magen an der kleinen Kurvatur.

Nach einer B II-Resektion läßt sich das peptische Ulcus im Bereich der Anastomose, hier aber im Jejunalschleimhautbezirk, meist zwischen zu- und abführender Schlinge bzw. im abführenden Schenkel nachweisen. Das Ulcus ventriculi nach einer B II-Resektion gehört zu den extremen Seltenheiten.

Unter die Gruppe der Rückfallgeschwüre muß auch das Ulcus *nach einer Palliativoperation*, d.h. nach Übernähung eines perforierten Ulcus oder nach alleiniger Gastrojejunostomie, gerechnet werden.

2. Häufigkeit

Postoperative Rezidivulcera finden sich bei ca. 5% der Patienten, die wegen eines Ulcus duodeni oder ventriculi operiert worden sind. Der Großteil der Rückfallgeschwüre entsteht nach einer Operation wegen eines Ulcus duodeni, weniger nach Eingriffen wegen eines Magengeschwürs.

In vielen Fällen läßt sich das Rezidivulcus als Folge einer primär inadäquaten operativen Therapie erklären. Die alleinige Gastroenterostomie wegen eines Ulcus ventriculi oder duodeni führt in 25–30% zu Rezidivgeschwüren [11] (s. Kap. 18). Die Quoten über die Rezidivulcushäufigkeit nach einer Magenresektion schwanken zwischen 0,5 und 15% [11, 12]. Noch größer sind die Differenzen nach einer Vagotomie. Hier bewegen sich die Zahlen zwischen 0 und 27% [12]. Die Rückfallquote nach einer Vagotomie und gleichzeitiger Resektion ist mit 0–3,3% die geringste [12].

Das Zeitintervall zwischen der Erstoperation und dem Auftreten des postoperativen Ulcus schwankt beträchtlich. Es liegt zwischen wenigen Wochen und ca. 10 Jahren. Relativ am längsten ist das Zeitintervall nach Gastroenterostomie; nach B I- und B II-Resektion beträgt das mittlere Zeitintervall knapp 5 Jahre [11] und nach Vagotomie mit Pyloroplastik 2–3 Jahre.

Im eigenen Krankengut der Chirurgischen Universitätsklinik Ulm wurde seit Oktober 1973 bei 57 Patienten ein Rezidivulcus operativ behandelt. Mit 50% (28 Patienten) führten die Patienten nach einer B II-Resektion bei der Primäroperation die Gruppe an. Die Häufigkeit der eigenen Rezidivgeschwüre ist wegen der kleinen Zahlen nur bedingt beurteilbar. Sie beträgt für die Vagotomie (selektiv proximale Vagotomie) 4%, für die B I-Resektion 3% und für die einfache Übernähung 11% (Tabelle 1). Nach einer B II-Resektion wurde bisher kein Rezidivgeschwür beobachtet.

3. **Ursachen** (Tabelle 2)

3.1 Inadäquates chirurgisches Vorgehen

3.1.1 **Einfache Gastroenterostomie** (s. Kap. 18)

Dieses Verfahren ist für die Behandlung der Ulcuskrankheit ungenügend. Auffällig ist, daß die peptischen Rezidivgeschwüre nach einem relativ langen Intervall auftreten. Inwieweit die Selektion hier eine Rolle

Tabelle 1. Eigene Ulcusrezidive (Chir. Uni.-Klinik Ulm 1. 10. 1973—31. 12. 1977)

Operation	Zahl	Reintervention
Übernähung	3/27	1 × SPV 2 × B I-Resektion
SPV + Pp	4/119	1 × B I-Resektion 3 × konservativ
B I-Resektion	3/105	1 × SV 2 × Nachresektion

Tabelle 2

	URSACHEN EINES ULCUSREZIDIVS
A	INADÄQUATES CHIRURGISCHES VORGEHEN
	1. einfache Gastroenterostomie
	2. einfache Übernähung
	3. inkomplette Vagotomie
	4. ungenügende Magenresektion
	5. Antrumstase n. Vagotomie
B	HYPERSEKRETION
	1. Antrumrest
	2. Zollinger-Ellison-Syndrom
	3. Hypercalcaemie
C	EXOGENE NOXEN

spielt, bleibt unklar. Die hohe Incidenz der Rezidivgeschwüre ist darauf zurückzuführen, daß weder die vagale Stimulation noch die antrale Gastrinabgabe gebremst wird, auch die Parietalzellmasse wird nicht reduziert.

3.1.2 Einfache Übernähung

Bei einfacher Übernähung eines perforierten Geschwürs (s. Kap. 27) wird ebenso wie bei der Gastroenterostomie die eigentliche Ulcuskrankheit nicht behandelt. So kommt es bei 30–50% der Fälle zu einem Ulcusrezidiv.

3.1.3 Inkomplette Vagotomie

Ursache eines Ulcusrezidivs nach einer Vagotomie ist in vielen Fällen eine inkomplette Vagotomie [3]. Die Ursache für die relativ hohe Rezidivrate nach Vagotomie für Ulcera ad pylorum [1] ist nicht bekannt. In der Literatur schwanken die Angaben darüber, welches Vagotomieverfahren mehr zu Rezidivulcera führt. Die selektive Vagotomie, insbesondere die selektiv proximale Vagotomie scheint bisher etwas günstiger abzuschneiden als die trunculäre Vagotomie [8].
Die Vagotomie kombiniert mit einer Antrektomie zeigt die geringste Rezidivquote. Die guten Spätergebnisse bei diesem Verfahren sind sicherlich darauf zurückzuführen, daß einmal die vagalen und extravagalen parasympathischen Fasern auf der Magenoberfläche unterbrochen werden und die Gastrinausschüttung aus der Antrummucosa wegfällt. Es ist unklar, ob durch Teste eine Voraussage über die Wahrscheinlich-

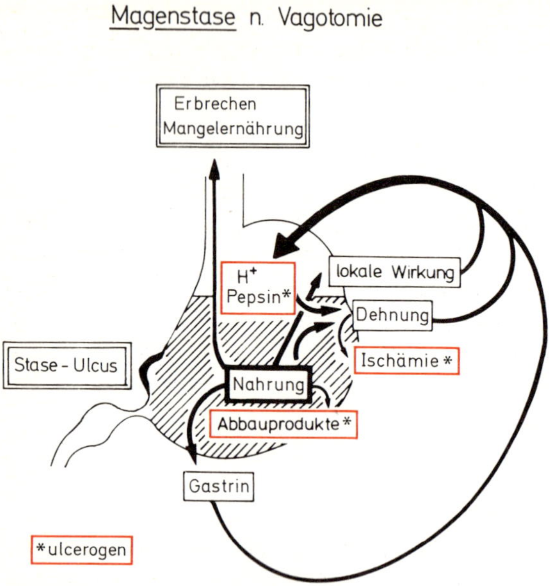

Abb. 1. Magenstase nach Vagotomie

keit eines Rezidivulcus nach einer Vagotomie gelingt. Lediglich ein positiver Insulintest in den ersten 2–3 Wochen nach einer Vagotomie soll ein Hinweis auf ein späteres Rezidiv-Ulcus sein (s. Kap. 29).

3.1.4 Antrumstase (Abb. 1)

Nach totaler gastraler Vagotomie kommt es zur gastralen Retention, wenn die Drainageoperation unterlassen oder nicht ausreichend angelegt wird. Prospektive Studien, die die Vagotomie mit Gastroenterostomie und die Vagotomie mit Pyloroplastik verglichen, haben keinen Unterschied in der Häufigkeit der Rezidivulcusrate gezeigt. Betrachtet man jedoch die Pyloroplastik isoliert, so ist die nach Finney und Jaboulay günstiger für die Antrumdrainage als die entsprechende nach Heineke-Mikulicz. Dies trifft vor allen Dingen für große bereits dilatierte Mägen zu. Es ist aber festzuhalten, daß für die meisten Patienten das Heineke-Mikulicz-Verfahren ausreicht [6].

3.1.5 Nicht ausreichende Magenresektion

Nur wenn $^2/_3$ des Magens reseziert werden, kommt es ohne zusätzliche Vagotomie zu einer ausreichenden Säurereduktion. Wird nur die Hälfte des Magens reseziert, so kommt es zu einer Rezidivquote von 36%

gegenüber einer von 12% nach einer Magenresektion mit einem Ausmaß von 50–70%. Allerdings läßt sich später am operierten Magen nur schwer beurteilen, ob primär eine ausreichend hohe Resektion durchgeführt wurde.

3.1.6 Ausgeschaltetes Antrum

Einen Sonderfall stellt das zurückgelassene Antrum im Bereich des Duodenalstumpfes nach einer B II-Resektion dar. Der Antrumrest wird durch die Exposition gegenüber alkalischem Duodenalinhalt laufend stimuliert und verursacht eine hohe Gastrinausschüttung. Dem gegenüber hat ein schmales Antrumsegment proximal oder distal bei der B I-Resektion keine wesentliche ulcerogene Bedeutung.

3.2 Hypersekretion

3.2.1 Antrumrest

Der zurückgelassene Antrumrest im Bereich des Duodenalstumpfes nach einer B II-Resektion ist im höchsten Grade ulcerogen. Bei der Resektion ist zu bedenken, daß die Antrumschleimhaut bis 0,5 cm über den Pylorusmuskel hinaus nach aboral reichen kann, so daß bei einer B II-Resektion ausreichend Duodenum mitentfernt werden muß. In großen Serien macht die zurückgelassene Antrumschleimhaut ca. 5–10% der Ursachen für ein Rezidivulcus aus. Diese Zahlen erscheinen jedoch zu hoch, in der eigenen Serie ist dieser Befund nur in 2% der Rezidivgeschwüre nachzuweisen.

3.2.2 Zollinger-Ellison-Syndrom

Die eindrucksvollste und dramatischste Ursache für ein Rezidivulcus ist das Zollinger-Ellison-Syndrom infolge eines Gastrin-produzierenden Tumors im Bereich des Pankreas oder Duodenums. Insgesamt macht jedoch dieses Syndrom nur einen Bruchteil der Ursachen von Rezidivgeschwüren aus. In einer Sammelstatistik liegt die Häufigkeit bei nur 1,8% (14 Gastrinome unter 795 Fällen) [12]. Möglicherweise führt jedoch eine bessere Diagnostik zu einer häufigeren Erkennung dieses Syndroms als Ursache eines Rezidivgeschwürs.

3.2.3 Hypercalcämie

Ein Zusammenhang zwischen Hypercalcämie und Ulcuskrankheit wird angenommen. Patienten mit einem Hyperparathyreoidismus haben angeblich zehnmal häufiger ein peptisches Ulcus als normale Patienten [2]. Eine Heilung des Hyperparathyreoidismus führt bei der Hälfte der

Patienten zu einem Ausheilen des peptischen Ulcus. Letzthin ist aber die Bedeutung der Hypercalcämie für die Entstehung eines Rezidivgeschwürs unklar.
Dies trifft vor allen Dingen für multiple endokrine Adenome wie z.B. Nebenschilddrüsenadenome mit einem Gastrinom zu.

3.3 Arzneimitteleinwirkung (s. Kap. 3 u. 4)

Salicylate, eventuell auch Indometacin, Phenylbutazon, Corticosteroide und Reserpin können ein peptisches Ulcus und somit auch ein Rezidivgeschwür verursachen.

4. Notwendige Diagnostik

4.1 Anamnese

In vielen Fällen sind Oberbauchschmerzen das erste Zeichen eines Rückfallgeschwürs. Weitere Symptome sind eine Blutung (manifest oder okkult), eine sekundäre Anämie, Erbrechen und Übelkeit, Gewichtsverlust, freie Perforation und Passagestörungen. Dramatisch und eindrucksvoll ist das Auftreten von Diarrhoen unverdauter Kost bei gastrojejunocolischen Fisteln. Sie machen nur 1% in großen Serien aus.

4.2 Endoskopie und Röntgen

Die Endoskopie stellt die Schlüsseluntersuchung zum Nachweis eines Rezidivgeschwürs dar. Die röntgenologische Untersuchung ist jedoch unerläßlich, da sie vor allen Dingen beim resezierten Magen einen gut dokumentierbaren Aufschluß über die topographischen Folgen der Magenresektion liefert. Beim vagotomierten Patienten ist vor allen Dingen der Ausschluß einer Entleerungsstörung des Magens wesentlich.

4.3 Spezielle Untersuchungen beim Rezidivulcus nach Vagotomie (Abb. 2)

Der *Pentagastrintest* objektiviert am ehesten den Vagotomieerfolg. Die durchschnittliche Reduktion der durch Pentagastrin stimulierten Säuresekretion (MAO) sollte nach Vagotomie über 50% betragen, der durch Histamin stimulierten Säuresekretion etwa 70% [1]. Die präoperative Säuresekretion muß zur Beurteilung des Vagotomieerfolges bekannt sein. Sie gehört deshalb zum diagnostischen Routineprogramm vor einer Ulcusoperation.

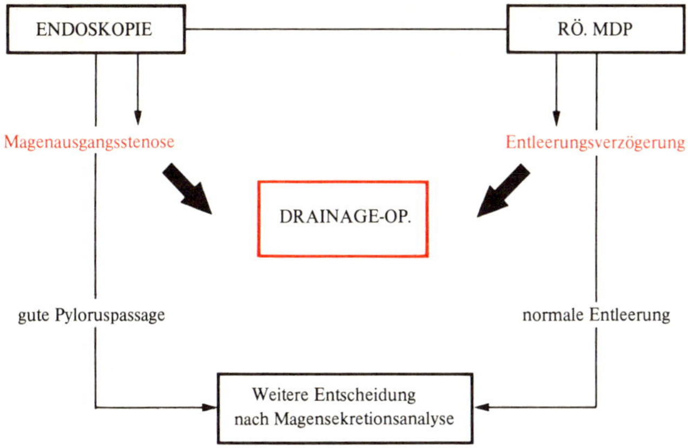

Abb. 2a. Vorgehen beim postoperativen Ulcusrezidiv nach Vagotomie

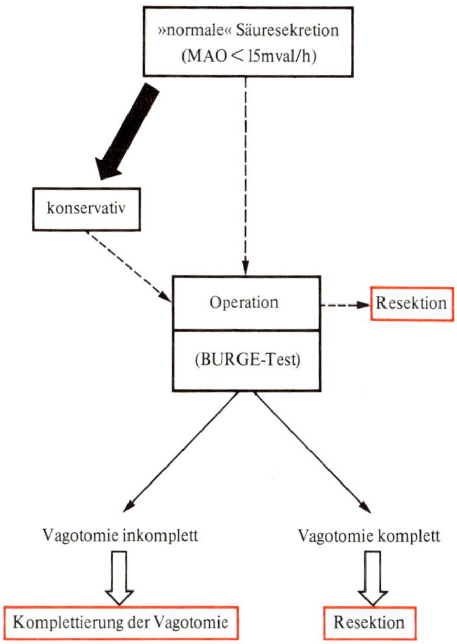

Abb. 2b. Vorgehen beim postoperativen Rezidivulcus nach Vagotomie. Gestrichelt: Entscheidung nach persönlichem Ermessen. Fortsetzung s. Abb. 3b

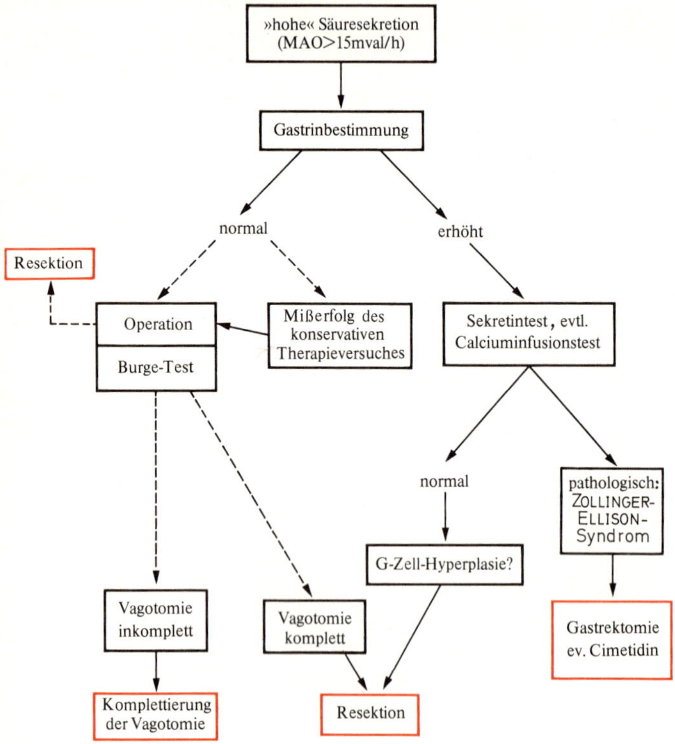

Abb. 2c. Vorgehen beim postoperativen Rezidivulcus nach Vagotomie

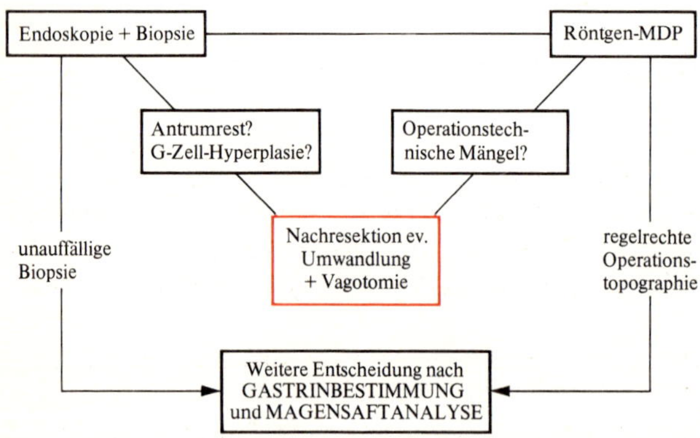

Abb. 3a. Vorgehen beim postoperativen Ulcusrezidiv nach Magenresektion

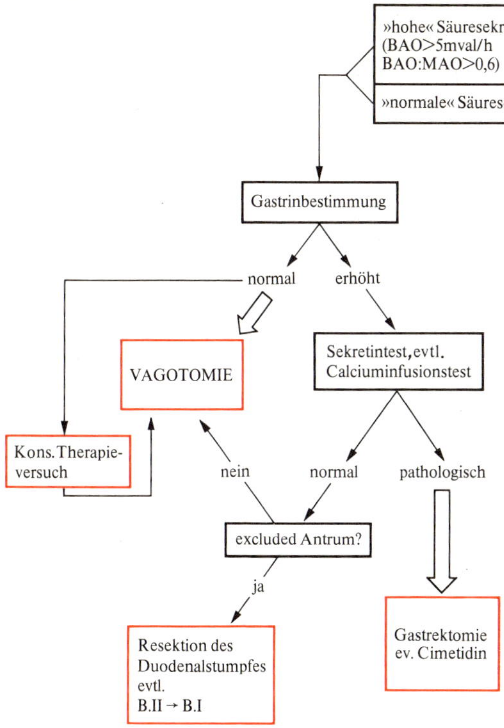

Abb. 3b. Vorgehen beim postoperativen Rezidivulcus nach Magenresektion

Insulintest (s. Kap. 29).
Findet sich nach Vagotomie eine hohe Säuresekretion, so sollte auf jeden Fall eine Serumgastrinbestimmung erfolgen.

4.4 Spezielle Diagnostik beim Rezidivulcus nach Resektion (Abb. 3)

Beim Nachweis eines Rezidivulcus nach einer Resektion ist die erste diagnostische Maßnahme die Überprüfung *der postoperativen Topographie*, um grobe technische Fehler auszuschließen, die die Funktion beeinflussen können. Hier ist grundsätzlich zwischen zwei Situationen zu unterscheiden:

1. Dem Rückfallgeschwür bei eindeutig technisch nicht adäquaten Verhältnissen nach einer Magenresektion und
2. einem Rückfallgeschwür bei topographisch unauffälligen Verhältnissen nach einer Magenresektion.

Zum Ausschluß grober technischer Mängel müssen eine röntgenologische Magen-Darm-Passage und eine Endoskopie mit Biopsie durchgeführt werden. Die röntgenologische Untersuchung kann operationstechnische Mängel in Form eines zu großen Magens, einer Magenausgangsstenose, eines Syndroms der zuführenden Schlinge, einer fehlangelegten Anastomose dokumentieren. Die Endoskopie mit Biopsie dient der Befunddokumentation, aber auch dem Nachweis eines Antrumrestes im Magen oder Duodenalstumpf.
Dann folgt die *Säuresekretionsanalyse.* Infolge der verminderten Reservoirfunktion des resezierten Magens ist die Analyse technisch schwierig und in ihrer Aussage unzuverlässig. Dies gilt vor allen Dingen für die B II-Resektion. Jeder Wert ist daher mit großer Kritik zu beurteilen. Eine Basalsekretion über 5 mval/Std oder ein Verhältnis von basaler zu stimulierter Säuresekretion (BAO/MAO) von mehr als 0,6 sind dennoch verdächtig auf einen im Duodenalstumpf belassenen Antrumrest oder ein Zollinger-Ellison-Syndrom [4].
Erhöhte Säuresekretionswerte zwingen zu einer *Gastrinbestimmung.* Normale Gastrinwerte schließen nach einer B II-Resektion ein Zollinger-Ellison-Syndrom und einen zurückgelassenen Antrumrest weitgehend aus [1a].

4.5 Andere spezielle diagnostische Verfahren

Spezielle Verfahren wie der *Secretin-Test*, *Calciuminfusions-Test* und die Bestimmung der *G-Zelldichte* in der Antrumschleimhaut sind geeignet, das Zollinger-Ellison-Syndrom von anderen mit einer Hypergastrinämie einhergehenden Krankheitsbildern zu unterscheiden. Einzelheiten hierüber siehe Seite 274–276 und die Arbeiten von Creutzfeldt u. Mitarb. [4, 5].

5. Indikationsstellung

Das Rezidivulcus nach einer Operation wird zum Teil aus anderen Gründen wie das Erstulcus behandelt. Wenngleich auch Studien über den Spontanverlauf des unbehandelten Ulcusrezidivs nicht bekannt sind, gilt aus Erfahrung, daß das nicht behandelte Rezidivulcus nach einer Magenresektion häufig komplizierend und dann für den Patienten besonders gefährlich in Erscheinung tritt.
Das Rezidiv-Ulcus nach einer Vagotomie dagegen ist durch einen blanden, unkomplizierten Verlauf gekennzeichnet.

5.1 Zur konservativen Therapie

Sowohl nach einer Vagotomie als auch nach resezierenden Verfahren sollte nach Ausschluß grober technischer Fehler zunächst ein konservativer Therapieversuch durchgeführt werden. Bisher standen die Gaben von Antacida, Sedativa und Anticholinergica neben der Beseitigung exogener Noxen im Vordergrund. Inwieweit Cimetidin das Therapieschema verändern wird, muß noch offen bleiben. Eine erst kürzlich veröffentlichte Mitteilung ergab bei 7 von 8 Patienten einen günstigen Einfluß von Cimetidin bei der Behandlung von Rezidivulcera nach einer Vagotomie [13]. Die bisherigen Ergebnisse nach einer konservativen Therapie ohne Cimetidin des Rezidivgeschwürs nach Magenresektion sind schlecht. Von 297 Patienten mit einem Rezidivgeschwür kam es zu einer ulcusbedingten Letalität von 10,8% bzw. zu einer Persistenz oder einem Wiederauftreten des Ulcus bei 42,1% der Patienten. Nur bei knapp $^1/_3$ der Patienten waren die Spätresultate gut [12].

5.2 Zur Operation

Bei der Indikationsstellung zur operativen Therapie eines Rückfallgeschwürs muß davon ausgegangen werden, daß das Risiko des Wiederholungseingriffes größer ist als das der Erstoperation, wobei erhebliche Unterschiede in Abhängigkeit vom operativen Verfahren bestehen. Das vermehrte Risiko ist einerseits in dem unter Umständen aufwendigeren operativ-technischen Verfahren, andererseits aber auch im reduzierten Allgemeinzustand des Patienten, insbesondere bei komplizierten Rezidivulcera, zu sehen.

Die Operationsindikation ist im wesentlichen von dem Nachweis operativ-technischer Fehler oder erheblichen Beschwerden abhängig. Insoweit stellt sie sowohl der behandelnde Chirurg, als auch der behandelnde Hausarzt.

Im einzelnen ist die Operationsindikation unter folgenden Bedingungen zu stellen:

– Nachweis eines *technischen Fehlers* bei der Voroperation mit Belassen eines ulcerogenen Prinzips als Ursache des Rückfallgeschwürs (z.B. Antrum-Pouch, belassener Antrumrest, zu geringe Magenresektion, G-Zell-Hyperplasie, Zollinger-Ellison-Syndrom).

– Nachweis eines *technischen Fehlers mit mechanischen Folgen*, die gleichzeitig als Ursache des Rückfallgeschwürs anzusehen sind, wie z.B. Magenausgangsstenose, funktionell oder mechanisch nach Vagotomie, Syndrom der zuführenden Schlinge nach B II-Resektion, Anastomosen-

stenose nach B I- oder B II-Resektion. In der Regel liegt hier ein Ulcus ventriculi vor.
– Vorliegen eines *komplizierenden Rückfallgeschwürs* mit Penetration, Perforation, Blutung oder Ausbildung einer gastrocolischen Fistel.
– Erhebliche chronische *therapieresistente Beschwerden*, auch bei fehlendem Nachweis technischer Fehler im Sinne von Abschn. 6.2.1 u. 6.2.2.

6. Verfahrenswahl

Das chirurgische Vorgehen beim Rezidivgeschwür ist von der ursprünglichen operativen Methode, der Lokalisation und Ausdehnung der Ulcera, dem Nachweis bzw. Fehlen ulcerogener Faktoren und nicht zuletzt dem Allgemeinzustand des Patienten abhängig. Im übrigen beruht unsere Therapiewahl vorwiegend auf pathophysiologischen Überlegungen und eigenen Erfahrungen.

6.1 Rezidivulcus nach palliativer Operation

Hier ist es entscheidend, welche palliative Operation präoperativ durchgeführt wurde. Handelt es sich um ein Rückfallgeschwür nach Übernähung eines perforierten Ulcus oder Umstechung eines blutenden Ulcus ohne zusätzliche Maßnahmen, sollte entsprechend den Indikationen beim Primärulcus eine selektive proximale Vagotomie oder eine Resektion durchgeführt werden. Etwas anders ist die Situation, wenn bei der Primäroperation nur eine Gastroenterostomie durchgeführt wurde. Liegt jetzt ein Ulcus pepticum jejuni vor, so reicht zunächst die Aufhebung der Gastrojejunostomie, um das Ulcus pepticum jejuni zu beheben. Eine zusätzliche Vagotomie erscheint ratsam.
Eine Literaturübersicht [12] von über 1000 Patienten, die sich nach einer Gastroenterostomie (s. Kap. 18) wegen eines Ulcusrezidivs einem erneuten operativen Eingriff unterziehen mußten, zeigt die in Tabelle 3 wiedergegebenen Ergebnisse.
Die Behandlung durch eine Vagotomie allein führte zu einer Letalitätsquote von 1,7%, die nicht deutlich unter der von 2,7% nach einer Magenresektion liegt. Die Kombination von Vagotomie und Resektion führte zu einer Letalitätsquote von 9%, die somit deutlich höher ist als die der alleinigen Resektion. Die Zahlen in der Vagotomie- und Resektionsgruppe sind sehr klein und damit in ihrer Aussage nicht zuverlässig (67 Fälle und 6 Tote). Die Re-Rezidivrate nach Resektion betrug 11,3% und ist nicht signifikant unterschiedlich von der mit 7,5% nach einer

Tabelle 3. Ergebnisse nach Operationen wegen Rezidivgeschwür nach Gastroenterostomie. Literaturübersicht 1950–1974 (Stabile, B. E., Passaro, E.): Gastroenterology **70**, 124–135 [1976])

Operationen wegen Ulcusrezidiv	Anzahl Patienten	Operations-mortalität	Zweit rezidiv	Visick I + II	Visick III + IV	Unbekannt
Vagotomie	180	1,7 %	23,9 %	57,8 %	7,8 %	8,9 %
Resektion	826	2,7 %	11,3 %	70,8 %	5,8 %	8,4 %
Vagotomie + Resektion	67	9,0 %	7,5 %	64,2 %	9,0 %	10,5 %

kombinierten Operation. Sie ist jedoch deutlich geringer als die Re-Rezidivrate von 23,9% nach einer Vagotomie allein.
Diese Ergebnisse zeigen, daß das Rezidivgeschwür nach einfacher Gastroenterostomie am besten durch eine Aufhebung der Gastroenterostomie mit selektiv proximaler Vagotomie behandelt wird. Eine Alternative stellt die Magenresektion dar [12].

6.2 Rezidivulcus nach Magenresektion (Abb. 3)

Beim Nachweis eines operationstechnischen Mangels sollte die Nachresektion bei der B I- und B II-Resektion, evtl. auch die Umwandlungsoperation bei einer B II-Resektion, unter gleichzeitiger totaler gastraler Vagotomie erfolgen.
Anders ist die Situation, wenn sich weder endoskopisch noch röntgenologisch morphologische Mängel nachweisen lassen. Hier ist bei „normaler" Säuresekretion zunächst ein konservatives Vorgehen zu empfehlen. Nur bei Vorliegen eines komplizierenden Ulcus (Ulcuspenetration, Ulcusstenose, rezidivierende Blutung) ist eine Vagotomie durchzuführen. Ist die Säuresekretion nach einer Magenresektion als erhöht anzusehen, so hängt das weitere Vorgehen vom Ergebnis der Gastrinbestimmung ab. Bei normalen Gastrinwerten ist eine Vagotomie zu empfehlen. Zeigt die Gastrinbestimmung erhöhte Werte, so muß durch einen Secretintest und Calcium-Infusionstest ein Zollinger-Ellison-Syndrom ausgeschlossen werden. Bei normalem Ausfall dieser Teste kann ein Antrumrest im Duodenalstumpf vorliegen. Es ist dann eine Nachresektion des Magenstumpfes bzw. bei Vorliegen einer B II-Resektion eine Duodenalstumpfrevision mit Umwandlung in eine B I-Resektion zu empfehlen. Findet sich intraoperativ kein Anhalt für einen Antrumrest, so reicht die alleinige Vagotomie aus.
Bei begründetem Verdacht auf ein Zollinger-Ellison-Syndrom ist die Indikation zur Gastrektomie zu stellen. Als Alternative besteht heute auch die Möglichkeit einer Cimetidin-Behandlung mit offenbar guter Aussicht auf Erfolg.
Bezüglich des Vagotomieverfahrens beim Ulcusrezidiv ist nach Möglichkeit eine selektive, d.h. für den resezierten Magen totale gastrale Vagotomie anzustreben. Seltener kann auch die thoracale trunculäre Vagotomie beim Ulcus pepticum angezeigt sein; allerdings können die örtlichen Verhältnisse nicht ausreichend eingesehen werden, und eine operative Korrektur evtl. vorhandener topographischer Mängel ist nicht möglich. Ein Rezidivgeschwür im Bereich des Magens nach Magenresektion sollte durch Nachresektion behandelt werden. Bei Ausschluß einer Magenausgangsstenose ist die Acidität als wesentlicher pathogenetischer

Faktor eher unwahrscheinlich, so daß eine Vagotomie nicht notwendig erscheint. Eher sind als Ursachen des Rezidivgeschwürs Durchblutungsstörungen im Gefolge der Voroperation anzusehen.
Problematisch sind rezidivierende Geschwürsleiden nach Vagotomie und technisch einwandfreier Magenresektion – ein äußerst seltenes Vorkommen. Findet sich bei der Operation die Vagotomie adäquat, so muß die totale Gastrektomie in Erwägung gezogen werden, auch wenn das Serumgastrin nicht erhöht ist.
Die Ergebnisse einer Sammelstatistik nach Operationen wegen eines Rezidivgeschwürs nach einer Magenresektion bekräftigen dieses Vorgehen bezüglich der Verfahrenswahl [12].
In Tabelle 4 ist ersichtlich, daß die Vagotomie als Korrektureingriff beim Ulcusrezidiv nach Magenresektion eine Letalität von 1,0% hat, die deutlich unter der mit 6,8% bei Re-Resektion bzw. 5,3% bei Vagotomie und Re-Resektion liegt. Erneute Rezidive traten in 12% nach alleiniger Vagotomie und in 8% nach kombiniertem Vorgehen aus. Die Re-Resektion allein führte in 20% der Fälle zu einem Rezidivulcus. Aus diesen Zahlen ist ersichtlich, daß die Vagotomie allein ausreichend effektiv ist in der Behandlung eines Rezidivgeschwürs nach technisch einwandfreier Magenresektion (Tabelle 5).

6.3 Rezidivulcus nach Vagotomie (Abb. 2)

Beim Rückfallgeschwür nach Vagotomie muß zunächst endoskopisch und röntgenologisch eine Magenausgangsstenose mit Entleerungsverzögerung ausgeschlossen werden. Liegt ein derartiger topographisch zu registrierender Fehler vor, so ist eine Drainageoperation zu empfehlen. Bei Ausschluß eines grob technischen Mangels mit normaler Magenentleerung und guter Pyloruspassage ist die Schlüsseluntersuchung die Magensekretionsanalyse. In Abhängigkeit von ihrem Ergebnis sind zwei Vorgehen möglich:
Bei „normaler" Säuresekretion (MAO unter 15 mval/Std) ist eine konservative Therapie zur Behandlung des Rezidivulcus angezeigt. Erst bei Persistieren der Ulcussymptome sollte eine Operation durchgeführt werden. Nur unter den Bedingungen eines komplizierenden Ulcus (rezidivierende Blutung, Stenose) ist von einem konservativen Vorgehen Abstand zu nehmen und direkt die Operation vorzunehmen.
Die Operation sollte die Vollständigkeit der früher durchgeführten Vagotomie überprüfen. Hierfür ist die Anwendung des Burge-Tests notwendig. Erweist sich dann die Vagotomie als inkomplett, so soll durch Präparation die Komplettierung der Vagotomie versucht werden. Dies

Tabelle 4. Ergebnisse nach Operationen wegen Rezidivgeschwür nach Magenresektion. Literaturübersicht 1950–1974. (Stabile, B. E., Passaro, E.: Gastroenterology **70**, 124–135 [1976])

Operation wegen Ulcusrezidiv	Anzahl Patienten	Operations-mortalität	Zweit-rezidiv	Visick I + II	Visick III + IV	Unbekannt
Vagotomie	624	1,0 %	12,0 %	66,2 %	11,2 %	9,6 %
Nachresektion	366	6,8 %	20,2 %	58,2 %	9,3 %	5,5 %
Vagotomie + Nachresektion	225	5,3 %	8,0 %	67,1 %	8,9 %	10,7 %

Tabelle 5. Ergebnisse nach Operationen wegen Rezidivgeschwür nach Vagotomie und Drainage. Literaturübersicht 1950–1974. (Stabile, B. E., Passaro, E.: Gastroenterology **70**, 124–135 [1976])

Operation wegen Ulcusrezidiv	Anzahl Patienten	Operations-mortalität	Zweit-rezidiv	Visick I + II	Visick III + IV	Unbekannt
Revagotomie	76	1,3 %	22,4 %	61,8 %	7,9 %	6,6 %
Resektion	131	4,6 %	13,7 %	64,9 %	12,2 %	4,6 %
Revagotomie + Resektion	9	0	11,1 %	55,6 %	0	33,3 %

kann technisch sehr schwierig sein und gelingt nicht in allen Fällen. Findet sich eine komplette Vagotomie im Burge-Test, bleibt als einzige Korrekturmaßnahme zur Behandlung des Ulcus die Resektion im Sinne einer B I- oder B II-Resektion. Ist der Burge-Test aus technischen Gründen nicht durchführbar oder liefert er keine aussagekräftigen Werte, so gilt als Verfahren der Wahl die Resektion.
Unter den Bedingungen *einer erhöhten Säuresekretion* (MAO über 15 mval/Std) muß eine Gastrinbestimmung erfolgen. Bei normaler Gastrinbestimmung besteht der dringende Verdacht auf eine inkomplette Vagotomie bei der Voroperation. Das Therapieverfahren der Wahl nach einem Therapieversuch mit Cimetidin ist die erneute Operation mit Überprüfung der Komplettheit der Vagotomie durch Burge-Test und entsprechender Re-Vagotomie bei nicht ausreichend durchgeführter Voroperation. Auch hier können der Re-Vagotomie erhebliche operationstechnische Schwierigkeiten entgegenstehen. Erweist sich die Voroperation als ausreichend, so muß eine Resektion durchgeführt werden.

Ganz allgemein ist festzuhalten, daß bei einer Reoperation bei Ulcusrezidiv nach Vagotomie im Zweifel immer eine B I- oder B II-Resektion notwendig ist, falls der intraoperative Befund über die Komplettheit der Vagotomie zweifelhaft ist.
Ebenso sollte ein Rezidivgeschwür im Bereich des Magens nach einer Vagotomie prinzipiell reseziert werden.

Die Mehrzahl deutscher Chirurgen bevorzugt beim Ulcusrezidiv nach einem Vagotomieverfahren die Magenresektion als adäquaten Korrektureingriff, wie erst kürzlich aus einer Umfrage festgestellt wurde [7]. Ob hier tatsächlich mehr die Überzeugung einer primär kompletten Vagotomie oder aber die Unsicherheit vor einem technisch komplizierten und schwierigen Re-Eingriff mit unsicherem Ausgang den Operateur meist zur Resektion führt, bleibt dahingestellt. Die Erfahrungen anderer Autoren sprechen für den Einsatz nicht-resezierender Methoden auch nach primärer Vagotomie [7, 12].
In einer Sammelstatistik, die allerdings wegen kleiner Zahlen nur bedingt verwertbar ist, hat die Re-Vagotomie gegenüber der Resektion die niedrigere Letalitätsquote mit 1,3% gegenüber 4,6% (Tabelle 5).
Finden sich *erhöhte Gastrinwerte*, muß durch einen Secretin- und evtl. Calciuminfusionstest ein Zollinger-Ellison-Syndrom ausgeschlossen werden. Schließlich besteht der Verdacht auf eine G-Zell-Hyperplasie, die durch Endoskopie mit Antrumbiopsie und Auszählung der G-Zelldichte ausgeschlossen werden muß [5]. Beim Nachweis einer G-Zell-Hyperplasie ist die Antrektomie angezeigt. Bei pathologischem Ausfall des Secretin- und Calciuminfusionstests ist die Gastrektomie erforderlich.

Tabelle 6. Therapiewahl beim postoperativen Ulcusrezidiv

Vorausgegangener Eingriff	Ulcusrezidiv	Empfohlener Eingriff	*Ausnahmen*
Übernähung Umstechung	im Duodenum	SPV (B I-Resektion)	–
GE	U. pepticum jejuni	Aufhebung der GE und SPV	–
B I-Resektion	im Duodenum	SV	+ Nachresektion bei zu großem Magenrest
B II-Resektion	U. pepticum jejuni	SV	+ Umwandlungsop. B II/B I bei operationstechnischen Mängeln
SPV	im Duodenum	Komplettierung der Vagotomie, sonst B I/B II-Resektion	Drainage bei Passagestörung
SPV	im Magen	(B I)-Resektion	–
SPV	G-Zell-Hyperplasie	Antrektomie	–
SPV	ZES	Gastrektomie cu. Cimetidin	–

7. **Schlußfolgerungen** (Tabelle 6)

Das Ulcusrezidiv bedarf vor allem nach resezierenden Eingriffen wegen seiner hohen Komplikationsgefahr einer chirurgischen Therapie.
Das Ulcusrezidiv nach Vagotomie ist aller Erfahrung nach gutartiger und einer konservativen Therapie eher zugänglich.
Das Behandlungsprinzip der chirurgischen Rezidivtherapie ist wie bei der Primärtherapie der definitive säurereduzierende Eingriff hauptsächlich in Form der Vagotomie. Lediglich beim Nachweis eines chirurgisch technischen Fehlers bei der Voroperation ist die Beseitigung dieser Mängel primäres Operationsanliegen.
Das Rezidivulcus im Magen sollte prinzipiell reseziert werden.
Als seltene Ursachen eines Rezidivgeschwürs sind die G-Zell-Hyperplasie und das Zollinger-Ellison-Syndrom anzusehen, deren chirurgische Behandlung sind Antrektomie bzw. totale Gastrektomie.

Literatur

1. Anderson, D., Høstrup, H., Amdrup, E.: The Aarhus County vagotomy trial. II An interim report on the reduction of acid secretion and ulcer recurrence rate following parietal cell vagotomy. World J. Surg. *2*, 91–100 (1978)

1a. Arnold, R., Creutzfeldt, W.: Präoperative Untersuchungen bei Rezidivulcus im operierten Magen. Dtsch. med. Wschr. *102*, 1684–1688 (1977)

2. Barreras, R. F.: Calcium and gastric secretion. Gastroenterology *64*, 1168–1184 (1973)
3. Bauer, H., Holle, F.: Komplettierung der Vagotomie oder Resektion? Münch. med. Wschr. *118*, Nr. 15, 453–456 (1976)
4. Creutzfeldt, W., Arnold, R., Creutzfeldt, C., Track, N. S.: Pathomorphological, biochemical, and diagnostic aspects of gastrinomas (Zollinger-Ellison syndrome). Hum. Path. *6*, 74–86 (1975)
5. Creutzfeldt, W., Arnold, R., Creutzfeldt, C., Track, N. S.: Mucosal gastrin concentration, molecular forms of gastrin, number, and ultrastructure of G-cells in patient with duodenal ulcer. Gut *17*, 745–754 (1976)
6. Hayden, W. F., Read, R. C.: A comparative study of the Heineke-Mikulicz and Finney pyloroplasty. Amer. J. Surg. *116*, 755–758 (1968)
7. Heberer, G., Feifel, G.: Reinterventionen beim Ulcusrezidiv. Langenbecks Arch. Chir. *345*, 237–244 (Kongreßbericht 1977)
8. Holle, F., Anderson, S.: Vagotomy. Latest advances. Berlin, Heidelberg, New York: Springer 1974
9. Koch, H., Richter, S., Persitzky, V.: Wie soll man das Ergebnis eines postoperativen Insulintests beurteilen. Med. Welt (Stuttg.) *26*, 2221–2224 (1975)
10. Lyndon, P. J., Greenall, B. Sc., Smith, R. B., Goligher, S. C., Johnston, D.: Seriel insulin tests over a five-year period after highly selective vagotomy for duodenal ulcer. Gastroenterology *69*, 1188–1195 (1975)
11. Mühe, E., Schwemmle, K., Kirndörfer, D.: Anastomosenulcus – vermeidbare Ursachen und chirurgische Therapie. Klinikarzt 5, 383–390 (1976)
12. Stabile, B. E., Passaro, E.: Recurrent peptic ulcer. Gastroenterology *70*, 124–135 (1976)
13. Wastell, C., McGregor, G. P., Hale, J.: Treatment of recurrent duodenal ulcer after vagotomy with cimetidine. Paper hold at the 47th meeting of the Surgical Research Society, London, January 19–20 (1978)

Kapitel 31

Konsequenzen

J. R. SIEWERT und A. L. BLUM

Das peptische Ulcus ist eine morphologische Läsion der Schleimhaut. Die sicherste diagnostische Methode ist daher die morphologische Untersuchung mit Endoskopie und Biopsie. Endoskopische Kontrollen unter der Therapie sind beim Ulcus ventriculi ein integraler Bestandteil der Diagnosestellung, denn nur ein zeitgerecht heilender Defekt mit bioptisch beniger Narbe darf als benignes Ulcus angesehen werden.
Die Indikation zur elektiven Operation der Ulcuskrankheit hat sich auch durch die neu entwickelten Medikamente nicht grundsätzlich geändert. Leidensdruck und soziale Beeinträchtigung durch gehäufte Rezidive trotz bestmöglicher Therapie bleiben die entscheidenden Indikationen. Älteren und gefährdeten Patienten wird in Zukunft eine Rezidivprophylaxe mit Cimetidin angeboten werden können. Allerdings ist wahrscheinlich eine medikamentöse Prophylaxe – will man Rezidive langfristig verhüten – auf unbeschränkte Zeit notwendig. Nach den bisherigen Erfahrungen treten nach operativer Therapie nur halbsoviele Rezidive auf wie unter einer Cimetidin-Prophylaxe. Die Belästigung und die Gefahr medikamentöser Nebenwirkungen durch ständige Tabletteneinnahme entfallen und die Kosten sind bei der Operation langfristig gesehen kleiner. Die Nachteile jeder Operation sind die Morbidität und die Operationsletalität. Bekennt man sich zur Vagotomie, sind beide Nachteile gering.

1. Elektive Chirurgie des Ulcus duodeni

Die Operation beim unkomplizierten Ulcus duodeni ist unverändert indiziert, wenn
– ein starker Leidensdruck besteht,
– zusätzlich ungünstige Faktoren bestehen (z.B. Lokalisation, Größe, Geschlecht, Begleiterkrankung etc.).

Die Voraussetzung für die Indikationsstellung ist das Bestehen einer aktiven Ulcuskrankheit. Diese kann einmal durch den endoskopischen Nachweis eines frischen Ulcus duodeni oder durch den Nachweis eines Narbenulcus mit gesicherten Schüben – wobei auf die endoskopische Sicherung zukünftig vermehrt Wert zu legen sein wird – in den letzten 2 Jahren bewiesen werden.

2. Elektive Chirurgie des Ulcus ventriculi

Von besonderer Bedeutung ist die Tatsache, daß sich hinter jedem Ulcus ventriculi ein Malignom verbergen kann. Eine absolute Sicherheit über die Dignität eines Magengeschwürs kann auch durch sorgfältige Fiberendoskopie und gezielte Biopsien nicht in jedem Fall gewonnen werden. Dieser Umstand rechtfertigt eine weitere Indikationsstellung. Eine chirurgische Therapie des Ulcus ventriculi sollte deshalb diskutiert werden, wenn das Ulcus unter Antacida und/oder Cimetidin evtl. Biogastrone nicht innerhalb von 12 Wochen vollständig abgeheilt ist. Voraussetzung für eine konservative Therapie ist immer, daß auch bei endoskopisch völlig benignem Aspekt durch mindestens 10 gezielte Biopsien die Dignität des Ulcus so früh und so weit wie möglich gesichert ist.

3. Chirurgie und Ulcusblutung

Ein konservativer Therapieversuch ist bei der Ulcusblutung immer zunächst gerechtfertigt, so lange es gelingt, den Kreislauf durch Volumenersatz zu stabilisieren. Unter einer adäquaten konservativen Therapie hat man heute eine Behandlung mit Cimetidin und/oder Secretin plus hochdosierter Antacidagabe zu verstehen. Der Patient muß operiert werden, wenn er unter adäquater konservativer Therapie mehr als 3 l Blut in 24 Std zur Kreislaufstabilisierung benötigt. Die Indikation muß besonders strikt bei Patienten gestellt werden, die unter der Blutung besonders gefährdet sind. Ein höheres Risiko besteht bei Patienten jenseits des 60. Lebensjahres, bei Frauen im Vergleich zu Männern, bei Patienten mit Begleiterkrankungen und bei Patienten mit einem initialen Hb unter 5 g-%.

Es ist die Frage zu stellen, ob die unbestrittenen Fortschritte auf dem Gebiet der Diagnostik auch zu einer Verbesserung der Therapieerfolge bei der Ulcusblutung geführt haben. In kontrollierten Studien konnte der Beweis dafür bislang nicht angetreten werden. Diese Feststellung beeinträchtigt nicht den Wert der Notfallendoskopie, sondern zeigt lediglich, daß der Ablauf der gastrointestinalen Blutung offenbar mehr von den genannten Risikofaktoren und vom Zeitpunkt der Blutstillung als von der Kenntnis der Diagnose geprägt ist. So ist die Notfallendoskopie von Wert, wenn sie dazu beiträgt, den optimalen Zeitpunkt für die Blutstillung zu finden. Sie wird problematisch, wenn sie unbemerkt dazu beiträgt, diesen Zeitpunkt hinauszuzögern.

4. Akute Ulcerationen

Die besondere Problematik dieser Erkrankung liegt darin, daß sie als Folge einer das Leben des Patienten meist schon im höchsten Maße gefährdenden Grundkrankheit entsteht. Sepsis, Verbrennungen, Peritonitiden etc. stehen ätiologisch im Vordergrund. Die multiplen hämorrhagischen Erosionen sind dabei ernster zu bewerten als das reaktivierte Ulcus. Die Erfolglosigkeit der therapeutischen Maßnahmen bei diesen akuten Ulcerationen ist nicht zuletzt dadurch vorbestimmt, daß ein großer Teil der Patienten seiner Grundkrankheit erliegt. Ein anderes Problem liegt darin, daß meist eine ausreichende und sichere Blutstillung in Anbetracht der multiplen Blutungsquellen nicht möglich ist. Immer sollte zunächst eine konservative Therapie mit Cimetidin, Secretin oder Somatostatin sowie ausreichender Antacidaapplikation versucht werden. Die genannten Grenzwerte des Blutersatzes unter konservativer Therapie gelten bei dieser Erkrankung nicht. Erfreulicherweise wird nur bei einem kleineren Teil der Patienten mit akuten Ulcerationen eine chirurgische Intervention notwendig. Welches Vorgehen in diesen Fällen gewählt wird, kann von der aktuellen Situation (s. Kap. 28) abhängig gemacht werden, ist in der Literatur aber nicht unumstritten. Die repräsentative Sammelstatistik von Lindkaer-Jensen (1976) zeigt, daß die Letalität sowohl bei der Vagotomie als auch bei der subtotalen Magenresektion erschreckend hoch ist. Lediglich in der Rate der Rezidivblutungen unterscheiden sich die Verfahren signifikant, so daß der Chirurg gut beraten erscheint, wenn er als Therapie der Wahl im Regelfall das kombinierte Vorgehen mit subtotaler Magenresektion und ergänzender Vagotomie wählt. Die totale Gastrektomie sollte nur verzweifelten Notfällen vorbehalten bleiben.

---

[1] Lindkaer-Jensen, St., et al.: Acute hemorrhagic gastritis – diagnosis and treatment. Acta chir. scand. *142*, 246 (1976).

5. Chirurgie beim postoperativen Rezidivulcus

Jedes nachgewiesene postoperative Ulcusrezidiv bedarf einer Behandlung. Ein konservativer Therapieversuch ist besonders bei Rezidiven nach Vagotomie zu empfehlen, die insgesamt weniger häufig zu Komplikationen neigen als jene nach resezierenden Eingriffen. Beim Nachweis eines chirurgisch technischen Fehlers bei der Voroperation ist ebenso wie bei den mit Komplikationen einhergehenden Rezidivgeschwüren eine Reoperation indiziert. Dabei gilt die definitive Säurereduktion neben der Beseitigung eventueller Operationsfehler als Behandlungsziel. Eine Revagotomie ist nur bei primär inkompletter Vagotomie sinnvoll. Dies zu beurteilen, ist gelegentlich problematisch und schwierig. Eine Resektion erscheint daher in allen Zweifelsfällen sinnvoll. Beim Ulcusrezidiv im Magen sollte ohnehin prinzipiell reseziert werden.

Sachverzeichnis

Interdisziplinäre Gastroenterologie

Herausgeber:
J. R. Siewert, A. L. Blum

Postoperative Syndrome

Herausgeber: A. L. Blum, J. R. Siewert

Mit Beiträgen zahlreicher Fachwissenschaftler

Etwa 350 Seiten. Etwa DM 38,–
ISBN 3-540-09137-8
Erscheint voraussichtlich Sommer 1979

Inhaltsübersicht:
Einleitung. – Kosten der postoperativen Syndrome. – Akute postoperative Syndrome. – Postoperative Syndrome nach Eingriffen im Bereich des Ösophagus nach gutartigen Erkrankungen. – Postoperative Syndrome nach Ösophagusersatzoperationen. – Postvagotomiesyndrome. – Postgastrektomiesyndrome. – Postoperative Syndrome nach totaler Gastrektomie. – Postoperative Syndrome nach Dünndarmresektion. – Postoperative Syndrome nach Kurzschlußoperationen im Bereich des Dünndarms. – Stomaprobleme nach Eingriffen am Dickdarm. – Postoperative Syndrome nach partieller Kolektomie und Myotomie. – Postoperative Syndrome nach Appendektomie – Postoperative Adhäsionen. – Postoperative Syndrome nach Eingriffen an Rektum und Analkanal. – Postoperative Syndrome nach Eingriffen am Pankreas. – Postoperative Syndrome nach Eingriffen an der Leber. – Postcholezystektomie-Syndrom. – Postoperative Syndrome nach Papillotomie und biliodigestiven Anastomosen. – Postoperative Syndrome nach Shunt-Operationen bei portaler Hypertension. – Konsequenzen.

Springer-Verlag
Berlin
Heidelberg
New York